全国中医药行业高等教育"十四五"创新教材

骨科营养学

（供中医骨伤科学、护理学、中西医临床医学等专业用）

主　编　李无阴　谢　艳

U0201439

全国百佳图书出版单位
中国中医药出版社
·北 京·

图书在版编目（CIP）数据

骨科营养学 / 李无阴，谢艳主编 .—北京：中国
中医药出版社，2022.6
全国中医药行业高等教育"十四五"创新教材
ISBN 978-7-5132-7540-8

Ⅰ.①骨… Ⅱ.①李… ②谢… Ⅲ.①骨科学—营养
学—中医学院—教材 Ⅳ.① R68 ② R151

中国版本图书馆 CIP 数据核字（2022）第 061368 号

中国中医药出版社出版

北京经济技术开发区科创十三街 31 号院二区 8 号楼
邮政编码 100176
传真 010－64405721
三河市同力彩印有限公司印刷
各地新华书店经销

开本 787×1092 1/16 印张 20.25 字数 454 千字
2022 年 6 月第 1 版 2022 年 6 月第 1 次印刷
书号 ISBN 978－7－5132－7540－8

定价 75.00 元
网址 www.cptcm.com

服 务 热 线 010－64405510
购 书 热 线 010－89535836
维 权 打 假 010－64405753

微信服务号 zgzyycbs
微商城网址 https://kdt.im/LIdUGr
官 方 微 博 http://e.weibo.com/cptcm
淘宝天猫网址 https://zgzyycbs.tmall.com

如有印装质量问题请与本社出版部联系（010－64405510）
版权专有 侵权必究

全国中医药行业高等教育"十四五"创新教材

《骨科营养学》编委会

主　　编　李无阴　谢　艳

副主编　王　冲　孙彦鹏　郭云鹏　张晓辉　韩　宇

编　　委（以姓氏笔画为序）

丁　强　王　昭　王传珍　王勇飞　宁桃丽

吕艳艳　任朝强　刘玉峰　李　洁　李　娜

李东方　李冬冬　张　丽　张冬纳　陈　晨

邰文凤　罗石任　贺芳芳　殷　娜　郭　畅

郭梦萍　蔡慧珍　裴圆圆

编写说明

营养学（nutriology）是一门古老而又新兴的学科，开创于18世纪。20世纪以来，营养学随着现代分析测试技术及其他相关学科的发展而发展，其中生物化学的发展对其影响最大。对于营养学有多种解释，但核心内容无异。简而言之，营养学是研究人体营养规律及改善措施的科学，或营养学是研究食物和人体健康之间关系的一门科学。具体来讲，营养学的研究对象为食物、食物中各种营养素、营养素的功能、营养素之间的相互关系、营养素与人体健康和疾病之间的关系，以及人体摄入、消化、吸收、利用、排泄等的作用过程。通俗地讲，营养学是研究人们"吃"的科学，即"吃什么"和"如何吃"。运用营养学知识指导日常生活，合理选择和搭配食物，才能保证每天摄入的食物能够符合机体需要，同时避免有毒食物的摄入，从而吃出健康和长寿。不同年龄、不同性别及不同职业的人群对营养素的需要量不尽相同。

目前，在欧美等发达国家，由于营养知识的普及，人们在选择食物时更加注重营养指标，将食物的营养指标放在首位，日常生活中特别注意选用有营养的食物。而在一些发展中国家，人们往往更看重食品的感官指标，即食品的色、香、味、形和质地，在选择食物时常凭个人喜好，将食物的感官指标放在首位。

骨骼是人体的重要组成成分，人体骨骼不仅具有保护、支撑、运动功能，还与人体的代谢功能和造血功能关系十分密切。骨骼中含有大量的钙、磷及其他有机物和无机物，是体内无机盐代谢的参与者和调节者。骨骼还参与人体内分泌的调节，影响体内激素的分泌和代谢。骨骼还与体内电解质平衡有关。骨骼的造血功能主要表现在人的幼年时期，骨髓腔内含有大量的造血细胞，这些细胞参与血液的形成。人到成年后，部分松质骨内仍存在具有造血功能的红骨髓，对于人体的正常运动和健康具有举足轻重的作用。骨骼健康也是人体健康的重要保障和支撑。

怎样才能使骨头更健康，绝大部分人会脱口而出："补钙和维生素 D。"其实，骨头需要的营养远不止这两种。美国《预防》杂志表示，骨头需要多种营养，它们分别从不同角度发挥着健骨和壮骨作用。膳食是人体营养的主要来源，根据中国居民均衡膳食结构，合理搭配食材，既可以使菜肴更加丰富，也可以使酸碱性、蛋白质、维生素、微量元素和膳食纤维处于相对平衡状态，从而达到营养均衡的目的。

当今社会，由于人们生活条件不断改善，大众对饮食健康和养生健体的要求越来越高，也愿意在这方面进行投资，这便导致饮食市场上出现了宣传保健品治疗疾病的情况，各种粥屋和养生馆泛滥，各种与药膳、营养餐相关的概念充斥其中，杂乱无章，使人无所适从。之所以发生这种情况，是因为人们对养生健身的认识存在偏颇，尚缺乏一套统一的指导原则。基于此，本教材结合营养学基本理论，从人体健康、骨生长发育所需的营养素、食物的消化与吸收、烹调对食物营养的影响等方面入手，解读食物营养、食物中毒与预防及临床营养，并列举了各种骨科疾病的膳食指导，以期既能预防骨伤科疾病，又辅助治疗疾病，同时能提供愈后治疗的饮食指导。本教材可供中医骨伤科学、护理学、中西医临床医学等专业用，还可作为医院、医养结合机构、养老服务机构等长期从事照护的专业护理人员、医疗护理员、养老护理员，以及社区、居家老年照护者进行学习的资料，对药膳餐厅管理人员和中医爱好者也具有参考价值。

需要说明的是，除韩宇（河南省中医院/河南中医药大学第二附属医院）外，本教材其他编委会人员均为河南省洛阳正骨医院（河南省骨科医院）员工。本教材编写分工如下：第一章营养学的概念由李无阴、谢艳编写；第二章营养与健康由李无阴、谢艳、王冲、孙彦鹏编写；第三章骨生长发育所需的营养素由谢艳、王冲、孙彦鹏编写；第四章食物的消化与吸收由郭云鹏、张晓辉编写；第五章烹调对食物营养的影响由郭云鹏、张晓辉、裴圆圆、蔡慧珍编写；第六章中西医解读食物营养由韩宇、郭梦萍编写；第七章食物中毒及其预防由丁强、王传珍、王昭编写；第八章临床营养由王勇飞、宁桃丽、吕艳艳、任朝强、刘玉峰、李东方、李冬冬、李洁、李娜、贺芳芳编写；第九章中医营养学基础及常见骨科疾病膳食举例由韩宇、张冬纳、张丽、陈晨、邰文凤、罗石任、殷娜、郭畅编写。

由于编者水平有限，不足之处在所难免，请广大读者提出宝贵意见，以便再版时进一步修订完善。

《骨科营养学》编委会

2022 年 3 月

目 录

第一章　营养学的概念 ▷▷▷

第一节　营养、营养素与营养学的定义

一、营养

营养是机体摄取、消化、吸收和利用食物或养料，以满足机体自身生理需要、维持正常生命活动的生物学过程。营养是一种作用，而不宜简单地理解为营养物质。从胚胎发育开始直至衰老、死亡的全部生命过程中，营养自始至终都起着重要作用，是决定人体体质和健康的重要因素。

二、营养素

营养素是食物中对人体有维持生命、促进生长发育和身体健康作用的成分，目前已知的营养素有40～45种，从营养学的角度而言，应尽量减少对这些营养素的破坏。现代营养学把营养素分为七大类，分别是蛋白质、脂类、碳水化合物、矿物质、维生素、膳食纤维和水。这些营养素中，有部分不能在体内合成，必须从食物中获得，被称为"必需营养素"；另一部分营养素可以在体内由其他食物成分转换生成，不一定需要从食物中直接获得，被称为"非必需营养素"。蛋白质、脂类、碳水化合物因为需要量多，在膳食中所占比重大，被称为宏量营养素，由于这三种营养素在人体经氧化分解后可释放能量，因此，也称为产热营养素；矿物质和维生素因为需要量较少，在膳食中所占比例也较小，被称为微量营养素。膳食纤维是一种多糖，分为可溶性膳食纤维和不可溶性膳食纤维，其作用有：①抗腹泻作用，如树胶和果胶等。②预防某些癌症，如肠癌等。③治疗便秘。④解毒。预防和治疗肠道憩室病。⑤治疗胆石症。⑥降低成年糖尿病患者的血糖。

营养素有三大基本功能：参与机体组织的构成及修复；提供能量；调节代谢以维持正常生理功能。一种营养素可具有多种生理功能，如蛋白质既能构成机体组织，又可以为机体提供能量。同样，不同的营养素也可具有相同的生理功能，如蛋白质、脂肪和碳水化合物都能提供能量等。

三、营养学

营养学是研究食物、营养与人体健康关系的科学，研究内容包括食物与食物中的营养素，以及其他生物活性物质对人体的生理作用和有益影响；研究膳食行为与有关社会因素对健康和疾病的影响及作用的规律，从而保证人类繁衍、生长发育、增强体质、预防疾病、促进健康、延长寿命的干预措施。随着现代科学技术的不断发展，特别是物理学、化学、生物学和医学等学科的广泛交叉渗透，一些新方法和新技术不断被应用，有效地促进了营养学的快速发展。

营养学与其他学科（如生物化学、生理学、药学、农业科学及食品科学等）有着密切联系，在指导饮食、疾病治疗、健康保健、食品加工、指导国家食物生产及促进社会经济发展等各个领域都有着广泛的应用。营养学可分为人类营养学、临床营养学、公共营养学、预防营养学等。

第二节 营养学的科学性

"民以食为天，健以食为先。"营养学是研究合理利用食物以增进人体健康的科学。我国传统营养学是在中医学理论指导下，研究运用食物保健强身、防治疾病、促进机体康复的一门学科。其具有一整套理论，包括食养、食疗和药膳，并有数千年的历史，与我国的经济、文化、生产方式、气候地理和中医学有着密切的内在联系，属于东方传统科学范畴，凝聚了饮食文化的精华。其核心表现为"求和""养生""变化"，概括了饮食文化发展的根本目的、宗旨和生命所在，主要着眼于整体和综合性，注重饮食营养个体差异的针对性，是具有中国特色的营养科学。当代营养学强调饮食治疗须个体化和"治未病"，与传统营养学的辨证论治、辨证施膳观点有相似之处。

近代营养学研究食物中各种营养素及其他成分，研究人体食入、消化、吸收、利用和排泄食物中这些物质的各种过程，主要对营养成分进行了较多研究，注重微观研究，与传统营养学中的阴阳平衡、寒热调和、饮食宜忌等理念相互借鉴、融合，必将使营养学领域的研究产生新的飞跃。

营养学在营养缺乏病防治、营养改善行动、慢性非传染性疾病改善计划等方面取得了显著成绩，充分显现了营养学的科学性。如在维生素、烟酸、硒、叶酸、铁等营养缺乏病的防治中发挥了关键作用；通过改善粮食加工标准，启动婴幼儿代乳品研究工作，实施"营养包计划"等工作，改善了我国居民的营养状况；发起"121健康行动"，出台《营养改善工作管理办法》，发起"全面健康生活方式行动"，提出"三减三健"，发布《"健康中国2030"规划纲要》等营养战略，带动全面参与营养相关慢性病改善行动。营养学遵循科学发展规律，不断加强自身学科建设，发展迅速，并取得了显著成果，在大数据时代，与时俱进，不断完善基础数据，为营养评价和营养干预工作保驾护航。

第三节　营养学的起源与发展

一、国内营养学的起源与发展

中国营养学包括传统营养学和现代营养学两大部分。前者是祖国伟大医药宝库的一部分，已有数千年的发展历史；后者是在 20 世纪初叶，基本上与国外同步开始。

我国传统营养学取得的重要成就凝聚在历代饮食文化中。饮食文化是指由人们食生产和食生活的方式、过程、功能等结构组合而成的全部食事的总和，其中食经文献是重要的组成部分，按照食经文献的发展，结合不同历史时期的政治、经济、文化情况，传统营养学大致分为四个阶段。

第一阶段是先秦的萌芽期。远古时期火的使用诱发了生食向调制饮食的发展。周朝三礼的出现，进一步使饮食成为生活中的大事，据《周礼·天官》所载，食医位居四医之首，具有较高的地位。食医在当时已经形成一种制度，我国设立食医的时间比西方营养师的出现早了 2000 多年，此期可以作为食经的萌芽。到了春秋战国时期，开始论述饮食主要为其哲学观点服务，饮食处于附属地位。这便导致饮食文化与哲学密不可分，饮食文化带有浓厚的哲学色彩，此特点至今仍在影响人们的饮食生活。其中作为儒家代表的孔子，其思想直接影响并丰富了饮食文化的发展。从整体上看，孔子的饮食观体现了儒家的中庸之道，同时与中国文化中"和"的理念又是相通的，因而具有鲜明的中国特色。

第二阶段是汉唐的形成期。汉唐提倡"与民休息"，重农业、减劳役、轻税赋等措施促进了农业的发展，工商业也随之活跃起来，为饮食业的繁荣和发展提供了良好的基础。同时，随着铁制炊具的发明和使用，汉代出现了红案和白案的分工以及炉灶和砧板的分工，促进和加速了烹饪技术的发展。中国饮食文化在这一时期出现了专门的食经著作，形成了一定的体系和特色，使饮食文化摆脱了百家言论的附庸地位，不再是阐述礼仪、政治、哲理主张的工具，转变为对饮食原料的生产、食品的加工制作、烹调方法、饮食禁忌等方面专业知识的探讨，建立了比较系统的学科体系。这一时期还涌现了一批如张仲景、葛洪、孟诜、孙思邈等著名专家，出现了《神农本草经》《伤寒论》《金匮要略》《肘后备急方》《食疗本草》《备急千金要方》等专著。这一时期初步奠定了中国饮食学的基础和饮食模式的基本格局。

第三阶段是宋元的繁荣期。两宋饮食文化除了具有承上启下的作用外，更具有其特殊性。宋代经济的发展和物质的繁荣使人们的饮食结构必然更趋合理化，于是人们意识到饮食合理对身体的重要性，而人们的饮食样式也随着人们意识的改变而改进，从地上、床上改为桌上、椅上，这是一个质的飞跃。到了元代，幅员辽阔，民族众多，风俗各异，元代饮食文化在呈现出开放性的同时，也具有多样性的特点。金元四大家的李东垣尤为重视脾胃，著有经典著作《脾胃论》。他认为，"人以脾胃中元气为本"，脾胃伤则诸病由生。顾护脾胃是养生保健、防病治病的核心。脾胃学说使传统营养学理论达到了一个新的高度。

第四阶段是明清时期的鼎盛期。明清两代，中国传统饮食文化走向全面成熟，达到了历史巅峰。我国八大菜系就是在这一时期最终形成的。中国的烹饪理论从《吕氏春秋·本味》提出烹饪技术理论及调和原则开始，经过元代忽思慧的《饮膳正要》、明代李时珍的《本草纲目》、清代李渔的《闲情偶寄》和清代袁枚的《随园食单》，不仅在理论上而且在实践上也达到了一个高峰。

现代营养学起源于18世纪，整个19世纪到20世纪初是发现和研究各种营养素的鼎盛时期。我国约在20世纪建立现代营养学，并于1913年前后首次报告了我国自己的食物营养成分分析和一些人群营养状况调查报告。1927年《中国生理学杂志》创刊，营养学文献的论文绝大多数在该刊发表。1939年中华医学会参照国际联盟建议提出了我国历史上第一个营养素供给量建议，但在半封建半殖民地的政治经济条件下，很少有人关心营养学的研究，其成果也很难收到社会实效。

中华人民共和国成立以后，在党和政府的领导下，我国营养学和营养事业得到了快速发展。中华人民共和国成立初期，国家采取了对主要粮食统购统销和价格补贴政策，保证了食物合理分配和人民基本需要。重新设置了营养科研机构，各级医学院校开设了营养卫生课程，培养人才，建立了专业队伍，结合国家建设和人民保健需要，开展了多方面卓有成效的研究工作，诸如粮食适宜碾磨度的研究、提高粗粮消化率的研究、军粮抗氧化的研究、儿童代乳品的研制、各地食物营养成分分析，以及食物成分表的编制、完善、补充与出版，不同地区各种人群的营养调查以及特殊条件下工作人群的保健膳食和营养缺乏病的调查与防治等。1953年《中华预防医学杂志》的前身《中国卫生杂志》创刊，1956年《营养学报》创刊。这两本杂志为营养学的发展起到了巨大的推动作用。1954年中国生理学会成立，下设营养专业委员会。1981年中国营养学会正式成立。

中国营养学组织、协调全国相关专业的科技工作者开展了卓有成效的工作，取得了突出成就。1959年、1982年、1992年、2002年和2012年分别进行了五次全国营养调查，调查结果与数据信息掌握了我国居民膳食结构和营养水平及其相关慢性病的流行病学特点及变化规律，为评价我国居民营养与健康水平，制订相关政策和疾病防治措施发挥了积极作用。1951年，中央卫生研究营养系提出我国人民营养需要量标准，于1955年和1962年进行了两次修订，改称为膳食中营养素供给量（recommended dietary allowance，RDA）。1988年，中国营养学会修订了每人每天膳食RDA，于1989年制订了我国第一个膳食指南。2000年，中国营养学会发布了我国第一部《中国居民膳食营养素参考摄入量》，于2013年进行了修订。修订版不仅有我国学者研究的数据，而且还增加了与慢性病有关的建议值，包括宏量营养素可接受范围、预防慢性病的建议摄入量和特定建议值。根据社会发展和居民膳食结构的改变，1997年、2007年、2016年和2022年中国营养学会先后修订了中国居民膳食指南，并发布了《中国居民平衡膳食宝塔》。上述基础数据的推广，为我国居民进行营养评价及营养干预提供了科学依据，对全面提升我国居民健康水平具有重要指导性意义。

我国政府非常重视营养与健康工作，国务院于1993年颁布《九十年代食物结构改革与发展纲要》，实现了农产品供给由长期短缺到总量基本平衡、丰年有余的历史性转变，人民生活水平不断提高，推动了食物需求持续增长，全面营养状况得到全面改善。1994 年国务院签发了《食盐加碘消除碘缺乏危害管理条例》，有效消除了碘缺乏危害，保护了公民身体健康。1997 年国务院办公厅发布的《中国营养改善行动计划》，强调保障食物有效供给，优化食物结构，强化居民营养改善。2001 年和 2014 年分别发布了《中国食物与营养发展纲要（2001—2010 年）》和《中国食物与营养发展纲要（2014—2020 年）》，对如何确保食物与营养发展作出部署。2013 年，习近平总书记提出："人民身体健康是全面建成小康社会的重要内涵。"2016 年，中共中央、国务院印发《"健康中国 2030"规划纲要》（以下简称《纲要》）并实施。《纲要》指出，普及健康生活，塑造自主自律的健康行为。其中第一节引导合理膳食，制订实施国民营养计划，深入开展食物（农产品、食品）营养功能评价研究，全面普及膳食营养知识，发布适合不同人群特点的膳食指南，引导居民形成科学的膳食习惯，推进健康饮食文化建设。建立健全居民营养监测制度，对重点区域、重点人群实施营养干预，重点解决微量营养素缺乏、部分人群油脂等高热能食物摄入过多等问题，逐步解决居民营养不足与过剩并存问题。实施临床营养干预。加强对学校、幼儿园、养老机构等营养健康工作的指导。开展示范健康食堂和健康餐厅建设。到 2030 年，居民营养知识素养明显提高，营养缺乏疾病发生率显著下降，全国人均每日食盐摄入量降低 20%，超重、肥胖人口增长速度明显放缓。2017 年，国务院发布了《国民营养计划（2017—2030 年）》，计划从我国国情出发，立足我国人群营养健康现状和需求，明确了今后一段时期内国民营养工作的指导思想、基本原则、实施策略和重大行动。为了加快推动从以治病为中心转变为以人民健康为中心，动员全社会落实预防为主的卫生工作方针，党中央、国务院于 2019 年 7 月发布了《健康中国行动（2019—2030 年）》，健康中国行动主要指标包括健康知识普及行动、合理膳食行动等，明确合理膳食是保证健康的基础，推动营养健康科普宣教活动常态化，居民营养健康知识知晓率分别在 2019 年基础上提高 10%，在 2022 年基础上提高 10%，全面推动实施《国民营养计划（2017—2030 年）》，推动营养立法和政策研究，实现《"健康中国 2030"规划纲要》有关指标。这一系列具有法律效力的文件，不仅强调了营养在健康促进以及在慢性病的发生、转归和康复中的作用，同时也为营养改善与促进国民健康提供了有力的保障。

营养学清晰而绵长的演进轨迹，不仅折射出营养学强大的生命力和在养生保健、防病治病等方面所发挥的巨大作用，更昭示了其未来美好的发展前景，营养影响到一个民族、一个国家的国民健康素质和国家综合竞争实力，相信随着国家营养相关政策的不断推出，我国居民健康意识的不断增强以及营养学新技术、新方法的广泛应用，营养学事业必将蓬勃发展，走出一条符合我国国情、适合我国居民特点和实际需求的发展之路。

二、国外营养学的起源与发展

国外最早关于营养方面的记载，是在公元前 400 多年前的著作中。《圣经》中有关于将肝汁挤到眼睛中治疗眼病的描述。当时西方人经常将食物用作化妆品或药品。古希腊的名医，世称医学之父的 Hippocrates，在公元前 300 多年前，首先认识到食物营养对于健康的重要性。他认为健康只有通过适宜的饮食和卫生才能得到保障，提出"食物即药"的观点。这同中国古典营养学提出的"药食同源"的说法具有相似之处。当时西方人还用海藻治疗粗脖子病（甲状腺肿）及用宝剑淬过火的铁水治疗贫血。无论东方还是西方，受当时自然科学发展的局限，对营养学的认识只是对感性经验的总结和假说，是一种朴素的营养学。

现代营养学奠基于 18 世纪中叶，有"营养学之父"之称的法国化学家 Lavoisier 首先阐明了生命过程是一个呼吸过程，并提出呼吸是氧化燃烧的理论。整个 19 世纪到 20 世纪初，是发现和研究各种营养素的鼎盛时期。19 世纪初发现了 Na、K、Ca、S、Cl、P 等元素；1810 年发现第一种氨基酸即亮氨酸；1838 年首次提出蛋白质概念。1842 年，德国化学家、农业化学和营养化学奠基人之一 Liebig 提出，机体营养过程是对蛋白质、脂肪、碳水化合物的氧化过程。后来，他的几代学生又通过大量的生理学和有机分析实验，先后创建了氮平衡学说，确定了三大营养素的能量系数，提出了物质代谢理论。其学生 Lusk 撰写出版了国际上第一本营养学著作（《The Science of Nutrition》）。1912 年，人类发现了第一种维生素，即维生素 B_1，之后 35 年又陆续发现了其他 13 种维生素。1929 年，亚油酸被证明是人体必需脂肪酸。1935 年最后一种必需氨基酸即苏氨酸被发现。当时，科学界逐渐开始接受维生素 C 缺乏症、脚气病、佝偻病、癞皮病、眼干燥症等致残、致死性疾病是营养素缺乏所致的观点。

20 世纪 30 年代后，学术界掀起了微量元素的研究热潮。当时认为世界各地出现的某些原因不明疾病可能与微量元素有关。1931 年，发现人的斑釉牙与饮水中氟含量过多有关；1937 年，发现仔猪营养性软骨障碍与饲料中锰缺乏有关，后被确认锰也是人的必需元素。在此后的 40 多年，陆续发现了锌、铜、硒、钼等多种微量元素为人体所必需，并得以确认。我国首先发现缺硒是克山病的主要致病因素，硒营养的研究处于世界领先水平。

20 世纪中后期，营养学的研究工作日益深入。在微观方面，营养素尤其是维生素、微量元素对人体的重要生理作用机制不断得到深入揭示，营养与疾病的关系也得到进一步的阐明，食物中非营养成分的生理功能及对健康的作用成为新的研究热点，分子营养学应运而生。在宏观方面，包括营养调查、监测及各种人群营养干预研究在内的公共营养学有了新的发展，并在各国政府改善国民健康的决策中发挥着重要作用。

现代营养学经过 100 多年的发展，研究不断拓展和深入，出现多个分支学科和领域，并均已取得重要成就，积累了大量的营养知识和信息。最近几十年，虽然没有新发现并被公认的营养素，但研究更加深入，不断取得新进展。例如，能量平衡受非常灵敏的机制调节，认识还在深化；含碳水化合物食物的血糖指数概念得到认同，并广泛应用；膳食纤维的生理功能逐渐被认识，它对于预防胃肠道疾病、肥胖病、糖尿病、高脂血症等一些慢性非传染性疾病具有重要作用；对维生素 D 内分泌系统及作用模式等有了新的进展；叶酸、维生素 B_{12}、维生素 B_6 与出生缺陷及心血管疾病病因关联的研究已深入到分子水平；多不饱和脂肪酸特别是 ω-3 系列的 α- 亚麻酸及其在体内形成的二十碳五烯酸（eicosapcntaenoic acid，EPA）和二十二碳六烯酸（docosahexenoic acid，DHA）的生理作用逐渐被揭示，α-亚麻酸已被许多学者重新认定为是人体必需的营养素；硒对癌细胞有促进分化和抑制分裂的双向作用；维生素 C、维生素 E、β-胡萝卜素等可以直接清除体内自由基，硒、铁、锌、铜、锰等微量元素和维生素 B_2 是体内抗氧化的辅助因子，它们在体内的抗氧化作用及其机制的研究仍在深入。

食物中活性成分是目前营养学研究较活跃的一个领域。有些流行病学观察的结果难以用营养素来解释，而越来越多的动物实验结果表明，食物中许多非营养素生物活性成分特别是一些植物化学物（phytochemicals）具有重要的功能。目前食物中的非营养素生物活性成分研究较多的有植物中的多酚类（酚酸和类黄酮），蔬菜中的类胡萝卜素及异硫氰酸盐，大蒜中的含硫化物，大豆中的异黄酮，香菇、灵芝、魔芋、枸杞子中的多糖类，人参中的皂苷，红曲中的红曲色素等。这些成分中的大多数具有抗氧化、免疫调节和延缓衰老等多种生物学作用，对心血管疾病和某些癌症具有一定的预防和辅助治疗作用。尽管目前还没有可靠的流行病学证据来说明具体从膳食中对这些成分摄入多少量，才对健康有促进作用或对某些慢性病患者有保护作用，但多数学者认为这一新领域无论在理论上还是在实际应用上均有广阔的前景。值得注意的是，这方面的研究往往难以划清食品和药品的界限，加强管理显得十分重要。

随着分子生物学理论与技术在生命科学各个学科中的渗透与应用，营养因素与遗传基因相互作用的研究成为营养学中一个新的热点，并取得一些重要进展。目前对有些营养素功能的认识已达到基因水平，例如，硒可能是通过调节 GSH-Px 酶的 mRNA 稳定性来调控 GSH-Px 酶的基因表达，一些基因的异常表达或突变与某些慢性疾病的发生和发展有着密切关系。在基因-膳食-健康之间相互影响的三边关系，基因因素可能与膳食及生活方式因素发生交互作用，并影响人类对疾病的易患性。此外，膳食因素可能影响基因多态性，从而影响相关疾病的发生。例如，膳食多不饱和脂肪酸的摄入水平可能影响载脂蛋白 A-I（APO AL）基因变异与血中高密度脂蛋白胆固醇水平的关联；膳食维生素 D 和钙的摄入量则可能改变维生素 D 受体（VDR）多态性与结直肠腺瘤危险性的关联。

许多国家十分重视食品的营养强化。美国食品与药品监督管理局（FDA）自 1941年提出第一个强化面粉标准后，强化食品层出不穷。目前，美国大约对 92% 以上的早餐谷类食物进行了强化。日本的强化食品种类繁多，分别有适用于普通人、患者和一些特殊人群食用的强化食品，并有严格的标准。欧洲各国在 20 世纪 50 年代先后对食品强化建立了政府的监督、管理体制。有些国家还法定对某些主食品强制添加一定的营养素，如英国规定面粉中至少应加入维生素 B_1（2.4mg/kg）和烟酸（16.5mg/kg），人造奶油中必须添加维生素 A 和维生素 D。丹麦也规定人造奶油及精白面粉中必须进行营养强化。我国在 20 世纪 50 年代初研制出婴儿强化食品，之后品种逐步增多，对预防一些营养缺乏症起到了一定作用。1994 年我国建立了营养强化剂的使用标准，之后涌现出一些用维生素、矿物质和氨基酸强化的食品，尤其是碘强化食盐，取得了显著的成效；强化食用油、强化酱油也已有一定规模，对预防某些营养缺乏症起到了一定的作用。

在世界卫生组织（WHO）与联合国粮食及农业组织（FAO）的努力下，加强了营养工作的宏观调控作用，提出了一些新概念，如营养监测（nutritional surveillance）、营养政策（nutrition policy）、投入与效益评估（assessment of input and benefit）等，逐步形成了公共（社区）营养学或社会营养学（social nutrition），更加重视如何使广大人民群众得到实惠。有的国家颁布了有关社会营养的法律、法规，有的国家在议会中成立了主管营养工作的委员会，或在政府里成立了主管公共营养的机构。为了指导民众合理地选择和搭配食物，世界多国制订了膳食指南（dietary guideline）和营养素每日推荐供给量。膳食指南和营养素推荐摄入量（recommended nutrient intake，RNI）的内容与指标随着营养学的研究进展而不断修改与调整。欧美各国相继举行了膳食营养素供给量的专题讨论会，对其概念和内容进行了研讨，认为营养素不仅具有预防营养缺乏病的作用，而且有预防某些慢性病和延缓衰老的作用；在考虑摄入营养素作用的同时，应考虑摄入安全性，鉴于此，美国学者提出了膳食营养素参考摄入量的概念，在膳食营养素供给量的基础上，增加了适宜摄入量（adequate intake，AI）和可耐受最高摄入量（tolerable upper intake level，UL），其概念现为各国所接受。在罗马召开的有 159 个国家政府领导人参加的世界营养大会，会上发布了《世界营养宣言》和《营养行动计划》，号召各国政府保障食品供应，控制营养缺乏病，加强宣传教育，并制订国家营养改善行动计划。

当前，随着社会的发展和科学技术的进步，特别是分子生物学和分析检测技术的发展，使营养学向前发展了一大步。在人们日益重视健康的当今世界，营养科学在预防疾病的发生中起着举足轻重的作用，营养学的发展变化大到宏观调控政策，小到分子生物学水平的研究，已成为 21 世纪的热点课题。基因组学、转录组学及蛋白质组学、代谢组学和系统生物学等在营养学中的应用十分广泛，营养学取得了很大进展，解决了众多营养问题，也促进了疾病的康复。如加速康复外科是现代营养治疗中发展最快的学科，该学科主要采用一系列有循证医学证据的、优化的围术期处理措施，减少手术患者的生理和心理创伤应激，从而达到快速康复的目的，其核心是减少患者的创伤和应激损害。近年来，欧洲国家报道了在结直肠手术时应用快速康复外科的经验，已得到专家共识。

第四节　营养学在防治疾病中的作用

随着科学的发展，人们逐渐掌握了生老病死的规律，也更加明确了营养在生命过程中的重要作用，营养状况决定着人体的功能状态，包括脑力和体力劳动能力，竞技状态及运动成绩等。合理的营养不仅能提高人体的健康水平，而且关系到改善民族素质、造福子孙后代。反之，营养失衡，无论是过度还是不足，都会不同程度地影响人们的健康。如饮食无度、营养过剩，可能导致肥胖病、糖尿病、胆石症、高血压及其他心血管疾病，还可能成为某种肿瘤和多种疾病的诱因，而营养缺乏则可能影响到优生优育、劳动能力、免疫功能、预期寿命等多个方面。营养与健康的关系已成为现代营养学研究的一项重要内容。

营养学的理论和方法在预防、治疗疾病的过程中的作用，主要体现在以下几方面。

1. 预防营养缺乏症。某些营养素的缺乏可直接引起缺乏症，如蛋白质、热能缺乏可引起蛋白质 – 热能营养不良，维生素 A 缺乏可引起夜盲症，维生素 B₁ 缺乏可引起软脚病，维生素 C 缺乏可致维生素 C 缺乏症，维生素 D 缺乏可致佝偻病，硒缺乏引起克山病，叶酸缺乏可致胎儿神经管畸形，铁的缺乏可引起缺铁性贫血。

2. 预防疾病发生。流行病学资料表明，补充某些抗氧化营养素，能降低一些常见疾病的发病率、病死率。如补充微量元素硒可降低肝癌的发病率，补充维生素 E 可降低脑卒中、冠心病的病死率等。

3. 促进术后康复。营养素的合理补充，能调整患者的生化代谢，能促进术后伤口愈合、骨折融合，促进体力恢复，达到早日康复的目的。

4. 营养支持能使一些消化功能很差或不能经肠吸收的患者获得营养。如采用管饲、胃造口、空肠造口等方法，在胃肠内直接注入营养物质，改善消化功能差、不能经口进食患者的营养状况；对不能经肠吸收的患者，还可直接从静脉中输入营养素。

5. 防治疾病的恶化、并发症，减少治疗中的不良反应。某些营养素能消除氧自由基，提高免疫功能，防治疾病的恶化和并发症。如维生素 E 和维生素 C 具有抗氧化的功能，可部分杀灭机体内的自由基；饮食营养治疗是防止糖尿病并发症的主要手段；癌症患者在化疗、放疗过程中，采用营养治疗后，可减少不良反应，有利于患者的进一步治疗。

第五节　学习营养学的意义

《"健康中国 2030"规划纲要》提出：全面普及膳食营养知识，发布适合不同人群特点的膳食指南，引导居民形成科学的膳食习惯，推进健康饮食文化建设。到 2030 年，居民营养知识素养明显提高，营养缺乏疾病发生率显著下降，全国人均每日食盐摄入量降低 20%，超重、肥胖人口增长速度明显放缓。《健康中国行动（2019—2030 年）》重大行动中包括健康知识普及行动、合理膳食行动等，要求居民营养健康知识知晓率分别在 2019 年基础上提高 10%，在 2022 年基础上提高 10%，推动营养健康科普宣教活动常态化。

目前，我国社会经济和人民生活水平显著提高，人们对健康的需求也越来越高，但营养问题的两极性却日益突出。一方面，营养不良和营养缺乏的问题还没得到根本解决，如钙、铁、碘、锌和维生素 A 的缺乏仍然存在；另一方面，营养过剩和缺乏体力活动引起的肥胖症、癌症、心脑血管疾病、糖尿病等慢性病在疾病谱和死因谱居高不下，越来越严重地危害着人们的健康，这也是我国现阶段营养工作面临的双重挑战。

通过学习营养学知识，可掌握一定的营养学基础和基本技能，有利于相关人士做好临床营养治疗或护理工作，有利于开展社区的营养咨询和健康教育，有利于对居民进行营养状况调查及评价，满足人民群众不断提高的健康需求，才能更好地适应生物 – 心理 – 社会医学模式和健康观的要求，从而胜任营养健康教育，指导营养护理及营养调查等工作。

第二章　营养与健康 ▷▷▷▷

第一节　人体体格测量

人体体格测量的根本目的是评价机体膳食营养状况，特别是学龄前儿童的测定结果，常被用来评价一个地区人群的营养状况。可以反映人体营养状况的指标很多，不同年龄、不同生理状况的人选用的体格测量指标有所不同，而且指标的测定方法也存在着较大差异。如成年人最常用的体格测量指标是身高、体重、上臂围、腰围和皮褶厚度等，其中以身高和体重最重要，因为它们综合反映了蛋白质、能量及其他一些营养素的摄入、利用和储备情况，反映了机体、肌肉、内脏的发育和潜在能力。对于成人而言，由于身高已基本无变化，当蛋白质和能量供应不足时，体重的变化更灵敏，因此，常将体重作为了解蛋白质和能量摄入状况的重要观察指标。儿童生长发育测量常用的指标有体重、身高、坐高、头围、胸围、上臂围等，其中身高、体重、头围和胸围是儿童体格测量的主要指标。除了测量方法选用的差异性外，还要注意测量方法的标准化。

一、体格测量的标准化

体格测量是人体营养状况评价的重要内容之一，这项工作完成的质量直接关系到机体营养状况评价的准确性，体格测量工作无论是在组织管理方面还是在技术方面，都具有共同的和重复发生的特征。对体格测量工作进行标准化是体格测量工作质量管理的重要基础，也是提高体格测量工作质量的有效手段。在开展体格测量工作时，通过对体格测量工作实施"标准化"，对每名调查者的测量质量进行判定，分析和找出测量中出现的问题和原因，以提高测定的准确性和精确性，使体格测量工作达到规范化、系统化和科学化。

（一）标准和标准化的概念

标准是指对某项活动或其结果规定共同的和重复使用的规则、导则或特定性的文件。标准化则是指制订共同的和重复使用的规则（即标准）的活动过程。凡具有多次重复使用属性的对象都可以进行标准化。标准的本质特征就是一种"统一规定"，"通过制订、发布和实施标准，达到统一"则是标准化的实质，标准化工作的根本目的是"在一定范围内获得最佳秩序和效益"。

（二）体格测量工作的标准化

从标准和标准化的定义中不难看出，标准化对象的本质属性必须是共同和重复使用的，否则就没有制订标准的必要。体格测量工作具备上述属性，因此，对体格测量工作可以进行标准化。通过标准化使体格测量的精确度和准确度均尽量接近真值。精确度又称精密度，指以最小的差异重复制订一个个体的能力。准确度是指测定值和"真值"相同的程度，即以尽可能的程度使所测值代表真实值的能力。真值又叫真实值，是最能反映被测个体体格的值。在实际工作中，常常将最有经验的调查人员所测的数值，或者是多人多次测定同一个体的平均数值，作为近似的"真值"。

二、婴幼儿身长、头顶至臀长、头围、胸围和体重的测量

婴幼儿的年龄划分在医学上一般是指 0 ～ 3 岁，其中 1 岁以内称为婴儿期，1 ～ 3 岁称为幼儿期。营养是婴幼儿生长发育的重要影响因素之一，对婴幼儿进行身长、头顶至臀长（3 岁以上儿童测坐高）头围、胸围和体重等形态指标测量，可以用于评价婴幼儿的营养状况。

（一）卧式标准量床的使用

卧式标准量床是一种专门的测量工具，用于年龄在 3 岁以下的婴幼儿体格发育纵向测量指标的测定。卧式标准量床由一块底板、两块固定的头板、两块带刻度尺的围板和一块可移动的滑板组成（图 2-1），使用时婴幼儿仰卧于量床上，头部顶着一端头板，移动滑板使其与婴幼儿的臀部或脚跟紧贴住，从滑板与围板接触处读取刻度尺上的读数，即分别为婴幼儿的头顶至臀长和身长，相当于 3 岁以下儿童的坐高和身高。

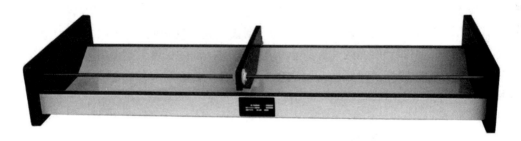

图 2-1 卧式标准量床

（二）婴幼儿身长、头顶至臀长、头围、胸围、体重测量的方法及意义

1. 婴幼儿身长和头顶至臀长测量

婴幼儿由于不能站立或站立时不能保持正确的身高测量姿势，也不能自主端坐保持正确的身高测量姿势，故需采用卧位分别测量头顶至臀部和足底的距离，即头顶至臀长和身长作为对应于儿童的坐高和身高的测量指标，来反映婴幼儿体格纵向发育情况。

进行身长测量时，被测婴幼儿脱去帽、鞋、袜，穿单衣仰卧于标准量床底板中线

上。由一名助手将婴幼儿头扶正，头顶接触头板。测量者位于婴幼儿右侧，左手握住其双膝，使腿伸直，右手移动滑板使其接触婴幼儿双侧足跟（图2-2）。读取围板上的刻度读数，保留小数点后一位。进行头顶至臀长测量时，被测婴幼儿脱去帽、鞋、袜，穿单衣仰卧于标准量床底板中线上。由一名助手将婴幼儿头扶正，头顶接触头板，滑板紧贴婴幼儿骶骨。测量者位于婴幼儿右侧，左手提起婴幼儿下肢，使膝关节屈曲，大腿与底板垂直，右手移动滑板使其接触婴幼儿臀部，读取围板上的刻度读数，保留小数点后一位。

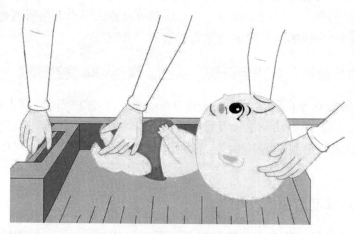

图2-2　婴幼儿身长测量

纵向测量指标主要与骨骼的生长有关。在全身各个系统中，骨骼是最稳定的系统之一，受遗传因素控制作用较强，后天因素的影响需要有一个长期的过程才能够得到体现。所以，纵向测量指标主要用来反映长期营养、疾病和其他不良环境因素的影响。

2. 婴幼儿头围和胸围测量

头围和胸围是婴幼儿体格测量常用的横向测量指标。头围是指从双侧眉弓上缘经后脑勺枕骨粗隆绕头一周的长度，表示头颅的围长，间接反映颅内容量的大小（图2-3）。胸围是指从两乳头线到后面两肩胛骨下角下缘绕胸一周的长度。婴幼儿头围、胸围都是采用软尺测量，头围测量时婴幼儿可取坐位或仰卧位，胸围测量时婴幼儿取仰卧位，具体操作方法与儿童头围、胸围的测量方法相同。

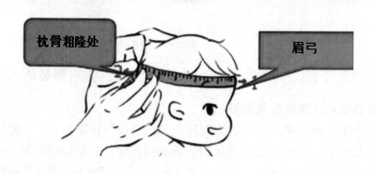

图2-3　婴幼儿头围测量

通过婴幼儿头围和胸围的测量数据，观察其头围和胸围的交叉年龄，并与实际年龄比较，对于评价婴幼儿的营养状况有一定的意义。出生时胸围比头围小 1 ~ 2cm。随着年龄的增长，胸廓的横径增长迅速，1 岁左右胸围与头围大致相等，12 ~ 21 个月时胸围超过头围。胸围赶上头围的时间与婴幼儿的营养状况有着密切关系。正常情况下，一个营养状况良好的婴幼儿，胸围赶上头围的时间往往提前；而营养不良的婴幼儿，由于胸部肌肉和脂肪发育较差，胸围超过头围的时间较迟。若到 2 岁半时胸围还比头围小，则需要考虑营养不良或胸廓、肺发育不良。

3. 婴幼儿体重测量

体重是指身体各部分的重量总和，它主要反映构成体重成分的骨骼、肌肉、内脏、体质和水分等的变化情况。婴幼儿体重测量一般采用专门的婴幼儿体重秤，其最大载重量为 15 ~ 50kg（图 2-4）。如没有婴幼儿体重秤，也可采用成人体重计测量，但测量时需要采用减差法，即先测量一名大人抱起婴幼儿的总重量，再单独测量大人的体重，二者之差即为婴幼儿的体重。

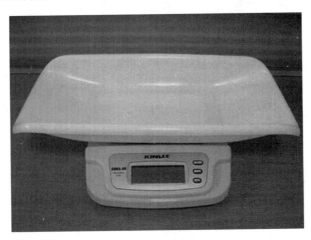

图 2-4 婴幼儿体重秤

婴幼儿体重对营养状况较为敏感，而且婴幼儿体重测量的误差小于身长测量的误差，故体重是婴幼儿营养状况评价的常用指标。

三、上臂围和皮褶厚度的测量

上臂围可反映机体的营养状况，它与体重密切相关。皮褶厚度是衡量个体营养状况和肥胖程度的较好指标，测定部位有上臂肱二头肌、肱三头肌和肩胛下角皮褶厚度等，可分别代表肢体和躯干的皮下脂肪堆积情况，对判断肥胖和营养不良有重要价值。

（一）上臂的解剖学结构

上臂是指人上肢从肩关节到肘关节这一段（结构如图 2-5），上臂肌肉分前群和后群，前群主要有肱二头肌、喙肱肌、肱肌等，后群为肱三头肌（图 2-6）。

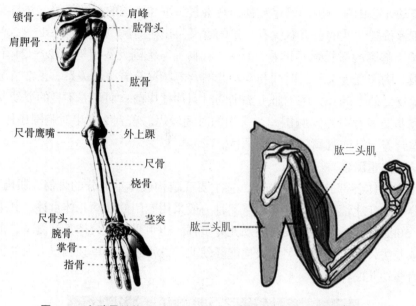

图 2-5　上臂骨结构　　　　图 2-6　肱二头肌和肱三头肌

1. 肩峰

肩关节由"肱骨头"及肩胛骨的"关节盂"构成，在肩关节上方有一突出性标志，是肩膀的最高点，叫"肩峰"。

2. 尺骨鹰嘴

肘关节由肱骨下端和尺骨、桡骨上端构成，肘部骨性突起是尺骨鹰嘴。

3. 肱二头肌

肱二头肌位于臂前部，有两个头。长头自肩胛骨关节盂上方，穿关节囊，经大、小结节间下降；短头自喙突下端的腱止于桡骨粗隆，可屈肘关节及前臂旋后。

4. 肱三头肌

肱三头肌位于臂后部，有三个头。长头自肩胛骨关节盂下方，外侧头自肱骨后面上部，内侧头自肱骨后面下部，止于尺骨鹰嘴，可伸肘关节。

（二）测量上臂围和皮褶厚度的意义

1. 上臂围

上臂围本身可反映营养状况，它与体重密切相关。上臂围的测量一般量取上臂自肩峰至尺骨鹰嘴连线中点的臂围长。5岁以前儿童上臂围变化不大，我国 1～5 岁儿童上臂围 13.5cm 以上为营养良好，12.5～13.5cm 为营养中等，12.5cm 以下为营养不良。

2. 皮褶厚度

皮褶厚度是衡量个体营养状况和肥胖程度的较好指标，主要标示皮下脂肪厚度，可间接评价人体肥胖与否。WHO 推荐选用肩胛下角、肱三头肌和脐旁三个测量点。瘦、中等和肥胖的界限，男性分别为小于 10mm、10～40mm 和大于 40mm，女性分别为小于 20mm、20～50mm 和大于 50mm。

皮褶厚度可反映人体皮下脂肪含量，它与全身脂肪含量具有一定的线性关系，可以通过测量人体不同部位皮褶厚度推算全身的脂肪含量，相关系数在 0.7 ~ 0.9。

由于皮下脂肪厚度随不同部位、性别、年龄而异，所以在计算体内总脂肪含量时应当选择适当的推算公式。

根据皮褶厚度可推算人体密度（D）：

$D = c - m \times （\log$ 皮褶厚度值）

c 和 m 是公式中的系数，由于性别和测量部位的不同，所采用的计算公式中系数有一定的差别（表 2–1）。

表 2–1 用不同性别和测量部位皮褶厚度计算体密度公式中的参数

皮褶厚度测量部位	系数	男性	女性
肱二头肌	c	1.0997	1.0871
	m	0.0659	0.0593
肱三头肌	c	1.1143	1.1278
	m	0.0618	0.0775
肩胛下	c	1.1369	1.1100
	m	0.0741	0.0669
髂嵴上	c	1.1171	1.0884
	m	0.0530	0.0514
肱二头肌+肱三头肌	c	1.1356	1.1362
	m	0.0700	0.0740
肱二头肌+肩胛下	c	1.1498	1.1245
	m	0.0759	0.0674
肱二头肌+髂嵴上	c	1.1331	1.1090
	m	0.0601	0.0577
肱三头肌+肩胛下	c	1.1625	1.1507
	m	0.0797	0.0785
肱三头肌+髂嵴上	c	1.1463	1.1367
	m	0.0656	0.0704
肩胛下+髂嵴上	c	1.1522	1.1234
	m	0.0671	0.0632
肱二头肌+肱三头肌+肩胛下	c	1.1689	1.1543
	m	0.0793	0.0756
肱二头肌+肱三头肌+髂嵴上	c	1.1556	1.1432
	m	0.0683	0.0696
肱二头肌+肩胛下+髂嵴上	c	1.1605	1.1530
	m	0.0694	0.0727

续表

皮褶厚度测量部位	系数	男性	女性
肱三头肌＋肩胛下＋髂嵴上	c	1.1704	1.1327
	m	0.0731	0.0643
肱二头肌＋肱三头肌＋肩胛下＋髂嵴上	c	1.1765	1.1567
	m	0.0744	0.0717

再根据人体密度计算人体脂肪百分含量：BF% ＝（4.95/D － 4.50）×100%。

通过测量不同部位的皮褶厚度，还可以反映人体皮下脂肪的分布情况。测定部位有上臂肱三头肌、肩胛下角、腹部、髂嵴上部等，其中前三个部位最重要，可分别代表个体肢体、躯干、腰腹等部分的皮下脂肪堆积情况。

3. 上臂肌围和上臂肌面积

用上臂围和肱三头肌皮褶厚度可计算上臂肌围和上臂肌面积，反映机体肌肉发育情况。

上臂肌围（cm）＝上臂围（cm）－ 3.14× 肱三头肌皮褶厚度（cm）

上臂肌面积（cm^2）＝［上臂围（cm）－ 3.14× 肱三头肌皮褶厚度（cm）］^{2}/（4×3.14）

（三）皮褶厚度计的使用方法

1. 长时间未使用的皮褶厚度计在使用前必须校正（可参照使用说明书进行）。

2. 皮褶厚度计的压力要符合规定标准（10g/cm^2）。

3. 使用左手拇指和食指将特定解剖部位的皮肤连同皮下组织捏起，右手握皮褶厚度计测量距左手拇指捏起部位 1cm 处的皮褶厚度。

4. 右手拇指松开皮褶厚度计卡钳钳柄，使钳尖部充分夹住皮褶。

5. 在皮褶厚度计指针快速回落后立即读数。

6. 一般要求在同一部位测量 3 次，取平均值为测量结果。

四、骨健康的标志物及检测手段

骨骼是一种代谢相当活跃的组织，与全身其他组织器官一样，存在生长发育、衰老、病损等生命现象。骨组织在合成与分解代谢过程中产生许多代谢产物，并以不同浓度和结构方式分布于骨骼、血液、尿液或其他体液中；调节骨代谢的内分泌和旁分泌激素不但影响骨塑建与骨重建，也反馈调控骨代谢的多个环节，维持骨代谢平衡和内环境稳定。因此，临床上可以通过检测血液或尿液中的骨代谢产物和相关激素，间接推断骨骼的各种代谢状态。骨代谢生化指标包括钙磷代谢调节指标、骨形成标志物、骨吸收标志物、激素与细胞因子，其中骨形成标志物与骨吸收标志物合称为骨转换标志物。

（一）钙磷代谢调节指标

1. 甲状旁腺激素（parathyroid hormone，PTH）

甲状旁腺激素是由甲状旁腺主细胞合成分泌的、含有 84 个氨基酸的碱性单链多肽，对维持机体钙磷平衡和调节骨代谢起着重要作用。甲状旁腺激素与骨、肾等组织表面的受体结合，促使血钙水平升高，血磷水平下降。甲状旁腺激素可精细调节骨的合成、分解代谢，对成骨细胞和破骨细胞的分化、成熟、凋亡发挥重要作用。测定血清甲状旁腺激素是诊断甲状旁腺激素相关性骨病的最重要指标，在判断和鉴别原发性和继发性甲状旁腺功能亢进时，可结合血钙血磷和维生素 D 水平一起分析。甲状旁腺激素测定方法有生物学法、RIA、IRMA、ELISA 等。其中，放射免疫分析法对测定循环中的甲状旁腺激素具有足够的敏感性且易于常规应用。酶联免疫法用以测定人体血中完整的甲状旁腺激素含量。

2. 维生素 D_3

维生素 D 是调节钙磷代谢的重要激素。血清 $1,25（OH）_2D_3$ 的水平可反映体内活性维生素 D 的绝对含量，但其在体内代谢快半衰期短（6～8 小时，5～7 天）储存少，$25（OH）D_3$ 是人体内维生素 D 的主要储存形式，是反映机体维生素 D 代谢最好最重要的指标，临床上一般通过监测血清 $25（OH）D_3$ 的含量来反映血液维生素 D_3 的水平。维生素 D 缺乏或不足对骨质疏松症等代谢性骨病有很大影响。高效液相法是测定血清 $25（OH）D_3$ 浓度的金标准，但由于该法耗时且费用高，不利于广泛应用。目前最常用的检测方法是免疫测定法。

3. 降钙素（calcitonin，CT）

降钙素是一种重要的参与钙磷代谢调节的多肽类激素。主要生理作用是降低破骨细胞的数量，抑制破骨细胞的活性，减少骨吸收；抑制小肠对钙离子的吸收，降低体内血钙浓度，使血中游离钙沉积于骨组织中；抑制肾小管远端对钙磷的重吸收，增加尿钙排泄；还可直接作用于人成骨细胞，刺激成骨细胞增殖和分化。降钙素具有良好的缓解骨质疏松症骨痛的作用，对临床骨质疏松症性骨折及变形性骨炎的治疗具有重要作用。目前检测降钙素的实验方法有生物测定法和放射免疫测定法。

（二）骨转换标志物（bone turnover markers，BTMs）

1. 骨形成标志物

骨形成标志物是反映成骨细胞功能状态的直接或间接产物。主要包括为 I 型前胶原 N 端前肽（N-terminal propeptide of type Iprecollagen，PINP）、I 型前胶原 C 端前肽（C-terminal propeptide of type Iprecollagen，PICP）、骨特异性碱性磷酸酶（bone specific alkaline phosphatase，BALP）、骨钙素（osteocalcin，OC）、骨保护素（ostoeprotegerin，OPG）等。

（1）I 型前胶原 N 端前肽和 I 型前胶原 C 端前肽　成骨细胞中含有大量的 I 型前胶原，骨形成时 I 型前胶原被分泌到细胞外，裂解为 PINP、PICP 和 I 型胶原 3 个片段。

PINP 和 PICP 则作为代谢产物进入血液和尿液中，检测 PINP 和 PICP 可以反映骨形成水平。

（2）骨特异性碱性磷酸酶　BALP 是成骨细胞的一种细胞外酶，其主要作用是在成骨过程中水解磷酸酶，为羟基磷灰石的沉积提供磷酸，同时水解焦磷酸盐，解除其对骨盐形成的抑制作用，有利于成骨。骨特异性碱性磷酸酶参与骨形成过程，在血清中稳定，是成骨细胞成熟和具有活性的标志。血清 BALP 定量测定与动态观察对骨代谢疾病，特别是对骨质疏松症早期诊断和治疗效果的监测、病情预后的判断等，可提供有效依据。

（3）骨钙素　骨钙素是由非增殖期成骨细胞合成和分泌的一种特异非胶原骨基质蛋白，是骨组织内非胶原蛋白的主要成分。骨钙素在调节骨钙代谢中起着重要作用，成熟的骨钙素主要沉积于骨组织间质细胞外和牙质中，少部分释放入血循环中。骨钙素是骨基质矿化的必需物质，通常被认为是反映骨形成的生化指标。临床上，血清骨钙素水平与成骨功能变化相关。

（4）骨保护素（OPG）　骨保护素是一种含 401 个氨基酸残基的蛋白质，在骨髓基质细胞、成骨细胞、成纤维细胞等细胞中均有表达。主要通过 OPG/ 核因子 κB 受体活化因子（RANK）/RANK 配体（RANKL）系统发挥调节骨代谢作用。骨保护素的主要作用是影响骨代谢，可抑制破骨细胞发生，并促进成熟破骨细胞的凋亡。

2. 骨吸收标志物

骨吸收标志物是在骨吸收过程中由破骨细胞分泌的或被代谢的骨组织产物。骨吸收标志物主要包括抗酒石酸酸性磷酸酶（tartrate resistant acid phosphatase，TRACP）Ⅰ型胶原交联 C- 末端肽Ⅰ（type Ⅰ collagen carboxy-terminal peptide，CTX）、Ⅰ型胶原交联 N- 末端肽（type Ⅰ collagen amino-terminal peptide，NTX）尿吡啶啉、尿脱氧吡啶啉。

（1）抗酒石酸酸性磷酸酶（TRACP）　在正常人血清中，TRACP 以两种不同的糖基化形式存在，即 TRACP-5a 和 TRACP-5b，其中 TRACP-5a 主要来源于炎性巨噬细胞，TRACP-5b 则主要来源于破骨细胞。TRACP-5b 作为第 2 代骨吸收标志物，是一个有特异和高敏感度的骨吸收指标，由于其特异性高，不受昼夜变化饮食肝肾疾病影响，故在监测骨代谢方面具有重要作用。TRACP 增高见于原发性甲状旁腺功能亢进症、慢性肾功能不全、畸形性骨炎、肿瘤骨转移、高转换型骨质疏松症等；降低见于甲状腺功能减退症。

（2）Ⅰ型胶原交联 C- 末端肽（CTX）　CTX 是使用最为广泛的胶原降解标志物。α-CTX 和 β-CTX 是骨吸收的重要指标，α-CTX 与 β-CTX 为同型异构体结构，区别为β-CTX 肽序列中的天冬氨酰（Asp）是 L- 对映异构体。CTX 的水平反映了破骨细胞的骨吸收活性，是代谢性骨病的有效标志物。检测血清 CTX 水平可以预测骨转换异常的严重程度，并作为临床评估骨转换相关疾病的重要参考指标。

（3）Ⅰ型胶原交联 N- 末端肽（NTX）　NTX 是骨胶原在肝脏中降解后尿中出现的一种稳定的最终产物，是反映骨吸收的特异和敏感的指标。NTX 是含有尿吡啶啉（Pyr）和尿脱氧吡啶啉（D-Pyr）的低分子量多肽，属于低分子质量肽，具有半抗原性。NTX

主要反映破骨细胞骨吸收活性，可灵敏地反映骨代谢的变化，是评价骨形态计量学骨吸收的重要参数，被认为是目前反映骨吸收状况最敏感、最特异的指标。

3. 骨转换标志物（BTMs）检测

骨转换标志物会受到很多因素的影响，绝经、骨折、制动、妊娠与哺乳、药物（芳香化酶抑制剂、抗惊厥药物、促骨形成药物如重组人甲状旁腺激素等）可使骨转换标志物升高。而高龄、药物（糖皮质激素、噻嗪类利尿剂、肝素、抗骨吸收药物如二磷酸盐等）则可能降低骨转换标志物。其中生理节律、年龄、性别和绝经状态是最重要的影响因素，因此，建议收集过夜空腹状态下的血液和尿液标本，有助于减少分析前变异。

通常血液标本用于检测 OC、BALP、TRACP、PINP、PICP、OPG 等，血清和尿液标本均可用于测定 NTX 和 CTX。用尿液标本检测 BTMs 通常需要用肌酐（creatinine，Cr）校正，以 BTMs/Cr 表示。目前主要采用免疫分析法测定，包括单克隆抗体的免疫放射测定法和酶联免疫分析法。

（三）激素与细胞因子

1. 生长激素（growth hormone，GH）

生长激素具有促进骨的线性生长、骨重建、骨骼肌生长、糖脂代谢及免疫调节作用。研究表明，生长激素可直接、间接地对破骨细胞的前体细胞与成熟破骨细胞进行作用，并对骨吸收进行调控，同时也可对前体细胞向成骨细胞分化进行刺激，从而更好地促进软骨细胞和骨细胞增殖。生长激素在维持骨骼健康中起着重要作用，GH 分泌不足是引起中老年人骨质疏松症的重要原因之一。临床上常采用免疫分析法测定血清中生长激素。

2. 雌激素（estrogen，E）

骨组织是雌激素作用的重要靶组织，雌激素受体 α 和 β 在骨和骨髓中广泛表达。雌激素主要通过与雌激素受体 α 作用发挥骨代谢调节作用。雌激素与雌激素受体结合后，通过多种途径调节成骨细胞和破骨细胞活性，参与骨代谢活动。雌激素是维持正常骨骼骨量和骨结构的必需激素，雌激素在维持骨吸收和骨形成中起主要作用。临床上血清雌激素常采用免疫分析法和色谱法检测，其中以前者应用最为广泛。

3. 睾酮（testosterone，T）

睾酮是男性体内主要的性腺激素，主要由睾丸间质细胞合成，在男性原发性骨质疏松症中起着非常重要的作用，男性原发性骨质疏松症及骨折与睾酮关系密切。睾酮在骨骼的生长代谢、骨量维持及抗骨量丢失方面均起着重要作用。儿童期表现尤为突出，如促进骨骼肌发育，促进骨骼中钙盐沉积，使骨骼增厚生长等作用；青春期主要增加骨松质与骨皮质的骨量，对达到骨峰值起着重要作用；成年后则主要促进骨形成并抑制骨吸收，并与其他调节骨代谢的激素共同维持骨量，调节骨代谢。睾酮常用的检查方法是采用放射免疫分析法测定静脉血中含量。

4. 白细胞介素 –1（interleukin–1，IL–1）

IL–1 通过与 IL–1 受体结合发挥生物学作用。IL–1 是一种重要的骨吸收因子，多通过其他激素或因子介导生物学效应。IL-1 既可促进成骨性细胞谱系 RANKL 的生成，又可直接作用于破骨细胞。IL-1 可直接加强破骨细胞的活性及抑制成熟破骨细胞的凋亡，延长成熟破骨细胞的寿命。可采用酶联免疫吸附法测定血清 IL-1 的含量。

5. 白细胞介素 -6（interleukin-6，IL-6）

IL-6 在原发性骨质疏松症的发病机制中具有重要作用。通过调节破骨细胞和成骨细胞发育和功能实现对骨代谢的调节作用。血清 IL-6、TNF-α 水平升高，可能与绝经后骨质疏松症的发生有关。IL-6 是变形性骨炎患者破骨细胞活性升高和骨吸收增强的主要原因。血清中白介素 6 可采用酶联免疫吸附试验或四甲基偶氮唑蓝比色法测定。

6. 转化生长因子 β（transforming growth factor β，TGF β）

TGF 是一类能刺激细胞表型发生转化的生长因子，是细胞生长与分化的重要调节因子。包括两类多肽类生长因子：转化生长因子 -α（TGF-α）和转化生长因子 -β（TGF-β）。TGF-β 是骨组织中的重要细胞因子，参与骨与软骨的形成，对骨组织修复与骨重建具有重要的调节作用。TGF-β 与骨形成密切相关，可作用于成骨细胞，调节成骨细胞增殖、分化，在骨形成和骨组织修复过程中起着十分重要的调节作用。可采用酶联免疫吸附试验法测定血清 / 组织 / 尿液中 TGF-β 的浓度。

7. 肿瘤坏死因子（tumor necrosis factor，TNF）

TNF 有 α（TNF-α）和 β（TNF-β）两种亚型，其中 TNF-α 是重要的破骨细胞调节因子，其在破骨细胞生成及破骨细胞介导的局部骨丢失过程中都起着重要作用。引起骨吸收并抑制关节炎和衰老过程中的骨形成，与骨质疏松症关系密切。目前检验方法主要用酶联免疫吸附测定或放射免疫分析。

8. 胰岛素样生长因子（insulin-like growth factor，IGF）

IGF 包括 IGF-Ⅰ 和 IGF-Ⅱ。IGF-Ⅰ 是骨骼中含量最丰富的生长因子。研究表明，IGF-Ⅰ 可促进成骨细胞分化、增殖、募集，促进成骨细胞胶原及骨钙素合成，加快骨矿化。血清 IGF-Ⅰ 水平主要受 GH 调节，IGF-Ⅰ 浓度在很大范围内与 GH 浓度一致。检测 IGF-Ⅰ 和 IGFBP-3 能全面反映 GH 产物及其对组织的影响，而 IGF-Ⅰ 的诊断灵敏度和特异度更佳，可作为首选检测指标。IGF-Ⅰ 检测主要采用酶联免疫法和放射免疫法。

第二节　常见骨科生物样品的收集和保存

一、尿液样品的收集和保存

很多营养素在人体的营养状况都可以通过尿液中的营养素及其代谢产物的含量来反映，因此，收集尿液进行检测是营养状况评价中的重要手段，可用于包括骨代谢实验指标及水溶性维生素负荷实验、肌酐测定、维生素和矿物质代谢实验、蛋白质代谢的测定等，尿液的主要成分是水、尿素及盐类。这些化学物质的浓度受食物、饮水及一昼夜内的生理变化等影响而有很大差异。在不同时间内收集的尿液成分可能会有很大的不同。

如饭后 2～3 小时排出的尿液中糖、蛋白质及尿胆原等的含量一般要比晨尿多；而晨尿因不受饮食的影响，其化学成分常常比较恒定。在不同的时间内收集的尿液成分可有不同，标本收集方式根据需要而定。

（一）尿液用于营养评价的意义

1. 用于测定人体蛋白质的需要量、氨基酸代谢实验及氮平衡试验。

2. 用于测定水溶性维生素的负荷实验和研究水溶性维生素的需要量。

3. 用于评价水溶性维生素和矿物质的代谢和需要量。

4. 研究和评价某些药物、毒物等的代谢情况。

5. 用于骨代谢标志物的检测。主要是 24 小时尿钙、24 小时尿磷的测定。

6. 用于骨吸收的实验室检查，如尿羟脯氨酸（HOP）、尿吡啶啉（Pry）、尿脱氧吡啶啉（D-Pry）、Ⅰ型胶原交联氨基端肽区（NTX）或羧基端肽区（CTX）等。

7. 用于骨转换相关骨代谢疾病评估，如Ⅰ型前胶原 N 端前肽（P1NP）、Ⅰ型前胶原 C 端前肽（PICP）的测定，可以反映骨形成水平。

（二）24 小时尿液样品的收集和储存操作方法

1. 工作准备

（1）收集容器收集 24 小时尿液需要能容纳 500mL 尿液的收集瓶或尿杯，以及盛装 2L 以上尿液的容器。

（2）冰箱和防腐剂。

2. 工作程序

（1）24 小时尿液的收集　①在收集容器上贴上标签，写上被检者的姓名、性别、年龄。②要求被检者清晨 8 时排空小便但不收集，收集此后至第 2 天清晨 8 时的所有尿液。包括排大便时排出的尿液也必须收集。③盛装尿液的容器需放置在温度为 4℃ 的冰箱保存。24 小时内每次收集在收集瓶或尿杯中的尿液时，需及时倒进盛装尿液的容器中。④收集完 24 小时尿液后，测量总体积，并将尿液混匀。⑤取出约 60mL 尿液，存于棕色瓶内并在送检单上写明总尿量，从速送检。

（2）尿液的保存　收集 24 小时尿液样品时，需及时将尿液保存在温度为 4℃ 的冰箱中，无冰箱且气温高时需加入防腐剂。不管采取何种措施进行保存，在条件许可的情况下应尽快送检。①冷藏。放置在 4℃ 的冰箱中保存。②加防腐剂。每升尿液中加入 5mL 福尔马林，或 5～10mL 甲苯，或 10mL 浓盐酸，或 0.5～1g 麝香草酚（根据检验目的只加入一种即可），混匀后室温保存或放入冰箱中冷藏。

3. 注意事项

（1）收集容器要求清洁、干燥、一次性使用，有较大开口以便于收集；无化学干扰物质（如表面活性剂、消毒剂等）混入；容器上有明显标记，如被检者姓名、编号、收集日期等，必须粘贴在容器上。

（2）应留有足够的标本，任意一次尿标本至少留取 12mL，其余项目最好超过

50mL，如果收集的是定时尿，则容器应足够大，并加盖，必要时加防腐剂。还要将尿液放置在阴凉避光处，防止阳光的照射。

（3）如需进行尿培养，应在无菌条件下用无菌容器收集中段尿液。

（4）要想获得准确的资料，必须掌握正确的收集方法，及时送检。标本不新鲜、受到污染、收集量不够等因素，都可以影响化验结果的准确性。尿标本收集后放置一段时间会发生细菌繁殖、蛋白变性、细胞溶解等。

二、粪便的收集和保存

正常粪便主要由消化后未被吸收的食物残渣、消化道分泌物、大量细菌和无机盐及水等组成。粪便检查的主要目的是了解消化道有无炎症、出血、寄生虫感染、恶性肿瘤等情况；根据粪便的性状、组成，可间接地判断胃肠、胰腺、肝胆系统的功能状况；了解肠道菌群分布是否合理，检查粪便中有无致病菌以协助诊断肠道传染病；进行营养代谢实验。

营养代谢实验常常要收集粪便，而且收集的时间较长，至少3天。每天的样品要称重和记录，最后将所有的样品混匀，称总重量，根据测定指标的要求打碎或匀浆，取粪便的全部或部分送检。要注意，每天收集的样品要放在冰箱内，并做上标记，作为部分粪便样品取舍的依据。

（一）粪便收集的种类

在检查中由于检测项目的不同，所需粪便的量也是不同的。一般来说，核桃大小（20～40g）的成形粪便或5汤匙的水样便，对常规检查来说就足够了。如需要做特殊检查（如离心或培养），则需整次或整天甚至3天的粪便。因此，粪便收集可分为常规粪便标本的收集和浓缩粪便标本的收集。

1. 常规粪便标本

通常采用自然排出的粪便，取一小块粪便放在纸盒内送检即可。标本不宜取得过少，以免干燥影响，一般取拇指大小的一块即可。如为腹泻患者应采取脓血或黏液部分送检。

2. 浓缩粪便标本

应将24小时内排出的所有粪便收集于同一容器中送检，注意防止小便的混入。

（二）粪便的保存

粪便本身含有大量细菌、水分、食物残渣、消化道分泌物等，粪便中的有形成分、阿米巴滋养体等容易被分解破坏，粪便中的致病菌也容易被优势菌群的过度繁殖所掩盖，因此，粪便标本应尽快送检，尤其是检查痢疾阿米巴原虫或滋养体时应于排便后立即检查，不要超过10分钟，从脓血和稀软部分取材，寒冷季节标本传送及检查时均需保温。需要连续收集1天甚至几天的粪便标本，若地方偏远无条件立即检测时，需要根据不同检测目的，采取不同的保存措施。

1. 保存固定

保存固定适用于寄生虫及虫卵检测。粪便可在聚乙烯醇（PVA）硫柳汞–碘–甲醛（MIF）或其他的固定液中保存数周。

2. 冷藏保存

纸盒装的粪便标本不应直接放入冰箱，否则容易失水干燥，用有盖玻璃容器可延长冷藏保存时间，但冷藏时间不能太长（2～3天）。

3. 运送培养基保存

采集腹泻患者的粪便标本用于致病菌检测时，需保存于运送培养基中。

4. 0.05mol/L 硫酸保存

做氮平衡实验时，实验期间收集的粪便应加入适量 0.05mol/L 硫酸后保存。

5. 冷冻保存

用于矿物质代谢研究的粪便样品可冷冻保存。

（三）粪便用于营养学研究的意义

1. 用于测定人体蛋白质的需要量（氮平衡法）。
2. 用于评价食物蛋白质的营养价值（氮平衡法）。
3. 用于研究人体矿物质（如钙、铁、锌等）的需要量。
4. 用于评价食物中矿物质的吸收率和影响矿物元素吸收的因素。
5. 用于监测体内矿物质随粪便的排泄情况。
6. 用于类风湿关节炎等自身免疫性骨科疾病的辅助诊断。

（四）粪便的收集和保存操作方法

1. 工作准备

粪便标本应收集在干净的广口容器中。若用 250mL 的纸盒收集，则要有蜡纸外包装和紧密封口，以防漏和丧失水分。也可以用有盖的塑料容器、玻璃容器收集粪便。另外，还应有棉签或竹签等辅助工具。

2. 工作程序

（1）常规粪便的收集 ①在收集容器上贴上标签，写上被捡者的姓名、性别、年龄、标号和检测内容。②向被检者介绍收集粪便标本的注意事项；采集标本时应使用干净的竹签选取含有黏液、脓血等病变成分的粪便；外观无异常的粪便须从表面、深处等多处取材。③被检者解出粪便，用竹签或棉签挑选指头大小的一块粪便，连同竹签或棉签一并放入收集容器内，也可戴手套直接从粪便上采集。④从速送到检验部门。

（2）粪便的保存 若新鲜粪便标本需要较长时间才能送到实验室，或者需要收集数天的粪便，必须采取适当保存措施。根据不同的检测项目，保存措施不同。如采用固定保存、冷藏保存、运送培养基保存、0.05mol/L 硫酸保存、冷冻保存等方法。

3. 注意事项

（1）粪便检验应取新鲜的标本，盛器应洁净，不得混有尿液，不可有消毒剂及污水的污染，以免破坏有形成分，使病原菌死亡和污染腐生性原虫。粪便最好是直接收集在容器中，不能从便池的水中或土壤以及草地上收集，防止标本被水、尿和无关的物质污染。

（2）找寄生虫虫体及做虫卵计数时，应采集 24 小时粪便，前者应从全部粪便中仔细搜查或过筛，然后鉴别其种属；后者应混匀后检查。做化学法隐血实验时，应于前 3 天禁食肉类及含动物血食物，并禁服铁剂及维生素 C。做粪胆原定量时，应连续收集 3 天的粪便，每天将粪便混匀称重后取出 20g 送检。做细菌学检查的粪便标本时，应采集于灭菌有盖的容器内立即送检。做氮平衡或矿物质平衡实验收集粪便时，应使用粪便标记物（如卡红），以区分不同代谢期间的粪便。

三、血样的收集和保存

血液中不少化学成分可受饮食、药物以及离体后物理和化学因素的影响，因此，应在早晨空腹或禁食 6 小时以上时采取血液，其分析结果才具有真实的代表性。

抗凝剂的选用是否适当，会直接影响分析结果。同时，抗凝剂的用量是否合适也是十分重要的。用量不足，达不到抗凝效果；用量过多，又会妨碍测定。例如，用草酸钾抗凝时，若过量，可使应用苦味酸法测定的血糖结果偏低；测氮时加钠氏试剂后易发生浑浊。

一般用血量少的项目或分析项目不多，可从毛细血管取血（耳垂、手指尖或足跟部）；用血量较大的项目或分析项较多，则以采静脉血为宜。

（一）血液样品的种类

血液样品包括指血、耳垂血、足跟血、静脉血、眼眶血等。

（二）抗凝剂的使用

血液抗凝剂种类繁多，好的抗凝剂应该是用量少、溶解快、不带进干扰实验的杂质和不改变细胞的形态。常用的抗凝剂有草酸盐、枸橼酸盐、EDTA 钠盐、肝素等。其中草酸钾最常用，通常先配成 10% 的溶液，分装在洁净的小瓶或试管内，每瓶 0.2mL（含草酸盐 20mg），在 80℃下烘干后加塞备用，可使 10mL 血液不凝。若血量减少可按每毫升加 2mg 草酸钾抗凝。肝素也是较为常用的抗凝剂，一般 1mL 血液需用肝素 0.1～0.2mg 或 20 国际单位（1mg 相当于 126IU），可先配成 1mL 含 10mg 肝素的水溶液，每瓶加 0.1mL，在 60℃下烘干，加塞备用，可使 5～10mL 血液不凝。

目前市场上有加好抗凝剂的真空采血管销售，根据需要可直接购买。

（三）血清或血浆的分离

血液离开血管后，血液凝固系统即被激活，血液凝固并析出血清。因此，采血后必须尽快加以处理，并尽快进行检验，否则将影响结果的准确性。

血清和血浆都需要采血后立即分离。目前常用的化学或生化方法，大多用血清进行检验。若需血清标本，则直接将血液注入清洁的试管或小瓶内，待其凝固后取上层的血清即可。若用全血或血浆进行检验，应将血液注入含有抗凝剂的试管或小瓶内，盖塞后，立即轻轻混匀，并尽快分出血浆和各种成分，可用离心机在每分钟 3000 转速度下离心 10～15 分钟。血浆的分离比血清要快且量多，血清和血浆的区别在于：血浆含有纤维蛋白原，而血清没有，其他成分完全相同。

（四）血样用于营养评价的意义

1. 用于评价人体蛋白质的营养状况（血清白蛋白、血清前白蛋白、血清运铁蛋白等）。

2. 用于评价人体维生素和矿物质（如钙、铁、锌等）的营养状况（维生素和微量元素检查）。

3. 用于评价人体糖代谢、脂代谢情况及代谢异常疾病的诊断，如糖尿病、高脂血症。

4. 用于肝胆疾病、胰腺疾病、内分泌疾病、心肌损伤、肾损伤等的诊断或辅助诊断（血液生化检验）。

5. 用于血液相关疾病的诊断或辅助诊断，如贫血、白血病、淋巴瘤、出血性疾病等。

6. 用于感染性疾病的诊断或辅助诊断（血常规、血培养等）。

7. 用于骨科相关疾病的诊断或辅助诊断，通过血样中骨代谢生化指标的检测，有助于骨质疏松症诊断分型，预测骨折风险，抗骨质疏松症治疗疗效评价，以及代谢性骨病的鉴别诊断，如骨关节炎、骨质疏松症、骨肿瘤等。

（1）磷代谢调节指标的检测 主要是血钙、血磷、血甲状旁腺激素、血中降钙素、血清 1,25（OH）$_2$D$_3$ 的水平等检测。

（2）骨形成标志物的实验室检查 如血清骨特异性碱性磷酸酶、血清骨钙素、血清Ⅰ型前胶原羧基末端肽、血清骨保护素水平等。

（3）骨吸收标志物的实验室检查 如血清、血浆抗酒石酸酸性磷酸酶；血清Ⅰ型胶原交联 C- 末端肽等。

（4）激素与细胞因子的检测 血清生长激素；血清雌激素、血清总睾酮和游离睾酮；血清白细胞介素 -1、白细胞介素 -6；血清转化生长因子、肿瘤坏死因子、胰岛素样生长因子等。

（5）其他骨科疾病相关的检验指标 如血清类风湿因子、自身免疫抗体等。

（五）血样的收集和保存操作方法

1. 工作准备

（1）采血容器：采耳垂血或指尖血、足跟血，可用 150mm 长、1.5mm 孔径的玻璃毛细管或聚乙烯管，每管以盛装 2/3～3/4 管为宜，以留作封口。采静脉血一般用注射器。采血器具及装血样的容器都必须经过严格清洗及消毒，以防止污染而影响检验结果。

（2）抗凝剂：常用的抗凝剂有草酸盐、枸橼酸盐、EDTA 钠盐、肝素等。

（3）离心机、冰箱、试管或离心管、试管架等。

2. 工作程序

（1）*血样的采集* 不管是末梢血还是静脉血，血样的采集都需要由专业人员进行操作。

①末梢采血：末梢血采集主要有耳垂取血和指尖取血两种方法，婴儿也可在脚后跟取血。一般选取左手无名指内侧采血，该部位应无冻疮、炎症、水肿、破损。如该部位不符合要求，以其他手指部位代替。对于烧伤患者，可选择皮肤完整处采血。由于部分血液常规检测（如白细胞计数、分类等）的检测，一定要注意了解患者是否用过抗凝、促凝药物，以减少或避免干扰因素的影响。

先将采血手指充分按摩或浸于热水中片刻，使血流旺盛。用 75% 的乙醇棉球消毒皮肤，取血者用左手紧捏采血手指的指端上部，用右手持消毒的直形三棱针或弹簧刺血针刺破指端，刺入深度为 2mm 左右，视皮肤厚薄而定。第一滴血用棉球拭去，然后用采血管吸取或用小试管承接血液。

在冬季从寒冷的室外进到室内后不要立即取血，应待身体暖和后，特别是待采血的耳垂和手暖和起来再取血。在采指血前不要用热水烫手，保持手指干燥。采耳垂血时应将耳垂上的耳环等挂饰取下，采血后不要立即挂上。采血后应用消毒棉块或其他消毒止血物品压紧针刺破处，不要触及脏物，不要立即浸水洗手。

②静脉采血：用血量较多时，多采用静脉采血。采血器具应用一次性注射器，操作程序应严格遵守无菌操作程序。对于采血部位，成人多用肘前静脉，肥胖者也可用腕背静脉。肘前或腕背静脉采血时，一般采用坐位，患者特别是重症患者可躺于床上。手臂下面垫一枕头使前臂伸展，系好压脉带，请被采血者紧握拳头数次，按摩采血部位，使静脉扩张；用碘酒、乙醇消毒皮肤，采血者左手固定静脉，右手持注射器穿刺，见有血后，抽取所需血量。要注意，在拔针前放松压脉带，以免发生血肿。拔针后用消毒棉球轻压针眼，弯曲前臂 2 ～ 3 分钟。

（2）*血清或血浆的分离* 血标本取得后应尽快分离，不宜搁置，离心速度不应太高。如不能及时分离，应放于 4℃的冰箱中保存，切勿将全血冰冻。在 4℃冰箱内保存不能超过 72 小时。

（3）*血样保存* 温度对血样中某些成分的影响非常大，如血清在 38℃放置 1 小时，维生素 C 可受到破坏，胡萝卜素在室温下也仅能保存数小时。在某些分析项目中，血清样品在 4℃可保存数天，在 –30℃以下的冻箱中可放置几周、几个月乃至数年，但在放置过程中应注意严密封口，严防水分溢出。

3. 注意事项

（1）在采血操作中应防止溶血。注射器及针头应干燥、清洁，抽血后应将针头取下，将血沿管壁慢慢注入试管，不可注入气泡。血液注入试管或小瓶后，不能用力振摇。

（2）按所涉及检验项目的需要，一般采用抗凝的静脉全血或血清，有些试验（如血糖、血脂等）受饮食及昼夜因素影响较大，一般以清晨空腹血标本为宜；有些指标因在血中衰变较快（血清酶活性测定，如 ACP 活性等），在 0～4℃储存时活性减弱也不一，这些项目检测必须及时而快速；有些项目（如肌酸激酶等）受运动等因素影响较大。涉及血钾、LDH 等的测定时，要注意避免发生溶血。

四、各种骨科疾病特殊样本的收集和保存

骨科疾病特殊的样本包括血样、脓液、关节液、组织、脑脊液等，用来进行常规检查、微生物学检查、病理检查等检查项目。

（一）脓液样本

脓液标本常用于进行临床微生物学检验。

1. 脓液样本的收集

采集方法依据不同的疾病部位和临床表现不同，一般采用采样拭子采集。用于采集含病原微生物标本的拭子，由两部分组成。①涂抹棒。柄部常为塑料或铝杆，柄部的一端是具有吸附作用的采样头，采样头材质包括脱脂棉、合成聚酯纤维、聚酰胺纤维、人造丝和泡沫聚氨酯等。②手柄。位于柄部的另一端，也可作为转运装置（容器或管）的帽。深部脓肿可以用无菌注射器抽吸。

（1）闭合性脓肿：消毒皮肤后，用注射器抽取脓肿物，无菌转移所有抽吸物至厌氧和需氧转运装置中。

（2）开放性脓肿：用无菌生理盐水或 75% 酒精擦拭去除表面分泌物，尽可能采集抽吸物，或将采样拭子插入至病灶的底部或脓肿壁，取其新鲜边缘部分。

（3）脓疱或水疱：酒精消毒挥发后，挑破脓疱，用拭子收集脓液；较大的脓疱消毒后宜直接用注射器抽取。陈旧的脓疱，去除损伤表面，用拭子擦拭损伤基底。

（4）蜂窝织炎液化后宜先注射无菌生理盐水随后抽吸，可以获得足量的标本进行培养。若患者病情迅速进展，或蜂窝织炎没有液化，则需要采集组织活检标本。

（5）伤口标本：区分浅表伤口标本、深部伤口标本及外科手术伤口标本。宜从感染进展的前缘采集活检标本。活检标本和抽吸物（脓液、渗出液）优于拭子标本；浅表伤口标本不能进行厌氧培养。

采集足够量的标本用于常规细菌学检验，至少送检 0.5mL 或者 0.5g（不包括特殊标本）。脓液一般应采集 2～5mL。

2. 脓液标本的保存

用于普通细菌学检验的标本：宜在 2 小时内送到实验室。如果转运时间超过 2 小时，宜使用转运培养基或在冷藏条件下转运；一般而言，用于细菌培养的标本室温下保存不能超过 24 小时。

3. 脓液标本采集时的注意事项

（1）应在抗微生物药物治疗之前或者在起始治疗后立即采集标本，治疗中为评估治

疗效果或治疗后为评估结局，可以进行相关采样。

（2）应当尽快在疾病初发时采集首份标本。

（3）须避免感染部位周围以及感染部位附近皮肤或黏膜定植菌群的污染。

（4）对于有多种细菌定植的部位，宜选择合适的方法检验特定的病原菌，并防止非致病定植菌群的污染。

（5）标本采集须符合生物安全规定。

（二）关节液样本

骨科疾病中，关节液可用于进行一般性状检验、化学检验、微生物检验、免疫学检验等，以区分炎性（非炎性）关节炎，拟诊化脓性关节炎等。

1. 关节液的采集

（1）一般穿刺：患者仰卧于手术台上，下肢半屈曲位。穿刺部位按常规进行皮肤消毒，待消毒剂彻底挥发后，用局部麻醉药作局部麻醉，用注射器刺入关节囊。术后用消毒纱布覆盖穿刺部位，再用胶布固定。

（2）术中穿刺：患者全麻后，消毒铺巾切开皮肤、皮下脂肪组织达关节囊，用注射器穿刺抽取关节液。

（3）也可在 CT 或超声引导下行关节腔穿刺，抽取关节液。

2. 关节液的保存

（1）关节液存放于透明管中，用于一般性状检查。

（2）置于抗凝管中可进行显微镜检查或化学检查。

（3）置于无菌管中以进行微生物学检查。

（三）组织样本

1. 组织样本的采集

根据不同的病变部位，炎症或坏死组织部位，采用相应的方法采集组织标本。

（1）表浅组织　表浅组织可采用棉签擦拭、小刀刮取、穿刺抽吸或手术切除，对窦道和瘘管应深部刮取管壁组织。

（2）深部组织　深部组织标本可经皮肤穿刺采集或手术切取。如组织标本用于病理检查，应在允许情况下多取组织。骨科假体感染患者可在术中取假体后，更换手术刀采集 4 ～ 5 块组织，分别置于不同的无菌小瓶中，并标明每块组织的部位或编号，用于微生物检查。

2. 组织标本的保存

组织标本较难获取，应谨慎处理。选择无菌保湿容器保存和运输，小块组织宜用 2mL 无菌水或生理盐水保湿；特别小块的组织标本宜放在一个方形润湿的无菌纱布中送检。用于细菌培养的组织、骨或假体标本，宜在研磨器中研磨或超声处理，组织标本可以使用手工研磨器或自动匀浆器（研磨机）；吸取混悬液制备涂片，并接种合适的培养基。

用于病理检查的组织标本应及时固定，除特殊说明外，一般用 10% 的中性福尔马林固定。标本应用广口标本瓶放置并及时送检。

（四）脑脊液标本

1. 脑脊液标本采集方法

（1）患者取枕侧卧位，背部与检查台垂直呈 90°，低头屈颈，使膝部尽量贴近腹部，脊柱前屈，使椎间隙张开便于进针。

（2）确定穿刺点，选择腰 3 至腰 4 椎间隙，穿刺点相当于双髂后上棘最高点连线与脊柱中线相交处。

（3）严格无菌操作，佩戴无菌手套，使用皮肤消毒剂对，腰椎穿刺点及其周围 15cm 区域的皮肤消毒，待消毒剂干燥后（约 1 分钟），再以 75% 的酒精擦拭两遍。

（4）覆盖无菌孔巾，待消毒剂彻底挥发后，用 1%～2% 利多卡因在穿刺点行皮内、皮下浸润麻醉，然后垂直缓慢进针椎间棘突间隙，边回吸边注药，回吸时注意无回血，充分麻醉后拔针。

（5）左手固定麻醉点，右手进针，对准脊椎间隙刺入皮下，针尖斜向与脊柱平行，穿刺针穿过皮肤、皮下组织、棘上韧带、棘间韧带、黄韧带、硬脊膜，有落空感进入蛛网膜下腔，采集脑脊液。

2. 脑脊液标本的保存

（1）最小标本量要求：检测细菌，需要 ≥ 1mL 的量；检测真菌，需要 ≥ 2mL 的量；检测分枝杆菌，需要 ≥ 5mL 的量；检测病毒，需要 ≥ 2mL 的量。

（2）腰椎穿刺采集的第一管脑脊液用于生化学检验，第二管用于微生物学检验，第三管可以用于细胞学、分子核酸检验等。分别放入 3 个无菌螺帽管中，做好标本标记和标清顺序。脑脊液标本不要冷藏，转运时间 ≤ 15 分钟，室温下存放不超过 24 小时。

第三节　人体需要的营养素和热能

一、蛋白质

蛋白质（protein）是化学结构复杂的一类有机化合物，是人体的必需营养素之一。蛋白质是一切生命的物质基础，没有蛋白质就没有生命。蛋白质是构成人体组织、调节各种生理功能不可缺少的物质。

（一）蛋白质的组成和分类

1. 蛋白质的组成

蛋白质种类繁多，其元素组成相似，主要由碳、氢、氧、氮 4 种元素构成，多数蛋白质含有少量硫，有些蛋白质还含有少量磷、铁、铜、锌、锰、钴、碘等。各种蛋白质的含氮量很接近，平均为 16%，蛋白质是人体内氮元素的唯一来源，每克氮相当于

6.25g 蛋白质，即蛋白质的折算系数为 6.25。不同食物蛋白质含氮量折合成蛋白质含量的系数见下表（表 2-2）。

表 2-2　不同食物蛋白质含氮量折合成蛋白质含量的系数

蛋	肉	奶	大米	小麦	麦胚	玉米	大豆	花生	平均
6.25	6.25	6.38	5.95	5.83	6.31	6.25	5.71	5.46	6.25

构成蛋白质的各种元素分别组成各种不同的氨基酸，氨基酸是组成蛋白质的基本单位。广义上是指既含有一个碱性氨基又含有一个酸性羧基的有机化合物，但在生物界中，构成天然蛋白质的氨基酸具有其特定的结构特点，即其氨基直接连接在 α- 碳原子上，这种氨基酸被称为 α- 氨基酸。

（1）必需氨基酸与非必需氨基酸　在自然界中约有 300 多种氨基酸，其中构成人体的 α- 氨基酸有 20 多种。有些氨基酸在体内不能合成或合成的速度不能满足机体需要，必须由食物供给的氨基酸称为必需氨基酸。成人的必需氨基酸有 8 种，即亮氨酸、异亮氨酸、赖氨酸、蛋氨酸、苯丙氨酸、苏氨酸、色氨酸、缬氨酸。另外，婴幼儿由于体内合成组氨酸的能力弱，故组氨酸也是婴幼儿的必需氨基酸，即婴幼儿的必需氨基酸有 9 种，婴儿缺乏组氨酸时易患湿疹。其余的氨基酸在体内能自行合成，称为非必需氨基酸（表 2-3）。

表 2-3　必需氨基酸和非必需氨基酸

营养必需氨基酸	营养非必需氨基酸	条件必需氨基酸
赖氨酸（Lys）	天冬氨酸（Asp）	半胱氨酸（Cys）
色氨酸（Trp）	天冬酰（Asn）	酪氨酸（Tyr）
蛋氨酸（Met）	谷氨酸（Glu）	
苯丙氨酸（Phe）	谷氨酰胺（Gln）	
亮氨酸（Leu）	甘氨酸（Gly）	
异亮氨酸（Lle）	脯氨酸（Pro）	
苏氨酸（Thr）	丝氨酸（Ser）	
缬氨酸（Val）	精氨酸（Arg）	
组氨酸（His）[1]	胱氨酸（Cys-Cys）	
	丙氨酸（Ala）	

注：[1] 也是婴幼儿必需氨基酸。

（2）氨基酸模式和限制氨基酸　营养学把蛋白质中各种必需氨基酸的构成比例称为氨基酸模式。根据蛋白质中必需氨基酸含量，规定含量最少的色氨酸含量为 1，分别计算出其他必需氨基酸含量与色氨酸的相应比值，这一系列比值就是该种蛋白质氨基酸模式（表 2-4）。

表 2-4　几种食物和人体蛋白质氨基酸模式

氨基酸	人体蛋白	全鸡蛋	鸡蛋白	牛奶	猪瘦肉	牛肉	大豆	面粉	大米
异亮氨酸	4.0	2.5	3.3	3.0	3.4	3.2	3.0	2.3	2.5
亮氨酸	7.0	4.0	5.6	6.4	6.3	5.6	5.1	4.4	5.1
赖氨酸	5.5	3.1	4.3	5.4	5.7	5.8	4.4	1.5	2.3
蛋氨酸+半胱氨酸	3.5	2.3	3.9	2.4	2.5	2.8	1.7	2.7	2.4
苯丙氨酸+酪氨酸	6.0	3.6	6.3	6.1	6.0	4.9	6.4	5.1	5.8
苏氨酸	4.0	2.1	2.7	2.7	3.5	3.0	2.7	1.8	2.3
缬氨酸	5.0	2.5	4.0	3.5	3.9	3.2	3.5	2.7	3.4
色氨酸	1.0	1.0	1.0	1.0	1.0	1.0	1.0	1.0	1.0

食物蛋白的氨基酸模式与人体蛋白质氨基酸模式越接近，必需氨基酸集体利用的程度就越高，其营养价值也相对越高。鸡蛋蛋白质和人乳蛋白质的氨基酸模式与人体蛋白质氨基酸模式最接近，在评价其他食物蛋白质营养价值时常作为参考蛋白质。当食物中任何一种必需氨基酸缺乏或过量，可造成体内氨基酸的不平衡。使其他氨基酸不能被机体充分利用而使蛋白质营养价值降低，这些含量较低的氨基酸称为限制氨基酸。因此，在饮食中提倡食物多样化，将多种食物混合食用，而使两种或两种以上食物蛋白质的必需氨基酸互相补充、取长补短，使其模式更接近人体的需要，以提高蛋白质的营养价值，这种现象称为蛋白质的互补作用。

2. 蛋白质的分类

营养学上常根据食物蛋白质氨基酸的组成，进行蛋白质的分类。

（1）完全蛋白质　又称为优质蛋白质，是指所含必需氨基酸种类齐全、数量充足、相互比例适当的蛋白质。不但能维持人的生命和健康，还能促进儿童生长发育。例如，动物性食物中的肉、鱼、蛋、奶等及大豆蛋白质。

（2）半完全蛋白质　是指含必需氨基酸种类齐全，但有些氨基酸数量不足，比例不适当，可以维持生命。但不利于生长发育，如小麦中的麦胶蛋白等。

（3）不完全蛋白质　是指所含必需氨基酸种类不齐全，数量不充足，比例不适当，既不能维持生命，也不能促进生长发育。如动物结缔组织和肉皮中的胶原蛋白，玉米中的玉米胶蛋白等。

（二）蛋白质的生理功能和代谢

1. 蛋白质的生理功能

（1）构成、修补和更新机体组织　蛋白质是一切生命的物质基础，是机体细胞的重要组成部分，是人体组织更新和修补的主要原料。人体的每个组织，如毛发、皮肤、肌肉、骨骼、内脏、大脑、血液、神经、内分泌等都是由蛋白质组成。成人体内蛋白质含量占体重的 16% ~ 19%，食物蛋白质被人体消化吸收后，主要用于组织蛋白质的更新，维持组织蛋白质的动态平衡。在婴幼儿、青少年、孕妇、乳母及创伤患者等中，除维持组织蛋白质更新外，还用于合成新组织，对人体各种因素导致的损伤进行修复。因此，蛋白质对人的生长发育非常重要。

（2）构成人体各种生理活性物质　人体内大多数生理活性物质是由蛋白质构成的，如在合成代谢和分解代谢中起重要作用的酶大多数是蛋白酶；许多调节生理功能的激素是蛋白质，如胰岛素、生长激素、甲状腺素等；能抵御外来微生物及有害物质入侵的抗体、补体、细胞因子，其组成成分也是蛋白质。血液和细胞膜中的蛋白质担负着各类物质的运输和交换，如血红蛋白运输氧气。此外，蛋白质还参与血液凝固、视觉形成、肌肉运动等生理活动；维持机体内渗透压的平衡及体液平衡；构成神经递质（乙酰胆碱、五羟色胺等），维持神经系统的正常功能；构成胶原蛋白和免疫细胞。

（3）提供必需氨基酸　氨基酸是组成蛋白质的基本单位，必需氨基酸是人体不能合成或合成速度不能满足机体需要，必须由膳食中蛋白质供给的一类物质。

（4）提供能量　蛋白质参与能量代谢，为机体提供一定的能量，当碳水化合物和脂肪所提供的能量不能满足机体需要时，蛋白质就会被氧化分解，释放出能量。lg 食物蛋白质在体内生理氧化可产生 16.7kJ（4.0kcal）的能量，但氧化供能不是蛋白质的主要营养功能。

2. 蛋白质的代谢

（1）一般代谢　蛋白质的代谢，也就是氨基酸的代谢，其代谢概况（图 2-7）。氨基酸代谢可归纳为三条基本途径：①一部分存在于组织内的氨基酸，可能再次被利用于合成新的蛋白质。②一部分氨基酸进行分解代谢。③一部分氨基酸用于合成新的含氮化合物，也包括非必需氨基酸。这三条途径的主次关系受到多种因素的影响，如年龄、营养状况等，尤其是营养状况往往起决定作用。例如，膳食中必需氨基酸供给不足，热能供给不足，都可使第二条途径增强。

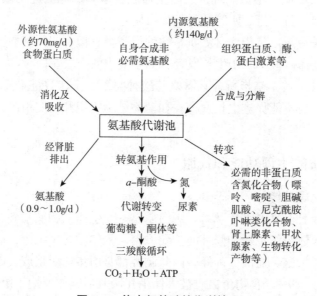

图 2-7　体内氨基酸的代谢情况

（2）氮平衡　由于各种食物蛋白质的含氮量都接近16%，而且蛋白质是体内各种含氮物质的主要来源。因此，通过测定摄入食物和排出物的含氮量，可以大体了解机体对摄入蛋白质利用的情况。氮平衡（B）可以反映体内组织蛋白分解代谢与合成代谢的动态平衡状况。公式如下：

$$B = I - (U + F + S + M)$$

式中B表示氮平衡状况，I表示食物摄入氮，U表示尿氮，F表示粪氮，S表示皮肤排出氮，M表示其他排出氮。

氮的总平衡：摄入氮等于排出氮，见于成年人。

氮的正平衡：摄入氮大于排出氮，见于儿童生长发育时期、病后恢复期等。

氮的负平衡：摄入氮小于排出氮，见于衰老、消耗性疾病时。

热能供给不足、活动量过大、蛋白质的摄入量过低，以及精神紧张，都可促使氮平衡趋向负平衡。实验证明，成年人在无蛋白膳食条件下，每天排出内源氮54mg/kg体重，以体重60kg计算，约相当于20g蛋白质，这是体内蛋白质的最低分解量。

（三）蛋白质膳食来源及其营养学评价

1. 蛋白质的食物来源

人体从日常食物中得到蛋白质，其中动物性食物的蛋白质含量高于植物性食物，而且动物蛋白质的利用率也较高。绝大多数动物蛋白质必需氨基酸的种类齐全，含量及模式与人体蛋白质较接近。通常将这种蛋白质称为优质蛋白质，也称完全蛋白质。植物蛋白质中的大豆蛋白质也属优质蛋白质，是我国广大居民重要的膳食蛋白质来源。猪肉含蛋白质15%～21%，牛肉和羊肉含脂肪少些，故蛋白质相对含量高于猪肉，鸡、鸭、鱼的蛋白质含量都在20%左右。从经济上计算，发展禽类生产与鱼虾养殖业对改善居民蛋白质供给更有利。此外，少吃猪肉可减少脂肪摄入，符合营养要求。

2. 膳食蛋白质营养学评价

膳食蛋白质的营养价值主要取决于该蛋白质的必需氨基酸组成模式及含量、是否易于消化吸收，以及促进机体生长发育、维持健康的效率，具体评价方法主要包括下几种。

（1）食物中蛋白质的含量　食物中蛋白质的含量是评价食物蛋白质营养价值的基础，一般动物性食物蛋白质含量多于植物性食物，植物性食物只有大豆蛋白质含量较高。常见食物蛋白质含量及生理价值（表2-5）。食物中蛋白质含量测定常用微量凯氏定氮法，测定食物中氮含量，再乘以由氮的蛋白质换算系数，可得食物蛋白质含量。

表2-5　日常食物蛋白质含量与生理价值

食物种类		蛋白质含量（%）	生理价值（%）
动物类	鸡蛋	13.4	94
	牛奶	3.3	85
	猪肉	15.4	74
	牛肉	18.8	69

续表

食物种类		蛋白质含量（%）	生理价值（%）
谷类	鱼	18.1	72
	大米	8.5	77
	小麦	12.4	67
	玉米	8.6	60
	小米	9.7	57
	高粱	9.5	56
豆类	大豆	39.2	64
	花生	25.8	59
蔬菜类	大白菜	1.1	76
	南瓜	1.2	63
	土豆	2.0	67

（2）蛋白质消化率　蛋白质的消化率（digestibility，D）是指食物中的蛋白质在胃肠道被消化酶分解吸收的程度。消化率越高，蛋白质越容易分解为氨基酸，被机体吸收利用的可能性越大，其营养价值也就越高。

$$蛋白质消化率（\%）=\frac{食物氮-粪氮-粪代谢氮}{食物氮}\times100\%$$

粪氮指食物中未被消化吸收的氮，粪代谢氮指从消化道脱落的肠黏膜细胞、死亡的肠道微生物及小肠黏膜分泌的消化液氮。当测试人完全不吃食含蛋白质的食物时，大便中所测得氮即为粪代谢氮，又称内源性氮，一般成人24小时的粪代谢氮0.9～1.2g。按上述公式计算的结果为实际消化率，如果将粪代谢氮忽略不计，所得结果为表观消化率。临床应用时多采用表观消化率。

$$表观消化率（\%）=\frac{食物氮-粪氮}{食物氮}\times100\%$$

蛋白质消化率受许多因素的影响，如食物的种类、烹调方法和加工方式等。如大豆整粒食用时，消化率仅为60%，而加工成豆浆或豆腐后，消化率可提高至90%。一般动物性食物蛋白质的消化率高于植物性食物。蛋白质的消化率，奶类为97%～98%，肉类为92%～94%，蛋类为97%～98%，大米为82%。

（3）蛋白质利用率　蛋白质利用率是指食物中蛋白质在消化吸收后被机体利用的程度。常用指标有蛋白质的生物价、蛋白质净利用率和蛋白质功效比值。

①蛋白质的生物学价值（biological value，BV），简称生物价，是指蛋白质吸收后被机体利用的程度。蛋白质的生物学价值的高低主要取决于食物中必需氨基酸的含量和比值。食物蛋白和必需氨基酸比值与人体组织蛋白质中氨基酸比值越接近，则该食物蛋白质的生物学价值愈高，反之则低。

$$生物价 = \frac{食物氮}{吸收氮} \times 100\%$$

$$储留氮 = 吸收氮量 - (尿氮量 - 尿内源氮)$$

$$吸收氮 = 摄入氮 - (粪氮 - 粪代谢氮)$$

尿内源氮量是指机体不摄入氮时，尿中所含有的氮，它主要来自组织蛋白质分解。生物学价值越高，表明其被机体利用的程度越好。蛋白质生物学价值的高低，常见食物蛋白质的生物学价值，见表2-5。

②蛋白质净利用率（net protein utilization，NPU），指体内储留的蛋白质占摄入蛋白质的比例，即将蛋白质的生物价与消化率结合起来评定蛋白质的营养价值，生物学价值和消化率的乘积。

$$蛋白质净利用率（\%）= 消化率 \times 生物价 = \frac{储留氮}{吸收氮} \times 100\%$$

③蛋白质功效比值（protein efficiency ratio，PER），指动物每摄入1g食物蛋白质所增加体重的克数。一般选用刚断乳的大白鼠进行测量，用含10%蛋白质饲料喂养28天，然后计算相当于1g蛋白质所增加体重的克数。

$$蛋白质功效比值 = 动物增加体重（g）/ 摄入蛋白质（g）$$

因为摄入蛋白质的量未考虑动物维持机体生理活动所需的部分，因此，所得结果存在一定误差，需要校正处理。假设酪蛋白的功效比是2.5(作为参考指标)，上式可改为：

$$校正的蛋白质功效比值 = PER \times 2.5 / 实测的酪蛋白 PER$$

④相对蛋白质价值（relative protein value，RPV），是动物摄入待评的蛋白剂量-生长曲线斜率（A）和摄入参考蛋白的剂量-生长曲线斜率（B）之比，列成公式如下：

$$RPV = A/B \times 100\%$$

分别用待评蛋白和参考蛋白（常用乳白蛋白）喂养断奶大鼠，分别绘制剂量-生长曲线，求出回归方程及斜率，求出RPV。待评蛋白的斜率越大，则RPV越大，蛋白质利用价值越高。

（4）氨基酸评分　氨基酸评分（amino acid score，AS）又称蛋白质化学评分，是食物蛋白质中某种必需氨基酸含量与等量参考蛋白质中该氨基酸含量的比值。

$$氨基酸评分 = \frac{待测蛋白质每克氮（或蛋白质）中某种必需氨基酸（mg）}{参考模式蛋白质每克氮（或蛋白质）中该氨基酸量（mg）} \times 100\%$$

氨基酸评分简单、费均低，是目前被广泛采用的一种评价方法，缺点是不能反映蛋白质在体内的利用情况。

二、脂类

脂类是一类一般不溶于水而溶于有机溶剂的化合物，包括脂肪和类脂及它们的衍生物，营养学中的脂类主要有脂肪、磷脂、固醇等。脂类是人体必需的营养物质，在正常人体中脂类占 14%～19%，但摄入过多可能导致肥胖、高脂血症、动脉粥样硬化等。膳食脂类主要在小肠中被消化和吸收，吸收后的脂类由脂蛋白参与转运代谢。

（一）脂类的组成与分类

1. 脂类的组成

脂肪、磷脂和糖脂的主要成分是脂肪酸，脂肪酸是由碳、氢、氧等三种元素组成的一类化合物，按其饱和度可分为饱和脂肪酸（SFA，碳链上没有双键）、单不饱和脂肪酸（MUFA，碳链上只有一个双键）和多不饱和脂肪酸（PUFA，碳链上有两个或两个以上双键）；按其碳链的长短可分为长链脂肪酸（LCT，大于 12 碳）、中链脂肪酸（MCT，6～12 碳）和短链脂肪酸（SCT，4～6 碳）。通常情况下，含不饱和脂肪酸高的脂肪常温下呈液态，如植物油（棉籽油、花生油、菜籽油、豆油等，但椰子油中主要是饱和脂肪酸）。含饱和脂肪酸高的脂肪，常温下呈固态，如动物脂肪。

人体必需而机体自身不能合成，必须由食物供给的多不饱和脂肪酸，称为必需脂肪酸（essential fatty acid，EFA），包括亚油酸和 α- 亚麻酸。必需脂肪酸在体内具有重要的生理功能：①是线粒体和细胞膜的重要组成成分，人体缺乏可导致线粒体肿胀，细胞膜结构功能改变，可出现上皮细胞功能异常、湿疹、磷屑样皮炎等。②能降低血脂含量，减少血液的黏稠性，对保持微血管的弹性也有一定作用。③是合成前列腺素的原料，且与动物的精子形成有关，缺乏时会导致组织形成前列腺素能力减退及动物不育。④促进生长发育，提高智力、视力。⑤对 X 线引起的一些皮肤损伤有保护作用。

除亚油酸和 α- 亚麻酸外，n-3 和 n-6 系列的其他不饱和脂肪酸，如二十碳五烯酸、二十二碳六烯酸、花生四烯酸等，都是人体不可缺少的脂肪酸，但可以由亚油酸和 α-亚麻酸合成。

2. 脂类的分类

（1）脂肪 脂肪是由一分子的甘油和三分子脂肪酸组成的甘油三酯，又称中性脂肪。食物中的脂类 95% 是甘油三酯，人体中的脂类 99% 是甘油三酯。成年人脂肪占体重的 10%～20%，肥胖者可达 30%～60%，主要储存在脂肪组织内。脂肪受营养状况和机体活动的影响而增减，变动较大，故称动脂。

（2）类脂 类脂包括糖脂、磷脂、固醇和脂蛋白。类脂是生物膜的主要组成成分，构成疏水性的屏障，分割细胞水溶性成分和细胞器，维持细胞正常结构功能。类脂在体内相对稳定，不受营养状况和机体活动的影响，常称为定脂。

（二）脂类的生理功能和代谢

1. 脂类的生理功能

（1）供能和储能　人体正常生命活动能量消耗的 20% ～ 30% 是由脂肪提供的。1g脂肪在体内氧化产生 37.7kJ（9kcal）的能量，比蛋白质和碳水化合物高一倍多。脂肪也是人体内主要的贮能物质，当机体摄入能量过多或不能被及时利用时，则以脂肪的形式储存在体内。

（2）构成人体组织和合成生物活性物质　脂类是机体组织的重要组成成分，在维持细胞结构和功能中起着重要作用。例如，构成器官和神经组织的防护性隔离层，保护和固定重要器官，作为填充衬垫，避免机械摩擦，并使之能承受压力。体内脂类还可转变成多种生物活性物质，如胆固醇在体内可转变成肾上腺皮质激素、性激素、胆汁酸盐和维生素 D 等。

（3）提供必需脂肪酸　摄入足够的脂肪可保证人体必需脂肪酸的需要。亚油酸是人体不能合成的必须由食物供给的必需脂肪酸。亚油酸缺乏，将使生长停滞、体重减轻、皮肤成鳞状并使肾受损。婴儿可能患湿疹。因此，机体不可缺少亚油酸这种必需脂肪酸。植物油中，如玉米油、葵花油、红花油、大豆油中亚油酸含量超过 50%。亚油酸在人体内的产热量应占总产热量的 3% 为宜。

（4）促进脂溶性维生素的吸收　脂肪不仅是脂溶性维生素的重要来源，而且还有利于脂溶性维生素的吸收。若长期缺乏或脂肪吸收不良，会造成脂溶性维生素吸收障碍，并引起脂溶性维生素缺乏病。

（5）维持体温正常　皮下脂肪不易传热，故能防止散热，可维持体温恒定，还有抵御寒冷的作用。

（6）促进食欲及增加饱腹感　烹调时使用油脂，可增加食物的色、香、味，增进食欲。膳食中油脂多，可延长胃排空时间，增加饱腹感。

2. 脂类的代谢

体内脂类不断进行着合成代谢和分解代谢。合成代谢包括糖转变成脂肪储存及食物脂肪转变成人体脂肪的改造、同化作用；分解代谢包括甘油和脂肪酸的彻底氧化分解供应能量及转变生成代谢中间物酮体。磷脂在体内不断地进行代谢更新，这与蛋白质和氨基酸的代谢密切相关。胆固醇除从食物中摄取利用外，也可在体内自行合成。其分解代谢包括胆固醇转变生成一些重要的类固醇物质，如胆汁酸等，最终排出体外。

（1）体内脂类的合成代谢　体内脂类的合成代谢包括甘油、脂肪酸、磷酸胆碱等，以及脂肪、磷脂、胆固醇的合成代谢，主要在机体脂肪组织、肝脏、小肠黏膜细胞及乳腺、肾脏等组织中进行。①甘油：甘油由糖转变而成。由食物消化吸收进入体内的甘油常迅速被氧化分解供能。脂类合成需要的甘油，来自糖分解代谢的三碳中间产物 3- 磷酸甘油醛，再经还原生成 α- 磷酸甘油，以便酯化合成脂肪与磷脂。②脂肪酸与脂肪的合成：脂肪酸的生物合成是指体内营养非必需脂肪酸的合成，它可由糖转变而成。摄入过多的糖可转变成脂肪储存。其代谢过程是葡萄糖经中间代谢分解生成大量含两个碳原子的乙酰辅酶A，进一步羧化生成含三个碳原子的丙二酸单酰辅酶A，乙酰辅酶A与丙二酸单酰辅酶A再脱羧生成含四个碳原子的丁酰辅酶A，以后在脂肪酸合成酶的继续催化下，每次循环加一分子丙二酸单酰辅酶A同时脱羧，使脂肪酸的碳链每次延长两个碳原子，直到合成不同长度的长链脂肪酸。其中催化丙二单酰辅酶A合成的乙酰辅酶A羧化酶是脂肪酸合成的限速酶。而脂肪酸合成反应分别在细胞和线粒体及胞浆中进行。最后，脂肪酸与甘油缩合成甘油三酯，即三分子脂肪酸辅酶A与一分子α-磷酸甘油在脂酰转移酶催化下合成脂肪。③食物脂肪在体内的改造、同化作用：人与食物脂类中脂肪酸长度与不饱和程度的组成比例不同。其中动物脂肪中长链饱和脂肪酸较多；而植物油中链较短、不饱和脂肪酸量较多；而人体脂类中脂肪酸主要是 16～18 个碳原子的脂肪酸，且不饱和脂肪酸约占 3/5。因此，消化吸收进入人体内的食物脂肪酸，在肝等组织中经过氧化酶等作用进行碳链长度与不饱和程度的转变与调整，仍仅限于 n 分类一族内各脂肪酸之间，如营养非必需脂肪酸中的 n9 族脂肪酸以及营养必需氨基酸中的 n6 和 n3 族脂肪酸。但营养非必需脂肪酸不可能转变成营养必需脂肪酸，而将最终调整好比例的食物脂肪酸即转变合成人体脂肪储存再利用。④磷酸胆碱和磷脂的合成：过程类似甘油三酯的合成。α-磷酸甘油与脂肪酰辅酶A先缩合成中间产物二酰甘油，再由磷酸胆碱脂酰甘油转移酶催化生成磷脂酰胆碱。其中胆碱来自丝氨酸脱羧后乙醇胺的甲基化，甲基由蛋氨酸提供，胆碱需经激酶催化由胞苷三磷酸提供能生成胞苷二磷酸胆碱，再转移其中磷酸胆碱生成磷脂酰胆碱，它是一种含量最多的磷脂。⑤胆固醇合成：体内胆固醇可由食物提供，也可自行生物合成。体内合成胆固醇最旺盛的组织是肝脏和肠壁细胞。胆固醇合成的原料来自糖、脂肪分解生成的乙酰辅酶A，先三分子缩合成甲羟戊二酰辅酶A，由限速酶甲羟戊二酰辅酶A还原酶催化，再还原生成甲羟戊酸，再脱羧生成含 5 个碳原子的异戊烯醇焦磷酸酯，进一步异构缩合成含 10 个碳原子的中间产物焦磷酸酯拢牛儿酯，并进而合成 15 个碳原子的焦磷酸法尼酯和继续反应生成含 30 个碳原子的鲨烯。鲨烯经过脱羧等反应最终生成含 27 个碳原子的胆固醇，全过程包括 30 步反应，有众多酶参加催化。细胞合成胆固醇的部位在胞浆和微粒中。体内胆固醇增多时可负反馈抑制肝及骨组织中胆固醇合成之限速酶的活性，但此负反馈调节机制在肠壁细胞中并不完全，因此，尤其是中老年人要适当控制食物中胆固醇的摄入，以防血中胆固醇浓度升高和动脉粥样硬化。

（2）体内脂类的分解代谢　①脂肪的动员。脂肪的动员是指"脂库"中脂肪经甘油三酯脂肪酶、二酰甘油脂肪酶及甘油一酯脂肪酶的连续水解作用，释放出甘油与脂肪酸入血供各组织氧化分解产能。其中甘油三酯脂肪酶是脂肪动员多酶体系中的限速酶，且对肾上腺素等脂解激素敏感，当肾上腺素分泌增多时，该酶活性增高，体内脂肪动员分解增加。②甘油的分解。甘油在三磷酸腺苷和甘油激酶催化下生成 α-磷酸甘油，经脱氢氧化生成 3-磷酸甘油醛，再经 3-磷酸甘油醛脱氢酶等一系列胞浆酵解酶系作用生成丙酮酸，进入线粒体继续氧化脱羧生成乙酰辅酶A，与草酰乙酸缩合成柠檬酸，经三羧酸循环彻底氧化分解成二氧化碳和水，同时释放出能量供机体利用，因此，血中甘油浓度可作为脂肪动员分解的指标。③脂肪酸的氧化分解。不论碳链长短，脂肪酸在体内各组织的氧化分解分两个阶段。第一阶段是先耗能活化学成脂肪酰辅酶 A，从胞浆进入线粒体，主要经 β- 氧化，即经酶催化脱氢、加水、再脱氢和加辅酶 A 的硫解反应，从脂肪酸 β 位上断裂下来一分子乙酰辅酶 A，同时生成比原来脂肪酸短两个碳原子的脂肪酰辅酶 A，如此反复循环 β- 氧化，脂肪酸的碳链不断缩短，最终不同长度脂肪酸可产生数目不等的乙酰辅酶 A，先释放出蕴藏的部分能量。第二阶段是乙酰辅酶 A 经三羧酸循环彻底氧化分解，再释放出大量能量。这是体内心肌、骨骼肌等大多数组织脂肪酸氧化分解供能的代谢途径。④酮体的生成与利用。脂肪动员 β- 氧化生成的乙酰辅酶 A，在肝中部分可缩合生成含四个碳原子的 β- 羟丁酸，乙酰乙酸和少数脱羧产物，含三个碳原子的丙酮，此三者合称为酮体。酮体因分子小，水溶性，释放入血易被外周各组织进一步氧化分解供能，也是一种代谢中间供能物质，尤其大脑，除葡萄糖外，不能直接利用脂肪酸氧化分解供能，因此，肝中脂肪酸不完全分解生成的酮体可被大脑等组织继续分解成乙酰辅酶 A，进一步氧化分解供能。酮体是脂肪酸分解的正常代谢中间物，机体血中浓度不高，但在饥饿时脂肪酸大量动员分解时酮体生成增加，也可被骨骼肌、心肌、肾皮质等组织利用。若生成量超过外周组织利用量时，酮体在体内含量升高，可引起酮症酸中毒。病理性酮症酸中毒多出现在没有得到控制的糖尿病代谢紊乱时。⑤磷脂和胆固醇分解代谢。甘油磷脂的代谢类似甘油三酯。甘油第 2 位上的不饱和脂肪酸经磷脂酶水解后中间产物为溶血磷脂，并进一步水解成甘油、脂肪酸与胆碱可被机体再利用或排泄。胆固醇在体内可转变生成多种类固醇化合物，其中约一半经断链、羟化等反应生成含 24 个碳原子的胆酸，胆酸在完成食物脂类消化吸收乳化作用后，大部分经肠肝循环重吸收与再分泌，但石胆酸不被吸收而被排出体外；肠中排除的胆固醇也经细菌作用生成类固醇排泄。此外，尿中尚排出少量胆固醇转变生成的性激素、肾上腺皮质激素等类固醇激素灭活产物，但胆固醇在体内分解代谢时其复杂环戊烷多氢菲多环结构并不破坏，因此，不产生多少能被机体利用的能量。

（三）膳食脂类来源及营养评价

1. 膳食脂类来源

膳食脂类的来源包括烹调用油及食物本身含有的脂类。动物性食物来源主要有猪、牛、羊等动物的脂肪，以及骨髓、肥肉、动物内脏、奶脂、蛋类及其制品；植物性食物来源主要是各种植物油和坚果，如花生油、菜籽油、豆油、玉米油、花生、芝麻、核桃等。

膳食脂肪的供给量易受生产情况、气候条件、饮食习惯等影响，不同国家、不同民族摄入量有较大的差异。实验及流行病学调查发现，摄入脂肪过高与肥胖、高血压、冠心病、胆石症、乳腺癌等的发病有关，故脂肪的摄入量不宜过高。我国推荐的脂肪供给量占总能量比为 20% ～ 25%；儿童、青少年为 25% ～ 30%；7 ～ 12 个月婴儿为 30% ～ 40%；初生至 6 个月为 45%。极重体力劳动者为避免食物体积过大，而又要保证热量的供应，可适当调高脂肪的摄入量。

2. 膳食脂肪的营养学评价

（1）必需脂肪酸含量 脂肪中必需脂肪酸含量越多，其营养价值越高。一般来说，植物油中必需脂肪酸量较多，动物油中含量较少（表2-6）。

表2-6 几种常见食物中亚油酸的含量

（相当于食物中脂肪酸总量的％）

名称	亚油酸含量	名称	亚油酸含量
豆油	52.2	奶油	4.2
芝麻油	43.7	猪油	8.9
花生油	37.6	羊油	2.9
菜籽油	63.2	牛油	1.9
棉籽油	16.3	椰子油	$6.0 \sim 10.0$

（2）消化率 脂肪的消化率与其熔点有关，进入十二指肠的脂肪必须是液体乳糜状才能被吸收。因植物油的熔点低于动物油，故植物油的吸收率高于动物油（表2-7）。

表2-7 常见油脂的消化率

名称	消化率	名称	消化率
花生油	98.3	奶油	97.0
芝麻油	98.0	鸡油	96.7
玉米油	96.9	鱼油	95.2
大豆油	97.5	猪油	97.0

三、碳水化合物

碳水化合物（carbohydrate）又称糖类，由碳、氢和氧三种元素组成，由于它所含的氢氧的比例为2:1，和水一样，故称为碳水化合物。它是为人体提供热能的三种主要营养素中最廉价的，是膳食中最主要的能量来源。

（一）碳水化合物的分类

1. 糖

糖包括单糖、双糖、多糖。

（1）单糖 单糖是指不能被水解的结构最简单的糖类，由3～7个碳原子构成。单糖是体内糖的运输和利用形式，食物中各种糖类都必须水解成单糖，才能被机体吸收利用。食物中主要的单糖有：①葡萄糖，是构成其他糖类的基本单位，人体的血糖就是指血液中葡萄糖的含量。②半乳糖，是乳糖的组成成分，它不单独存在于天然食物中。③果糖，主要存在于水果及蜂蜜中，是天然糖中最甜的糖。

（2）双糖 双糖由两个单糖分子组成，天然食物中主要的双糖有蔗糖、麦芽糖、乳糖、海藻糖。①蔗糖是由一分子葡萄糖和一分子果糖合成，日常食用的白糖、砂糖、红糖等都是蔗糖，是由甘蔗、甜菜提取而来，甜度仅次于果糖。②麦芽糖是由两分子葡萄糖合成，在发芽的麦粒中含量较多。③乳糖是的一分子葡萄糖和一分子半乳糖合成，存在于人和动物的乳汁中。④海藻糖由两分子葡萄糖合成，主要存在于低等蕨类植物、藻类、无脊椎动物中。

（3）糖醇　糖醇是单糖的衍生物，目前开发的有山梨糖醇、甘露糖醇、木糖醇等，糖醇类物质在体内消化吸收速度慢，且提供能量较葡萄糖少，而被用于食品加工业，用糖醇制取的甜味食品称无糖食品，糖醇对人体血糖值上升无影响，且能为糖尿病患者提供一定热量，所以，可作为糖尿病患者提供热量的营养性甜味剂。糖醇现在已成为国际食品和卫生组织批准的无须限量使用的安全性食品之一。

2. 寡糖

寡糖（oligosaccharide）又称低聚糖，是由 3～10 个单糖构成的聚合物，属于多糖，人体不易吸收。常见的有棉籽糖、水苏糖等。低聚糖集营养、保健、食疗于一体，被广泛应用于食品、保健品、饮料、医药、饲料添加剂等领域。它是替代蔗糖的新型功能性糖源，是 21 世纪新一代功效食品。

3. 多糖

此处多糖（polysaccharide）是指由 10 个以上的单糖聚合成的高分子碳水化合物，主要包括淀粉、糖原、膳食纤维。

（1）淀粉　淀粉是由葡萄糖分子组成的多聚体。主要存在于谷类、根茎类食物中，是人类碳水化合物的主要来源。淀粉和淀粉的水解产物是膳食中可消化的碳水化合物。根据淀粉的结构可分为直链淀粉和支链淀粉，前者易使食物老化，后者易使食物糊化。淀粉的次级水解产物含葡萄糖较少，称为糊精。它与淀粉不同，易溶于水、强烈保水及易于消化等特点，在食品工业中常被用来增稠、稳定和保水。

（2）糖原　糖原又称动物淀粉，是一种含有许多葡萄糖分子和支链的动物多糖。是人和动物体内糖的储存形式，在肝和肌肉内合成并储存。

（3）膳食纤维　膳食纤维是存在于植物体内不能被人体消化吸收的多糖，是植物界分布最广的多糖，是组成细胞壁和基架物质的主要碳水化合物。天然纤维由 8000～12000 个葡萄糖分子组成。

（二）碳水化合物的生理功能

1. 提供能量

碳水化合物是人体最主要、最经济的供能营养素，在体内被消化吸收后，可迅速为机体氧化供能。1g 碳水化合物在体内氧化可产生 16.7kJ（4kcal）的能量。我国居民膳食中 60% 以上的热能来源于碳水化合物。此外，神经系统和红细胞所需要的能量，只能由葡萄糖提供，故碳水化合物对维持神经系统和红细胞的正常功能具有重要意义。

2. 机体组织的重要物质

细胞膜的糖蛋白、神经系统的糖脂、结缔组织的黏蛋白等都是一些寡糖复合物。核糖和脱氧核糖参与构成遗传物质，另外，糖蛋白也是抗体、酶及激素的构成成分。

3. 节约蛋白质作用

当体内碳水化合物摄入不足时，能量供给不能满足机体需要，将影响体内蛋白质的合成，并将分解组织蛋白以满足能量需求。碳水化合物在体内充足时，首先利用它们供给热能，从而节省蛋白质的消耗，使摄入蛋白质主要用于合成组织蛋白质，即节约蛋白质作用。

4. 抗生酮作用

脂肪在体内的代谢需要碳水化合物的协同。脂肪在体内代谢产生的乙酰基必须与草酰乙酸结合进入三羧酸循环，才能被彻底氧化产生能量。而草酰乙酸是碳水化合物代谢的产物，如果碳水化合物摄入不足或身体不能利用糖时（如糖尿病患者），体内草酰乙酸供应就会减少，同时体内脂肪或食物脂肪被动员供应能量，在这一代谢中脂肪不能被彻底氧化，就会产生一种酸性物质——酮体。如果酮体在体内积存过多，即可引起酸中毒。因此，供给足量的碳水化合物，可避免脂肪不完全氧化产生过量的酮体，即可发挥抗生酮的作用。

5. 保肝解毒作用

当肝糖原不足时，肝对有害物质（酒精和砷等）的解毒作用明显下降，因此，说明糖类具有一定的保肝解毒的作用，其解毒作用的大小和肝糖原的数量具有明显关系。

6. 调节血糖

糖原是动物体内碳水化合物的储存形式，当饥饿时血糖降低，糖原分解为葡萄糖，使体内的血糖调节到正常范围。

（三）碳水化合物的代谢

碳水化合物的代谢主要是糖的中间代谢，即吸收后的糖在细胞内的变化，是许多复杂的酶促反应过程，形成多种磷酸酯的中间产物，能量则集中表现为合成细胞可利用的化学能的形式——三磷酸腺苷（ATP）等高能化合物。糖的中间代谢包括两个方面：①合成代谢。指小分子葡萄糖合成大分子多糖（如糖原等）的过程，合成代谢过程需消耗能量。②分解代谢。指糖原或葡萄糖分解为二氧化碳和水，并释放出能量，以维持细胞的各种生命活动的过程。

1. 合成代谢

葡萄糖首先与三磷酸腺苷（ATP）作用形成磷酸葡萄糖，再转变为尿苷二磷酸葡萄糖（UDP- 葡萄糖），经糖原合成酶等的作用合成糖原。当吸收后葡萄糖量多时，肝中可合成较多的糖原，此过程称为糖原生成作用。

除了由葡萄糖合成糖原外，体内（尤其是肝内）还可由乳酸、甘油和氨基酸合成糖原。这种由非糖化合物合成糖原的过程，称为糖原异生作用。人体在葡萄糖来源缺乏时，就是靠这些过程合成肝糖原。肝糖原分解为葡萄糖，以维持血糖水平。

泌乳期的乳腺还有利用葡萄糖合成乳糖的作用。一分子葡萄糖先形成尿苷二磷酸葡萄糖（UDP- 葡萄糖），再经表异构酶作用生成尿苷二磷酸半乳糖（UDP- 半乳糖），遂与另一分子葡萄糖作用合成乳糖。其间也是由三磷酸腺苷（ATP）分解供应能量的。

2. 分解代谢

（1）糖原分解为葡萄糖的过程称为糖原分解作用，其中也有中间产物磷酸葡萄糖。磷酸葡萄糖除去磷酸形成葡萄糖。此作用主要在肝中进行，是维持血糖浓度的重要反应。

（2）糖原或葡萄糖氧化分解为二氧化碳和水，并释放出能量，形成一定量的三磷酸腺苷（ATP）。这一过程非常复杂，糖先磷酸化，再分裂为磷酸丙糖（磷酸甘油醛等），随即氧化并产生高能磷酸键，变成丙酮酸。丙酮酸氧化脱羧成为乙酰辅酶 A。乙酰辅酶 A 经过三羧酸循环氧化和脱羧。脱羧作用产生 CO_2，氧化反应脱下的氢原子再经过呼吸链传递给氧原子形成 H_2O，其中能量合成三磷酸腺苷（ATP）。

糖氧化分解的酶类分布在脑浆和线粒体内。丙酮酸氧化脱羧与三羧酸循环及呼吸链的酶类集中在线粒体内。成熟的红细胞内缺乏线粒体，或者当人体氧的供应缺乏时（如运动时），糖不能彻底氧化分解，此时丙酮酸被还原为乳酸，这一过程类似于酵母的发酵，故称为糖酵解。

（3）糖分解的磷酸戊糖途径，除了上述主要的分解途径外，葡萄糖磷酸化后还可直接氧化脱羧，由磷酸己糖变为磷酸戊糖，此时脱去 CO_2 和氢原子。这些氢原子往往被 NADP（辅酶Ⅱ）所接受，为体内一些还原合成反应供应氢原子，如脂肪酸和胆固醇的生物合成等。磷酸戊糖又是合成核酸的原料。

四、能量

人体的活动，不论生理活动、体育活动还是劳动，都与体内伴随着物质代谢的能量代谢分不开。人体从食物中获得供能物质——碳水化合物、脂肪、蛋白质，这三类有机物被吸收入体内后，分别可为人体提供 4kcal、9kcal、4kcal 的热量，所以这三类营养素又称为产能营养素。产能营养素在生物氧化中释放能量，这些热能一部分用于维持人体恒定的体温，另一部分形成三磷酸腺苷（ATP）储存于高能磷酸键中，在生理条件下释放出能量供机体各组织器官活动所需。

（一）能量单位与能量系数

能量单位，营养学过去习惯以卡（cal）或千卡（kcal）为能量单位，目前建议使用国际通用单位焦耳（J）、千焦耳（kJ）或兆焦耳（MJ）表示。其换算方法为：

1 千卡（kcal）= 4.1868 千焦耳（kJ）

1 千焦耳（kJ）= 0.239 千卡（kcal）

1 兆焦耳（MJ）= 239 千卡（kcal）

1000 千卡（kcal）= 4.1868 兆焦耳（MJ）

每克蛋白质、脂肪、碳水化合物在体内氧化实际产生可利用的能量值称为能量系数。三大产能营养素所产能量多少可通过测能器进行测量。由于产能营养素在消化过程中不能完全被消化吸收，特别是蛋白质可产生一些不能继续被分解利用的含氮化合物。

因此，在营养学上根据食物产能营养素的产能多少，经过换算其能量系数分别为：碳水化合物的热能系数是 16.7kJ（4kcal）/g，蛋白质的热能系数是 16.7kJ（4kcal）/g，脂肪的热能系数是 37.6kJ（9kcal）/g。

（二）人体的能量消耗途径

人体能量需要与消耗一致。能量消耗主要取决于三个方面，即基础代谢、体力活动和食物特殊动力作用。对于某些特殊人群还有特殊需求，如对于婴幼儿、儿童和青少年则应考虑到生长发育所需能量，孕妇需摄入更多能量供给胎儿生长发育。

1. 基础代谢

基础代谢（basal metabolism，BM）是指维持人体基本生命活动（呼吸、体温、脉搏、血压）的能量消耗。测定基础代谢必须清醒、静卧、空腹 12 小时以上、室温保持 18～25℃的情况下测定。基础代谢的水平通常用基础代谢率（basal metabolism rate，BMR）表示，指每小时人体每平方米体表面积所消耗的基础代谢能量。基础代谢率的单位为 kJ/（m²·h）或 kcal/（m²·h）。同年龄同性别的人在同一生理条件下基础代谢率基本相近，故测定基础代谢率可以了解人体代谢是否正常。不同年龄不同性别基础代谢率状态（表 2-8），按下列方法可计算出其每天基础代谢的能量消耗。

表 2-8　不同年龄性别人体基础代谢率

年龄	男		女		年龄	男		女	
（岁）	kJ/m²	kcal/m²	kJ/m²	kcal/m²	（岁）	kJ/m²	kcal/m²	kJ/m²	kcal/m²
1～	221.8	53.0	221.8	53.0	30～	154.0	36.8	146.9	35.1
3～	214.6	51.3	214.2	51.2	35～	152.7	36.5	146.4	35.0
5～	206.3	49.3	202.5	48.4	40～	151.9	36.3	146.0	34.9
7～	197.7	47.3	200.0	45.4	45～	151.5	36.2	144.3	34.5
9～	189.9	45.2	179.1	42.8	50～	149.8	35.8	139.7	33.9
11～	179.9	43.0	175.7	42.0	55～	148.1	35.4	139.3	33.3
13～	177.0	42.3	168.6	40.3	60～	146.0	34.9	136.8	32.7
15～	174.9	41.8	158.8	37.9	65～	143.9	34.4	134.7	32.2
17～	170.7	40.8	151.9	36.3	70～	141.4	33.8	132.6	31.7
19～	164.0	39.2	148.5	35.5	75～	138.9	33.2	131.0	31.3
20～	161.5	38.6	147.7	35.3	80～	138.1	33.0	129.3	30.9
25～	156.9	37.5	147.3	35.2					

（1）用体表面积进行计算　我国赵松山于 1984 年提出一个相对适合中国人的体表面积计算公式。

$$体表面积（m^2）= 0.00659× 身高（cm）+ 0.0126× 体重（kg）- 0.1603$$

根据这个公式先计算体表面积，再按年龄、性别查出相应的 BMR，就可以计算出

24 小时的基础代谢量。人在熟睡时，能量消耗比基础代谢约减少 10%，所以计算时，应扣除睡眠时少消耗的这部分能量。假设一天睡眠的时间为 8 小时，则一天 24 小时基础代谢能量消耗为：基础代谢耗热量＝ BMR× 体表面积（m²）×24（h）－ BMR× 体表面积（m²）×8（h）×10%

（2）直接用公式计算　Harris 和 Benedict 提出了下列公式，可根据年龄、身长和体重直接计算基础能量消耗（basal energy expenditure，BEE）。

$$男 \text{ BEE} = 66 + 13.7 × 体重（kg）+ 5.0 × 身长（kg）- 6.8 × 年龄（y）$$

$$女 \text{ BEE} = 65.5 + 9.5 × 体重（kg）+ 1.8 × 身长（kg）- 4.7 × 年龄（y）$$

更为简单的方法是，成年男性按每千克体重每小时 4.18kJ（1kcal），女性按 3.97kJ（0.95kcal），和体重相乘，直接计算，结果相对粗略。

影响人体基础代谢的因素有多种：①体型和机体构成。体型和体表面积密切相关，体表面积大者向外界环境散热较快，基础代谢较高，如体重相同的情况下，瘦高者一般较矮胖者体表面积大，其基础代谢率也高；基础代谢与体内的去脂组织含量也有关系，去脂组织在代谢中能量消耗远远大于脂肪组织，其相应的基础代谢率也高于脂肪组织。②性别。女性体内去脂组织的比例低于男性，而脂肪组织的比例高于男性，故女性的基础代谢率一般比男性低 5%～10%。③年龄。随着年龄的增加，基础代谢率逐渐下降，故儿童高于成人，青壮年高于老年人。④内分泌因素，许多激素可影响基础代谢，如甲状腺和肾上腺素分泌异常时，可影响基础代谢率。⑤应激状态。应激状态如发热、手术、创伤、烧伤等均可使基础代谢率相应增高。⑥环境条件。环境温度 18～25℃时，基础代谢率最低，随着环境温度的降低或增高，基础代谢率也相应地变化，体温每升高 1℃，基础代谢率大约升高 10%。⑦另外，生长发育期的儿童、青少年、孕妇、乳母等基础代谢率相对较高。

在正常情况下，人体的基础代谢率比较恒定。临床上用测定值与正常值比较来衡量基础代谢率的高低，在正常值的 10%～15% 以内者，被认为是正常的。

2. 体力活动

各种活动所消耗的能量在人体总能量消耗中占主要部分。各种活动消耗的能量主要与活动的强度、持续时间、工作的熟练程度有关。其中体力活动水平是主要影响因素。我国营养学会推荐的成人活动水平分级见下表（表 2-9）。

表 2-9　成人活动水平分级

劳动强度	工作内容举例	平均耗能（kcal/h）（MJ/h）
轻	以站着或少量走动为主的工作，如办公室工作、售货员、酒店服务员、实验室操作、讲课等	120（0.50）
中	以较多肌肉活动为主的工作，如学生日常活动、机动车驾驶、电工安装、车船操作、金属切割等	170（0.71）
重	以较重活动为主的工作，如非机械化的农业劳动、半机械化的搬运工作、炼钢、舞蹈、体育、采矿等	270（1.13）

3. 食物特殊动力作用

食物特殊动力作用（specific dynamic action，SDA）又称食物的热效应（thermic effect of food，TEF），是指人体在摄食过程中，由于对食物中的营养素进行消化、吸收、代谢转化等而引起的体内额外消耗的能量。不同食物的食物特殊动力作用不同，其中蛋白质的食物特殊动力作用最大，相当于本身产生热能的30%，脂肪的食物特殊动力作用为4%～5%，碳水化合物的为5%～6%。成人摄入一般混合性膳食时，由食物特殊动力作用所引起的能量消耗相当于基础代谢的10%。此外，食物的热效应与进食量和进食频率也有关，吃得越多，能量消耗也越多；吃得快比吃得慢者食物的热效应高。

除了以上三个方面，对于正在生长发育的婴幼儿、儿童和青少年则应考虑到生长发育所需的能量。新生儿按每千克体重计算，相对比成年人消耗多2～3倍的能量；3～6个月的婴儿，每天所摄入能量的15%～23%被机体用于生长发育的需要而保留在体内。

（三）能量的供给

人体能量的来源有两种，即食物供给和肠外供给。

1. 食物供给能量

正常人所需要的能量主要来自食物中的三大产热营养素（蛋白质、脂肪和碳水化合物），充足的食物摄入、良好的胃肠功能是获取能量的必需条件。三大产热营养素在体内各有其特殊的功能，并相互影响，故产热营养素供能应有适当的比例。根据我国居民饮食习惯，碳水化合物供能占总能量的55%～65%，脂肪占20%～30%，蛋白质占10%～15%。

2. 肠外供给能量

当胃肠道功能不良，不能通过胃肠道获取能量或不允许经胃肠道获取能量时。可通过中心静脉或外周静脉输入营养物质以帮助机体获取能量。

正常情况下，人体每天摄入的能量与消耗的能量应保持一致，体重可维持在正常范围，机体保持健康。能量长期摄入不足时，可使体重减轻，出现全身无力、嗜睡、怕冷、头晕、目光无神，以及皮肤苍白、粗糙、缺乏弹性等症状，各种生理功能受到严重影响。此外，当能量不足时，蛋白质用于分解供能。可继发蛋白质缺乏，出现营养不良性水肿，机体抵抗力下降，幼儿生长发育迟缓等一系列蛋白质缺乏症；反之，能量摄入过多，易导致肥胖，增加高血压、高胆固醇血症、冠心病、糖尿病等疾病的发病危险性。

五、矿物质

组成人体的各种元素，除碳、氢、氮、氧以有机物的形式存在外，其余各种元素主要参与人体无机质的构成，故统称为无机盐，又称矿物质。矿物质占人体重量的4%～5%，目前在人体已发现20余种。根据矿物质在体内的含量可分为宏量元素和微量元素。钙、镁、钾、钠、磷、硫、氯7种元素的含量较多（超过体重的0.01%），占矿物质总量的99.9%，称为宏量元素（常量元素），一般宏量元素均为人体必需元素。

其他元素在体内的含量低于体重的 0.01%，称为微量元素。其中的铁、锌、铜、钴、钼、锰、锡、镍、钒、碘、硒、铬、硅、氟等 14 种元素是机体生命活动中必不可少的，称为必需微量元素。

矿物质对人体具有十分重要的生理功能，如构成人体组织成分；调节细胞膜的通透性，维持细胞正常渗透压及酸碱平衡；维持神经肌肉的正常兴奋性；构成酶的辅基、维生素、激素、蛋白质和核酸或参与酶系的激活；维持生物体的生命活动。

矿物质在体内的含量随着年龄增长而增加，且各元素间的比例变动不大。矿物质在体内分布极不均匀，如钙、磷、镁主要分布在骨骼和牙齿，铁集中在红细胞中，锌集中在肌肉组织中，碘主要在甲状腺。人体每天通过各种途径排出矿物质，如肾、肠道、汗腺、头发、指甲、皮肤等。人体又不能生成矿物质，因此，必须通过膳食补充。但是某些矿物质的生理作用剂量与中毒剂量距离较小，摄入不足容易导致缺乏，补充过多又容易导致中毒。

（一）钙

钙（Ca）是人体内含量最多的一种矿物质，成人钙的含量高达 1000 ～ 1200g，占体重的 1.5% ～ 2.2%。其中 99% 的钙储存于骨骼和牙齿中，其余 1% 以游离或结合的离子状态存在于软组织、细胞外液和血液中，称为混溶钙池。正常情况下，混溶钙池中的钙与骨钙保持着动态平衡，这对于维持正常的血钙水平与体内细胞正常的生理状态具有重要的意义。随着年龄的增长，钙更新速度逐渐减慢，婴幼儿骨骼生长迅速，钙代谢速度较快，一般 1 ～ 2 年便完成一次更新，成年人骨质更新较慢，10 ～ 12 年才能完成一次更新过程。40 ～ 50 岁以后，人体的钙含量逐渐下降、骨钙丢失、钙吸收率降低易发生骨质疏松症，女性早于男性，体力劳动者早于脑力劳动者。

1. 生理功能

（1）构成骨骼与牙齿的重要成分。

（2）维持神经和肌肉的活动，维持神经肌肉正常兴奋性和神经冲动的传导，以及心肌正常的活动。

（3）参与某些酶的活化和血液凝固，钙作为第四凝血因子参与血液凝固。

（4）维持毛细血管正常的渗透性。

（5）维持酸碱平衡。

2. 营养状况评价

人体中由于钙含量较大，对其评价标准多以临床综合表现为依据，以及机体的状态、骨质的密度、血清钙浓度等，具体标准见钙缺乏性疾病内容。

钙过量：钙过量会增加肾结石的危险性。高钙尿是肾结石的主要危险因素，草酸、蛋白质、植物纤维摄入量过高，也是肾结石的相关因素。钙过量还会影响其他必需微量元素的生物利用率，如高钙会降低人体对锌的利用率，也会抑制铁吸收。钙过量也会导致骨骼过早钙化闭合，使身高受到限制。补钙过多还会导致低血压，婴儿囟门过早闭合等。

3. 食物来源与推荐摄入量

（1）食物来源　乳与乳制品不仅钙含量高，吸收率也高，是最理想的钙来源，酸奶中的钙最易吸收；其次钙丰富的食物还有海产品如虾皮、海带、紫菜、牡蛎等。另外，豆类及其制品、芝麻酱、干果、绿色蔬菜等都属于含钙高的食物。不同食物钙的含量见下表（表 2–10）。

表 2–10　食物中钙的含量（mg/100g）

食物名称	含钙量	食物名称	含钙量
人奶	24	虾皮	2000
牛奶	120	海带	1177
干酪	900	大豆	367
奶酪	590	豆腐	240
标准粉	24	猪肉	11

钙的吸收率受多种因素的影响。钙的吸收率随着年龄的增长而降低，需要量增高时，如婴幼儿、孕妇、乳母，钙的吸收率较高；钙的吸收还受膳食成分的影响，食物中适宜的钙磷比例、维生素 D、乳糖、某些氨基酸和充足的蛋白质可促进钙的吸收；而膳食中的植酸盐、草酸盐、磷酸盐可与钙结合成难以吸收的盐类而抑制其吸收；食物中膳食纤维摄入过多，机体出现脂肪消化不良，服用某些药物（如抗酸药、四环素、肝素等）时，也会抑制钙的吸收；不良生活习惯，如吸烟、喝酒、常喝碳酸饮料、常喝浓茶、常喝咖啡等，都会抑制钙的吸收。

（2）推荐摄入量　我国推荐的钙摄入量参考国外标准，成人为 800mg/d。其他人群推荐摄入量见附录表 1。

（二）铁

铁是人体必需的微量元素中含量最多的一种，成年人体内含铁量为 4 ～ 5g，其中 72% 以血红蛋白、3% 以肌红蛋白、0.2% 以其他化合物形式存在；其余则为储备铁，以铁蛋白的形式储存于肝、脾和骨髓的网状内皮系统中，约占总铁量的 25%。食物中的铁主要以 $Fe(OH)_3$ 络合物的形式存在，在胃酸作用下，还原成亚铁离子，再与肠内容物中的维生素 C、某些糖及氨基酸形成络合物，在十二指肠及空肠吸收。

1. 生理功能

（1）参与血红蛋白、肌红蛋白及某些酶的合成。

（2）参与体内氧的运输与组织呼吸过程，促进生物氧化还原反应。

（3）参与过氧化氢酶等的构成。

（4）铁元素催化促进 β– 胡萝卜素转化成维生素 A、嘌呤与胶原的合成，抗体的产生，脂类从血液中转运及药物在肝的解毒等。

2. 营养状况评价

铁的评价指标有血清铁蛋白和血红蛋白。血清铁蛋白 ≥ 14mg/L 为正常，< 120g/L 为缺铁性贫血。

铁缺乏症：膳食中长期缺铁会引起缺铁性贫血。婴幼儿、青少年、育龄妇女，尤其是孕妇、乳母和一些老年人均是缺铁性贫血的高发人群。缺铁性贫血的临床表现为面色苍白、乏力、易疲倦、食欲不振、心悸、头晕、反甲、毛发干燥无光泽等。婴幼儿缺铁性贫血表现为易烦躁或表情冷漠呆板，严重者会影响智力。儿童和青少年表现为注意力不集中，记忆力、认知力下降，容易疲劳，常伴头晕、心慌、气短、抵抗力下降等。孕妇缺铁性贫血会出现早产、胎儿发育迟缓、围产期死亡率增加等。

铁过量：通过各种途径进入体内的铁量增加，可使铁在人体内储存过多，引致铁在体内潜在的有害作用，体内铁的储存过多与多种疾病，如心源性肝病、糖尿病、某些肿瘤有关。

3. 食物来源与推荐摄入量

（1）食物来源　铁的良好食物来源为动物全血、肝、禽肉类、鱼类、蛋黄、海带、紫菜、木耳、龙眼肉、芝麻酱等。

食物中的铁有血红素铁和非血红素铁两种存在形式，血红素铁主要存在于动物性食物中，吸收率较高，一般为 10% ～ 30%，且不受膳食因素的影响；非血红素铁主要存在于植物性食物中，吸收率较低，一般低于 10%，还受膳食因素的影响。膳食中影响非血红素铁吸收的因素有很多。食物中的维生素 C、维生素 B_2、动物蛋白、果糖、某些有机酸等能促进铁的吸收；而食物中的磷酸盐、草酸盐、植酸盐、鞣酸盐等可抑制铁的吸收。另外，当胃酸缺乏或大量服用抗酸性药物时，也会降低铁的吸收率。常见食物中铁的吸收率见下表（表 2-11）。

表 2-11　常见食物中铁的吸收率

食物名称	吸收率（%）	食物名称	吸收率（%）
动物血	25	小麦、面粉	5
动物肉、肝	22	玉米	3
鱼	11	鸡蛋	3
大豆	7	大米	1

（2）推荐摄入量　铁的推荐摄入量成年男子为 12mg/d，成年女子为 20mg/d，孕妇、乳母可增加至 25 ～ 35mg/d。其他人群推荐摄入量见附录表 1。

（三）锌

正常人体内锌含量为 2 ～ 2.5g，主要存在于肌肉、骨骼和皮肤中，内脏、肾上腺、前列腺中也含一定量的锌。血液中锌仅占人体总锌的 0.1%，血浆中的锌主要与蛋白质相结合，红细胞膜上锌浓度较高，主要以酶的组分存在。

1. 生理功能

锌的生理功能有以下几个方面。

（1）参与细胞生长、分裂和分化过程，促进生长发育和组织再生，尤其是性器官和性功能的正常发育。

（2）影响维生素 A 的代谢，维持眼睛的暗适应能力及听觉、嗅觉。

（3）维护正常的味觉，增进食欲。

（4）参与维护和保持免疫细胞的增殖，增强免疫力。

（5）促进伤口和创伤的愈合，补锌剂最早被应用于临床治疗皮肤病。

（6）锌还是酶（如金属酶、碳酸酐酶、碱性磷酸酶、乳酸脱氢酶、羧肽酶等）的组成成分或激活剂。

2. 营养状况评价

目前，锌常用的营养状况指标为血浆（清）锌含量或发锌含量。

锌缺乏症：锌缺乏是一种世界范围内的营养素缺乏病，尤其以谷类为主食的居民，生长期儿童较容易缺锌，表现为生长发育迟缓，味觉和嗅觉异常、厌食及异食癖（喜欢吃泥土、煤渣、生面粉等）；免疫功能低下，较易发生上呼吸道感染；反复出现口腔溃疡或者地图舌；性成熟延迟，性器官发育不全；伤口愈合减慢；皮肤粗糙、干燥及智力低下。1～3 岁患病最多，重者还可造成肠原性肢体皮炎、胎儿畸形等。孕妇锌缺乏会导致妊娠反应加重；宫内胎儿发育迟缓；分娩并发症增多；肝脾肿大等。成年男性锌缺乏会出现少精、弱精或精液不液化、男性前列腺炎而导致不育。

锌过量：摄入镀锌罐头装的食物或饮料过多时可发生锌中毒。典型表现为上腹部疼痛、腹泻及恶心、呕吐；职业性吸入金属锌烟气，可出现呼吸增强、出汗及虚脱；每天补充锌 25mg，可继发铜缺乏，长期摄入锌 150mg/d，可见血清高密度脂蛋白降低、胃损伤及妊娠功能抑制。

3. 食物来源与推荐摄入量

（1）食物来源　动物性食物含锌量高且易吸收，植物性食物中锌的利用率低。其次为动物肝、心、肾、脑及牛肉、海产品、鱼类（表 2-12）。

表 2-12　常见食物中锌的含量（mg/100g）

食物名称	含量	食物名称	含量
乌鱼蛋	71.20	红辣椒	8.21
海蛎肉	47.05	竹笋	7.60
小麦胚	23.40	田螺	6.17
鲜扇贝	11.69	麸皮	5.98
鱿鱼干	11.24	葵花籽	5.91
口蘑	9.04	猪肝	5.78
稻米	3.29	鸡肉	1.09
花生仁	2.50	鸡蛋	1.01

续表

食物名称	含量	食物名称	含量
对虾	2.38	带鱼	0.70
小豆	2.20	海带	0.65
肥瘦猪肉	2.06	干枣	0.65
小米	1.87	牛乳	0.42
猪肚	5.78	牛肝	5.01

（2）推荐摄入量　我国居民锌推荐摄入量：成年男性 12.5mg/d，成年女性 7.5mg/d。其他人群推荐摄入量见附录表 1。

（四）碘

碘是人体必需微量元素之一，有"智力元素"之称。正常成年人体内碘含量为 20 ～ 25mg，约 20% 存在于甲状腺组织，其余主要分布于皮肤、骨骼、中枢神经组织及其他的内分泌腺，血液中碘主要为蛋白结合碘。

1. 生理功能

（1）碘可以促进生物氧化，调节物质和能量代谢。

（2）调节水盐代谢。

（3）促进维生素的吸收利用。

（4）促进生长发育。

2. 营养状况评价

碘营养状况正常时，尿碘浓度值的中位数为 100μg/L，< 100μg/L 则表示碘摄入量不足。另外，还可参考全血或血清促甲状腺激素（TSH）水平。

碘缺乏症：成人缺碘主要表现为甲状腺肿大和甲状腺功能低下，常表现为黏液性水肿；孕母缺碘婴儿易患克汀病，又名呆小病，主要表现为呆、小、聋、哑、瘫。

碘过量：由于长期摄入含碘量高的饮食或医疗用碘引起。每日摄入碘 > 0.5mg 则有可能发生碘过量。土壤、饮水、食物中高碘可导致高碘性甲状腺肿。

3. 食物来源与推荐摄入量

（1）食物来源　海产品含碘丰富，如海带、紫菜、海藻、海鱼、对虾、干贝、海参，海盐中含碘也较高。另外，我国碘缺乏地区采用碘化食盐（即在食盐中加入碘化物或碘酸盐）的方法来预防碘缺乏病，已取得良好的效果。

（2）推荐摄入量　我国居民碘推荐摄入量：成人为 120μg/d，孕妇为 230μg/d，乳母为 240μg/d。碘摄入过量会引起中毒。其他人群推荐摄入量见附录表 1。

（五）硒

硒是人体必需微量元素之一，人体含硒总量为 14 ～ 20mg，硒遍布各组织器官和体液，肾中浓度最高，男性体内的硒多集中在睾丸及前列腺、输精管中，会随精液一起排出体外。

1. 生理功能

（1）抗氧化作用　硒是谷胱甘肽过氧化物酶的组成成分，可以催化还原型谷胱甘肽与过氧化物进行氧化还原反应，因此，可发挥抗氧化作用，保护生物膜免受损害，是主要的自由基清除剂。

（2）防糖尿病、白内障、心脑血管疾病、克山病、大骨节病和关节炎　硒可以防止胰岛 β 细胞氧化破坏，使其功能正常，促进糖分代谢，降低血糖和尿糖，改善糖尿病患者的症状；硒可保护视网膜，增强玻璃体的光洁度，提高视力，有防止白内障的作用，白内障患者及糖尿病性失明者补充硒后，发现视觉功能有所改善；维持心脏正常功能的重要元素，对心脏有保护和修复的作用；补硒能防止骨髓端病变，促进修复，而在蛋白质合成中促进二硫键对抗金属元素解毒。

（3）解毒、排毒　硒与金属的结合力很强，抵抗镉对肾、生殖腺和中枢神经的毒害。硒与体内的汞、铅、锡、铊等重金属结合形成硒蛋白复合而解毒、排毒，被誉为"重金属的天然解毒剂"。

（4）促进生长及抗肿瘤　有实验表明，硒是人和动物生长繁殖所必需的微量元素。人群调查发现，硒缺乏地区肿瘤发病率明显较高，胃癌发病与缺硒有关；动物实验还发现硒有降低黄曲霉毒素的急性损伤，减轻肝中心小叶坏死程度等作用，硒被科学家称之为人体微量元素中的"防癌之王"。

（5）防治肝病，保肝护肝　流行病学调查发现，肝癌高发区的居民血液中的硒含量均低于肝癌低发区，肝癌的发病率与血硒水平呈负相关。而补硒可使肝癌发病率下降35%，使有肝癌家史者发病率下降 50%。

另外，硒还参与生育功能和甲状腺素代谢。

2. 营养状况评价

目前，血硒、尿硒、发硒都是硒营养状况评价的常用指标。

硒缺乏症：人体缺硒表现为患肿瘤风险增大，免疫力下降，维生素吸收抑制；易发生蛋白质能量缺乏性营养不良；生育功能下降等。已证实缺硒是克山病的重要原因。克山病在我国最初发生于黑龙江省克山地区，其易感人群为育龄妇女和 2～6 岁的儿童，临床表现为心脏扩大、心功能失代偿、心力衰竭或心源性休克、心律失常、心动过速或过缓，心电图检查可见 ST-T 波改变，严重时可发生房室传导阻滞、期前收缩等。此外，缺硒与大骨节病也有关，用亚硒酸钠与维生素 E 治疗儿童早期大骨节病有显著疗效。

硒过量：硒摄入过多可致中毒。中国大多数地区膳食中硒的含量是足够安全的。我国湖北恩施和陕西的紫阳县出现地方性硒中毒，与当地水土中硒含量过高，致使粮食、蔬菜、水果中含高硒有关。主要表现为恶心、呕吐、烦躁、疲劳、指甲变形，头发、眉毛、胡须、阴毛等变干、变脆，易断裂及脱落，肢端麻木、抽搐，甚至偏瘫，严重时可致死亡。

3. 食物来源与推荐摄入量

（1）食物来源 动物性食品，如肝、肾、肉类及海产品是硒的良好食物来源。例如（除谷物外以鲜重计），内脏和海产品 0.4 ～ 1.5mg/kg，瘦肉 0.1 ～ 0.4mg/kg，谷物 0.1 ～ 0.8mg/kg，奶制品 0.1 ～ 0.3mg/kg，水果蔬菜 0.1mg/kg。但食物中硒含量受当地水土中硒含量的影响很大。

（2）推荐摄入量 我国居民硒推荐摄入量成人为 60μg/d。其他人群推荐摄入量见附录表 1。

六、维生素

维生素（vitamin）是人和动物为维持正常的生理功能所必需的一类低分子有机化合物，在人体生长、代谢、发育过程中发挥着重要作用。维生素既不参与构成人体细胞，也不为人体提供能量。

维生素在体内的含量很少，但不可或缺。各种维生素的化学结构及性质虽然不同，但它们却有着以下共同点：①既不能构成机体组织，也不提供热能。②大多数情况下，以辅酶或辅酶前体的形式参与代谢。③一般在体内不能合成（维生素 D 例外）或合成量不足，必须由食物提供。④人体对维生素的需要量很小，每日需要量常以毫克或微克计算，但一旦缺乏就会引发相应的维生素缺乏症，对人体健康造成损害。

目前所知的维生素就有几十种，大致可分为脂溶性和水溶性两大类。脂溶性维生素包括维生素 A、维生素 D、维生素 E、维生素 K，它们不溶于水而溶于脂肪及有机溶剂，在食物中与脂类共同存在，摄入机体后，大部分储存于脂肪组织与肝，少量通过胆汁排出。长期大剂量摄入时易蓄积在体内而中毒，因此，不可盲目过量使用维生素制剂。摄入过少，脂类吸收不良，或胆囊有炎症，或长期腹泻时，脂溶性维生素的吸收就会减少，而引起缺乏症，脂溶性维生素主要来源于植物油、坚果类和动物性食物；水溶性维生素包括 B 族维生素（维生素 B_1、维生素 B_2、烟酸、维生素 D_6、维生素 B_{12}、叶酸、泛酸、生物素等）和维生素 C，易溶于水而难溶于脂肪及有机溶剂，水溶性维生素在体内不能储存，满足机体需要后，多余部分随尿排出，故必须每天从食物中摄取，否则易造成缺乏，含水溶性维生素的食物来源广泛。有些物质在化学结构上类似于某种维生素，经过简单的代谢反应即可转变成维生素，此类物质称为维生素原，如胡萝卜素能转变为维生素 A，7- 脱氢胆固醇可转变为维生素 D_3。

维生素缺乏在体内是一个渐进的过程，最初表现为体内储备量降低，继而出现有关的生化代谢异常、生理功能改变，最后才是病理性改变，出现相应的临床症状和体征。在我国，典型的维生素缺乏症已不多见，但亚临床缺乏在某些人群中仍普遍存在，故应引起足够的重视。维生素缺乏的原因一般有：①饮食中供给量不足或需要量增加，如偏食、挑食、妊娠、哺乳等特殊的生理状态。②饮食中缺少维生素吸收的辅助成分，如缺少油脂，无法吸收脂溶性维生素。③消化道疾病，影响营养素的吸收，如长期腹泻。④长期服药、不良的生活习惯等也会影响维生素的吸收，如长期酗酒损伤肝代谢功能，从而妨碍营养素的吸收。⑤在食物的加工、烹调和储存过程中，维生素受到加热、光照射、酸碱性条件等因素的影响被破坏。另外，一些反季节的蔬菜水果由于得不到阳光的充分照射，维生素的含量比正常的少。⑥维生素需要量相对增高，如妊娠和哺乳期妇女。

（一）脂溶性维生素

1. 维生素 A

人体维生素 A 有两个来源，即动物性食物和植物性食物。动物性食物的来源有维生素 A_1（维生素 A）和维生素 A_2（3- 脱氢维生素 A），维生素 A_2 的生物活性是维生素 A_1 的 40%；植物性食物虽然不含有维生素 A，但含有的胡萝卜素和类胡萝卜素可在体内转变成维生素 A 而被称为维生素 A 原，吸收后在肝内可转化为维生素 A。

维生素 A 和维生素 A 原均溶于脂肪和脂溶剂，不溶于水。维生素 A 耐酸、耐碱、耐热，一般的烹调方法、罐头加工不易破坏，但在酸性环境中不稳定，极易氧化和受紫外线破坏。

维生素 A 和维生素 A 原主要在小肠被消化、吸收，胆盐可促进其吸收，磷脂有助于胡萝卜素的吸收。

（1）主要生理功能　维生素 A 在人体代谢过程中起着重要的作用，具有维持正常生长、生殖、视觉及抗感染的功能。

①维持正常的暗视觉，维生素 A 参与视觉细胞内的感光物质的合成，维生素 A 不足或缺乏，可致暗适应能力降低、夜盲症、眼干燥症。②维持上皮细胞结构的完整与健全，维生素 A 在维持上皮细胞正常生长与分化中，参与黏膜细胞中糖蛋白的生物合成，可使皮肤柔软细嫩，富有弹性。当维生素 A 不足或缺乏时，黏膜细胞中糖蛋白质合成受阻，从而使黏膜上皮的正常结构改变，上皮组织发生鳞状角化。③促进生长发育，维生素 A 可促进蛋白质的生物合成及骨细胞的分化，当维生素 A 不足或缺乏时，婴幼儿生长缓慢，伤口愈合不良，骨发育及代谢障碍。④维持正常生育功能，维生素 A 对胚胎发育是必需的，当维生素 A 不足或缺乏时，影响受孕，导致胚胎畸形。⑤增加免疫力，当维生素 A 不足或缺乏时，影响抗体形成，机体抵抗力下降。儿童易发生反复呼吸道感染。⑥抗癌作用，维生素 A 及其衍生物也有一定的抗氧化作用，可以中和有害的自由基，有抑癌防癌作用。维生素 A 缺乏时，将影响上皮细胞的正常分化，机体对某些化学性致癌物质的敏感性增加。流行病学调查表明，高维生素 A 和胡萝卜素摄入者，肺癌等上皮癌症的危险性减少。

（2）营养状况评价　维生素 A 的营养状况评价常用的指标有血清维生素 A 含量测定，成人正常血清维生素 A 含量为 300 ～ 900μg/L。确诊维生素 A 缺乏，还可参考暗适应能力测定、血浆视黄醇结合蛋白检测等。

（3）缺乏及过量表现　维生素 A 缺乏是一个全球性营养问题。因体内维生素 A 不足引起的以眼、皮肤改变为主的全身性疾病，最早表现为暗适应能力降低，甚至夜盲，由于角膜、结膜上皮组织、泪腺退行性病变，眼结膜干燥，球结膜可出现疱状银灰色斑点，重者角膜软化穿孔可导致失明；皮肤弹性下降，干燥粗糙，失去光泽，出现毛囊角化，皮脂腺、汗腺萎缩，防御病菌的能力降低，儿童易发生反复的呼吸道感染；毛发枯槁，指甲变脆；儿童发育迟缓，生殖功能异常。

维生素A为脂溶性维生素，过量摄入可在体内蓄积引起中毒，多见于长期大量服用维生素A制剂的儿童。急性中毒主要表现为恶心、呕吐、头晕头痛、视物模糊、肌肉运动不协调，婴儿囟门凸起。慢性中毒，其常见症状为头痛、脱发、运动失调、长骨末端和肌肉疼痛、肝脾肿大、皮肤瘙痒等。停止补充维生素A可逐渐恢复。孕妇过量摄入，可导致流产或胎儿畸形等。经食物摄入一般不会引起中毒，而药物补充一定要遵医嘱。

（4）食物来源与推荐摄入量　维生素A的食物来源主要有两大类：一类是动物性食物，富含维生素A丰富的有动物肝肾、鱼肝油、蛋类、奶类及其制品，鱼肝油中的维生素A含量很高，常作为婴幼儿的补充来源；另一类是植物性食物，如深颜色的蔬菜（胡萝卜、小白菜、韭菜、南瓜等），黄颜色的水果（杏、鸭梨、柿子等），海藻类食物中也含有大量的维生素A原。

近年来为了能精确表示维生素A或胡萝卜素的量，世界卫生组织提出用视黄醇当量（retinal equivalent，RE）来表示，维生素A的国际单位（IU）与视黄醇当量（μg）的换算及其他换算关系如下：

1IU 维生素 A ＝ 0.3μg 视黄醇

1μg 视黄醇 ＝ 1.0μg 视黄醇 ＝ 1.0μg RE

1μg β- 胡萝卜素 ＝ 0.167μg 视黄醇 ＝ 0.167μg RE

1μg 其他视黄醇 ＝ 0.084μg 视黄醇 ＝ 0.084μg RE

膳食中总视黄醇当量（μg RE）＝视黄醇（μg）＋β- 胡萝卜素（μg）×0.167＋其他类胡萝卜素（μg）×0.084

维生素A缺乏是我国城乡居民普遍存在的问题。成人每日维生素A的推荐摄入量（RNI）为 700～800μg RE，孕妇、乳母应有所增加，婴幼儿及青少年按年龄供给。详见附录表2。

2. 维生素 D

维生素D包括维生素D_2（麦角钙化醇）和维生素D_3（胆钙化醇），具有抗佝偻病的作用，又称佝偻病维生素，人体获得维生素D的途径有两个，即通过食物摄取和人体自身合成。人体皮肤中含有7-脱氢胆固醇，在日光或紫外线照射下转变为维生素D_2，因此，经常接受充足的日光照射是预防维生素D缺乏最安全、最有效的方法。

维生素D溶于脂肪及脂溶剂，不溶于水，化学性质稳定，在中性和碱性溶液中耐热，不易被氧化，但是在酸性环境中可逐渐分解，一般的加工烹调方法对其影响不大。

维生素D随食物中的脂肪在小肠被消化、吸收，胆汁可促进其吸收。无论是食物提供还是人体合成的维生素D，绝大部分经肝、肾羟化为其活性形式 $1,25-OH_2-D_3$，它的生成受甲状旁腺激素、降钙素和血中钙、磷水平的调节。

（1）主要生理功能　促进钙磷吸收，调节钙磷代谢，维持血清磷钙浓度稳定，保证牙齿和骨骼的正常生长发育。另外，还具有调节基因转录和免疫功能，提高机体抗感染能力。

（2）营养状况评价 $25\text{-}OH\text{-}D_3$ 和 $1, 25\text{-}OH_2\text{-}D_3$ 是血液中维生素 D 的主要存在形式，可反映维生素 D 的营养状况，正常值为 $25 \sim 200\mu mol/L$，如低于 $20\mu mol/L$，则为明显的维生素 D 缺乏。另外，血清钙磷乘积、血清碱性磷酸酶活性也可用于佝偻病的诊断。

（3）缺乏及过量表现 维生素 D 缺乏主要导致骨化不全。在婴儿期发生佝偻病，尤其是早产儿、人工喂养的小儿及北方冬季出生的小儿。在成人发生骨质软化症，在老年人发生骨质疏松症。

摄入大量的维生素 D 制剂，可导致体内蓄积而产生副作用，甚至中毒，其主要表现为食欲减退、恶心、呕吐、烦躁、腹泻、便秘、多尿等。可有血钙、血磷升高，并引起肾及其他软组织钙化，发生结石，严重者导致肾功能障碍。孕妇可引起胎儿出生体重低，智力发育不良及骨硬化；婴儿可出现明显的神经精神症状。

（4）食物来源与推荐摄入量 天然食物中维生素 D 含量均较低，主要存在鱼肝油、海水鱼、动物肝、奶油及蛋黄等动物性食物中，因此，经常进行室外活动或日光浴是机体获得合成维生素 D 的重要来源。为预防佝偻病的发生，常在鲜奶和婴儿配方食品中强化维生素 D，以牛奶为主食的婴儿，应适当补充鱼肝油。

推荐摄入量（RNI）：因皮肤来源的维生素 D_3 变化较大，因此，很难估计维生素 D 的总摄入量。我国成年人供应 $10\mu g/d$，老年人 $15\mu g/d$，详见附录表 2。

3. 维生素 E

维生素 E 又称生育酚，含有多种活性形式，其中以 α- 生育酚生物活性最大，故常以 α- 生育酚作为维生素 E 的代表。维生素 E 对氧十分敏感，容易被破坏，油炸时活性明显降低，一般烹调损失不大。在小肠随脂肪一起被消化、吸收，大部分储存于肝和肌肉组织。

（1）主要生理功能 维生素 E 的主要生理功能有：①抗氧化作用，维生素 E 可作为对自由基的清除剂，而防止自由基氧化剂对细胞膜中多不饱和脂肪酸、含巯基蛋白质成分、细胞骨架和核酸的损伤，此功能与抗动脉硬化、抗癌、改善免疫功能、保护视觉和延缓衰老过程有关。②促进蛋白质合成，维生素 E 参与 DNA 的合成，促进血红蛋白、酶蛋白的合成。③维持生殖器官的正常功能，实验证明，当维生素 E 缺乏时，大鼠睾丸不能生成精子，雌鼠的卵子不能植入子宫内。维生素 E 在临床上常用于治疗不育症、习惯性流产及早产婴儿等。④抑制血小板聚集，维持红细胞的完整性低。维生素 E 膳食可引起红细胞数量减少及缩短红细胞的生存时间，可发生溶血性贫血，同时增加心肌梗死和中风的危险性。临床上维生素 E 可用于治疗溶血性贫血。⑤预防肿瘤，维生素 E 可破坏亚硝基离子，在胃中能够比维生素 C 更有效地阻断亚硝胺的生成。⑥预防和延缓衰老，维生素 E 可减少脂褐素形成，改善皮肤弹性，减轻性腺萎缩，提高机体免疫力，可预防和延迟衰老。

（2）营养状况评价 维生素 E 的营养状况评价可采用血浆中 α- 生育酚含量及红细胞溶血试验。血浆中 α- 生育酚浓度的正常值为 $12 \sim 46\mu mol/L$（$5 \sim 20\mu g/L$），若浓度低于 12μmol/L 则为维生素 E 缺乏。

（3）食物来源与适宜摄入量　维生素 E 广泛存在于植物性食物中，其中植物油、坚果类、豆类及海产品含量丰富。虽然维生素 E 有较强的抗氧化性，但其自身会被氧化而产生过氧化物质。因此，不宜过多摄入。

维生素 E 的适宜摄入量：成人为 14mg/d，乳母可增至 17mg/d。其他人群详见附录表 2。

4. 维生素 K

天然维生素 K 为脂溶性，包括维生素 K_1 和维生素 K_2。其中，维生素 K_1 来源于植物性食物，维生素 K_2 则由人体或动物肠道中的细菌合成。人工合成的维生素 K 是水溶性的，包括维生素 K_3 及维生素 K_4。

维生素 K 对热稳定，一般加工烹调过程中损失较少，但对酸、碱、氧化剂、光，特别是紫外线敏感，易被破坏而失去功效。

（1）主要生理功能　参与凝血因子的合成，维生素 K 缺乏时，激活受到显著抑制，可发生凝血障碍；维生素 K 的水平与骨矿物质密度值呈正相关时，有利于骨钙的沉积；参与细胞的氧化还原过程；可增加肠蠕动，促进消化液分泌，增强胆总管括约肌的张力。

一般情况下，不易缺乏，但如果有吸收障碍、腹泻或长期应用肠道抗生素，可适量补充维生素 K。

（2）食物来源与适宜摄入量（AI）　维生素 K 主要来源于绿叶蔬菜，豆油中含量也较高。成年人维生素 K 的适宜摄入量为 80μg/d。

（二）水溶性维生素

1. 维生素 B

维生素 B_1，又名称硫胺素、抗神经炎因子、抗脚气病因子。易溶于水，故在淘洗、煮捞过程中容易丢失。在酸性环境中稳定，在碱性环境及遇高温时易被氧化而失活。维生素 B_1 吸收场所主要在回肠。

（1）主要生理功能　①参与机体的物质和能量代谢，维生素 B_1 通过构成辅酶而参与碳水化合物和能量代谢。②维持神经系统的正常功能。通过促进乙酰胆碱的合成，维生素 B_1 能维持神经、肌肉特别是心肌的正常功能。③其他。在维持正常食欲、胃肠蠕动和消化液的分泌方面有重要件用。

（2）营养状况评价　主要根据尿负荷进行检测，即口服维生素 B_1 5mg（儿童减半）后，收集 4 小时内尿液，测定尿中维生素 B_1 的含量，200μg 以上者为正常，低于 100μg 者为缺乏。也可通过测定尿中硫胺素与肌酐的含量比值来评价，总维生素 B_1（μg）与肌酐（g）比值小于 27，说明维生素 B_1 缺乏。

（3）维生素 B_1 缺乏症　早期症状不典型，有疲乏、食欲不振、恶心等，严重者可发生脚气病。多是因为长期摄入精白米、面，而缺乏其他杂粮类食物导致，另外，吸收障碍、需要量的增加也是其发生的原因之一。根据临床表现的不同，可分为 4 型：①干型脚气病：以多发性神经炎为主，发生于四肢，一般两侧对称出现，下肢多见。表现为指（趾）麻木，腓肠肌压痛，腿沉重麻木并有蚁行感，最后可导致足下垂，重者可累及上肢。②湿型脚气病：以水肿和心脏症状为主，表现为心悸、心动过速、气促、皮肤发热等症状，若处理不及时，可导致心力衰竭。③混合性脚气病：以上两类症状均有。④婴儿脚气病：多发生于 2 ～ 5 个月的婴儿。发病急，主要表现为食欲不振，呼吸、心跳加快，烦躁不安，严重时可出现发绀、全身水肿、心动过速、心力衰竭等，常于症状出现后 1 ～ 2 天死亡。

（4）食物来源与推荐摄入量　维生素 B_1 广泛存在于各种动植物食物中，如动物内脏、瘦肉、豆类、杂粮、坚果类中维生素 B_1 含量均较高。其中粮谷类是我国人民维生素 B_1 的主要来源，但在食物的烹调加工中，因碾磨过细或过度淘洗等，都会导致维生素 B_1 大量丢失或破坏。另外，酗酒、肝损害、长期透析等情况，都可能造成维生素 B_1 的缺乏。

维生素 B_1 需要量与能量摄入量密切相关，因不能在体内大量储存，需要每天适当补充。维生素 B_1 的推荐摄入量常根据能量确定。一般男性 1.4mg/d，女性 1.2mg/d，孕妇、乳母、老人应适当增加。详见附录表 2。

2. 维生素 B_2

维生素 B_2，又称核黄素，因其水溶液呈黄色而得名。微溶于水，在中性或酸性溶液中加热是稳定的，碱性条件下易破坏；游离型维生素 B_2 对光敏感，在紫外线照射下易引起不可逆的分解破坏。

维生素 B_2 在食物中多与蛋白质形成复合物，一般加工烹调损失较少。进入机体后，在胃酸的作用下与蛋白质分离，进入小肠后被吸收。

（1）主要生理功能　维生素 B_2 是体内多种氧化酶系统不可缺少的辅酶成分，参与碳水化合物、蛋白质、核酸和脂肪的代谢，可提高机体对蛋白质的利用率，促进生长发育。核黄素有激活维生素 B_6 的作用，参与体内色氨酸转变为烟酸，参与叶酸转化，参与各种辅酶及其他一些生化反应。强化肝功能，调节肾上腺素的分泌。保护皮肤、毛囊、黏膜、皮脂腺和视网膜感光功能，与生长发育有关。

（2）营养状况评价　收集 24 小时尿样，测定维生素 B_2 含量，排出量在 200μg 以上为正常；或口服 25mg 维生素 B_2，收集 4 小时尿样，测定维生素 B_2 含量，800 ～ 1300μg 为正常；测定细胞维生素 B_2 含量，高于 200μg/L 为营养状况良好。

维生素 B_2 缺乏常表现为：①口角炎，口角开，口角湿白、出血、糜烂、结痂。②唇炎，嘴唇干裂、肿胀、出血、溃疡。③舌炎，舌肿胀、裂纹、疼痛、萎缩、舌苔厚或部分脱落形成地图状。④脂溢性皮炎，多发生在鼻翼两侧、前额、脸颊及两眉之间。女性阴部瘙痒、发炎、白带增多，男性阴囊发痒、红肿、脱屑、渗出、结痂并伴有疼痛感，故又称口腔 – 生殖综合征。⑤眼部症状，视力模糊、畏光、流泪、眼易疲劳、角膜充血。⑥继发性贫血，可出现缺铁性贫血的一系列表现。

（3）食物来源与推荐摄入量　维生素 B_2 广泛存在于动植物食物中。动物性食物，如奶类及其制品、动物肝肾、蛋黄、鳝鱼等含量丰富；植物性食物中新鲜绿叶蔬菜，如胡萝卜、香菇、菠菜、韭菜、油菜、紫菜等含量也较多。

虽然维生素 B_2 与体内能量代谢密切相关，但机体的需要量并不是随着能量的增加而增加，而是与膳食模式有关，如高脂肪、高蛋白质、低糖类膳食对维生素 B_2 需要量增加。故机体对维生素 B_2 的需要量应从蛋白质和能量摄入量及机体代谢状况三方面考虑。维生素 B_2 成人参考摄入量为 $0.5 \sim 0.6$mg/100kcal，每日为 $1.2 \sim 1.4$mg。其他人群详见附录表2。

3. 烟酸

烟酸又名尼克酸、维生素 B_3、维生素 PP、抗癞皮病因子，是维生素中性质最稳定的一种，易溶于水，对酸、碱、光、热都稳定。一般加工、烹调损失很小，但会随水流失。

（1）主要生理功能　烟酸在体内参与构成辅酶Ⅰ和辅酶Ⅱ，是组织中非常重要的递氢体和电子受体，参与体内能量代谢及蛋白质、脂肪和 DNA 的生物合成，对于维持神经系统、消化系统和皮肤的正常功能起着重要作用。

（2）营养状况评价　口服 50mg 烟酸，收集 4 小时尿样测定烟酸含量，$3.0 \sim 3.9$mg 为正常，$2.0 \sim 2.9$mg 为不足，< 2.0mg 为缺乏；也可测定尿中 N1- 甲基烟酰胺或 N1- 甲基烟酰胺与肌酐的比值，以反映烟酸的营养状况。

烟酸缺乏主要引起癞皮病，典型症状为腹泻（diarrhea）、皮炎（dermatitis）、痴呆（dementia），简称"三 D"症状。初期主要表现为食欲不振、全身无力、失眠，继而出现面部、两手及其他裸露部位出现对称性、与晒斑相似的色素皮炎，伴瘙痒感和烧灼感。皮炎处有明显且界限清楚的色素沉着，随之形成水疱或脱皮，伴有胃肠功能失常、腹泻、口舌炎症，甚至痴呆。

（3）食物来源与推荐摄入量　烟酸广泛存在于动植物性食物中，在动物的肝、肾、瘦肉含量最丰富，全谷、豆类、乳类、绿叶蔬菜中烟酸含量也比较丰富，但是玉米中的烟酸主要为结合型，未经分解不能为人体所利用，因此，长期以玉米为主食的人群中易发生癞皮病。人体所需的烟酸，除了直接从食物中摄取外，还可由色氨酸转变而来，60mg 色氨酸可转变为 1mg 烟酸。

成人每日推荐摄入量为 $12 \sim 15$mg 烟酸当量。其他人群详见附录表2。

4. 维生素 B_6

维生素 B_6 又名吡哆素，天然维生素 B_6 有 3 种活性形式，即吡哆醇、吡多胺、吡哆醛。维生素 B_6 在酸性溶液中稳定，在碱性溶液中易被分解破坏，不耐高温，对光敏感。

（1）主要生理功能　维生素 B_6 主要以磷酸吡哆醛的形式作为转氨基酸反应中的酶参与 100 多种酶反应。①参与氨基酸代谢，与氨基酸的分解、蛋白质的合成有关。②参与糖异生、不饱和脂肪酸代谢。与糖原、神经鞘磷脂和固醇类的代谢有关。③与辅酶 A 的合成有关，与能量代谢有关。④维持脑细胞的稳定，参与神经递质（5- 羟色胺、牛磺酸、多巴胺、去甲肾上腺素和 γ- 氨基丁酸）的合成和大脑信息传递受体的组成。⑤参与核酸和 DNA 的合成，可维持适宜的免疫功能。⑥可降低血浆同型半胱氨酸水平，从而降低心血管疾病的发病率。

（2）营养状况评价　血清磷酸吡哆醛含量测定：正常血清磷酸吡哆醛含量 14.6 ～ 72.9μmol/L（3.6 ～ 18μg/mL）。单纯维生素 B_6 缺乏症非常少见，常与其他 B 族维生素缺乏同时存在，表现为精神抑郁或易激动，以及舌炎、口角炎、脂溢性皮炎等。

（3）食物来源与推荐摄入量　维生素 B_6 在动物性及植物性食物中含量均微，酵母粉含量最多，米糠或白米含量亦不少，其次是来自肉类、家禽、鱼、马铃薯、甘薯、蔬菜中。膳食中维生素 B_6 推荐摄入量，成人为 1.4mg/d。其他人群详见附录表 2。

5. 维生素 B_{12}

维生素 B_{12}，又称钴胺素，是唯一含有金属元素的维生素，也是 B 族维生素中迄今为止发现最晚的一种。维生素 B_{12} 易溶于水和乙醇，在 pH 值 4.5 ～ 5.0 弱酸条件下最稳定，强酸（pH ＜ 2）或碱性溶液中分解，遇热可有一定程度破坏，但短时间的高温消毒损失小，遇强光或紫外线易被破坏。普通烹调过程损失量约 30%。维生素 B_{12} 必须与胃黏膜细胞分泌的内因子结合，在回肠才能够被吸收。

（1）主要生理功能　①维生素 B_{12} 具有活化氨基酸和促进核酸生物合成的作用，可以促进蛋白质的合成，促进婴幼儿生长发育。②以辅酶的形式存在，可以增加叶酸的利用率，促进碳水化合物、脂肪和蛋白质的代谢。③维护神经髓鞘的代谢与功能。④促进红细胞的发育和成熟。⑤减少动脉硬化发生的危险性。

（2）营养状况评价　测定血清维生素 B_{12} 含量，血清维生素 B_{12} 浓度 ＜ 1.1pmol/L 时，表明维生素 B_{12} 缺乏。维生素 B_{12} 缺乏症较少见，多见于小儿喂养不当、某些疾病或药物影响其吸收而引起维生素 B_{12} 缺乏，临床表现为巨幼红细胞性贫血和神经系统病变。

（3）食物来源与推荐摄入量　维生素 B_{12} 主要来源于动物性食物，动物内脏含量丰富，植物性食物几乎不含维生素 B_{12}。膳食中维生素推荐摄入量，成人为 2.4μg/d。其他人群详见附录表 2。

6. 叶酸

叶酸是米切尔（H.K.Mitchell，1941）从菠菜叶中提取纯化的，故而命名为叶酸，又称蝶酰谷氨酸。食物中的叶酸被还原成四氢叶酸（THFA）才能被小肠吸收，四氢叶酸是叶酸在体内的生物活性形式，维生素 C 和葡萄糖可促进叶酸的吸收，乙醇、抗惊厥药及口服避孕药则影响叶酸的吸收。

（1）主要生理功能　叶酸为一碳单位的载体，参与多种代谢，如参与嘌呤和胸腺嘧啶的合成，进一步合成 DNA 和 RNA；参与氨基酸代谢；参与血红蛋白的合成。

（2）营养状况评价　测定血清叶酸、红细胞叶酸及血清维生素 B_{12} 水平，可较准确地反映叶酸的营养状况。当血清叶酸含量 ＜ 7.5nmol/L，红细胞叶酸含量 ＜ 318nmol/L，血清维生素 B_{12} 水平 ＜ 74pmol/L 时，为叶酸缺乏，血浆中同型半胱氨酸浓度水平升高，也代表着叶酸的缺乏。

叶酸缺乏时将影响红细胞成熟，导致巨幼红细胞性贫血，也可引起白细胞和血小板减少，消化道症状如食欲减退、腹胀、腹泻及舌炎等，以舌炎最为突出，舌质红、舌乳头萎缩、表面光滑，俗称"牛肉舌"。孕妇缺乏叶酸，可使先兆子痫、胎盘剥离的发生率增高，患有巨幼红细胞贫血的孕妇易出现胎儿宫内发育迟缓、早产及新生儿低出生体重。怀孕早期缺乏叶酸，还易引起胎儿神经管畸形（如脊柱裂、无脑畸形等）。

（3）食物来源与推荐摄入量　天然叶酸广泛存在于动植物类食品中，尤以酵母、肝及绿叶蔬菜中含量比较多。膳食中叶酸推荐摄入量，成人为400μg/d。其他人群详见附录表2。

7. 维生素C

维生素C因能预防和治疗维生素C缺乏症，又称为L-抗坏血酸。易溶于水，除在酸性溶液中较为稳定外，遇热、碱、氧、光等极易氧化分解。加工、储存、烹调时间过长，也可使食物中维生素C大量损失。

（1）主要生理功能　①参与胶原蛋白的合成，胶原蛋白是体内所有结缔组织（骨骼、牙齿、皮肤和筋腱等）形成的基础。维生素C的功能就是参与胶原蛋白的合成，有利于组织损伤的修复愈合。②治疗维生素C缺乏症，血管壁的强度和维生素C有很大关系，当体内维生素C不足，微血管容易破裂。这种情况在皮肤表面发生，则产生瘀血、紫斑；在体内发生则引起疼痛和关节胀痛。严重情况下，在胃、肠道、鼻、肾及骨膜下面均可有出血现象，乃至死亡。③保护细胞膜和解毒，维生素C具有还原性，可使氧化型谷胱甘肽还原成还原型谷胱甘肽，从而发挥保护细胞膜的作用。维生素C可保护体内的巯基酶，故具有解毒作用。④治疗贫血，维生素C可保护铁不被氧化，促进铁的吸收，同时，可将三价铁还原为二价铁，使小肠对食物中非血红素铁的吸收增加2～4倍。另外，维生素C也参与叶酸活化为四氢叶酸，对于贫血有一定的辅助治疗作用。⑤预防心脑血管疾病，维生素C可促进胆固醇排泄，从而阻止胆固醇在动脉内壁沉积，降低血液中胆固醇的含量。维生素C还可增强血管壁的强度和弹性，防止血管过度脆弱，对防治动脉粥样硬化性疾病可起到一定作用。⑥抗过敏，当发生过敏时，会分泌组胺，维生素C可以抑制组胺的分泌。⑦防癌，丰富的胶原蛋白有助于防止癌细胞的扩散；维生素C的抗氧化作用可以抵御自由基对细胞的伤害，防止细胞变异；维生素C与亚硝酸结合的速度是胺与亚硝酸结合的3000倍，因此，可以阻断亚硝胺的致癌作用。

此外，肾上腺皮质激素的合成与释放也需维生素C的参与，维生素C还具有抵御感染、抑制神经的兴奋性、抗压力等作用。

（2）营养状况评价　评价维生素C营养状况的指标有以下两个：①血浆维生素C含量。测定血浆维生素C的饱和浓度为85μmol/L，血浆维生素C浓度降至11～17μmol/L时，存在摄入不足。②尿负荷试验。受试者口服500mg维生素C，收集4小时尿样，测定维生素C的排出总量＞10mg为正常，＜3mg为缺乏。

维生素C缺乏可引起维生素C缺乏症，其主要表现为牙龈肿胀、疼痛、出血，严重者牙齿松动甚至脱落；皮肤毛囊出现过度角化、皮下出血，出血部位一般常在受压和外伤处，出现的瘀斑可发展成溃疡；同时全身一般状况差，常有贫血、水肿，机体抵抗力下降，伤口愈合延缓且易继发感染。

维生素 C 较少出现明显的毒性，但当一次口服几克时，可能出现腹泻、腹胀；患有葡萄糖 -6- 磷酸脱氢酶缺乏的患者大量摄入时会出现溶血。此外，维生素 C 摄入过量还会引起铁吸收过度、降低白细胞杀菌能力、破坏红细胞及形成尿道结石。

（3）食物来源与推荐摄入量　维生素 C 主要存在于新鲜蔬菜和水果中，叶菜类比根茎类含量较多，酸味水果比无酸味水果多。蔬菜中以辣椒中的含量最高，一些野菜、野果，如草莓、柑橘、山楂、酸枣、猕猴桃、枸杞子等，维生素 C 含量也很丰富。常见食品维生素 C 含量见表 2-13。我国维生素 C 推荐摄入量，成人为 100mg/d。其他人群详见附录表 2。

表 2-13　常见食物中维生素 C 的含量（mg/100g）

食物名称	含量	食物名称	含量
酸枣	1170	红辣椒	144
枣（鲜）	243	灯笼椒	72
樱桃	1743	芥菜	72
猕猴桃	131	菜花	61
草莓	47	茼蒿	57
柑	68	白菜	47
山楂	53	荠菜	43
柚	23	卷心菜	40
柠檬	22	豆角	39
橘	19	菠菜	32
菠萝	18	马铃薯	27
柿	30	甘薯	26
葡萄	25	白萝卜	21
桃	10	胡萝卜	16
西瓜	7	芹菜	12
杏	4	黄豆芽	8
苹果	4	茄子	5
绿茶	37	香菇	5
牛乳	1	牛心	5
番茄	19	猪心	4
黄瓜	9	猪肝	20
花生	14	鸭肝	18

七、膳食纤维

植物性食物中不能被人体消化酶消化或人体不能吸收的非淀粉多糖物质，称膳食纤维，又称"不可吸收的多糖"或"不可利用的多糖"。20 世纪营养学上最重要的发现之一就是膳食纤维对人体健康的意义，也有人把膳食纤维称为"第七大营养素"。

（一）膳食纤维的分类

膳食纤维根据溶解性可分为不可溶性膳食纤维（纤维素、木质素和部分半纤维素）和可溶性膳食纤维（果胶和树胶等亲水胶体物质和部分半纤维素）两类。

1. 纤维素

纤维素是植物细胞壁的主要成分，是植物结构的支持组织，一般不能被肠道微生物分解。食草动物的肠道中有分解纤维素的酶，故可以利用纤维素。

2. 半纤维素

半纤维素是谷类纤维的主要成分，食物中的半纤维素部分属于不可溶性的膳食纤维，往往存在于粮食的皮层中；部分可溶性的膳食纤维如戊聚糖，能在结肠中被分解，并具有降低血清胆固醇的作用。

3. 果胶

果胶是可溶性膳食纤维，包括果胶、果胶原和果胶酸。主要存在于植物果实和根茎类蔬菜软组织中，尤其是柑橘类和苹果中含量较多。果胶分解后形成果胶酸和甲醇，果胶具有胶化能力，在食品加工中常用果胶作为增稠剂制作果冻、色拉调料和果酱等。

4. 树胶

树胶是不溶性膳食纤维，主要成分是 L- 阿拉伯糖的聚合物，可作为稳定剂用于食品加工。

5. 木质素

木质素是不可溶性膳食纤维，虽然木质素包括在不可利用碳水化合物的范畴内，但它并不是真正的碳水化合物，而是苯基 - 丙烷衍生物的复杂聚合物，它与纤维素、半纤维素共同构成植物的细胞壁。食物中木质素主要存在于蔬菜木质化部分和种子中，随着食物的成熟，木质素不断增多，使食物变得粗糙而难以下咽。

（二）膳食纤维的生理功能

1. 预防便秘和大肠疾病

膳食纤维可刺激和促进肠蠕动，缩短肠内容物通过肠道的时间，减少细菌及其毒素对肠壁的刺激，有预防便秘、痔疮等疾病的作用。

2. 预防癌症

膳食纤维可以降低大肠癌、乳腺癌、胰腺癌发病的危险性。可溶性膳食纤维有较强的吸水能力，可增加粪便的体积和重量，稀释肠内致癌物，减少致癌物与肠黏膜的接触时间，从而预防癌症，降低大肠癌、乳腺癌、胰腺癌发病的危险性。

3. 预防心血管疾病和胆石症

膳食纤维能阻碍中性脂肪对胆固醇的吸收，对饮食性高脂血症有预防作用。膳食纤维还可促进胆汁酸的排泄，抑制血清胆固醇及甘油三酯的上升，降低血浆胆固醇水平，预防动脉粥样硬化和冠心病等的发生。膳食纤维可减少胆汁酸的再吸收，预防胆石症的形成。

4. 增加饱腹感预防肥胖

膳食纤维进入消化道内，在胃中吸水膨胀，使人产生饱腹感，减少食物的摄入量而降低全日总热能的摄取，有利于减轻体重和控制肥胖。

5. 预防糖尿病

可溶性膳食纤维的黏度能延缓葡萄糖的吸收，可抑制血糖的上升。膳食纤维还能增加组织细胞对胰岛素的敏感性，降低对胰岛素的需要量，从而对糖尿病的预防具有一定效果。

6. 排毒

由于膳食纤维能够吸水膨胀，使肠内代谢物变软变松，通过肠道时会更快，与此同时还能促道肠道蠕动，减少有害物质的吸收，消除体内毒素。

（三）膳食纤维的来源和供给量

膳食纤维主要来源于植物性食物，如根茎类和绿叶蔬菜、水果、豆类和谷类等。植物性食物富含纤维素，植物成熟度越高，其纤维素含量越多，一般绿色蔬菜和植物的根茎含纤维素较多，故提倡适当增加粗粮、豆类及豆制品的摄入。

因饮食习惯不同，食物纤维素的摄入量差异较大。供给量应根据种族、年龄、饮食习惯和身体状况来定。中国营养学会 2000 年提出，成年人适宜摄入量为 30g/d，目前中国居民从日常食物中摄取的膳食纤维只能达到 8 ～ 12g/d。

八、水

水是人类机体赖以维持最基本生命活动的物质，是一种重要的营养素。成人体重的 50% ～ 70% 是水分。因为脂肪组织含水量仅约 10%，所以女子体内含水量少于男子。运动员肌肉发达，含水量亦相对较高。

（一）水的分类

常见的饮用水有以下几种。

1. 普通饮用水

自然界中可以饮用的淡水，如河水、湖水、泉水或地下水，经过水处理后，可以直接饮用的称为普通饮用水。

2. 矿泉水

地下水流经地壳岩石层，溶解了多种矿物质，称为天然矿泉水。地下水流经人为的矿石层，或人为加入微量元素和矿物质，使其达到天然矿泉水的饮用标准，称人工矿泉水。

3. 纯净水

普通饮用水经多层反复过滤，进一步去掉细菌或一些大分子物质，使之更卫生，但缺乏矿物质和微量元素。

4. 活性水

活性水又称负离子水，主要通过科学手段，使水中的氧、氢分子重新排列形成新的化学键，使水的活性增加，渗透力增强，含氧量增高，溶解能力比自来水高一倍，更容易被自来水吸收，有利于健康。

5. 加氯水

水净化时将氯加入水中以杀死细菌，破坏有害物质，目前常用的自来水多为加氯水。

6. 氟化水

一些地区水中的氟含量较低，易患龋齿，故在水中加入微量的氟化物，称为氟化水。但水中的氟含量过高会引起氟中毒。

（二）水的生理功能

人体内的一切生理活动和生化反应都需要在水的参与下完成，其主要生理功能如下。

1. 水是构成人体的重要成分，是维持生命活动所必需的物质，是营养输送、代谢产物排泄的载体。

2. 水是身体构造不可缺少的材料。所有组织内都含水，如血液中含水分高达 90%，肌肉含水 70%，坚硬的骨骼含水 22%。

3. 作为营养素等物质的溶剂。许多物质都溶于水，成为离子状态而发挥重要生理功能。不溶于水的蛋白质和脂肪分子可形成胶体或乳溶液，有利于机体消化、吸收和利用。

4. 水在体内直接参加物质代谢，促进各种生理活动和生化反应的进行。没有水分就无法维持血液循环、呼吸、消化、吸收、分泌、排泄等生理活动，体内新陈代谢也就无法进行。

5. 调节体温。水的比热大，当外界气温增高，体内生热过多时，通过蒸发或出汗使皮肤散热；天冷时，水蒸发减少而减少散热。

6. 水作为代谢物溶剂。通过大小便、汗液以及呼吸等途径把代谢废物和有毒物质排出体外。水是体内输送养料和排泄废物的媒介。

7. 水是机体的润滑剂。水可以滋润皮肤，眼泪、唾液、关节囊液和浆膜腔液则是相应器官的润滑利。饮食缺水或机体失水过多，则消化液分泌相应减少，会阻碍食物的消化和吸收，从而引起食欲减退、精神不振、易于疲劳。但人体饮水过多，则可因消化液稀释而致消化功能减弱，甚至可引起水中毒。

当患者因呕吐、腹泻、大面积烧伤、大量出汗、过度呼吸等，可使机体丢失大量水分。重度缺水使细胞外液电解质浓度增加，形成高渗，则细胞内水分外流形成"脱水"。失水占体重 2% 时，就会感到口渴、尿少。失水达体重 6% 以上就会全身乏力、抑郁、无尿。失水达体重 10% 以上，就会出现烦躁、眼球内陷、皮肤失去弹性、全身乏力、体温升高、脉搏增加、血压下降。

当尿液高度浓缩，体重减少 8% ～ 12% 时，表现为严重脱水，必须及时采取有效措施，以防意外。此外，失水常伴有电解质的丢失，因丢失的水与电解质的量随疾病的不同而异，造成的脱水可能为高渗性、低渗性或等渗性，在补液处理时需注意。

（三）水的来源及需求量

人体中水的来源有三个：三大营养代谢产生的水，食物中含有的水和饮用水。其中饮用水是人体所需水的主要来源，而代谢水及食物中的水变动较小，多以饮用水进行调节。饮用水以少量、多次无口渴感为适量。

人体每日水的需要量受年龄、性别、饮食、气候和劳动强度等因素的影响。健康成年人一般每日约需水 2500mL，孕妇和乳母可根据需要适当增加水的摄入量，婴儿和儿童体表面积较大，代谢率较高，体内含水多，易发生脱水，应特别注意补充饮水。

第四节　其他时期人体正常生长发育所需要的营养

在整个生命过程中，人体生长发育对营养的需求随着各阶段的生理变化而有所改变。依生命的阶段，怀孕期、哺乳期、婴儿期、儿童期、青春期及老年期的生理特性及营养需求不尽相同，且可能发生的营养问题也各有所异。

一、孕妇、乳母营养

妇女妊娠及妊娠后哺乳，体内会发生一系列的变化，而且还要供给胎儿及乳儿的营养，保证他们正常的生长发育。因此，孕妇及乳母的营养需要有其特殊性。合理的孕妇、乳母营养会为人体健康打下良好的基础。

（一）孕妇营养

机体处在孕育胚胎和胎儿生长发育过程的妇女称为孕妇，该过程称为妊娠。孕妇怀孕期是需要加强营养的特殊生理时期，因为胎儿生长发育所需的所有营养素均来自母体，孕妇本身需要为分娩和分泌乳汁储备营养素，所以，保证孕妇孕期营养状况维持正常，对于妊娠过程及胎儿、婴儿的发育均有很重要的作用。

1. 孕妇生理特点

（1）血液循环系统　从妊娠第 6 周开始血容量逐渐增加，至怀孕第 32 ～ 34 周时达到高峰，血浆容量的增加比红细胞增加得多，使血液稀释，所以，出现生理性贫血。心血管的改变：心脏略有增大，心率增加 10 ～ 15 次 / 分钟。

（2）消化系统　孕早期出现恶心、呕吐、食欲下降等妊娠反应。同时，由于孕激素水平的升高，引起消化液分泌减少。胃肠蠕动减慢，致使孕妇出现胃肠胀气、消化不良、便秘等症状。孕妇在妊娠后期对钙、铁、维生素 B_{12}、叶酸等营养素的吸收都比妊娠前有所增加。

（3）泌尿系统　母体和胎儿代谢产物增多，肾血流量增加，肾负担增加；肾小球滤过增多，肾小管对葡萄糖的重吸收相应不足，故孕妇可产生糖尿；妊娠期间体内水分滞留增加，长时间站立或坐位的孕妇，下肢血液循环不畅，出现凹陷性水肿；仅有下肢凹陷性水肿者而血压正常，属生理现象；出现上肢或面部水肿者，应密切注意，排除妊娠高血压综合征。

（4）内分泌系统　孕期内分泌的变化主要是与妊娠相关激素水平的变化。从受孕开始，母体内的雌激素、孕激素、人绒毛膜促性腺激素、甲状腺激素等分泌增加。雌二醇、黄体酮等激素大量增加，刺激子宫、胎盘、乳腺增长。

（5）体重　孕妇体重随妊娠月份而增加。一般情况下，妊娠前13周体重增长较慢，妊娠13周后体重增长迅速。健康妇女平均增至12～15kg，即使肥胖妇女也要增重不小于6kg。

2. 孕妇的营养需要

孕妇的营养需要体现在多个方面。

（1）能量　妊娠全过程中，孕妇体重要增加12kg左右。孕早期主要是胚胎分化期，孕妇的基础代谢与正常人并无明显差别，所需能量与非孕妇女相似。自孕中、后期计算，每日要增长60g，每增加1g体重需热能5kcal，故每日需多增加300kcal。由于孕妇对营养素吸收率增高，而且劳动量减少，故我国根据各地孕妇营养调查结果与国人体质情况。建议自妊娠4个月至临产，每日热能供给量比非孕妇女增加200kcal。孕前肥胖的妇女，孕期不要减肥膳食，但须密切注意体重增长情况，以防止妊高征或巨大胎儿的发生。

（2）蛋白质　妊娠期间，胎儿胎盘、羊水、血容量增加及母体子宫乳房等组织的生长发育约需925g蛋白质，其中胎儿体内约440g，胎盘100g，分布在孕早、中、晚期的日增加量分别为1g、4g、6g。由于胎儿早期肝尚未发育成熟，而缺乏合成氨基酸的酶，所有氨基酸均是胎儿的必需氨基酸，都需要由母体提供，建议孕早、中、晚期，膳食蛋白质推荐摄入量增加值分别为5g、15g、20g。

（3）脂肪　孕期足量的脂肪供给，不仅是胎儿脑组织增殖发育及视网膜形成的重要物质基础，还是孕妇产后泌乳的前提条件之一。脂肪还可以促进脂溶性维生素的吸收。所以，妊娠过程需要储存一定量的脂肪，以保证胎儿和自身的需要。但是，脂肪总量不宜增补过多，以免引起非生理性体重增加。一般认为脂肪提供的能量以占总能量的25%～30%较为适宜。

（4）维生素　维生素是机体不可缺少的一类营养素，但对于妊娠妇女来讲，较易缺乏的是维生素A、维生素D、维生素C、叶酸等。

①维生素A：孕期需较多维生素A以维持胎儿正常生长发育与母体各组织的增长。据近年来调查，我国孕妇视黄醇当量的摄入量为600μg/d左右，但其中90%来自β-胡萝卜素，我国推荐的供给量为1000μg视黄醇当量。孕妇维生素A不足的临床症状少见，但可见到暗适应时间延长。由于孕妇血中雌激素水平增高，可促使维生素A自肝入血，故孕妇血维生素A水平高于非孕妇女。在妊娠中期血维生素A高于早期，孕后

期又高于中期。维生素 A 不足者，妊娠中期血中维生素 A 水平下降不明显，后期与中期相同或再下降。如血清维生素 A 含量在 0.7μmol/L 以下即为缺乏。②维生素 D：缺乏维生素 D 可致孕妇骨质软化、骨盆畸形。在孕妇有低钙症状，血中钙磷乘积低于 40 时，胎儿可有先天性佝偻病。维生素 D 的食物来源比较少，孕妇应该经常晒太阳，以促进维生素 D 的自身合成。过多的摄入维生素 D 也可以引起蓄积中毒。因此，我国营养学会建议孕妇中、晚期每日膳食中维生素的摄入量为 10μg。海鱼、禽、畜肝脏和蛋、奶中维生素 D 含量较多。③维生素 C：胎儿血中的维生素 C 含量比母体含量高 2～4 倍。所以，保证孕妇足量的维生素 C 的摄入是非常必要的。维生素 C 的主要食物来源是新鲜蔬菜和水果，例如，枣、柑橘、猕猴桃、柿子椒、番茄等。我国推荐妊娠期妇女每日膳食中维生素 C 摄入量为 130mg，以满足母体和胎儿的需要。④叶酸：研究证明，妊娠早期叶酸的缺乏是胎儿发生神经管畸形（先天性脊柱裂、无脑儿等）的重要原因。叶酸的食物来源是动物肝、肾等内脏，豆类、干酵母、新鲜蔬菜等。

（5）矿物质　妊娠期妇女易缺乏的矿物质主要是钙、铁、锌、碘，这些矿物质的营养状况对孕妇和胎儿的健康影响也比较明显。

①钙：钙对于胎儿的骨骼和牙齿的形成与发育起着至关重要的作用。孕妇缺钙会引起胎儿骨骼和牙齿畸形、先天性佝偻病，孕妇也会出现骨质疏松症，甚至骨盆变形。孕妇对钙的需求量也会明显增加，尤其是妊娠 7～9 个月时的母体，每月要提供 30g 钙以满足胎儿的需要。中国营养学会推荐孕妇膳食钙的摄入量为：孕早期每日 800mg，孕中期每日 1000mg，孕晚期每日 1200mg。②铁：铁对胎儿本身的造血及肌肉组织具有重要意义，另外，母体与胎儿都将储存一部分铁以备今后使用。所以，孕期对铁的需求量大幅度增加。但是，膳食中铁的吸收利用率较差，孕期缺铁性贫血成为一种常见现象。孕早期的铁缺乏与早产和婴儿的出生体重有关。我国营养学会推荐孕中期铁的摄入量是每日 25mg，孕晚期铁的摄入量为每日 35mg。动物肝、动物血、瘦肉等铁含量丰富且吸收率较高，是铁的良好来源。③锌：一般成年妇女体内锌含量约为 1.3g，妊娠期增至 1.7g。除胎儿、胎盘、孕妇肝中锌含量增加外，羊水中含锌 0.44μg/mL，且随孕周增加而增加。锌与胎儿关系密切，孕妇严重缺锌者，可致胎儿发生中枢神经系统畸形，中度缺锌可致宫内发育迟缓，免疫功能差，大脑发育受阻。孕妇易多摄取动物性食物中的锌。我国营养学会制订的孕妇锌推荐摄入量为孕早期每日 11.5mg，孕中、后期每日 16.5mg。④碘：孕妇缺碘不仅可以导致自身甲状腺肿大，还影响胎儿的甲状腺功能，从而导致胎儿智力和生长发育迟缓，引起以智力低下、体格矮小、聋哑等为主要表现的克汀病。因此，孕妇应注意增加膳食中碘的摄入量。含碘丰富的食物有海带、紫菜、鱼贝类等。我国营养学会制订的孕妇碘推荐摄入量为每日 200μg，比孕前增加 50μg。

3. 孕妇的主要营养问题及合理营养

（1）营养问题　①妊娠呕吐：妊娠早期有 50% 左右的孕妇出现妊娠反应，表现为食欲不振、恶心和晨起呕吐等。导致体液平衡失调及新陈代谢障碍，而使营养素摄入受到严重影响，进而造成胎儿营养障碍。若孕妇严重呕吐，易引起胎儿心脏畸形、无脑或脊柱裂等。②妊娠期贫血：妊娠晚期孕妇普遍存在的营养问题是缺铁性贫血。我国孕妇贫血患病率为 30% 左右，是正常妇女的 3.3 倍。我国对孕妇孕中期推荐每日铁的适宜摄入量为 25mg，孕晚期为 35mg，而目前我国孕妇摄入铁总量偏低，在 21.3mg 左右。③妊娠合并高血压：妊娠合并高血压与某些营养素的不足或过多及运动量减少有关。本病发病的重要征象之一是妊娠后半期体重异常增加，诊断标准之一是孕妇每周体重增加 0.5kg 以上，下肢水肿。故孕中、后期摄入能量以维持每周增重 0.5kg、能量摄入在 9830 ～ 10460kJ（2350 ～ 2500kcal）为宜。患者常有低蛋白血症，重度患者孕晚期最明显，以白蛋白减少为主，可影响胎儿生长发育及母体本身与蛋白质有关的代谢过程，进而对孕妇产生不良影响。患者血总胆固醇水平升高明显，脂代谢异常。

（2）合理营养　①孕初期膳食：孕初期是胚胎发育的初期，孕妇对营养的需求与孕前大致相同。但是，孕妇此时可能出现食欲不振、恶心、呕吐等妊娠反应，从而影响了营养素的摄入。因此，孕早期可以采取"少量多餐"的膳食方式，食物应清淡、可口、易消化。注意食物的多样化，合理搭配，科学烹调。注意防止妊娠反应引起孕妇营养缺乏。②孕中期膳食：妊娠 4 ～ 6 个月，胎儿生长发育迅速，母体对能量和各种营养素的需要明显增加。为了防止此时期孕妇出现营养缺乏，应保证足够的能量和营养素的供给。每日的膳食应注意选择含优质蛋白质及各种维生素和矿物质的食物，如肉类、蛋类、奶类、鱼类等动物性食物和水果、蔬菜类。应注意平衡膳食，合理营养。③孕晚期膳食：孕晚期胎儿生长发育最快。孕妇摄取的营养素不仅要满足胎儿生长发育的需求，还要满足胎儿和自身对营养素的储存需要。为了满足这些需要，孕妇应该增加对富含优质蛋白质食物的摄取量，注意选择含钙、含铁丰富的食物，同时注意富含膳食纤维食物的摄取。要平衡膳食，适当活动，防止体重增加过快。

（二）乳母营养

乳母是指产后数小时开始用母乳喂养婴儿一直到婴儿断乳的整个时期的妇女。由于乳母机体恢复和泌乳的需要，其对营养的需求远远大于妊娠时期。因此，重视乳母的合理膳食，对乳母提供足量而合理的营养供给，不仅有利于母亲产后身体恢复，还将保证乳汁的质和量，对促进婴儿的健康成长具有重要意义。

1. 乳母的生理特点

（1）产褥期　产后 1 个月，即俗称"坐月子"。此期是母体生理变化最明显的时期，特别是皮肤排泄功能旺盛，出汗量多，尤以睡眠时更明显，又由于产后卧床较多，腹肌和盆底肌松弛，易发生便秘，又因为活动较少，进食高蛋白、高脂肪的食物较多，故易发生产后肥胖。

（2）营养需求大　哺乳期的营养需要大于妊娠期的需要。

①要逐步补偿妊娠和分娩时所损耗的营养素储备，促进器官和各系统功能的恢复。②要分泌乳汁、哺育婴儿。母乳是婴儿出生后 4 ～ 6 个月中唯一的营养来源。在分娩后的前 4 ～ 6 个月中，婴儿比在 9 个月孕期中的体重增长一倍，所需营养皆由母乳供给。如果乳母营养不足，将会影响乳母的健康，减少乳汁分泌量，降低乳汁质量，影响婴儿健康成长。

（3）基础代谢率增高　一般基础代谢比未哺乳妇女高20%，以保证自身机体的恢复和哺乳的顺利完成，为了保证分泌优质的乳汁，母体对能量、优质蛋白质、脂肪、无机盐、维生素和水的需求均相应增加。

（4）血中激素水平急剧降低　胎盘生乳素在1天之内，雌激素、孕激素在1周之内降到妊娠之前正常水平。分娩后，随着雌激素水平的下降，垂体分泌的催产素却持续升高，而高水平的催产素是乳汁分泌的基础。

（5）母体的子宫及其附件　将逐渐恢复至孕前状态，而乳房则进一步加强活动。

哺乳有利于使产后妇女性器官和机体有关部分更快地复原。在怀孕期间，母体在正常条件下可储备约6kg的体脂，在哺乳过程中可以逐步消耗，故一部分母亲在哺乳1年后可以恢复孕前的体重，一部分母体可因哺乳而使体重比原来减少。

（6）泌乳　①初乳：产后第1周分泌的乳汁，浅黄色质稠，含大量的钠、氯和免疫球蛋白、铁蛋白等，初乳中蛋白质含量高于成熟乳，但乳糖和脂肪含量比成熟乳稍低，故易消化，是新生儿早期理想的天然食物。②过渡乳：产后第2周分泌的乳汁，过渡乳中乳糖和脂肪含量逐级增多，而蛋白质含量有所下降。③成熟乳：产后第2周以后分泌的乳汁呈乳白色，富含蛋白质、乳糖、脂肪乳糖和脂肪。

2. 乳母营养需要

（1）能量　乳母除满足自身的能量需要外，还要供给乳汁分泌所需。母体必须以0.38MJ（90kcal）的能量才能供100mL乳汁所含的能量，按每天泌乳800mL计，则每日需额外增加能量3.04MJ（720kcal）。哺乳期基础代谢率升高10%～20%，相当于每日增加能量需求0.84MJ（200kcal）左右。我国乳母每日能量的推荐摄入量为在孕前的基础上增加2.09MJ（500kcal）。

（2）蛋白质　乳母膳食中蛋白质的质和量，都会影响乳汁的分泌量和蛋白质氨基酸的组成。人乳蛋白质含量平均为11g/L，如每日泌乳800mL，则需要蛋白质8.8g。由于膳食蛋白质转化为乳汁蛋白质的转换率为70%，故泌乳800mL，需消耗蛋白质12.6g。如果膳食供给的蛋白质生理价值低，则转变成乳汁蛋白质的效率会更低。因此，乳母每日蛋白质的摄入量应在原基础上增加20g，其中优质蛋白质最好占1/3～1/2。

（3）脂肪　脂肪是乳儿能量的重要来源，乳儿中枢神经系统的发育及脂溶性维生素的吸收也需要脂肪，故乳母膳食中应有适量的脂肪。乳母应多吃些鱼类，尤其深海鱼类，可以增加二十二碳六烯酸（DHA）的摄入量，有利于婴儿脑神经和视力的发育。乳母脂肪的摄入量以占总能量的25%左右为宜。

（4）水分　乳汁分泌量与摄入的水量密切相关，摄入水分不足时，会直接影响泌乳量。乳母除每天喝白开水外，还要多吃流质食物，多喝骨头汤、肉汤、鸡汤、蛋汤、鱼汤等。为了促进乳汁分泌，乳母要多食猪蹄炖花生仁或大豆、鲫鱼汤等。

（5）维生素　①脂溶性维生素：大多数脂溶性维生素不能通过乳腺进入乳汁，而初乳中维生素A的含量高于成熟乳。所以，乳母膳食中应保证各种丰富的维生素A。我国营养学会建议乳母膳食维生素A的摄入量是每日1200μg。母乳中维生素D含量很低，婴儿必须多晒太阳或补充鱼肝油等维生素D制剂。乳母补充维生素D有利于钙的吸收。乳母每日膳食维生素 D 的摄入量建议为 10μg。②水溶性维生素：大多数水溶性维生素能通过乳腺进入乳汁中，所以乳母膳食中应保证各种水溶性维生素的供给，以满足母体的需要。

维生素 B_1 能促进乳汁分泌。尤其当机体处在缺乏状态时，大量补充可以增加泌乳量。但是，膳食中的维生素 B_1 进入乳汁的转化率仅为 50%。所以，乳母要注重维生素 B_1 的摄入。

（6）矿物质 ①钙：乳汁中钙含量较为稳定，不受乳母膳食中钙水平的影响，但当膳食中钙摄入量不足时，虽然不会影响乳汁的分泌量，但仍可能会动用母体骨钙贮备，以保持乳汁中钙含量的稳定。乳母常因钙摄入不足发生缺钙症状，表现为腰背酸痛、小腿肌肉痉挛等，严重的则出现骨质软化症。因此，乳母应多食一些高钙食物（如乳及乳制品、虾米皮、海带、豆制品等）及富含维生素 D 的食物（如动物肝、鸡蛋等）。此外，还要多晒太阳。乳母每日膳食中钙的适宜摄入量为 1200mg/d，可耐受的最高摄入量为 2000mg/d。②铁：铁不能通过乳腺输送到乳汁，故乳汁中铁的含量极低，仅为 0.1mg/100mL，不能满足乳儿的需要。乳母本身为防治贫血及促进产后身体恢复，也应多食含铁丰富且吸收率高的食物，以及富含维生素 C 的食物。乳母每日膳食中铁的适宜摄入量为 25mg/d，可耐受的最高摄入量力 50mg/d。③其他：碘 200μg/d，锌 20mg/d，硒 50μg/d。

3. 乳母合理营养

由于乳母的膳食将影响两代人的健康，所以，整个哺乳期都应保证膳食的合理性，并且要在不同的哺乳阶段进行合理的调配。

（1）产褥期膳食 产褥期是指产妇分娩后机体逐渐恢复到未孕状态的一段时间，一般需要 1 个月。由于分娩造成的失血和体力消耗需要补充和恢复，所以，产褥期的膳食应营养丰富、容易消化。

①食用易消化的半流质食物：产后 1 小时可进食。由于产褥期出汗量多，红糖水、蒸蛋羹、鲫鱼汤、排骨汤、鸡汤、米酒煮蛋等汤中加黄花、木耳、花生米，以及芝麻、红糖等，对补充蛋白质、钙、铁等微量元素和水分有利，并可促进乳汁的分泌。②注意补充蛋白质与铁：分娩失血丢失大量的蛋白质和铁，注意补充。③注意膳食纤维补充，防止便秘。④有会阴撕裂伤三度缝合的，应给无渣膳食 1 周，以防止因排便再次撕裂。⑤剖宫产的产妇，应在进食流食，忌食牛奶、豆浆、蔗糖等产气食物。

（2）哺乳期膳食 为了保证乳汁的质和量，应该重视乳母在整个哺乳期对各种营养素的高标准需求。

①食物种类齐全多样化，粗细粮搭配、膳食多样化：乳母膳食中的主食不能太单一，更不可只吃精白米面，应做到粗细搭配，适当配备一些杂粮，如燕麦、荞麦、玉米、小米及赤小豆、绿豆等。这样可以增加维生素 B_1 等 B 族维生素的供给，并可使谷类蛋白质起到互补作用，以提高蛋白质的生物价值。②保证供给充足的优质蛋白质：动物性食物，如鸡蛋、禽肉类、鱼、奶等可提供优质蛋白质，宜多采用。乳母每天摄入的蛋白质应保证 1/3 以上来自动物性食物。此外，大豆类食品也是优质蛋白质的重要来

源，乳母可多选用一些豆制品如豆腐、豆腐干等。尤其是经济条件不太宽裕者，可多选用大豆类食品以补充优质蛋白质。③多食含钙、铁丰富的食品：乳及乳制品含钙比较高，质优易于吸收利用，是最好的钙来源，乳母每天建议饮 200mL 以上的奶。经常食用一些含钙丰富的食物，如小鱼、小虾、虾皮、豆类和深绿色蔬菜等。必要时可适当补充骨粉、优质的钙制剂，但无须过分补充。含铁高的食物，如动物的肝、肉类、鱼类、某些蔬菜（如油菜、菠菜等）大豆及其制品等。④重视摄入新鲜蔬菜、水果、海产品：新鲜蔬菜和水果含有多种维生素、矿物质，同时还含有纤维素、果胶和有机酸等成分，可增进食欲，防止便秘，促进乳汁分泌，是乳母不可缺少的食物，每天要保证供应 500g 以上，蔬菜应多选用有色蔬菜。海产品可以供给适量的碘。⑤注意烹调方法：动物性食物如畜、禽肉类以煮或煨为最好，少用油炸。食用时要同时喝汤，这样既可增加营养，又可补充水分，有利于乳汁的分泌。如经济条件有限，可用骨头汤配以适量黄豆、豆腐和青菜等来代替。蔬菜的烹调要注意尽量减少维生素 C 等水溶性维生素的损失。煮汤或炒菜可加木耳、黄花、蘑菇、海带、紫菜等菌藻类食物，对补充钙、铁、碘、锌、硒等微量元素很有好处。⑥其他：应避免摄入高盐饮食和盐渍食品，少摄入刺激性大的食品（如某些香辛料），母亲尽量避免吸烟、饮酒、喝咖啡等。

二、婴幼儿营养

婴儿是指从出生到 1 岁的孩子，其中出生后 28 天内为新生儿期；幼儿是指 1 ～ 3 岁的孩子。婴幼儿营养状况会影响个体一生的健康状况，如婴幼儿营养不良不仅造成体重减轻、身材矮小，而且影响其智力和免疫功能；而此时期的营养过剩也会为成人后的心血管疾病、糖尿病等埋下隐患，所以，合理的营养对婴幼儿来讲至关重要。

（一）婴幼儿的生理特点

1. 生长发育迅速

婴幼儿期是人一生中的第一个生长发育高峰期。正常婴儿出生时的平均体重约为 3kg，1 岁时体重增加至 9kg 左右，是出生时的 3 倍，3 岁时达到出生时的 4 倍。出生时身高平均约 50cm，到 1 岁至 75cm 左右，是出生时的 1.5 倍，3 岁时达到出生时的 2 倍，约 100cm。6 个月时脑重量是出生时的 2 倍。1 岁时，脑重达到 0.9 ～ 1kg，接近成人脑重的 2/3，其中出生后的前 6 个月是脑发育的关键期。另外，幼儿期的孩子已能独立行走，活动量也大大增加。幼儿的智力、感知、心理、语言发育也加快，思维能力增强，开始体现出个性特征和独立性。

2. 消化系统功能较差

婴幼儿期消化系统的功能比较弱。婴儿口腔及胃肠黏膜柔嫩，血管丰富，食物的温度、硬度等不当易造成刺激或损伤。胃容量小，婴儿期仅为 30 ～ 50mL，幼儿期增至 300 ～ 500mL。6 个月左右开始萌出乳牙，20 颗乳牙到 2 岁才能出齐，咀嚼食物的能力较差。神经系统发育不完善，吞咽功能不协调。婴儿期唾液腺发育不完善，唾液分泌量少且淀粉酶的含量低，胃酸和其他消化酶的分泌量也较少，对食物的消化能力较弱，故对母乳以外的食物耐受力差。

（二）婴幼儿的营养需要

婴幼儿良好的生长发育需要充足的营养物质作为基础，其营养需要量高于成人及大龄儿童。

1. 蛋白质

蛋白质是构成机体组织的重要成分。婴幼儿期的快速生长发育，使其对蛋白质的需求量相对较高，且对优质蛋白的需求比例高于成人，应达到总蛋白量的50%。如果膳食中蛋白质供给不足，不仅会导致婴幼儿的生长发育迟缓，而且可引起机体抵抗力下降，出现消瘦、多病等现象。我国营养学会推荐的婴幼儿蛋白质摄入量为：母乳喂养的婴儿 $1.5 \sim 2g/$（$kg \cdot d$），以牛乳喂养的婴儿 $2 \sim 3.5/$（$kg \cdot d$），混合喂养的婴儿 $3.5/$（$kg \cdot d$）。

2. 脂肪

脂肪既是必需脂肪酸的主要来源，又可促进脂溶性维生素的吸收。脂肪中多不饱和脂肪酸（DHA、EPA等）对婴幼儿神经组织的发育及视觉发育有着重要作用。婴幼儿时期脂肪的需求量高于成年人。若摄入不足，易引起婴幼儿维生素A、维生素D的缺乏，体重下降，皮肤干燥。一般母乳和牛乳中的脂肪均能满足婴幼儿的需求，但母乳中的脂肪更易被婴幼儿消化吸收。我国营养学会推荐，婴幼儿每日膳食中脂肪能量占总能量的适宜比例为6个月以内婴儿占45%～50%，7～12个月占35%～40%，1～3岁占30%～35%。

3. 碳水化合物

婴幼儿热能的主要来源是碳水化合物。给婴幼儿供给充足的碳水化合物，不仅能满足婴幼儿对能量的需求，还可对蛋白质起到保护和节约作用，使摄入的蛋白质有利于参与婴幼儿的组织合成与更新，促进其生长发育；碳水化合物也是脑细胞代谢的基本物质。

过多摄入碳水化合物可引起小儿腹泻与龋齿的发生。乳类中的乳糖在肠道内完全溶解，以消化吸收，乳糖在肠道内发酵产酸，既有利于钙的吸收，又可抑制大肠菌群的繁殖。葡萄糖、果糖、蔗糖也易被婴幼儿吸收。因出生后3个月内，婴儿体内缺乏淀粉酶，故不易消化淀粉类食物。我国营养学会推荐，2岁以内的婴幼儿，每日膳食中碳水化合物能量占总能量的比例为40%～60%，2～3岁占55%～65%。

4. 能量

婴幼儿的生长发育迅速、合成代谢旺盛，对能量的需要相对较高。其能量消耗包括：基础代谢（占总能量消耗的60%），食物特殊动力作用（占总能量消耗的10%左右），活动消耗（主要表现有手足活动、啼哭、吸奶等，这部分能量消耗与其活动量大小有关），储存能量（维持婴幼儿生长发育所需的能量，占总能量的25%～35%）。如能量供给不足，将导致婴幼儿生长发育迟缓、消瘦，甚至死亡。能量摄入过多则可导致肥胖。我国营养学会推荐的婴幼儿能量摄入量为:0～1岁（不分性别）0.4MJ/d（95kcal/d）;

1 ～ 2 岁男童为 4.6MJ/d（1100kcal/d），女童为 4.4MJ/d（1050kcal/d）；2 ～ 3 岁男童为 5.02MJ/d（1200kcal/d），女童为 4.81MJ/d（1150kcal/d）。

5. 矿物质

（1）铁　正常出生的新生儿体内铁的储备可满足婴儿 4 ～ 6 个月需求。出生后 4 个月（早产儿、低体重儿出生后两个月）体内储存的铁逐渐耗尽，应及时添加富含铁的食物。如不及时补铁，极易产生缺铁性贫血。母乳和牛奶中铁含量较低（分别为 1mg/L、3mg/L），但母乳中铁的吸收利用率较高，可达 50%，牛奶仅为 10% 左右。6 个月到 2 岁是患缺铁性贫血的高峰年龄。我国营养学会推荐婴幼儿铁的摄入量为：0 ～ 6 个月 0.3mg/d，7 ～ 12 个月 10mg/d，1 ～ 3 岁 12mg/d。

（2）钙　新生儿体内钙含量约为体重的 0.8%，因此，生长发育过程中需要储备大量的钙。婴儿所需要的钙主要来源于母乳，虽然母乳的钙含量（34mg/L）低于牛奶（117mg/L），但是母乳中的钙磷比例适宜（2∶1），易于吸收，所以，母乳喂养的婴儿一般不会引起明显的钙缺乏。大豆类食物含钙较高，6 个月以后的婴儿可在辅食中适当添加。我国营养学会推荐婴幼儿的钙摄入量为：0 ～ 6 个月 300mg/d，7 ～ 12 个月 400mg/d，1 ～ 3 岁 600mg/d。

（3）锌　锌参与体内多种辅酶的形成，对味觉形成、细胞分化、食物消化等多种生理功能均有影响。正常新生儿体内锌储备较少，当膳食摄取不足时，易引起婴幼儿生长发育迟缓、味觉异常、脑发育受损等现象。母乳的锌含量与牛奶基本相似。我国营养学会推荐婴幼儿锌的摄入量为：0 ～ 6 个月为 1.5mg/d，7 ～ 12 个月为 8.0mg/d，1 ～ 3 岁为 9.0mg/d。

（4）碘　碘缺乏症是世界性疾病，在我国一些地区依然存在。虽然机体对碘的需求量不高，但碘对婴幼儿生长发育有着非常重要的作用。缺碘不仅可引起婴幼儿生长发育迟缓，而且可引起智力低下、聋哑等。我国通过采取普及碘盐的预防措施，对碘缺乏病发生的预防已取得了显著成效。但在婴幼儿喂养过程中仍需要重视碘的补充。海带、紫菜等海产品均为含碘丰富的食物。我国营养学会推荐的婴幼儿碘的摄入量为：0 ～ 3 岁为 50μg/d。

6. 维生素

各种维生素对婴幼儿的生长发育都起着非常重要的作用。婴幼儿期新陈代谢旺盛，维生素的需要量高于成人。若乳母饮食营养合理，母乳喂养的婴儿通常不会发生维生素缺乏。但母乳和牛奶中的维生素 A、维生素 D 含量较低，若没有通过其他食物合理补充或缺乏户外活动，则容易出现佝偻病及生长发育迟缓、眼干燥症、夜盲症等现象。所以，婴幼儿可适当补充鱼肝油等维生素 A、维生素 D 制剂，须在医生指导下服用，以防摄入过量。

（三）婴幼儿的合理营养

1. 母乳喂养

母乳是 6 个月以下婴儿最理想的天然食物，是人类哺育下一代最合理的喂养模式。

母乳可分为初乳、过渡乳和成熟乳。产后 3 ～ 5 天以内的乳汁即为初乳，其中蛋白质含量高且富含抗体等物质，可提高婴儿免疫力。过渡乳是指产后 13 天至满月时的乳汁，满月后的乳汁即为成熟乳。

（1）母乳喂养的优点 ①营养物质最符合婴儿生长发育的需要。母乳中的蛋白质以乳清蛋白比例最高，乳清蛋白在胃内形成的凝块较小，易于消化吸收；母乳蛋白质中必需氨基酸的比例与婴儿需要非常接近，利用率高；母乳中含有一定量的牛磺酸，对婴儿的脑发育、视力、胆汁代谢有重要作用。母乳中富含花生四烯酸、二十二碳六烯酸（DHA），对婴儿的脑发育和视网膜发育具有重要意义，丰富的亚油酸、亚麻酸可预防婴儿湿疹。母乳中含有乳脂酶，有利于婴儿对脂肪的消化。母乳中乳糖含量较高，在肠道细菌的作用下产酸，既有利于机体对钙的吸收，又有利于抑制肠道致病菌的繁殖，调节肠道的菌群平衡。母乳中的钙含量虽低于牛奶，但因合适的钙磷比例，吸收较好，母乳中铁的生物利用率是牛奶的 5 倍。母乳中多数维生素能满足 6 个月以内婴儿需要。②母乳喂养经济、方便、卫生。母乳的温度适宜，清洁卫生，新鲜而不变质，不易发生污染。健康的母乳几乎是无菌，并可随时供给婴儿，不受时间、地点的限制，故又经济又方便。母乳喂养的婴儿极少发生母乳过敏或者是不耐受，避免了许多疾病的发生。③母乳喂养可促使母婴的感情交流。母乳喂养使婴儿有温暖感、安全感，通过母亲的拥抱、抚摸及母子间的眼神交流等，使母婴之间密切接触，可建立亲密的感情，可促进婴儿的智力发育。④提高免疫功能。母乳含有丰富的免疫蛋白和免疫细胞，如分泌型免疫球蛋白、溶菌酶、巨噬细胞、双歧因子、淋巴细胞等多种免疫物质，能够增强婴儿早期的抗病能力，降低婴儿腹泻、呼吸道的感染。⑤有利于牙齿发育和保护婴儿。吸吮时肌肉运动有助于面部的正常发育，并且可以预防因为奶瓶喂养而引起的龋齿。⑥有利于母亲的产后康复。哺乳时婴儿不断吸吮乳房，反射性地引起催产素的分泌，促进子宫收缩，减少产后出血，有助于母体的产后恢复。

（2）母乳喂养的方法 ①尽早喂奶：婴儿出生后 1 ～ 2 小时就可进行哺乳，或在产后 5 ～ 6 小时婴儿清醒时喂奶。新生儿与生俱来就有吸吮的能力，及早给婴儿吸母乳，通过吸吮可反射性地刺激垂体分泌泌乳素，使乳汁分泌增多。若在产后 12 小时内不喂奶，乳房会胀大、变硬、疼痛，反而会使乳汁分泌越来越少。②按需哺乳：哺乳时不应严格规定哺乳的间隔时间，应母婴同室、按需哺乳，这样才能满足婴儿生长发育的需要。大多数婴儿每 2 ～ 3 小时需哺乳一次。哺乳时，乳母的哺乳姿势要正确，应待一侧乳房吸空后换另外一侧，两乳交替进行。哺乳结束后应抱起婴儿，轻拍其背以排出胃部空气，防止溢奶。

（3）断奶过渡期的喂养 ①概念：婴儿从单纯依靠母乳喂养逐渐过渡到完全由母乳以外的食物来喂养的过程，称为断奶过渡期，这一过程通常从婴儿 4 ～ 6 个月开始，持续至 10 ～ 12 个月或更长。随着婴儿逐渐长大，母乳的质和量逐渐不能满足婴儿的需求，此时应该逐步添加一些食物作为补充，除母乳以外给婴儿添加的任何食物称为辅食。②辅食添加原则：添加辅食应该根据婴儿生长发育的不同时期所能够接受的食物品种和摄入量科学地进行。应遵循适时适量、由一种到多种、由少到多、由液体到固体、由稀到稠的基本原则（表2-14）。

表2-14 婴儿添加辅食的顺序

月龄	添加的辅食	供给的主要营养素
1～2个月	鲜果汁、蔬菜汁、鱼肝油	维生素A、维生素C、维生素D和无机盐
4～6个月	蛋黄、鱼泥、豆腐、动物血、水果泥、烂粥	维生素A、维生素C、B族维生素、能量、蛋白质、铁
7～9个月	烂面片、烤馒头片、饼干、鱼、蛋、肝泥、肉糜	维生素A、B族维生素、能量、动物蛋白质、铁、锌
10～12个月	粥、软饭、挂面、馒头、面包、肉、油、豆制品、蔬菜、水果	B族维生素、能量、无机盐、蛋白质、纤维素

2. 混合喂养

因为母乳不足或其他原因，在母乳喂养的同时，采用牛奶或其他代乳品替代部分母乳的喂养方式，称为混合喂养。混合喂养的原则是：先喂母乳，再喂牛奶或代乳品。每日哺乳不得少于3次。6个月前以乳类为主，6个月后除乳类外，可适当补充豆类和谷类等食物。

3. 人工喂养

因各种原因无法母乳喂养时，完全采用牛奶或其他代乳品喂养婴儿的方式，称人工喂养。人工喂养时应尽量采用牛奶、鲜羊奶、奶粉或配方奶等乳制品。人工喂养时的代乳品成分应尽量接近母乳的营养，加工处理时要注意清洁卫生。

（1）婴儿配方奶粉 婴儿配方奶粉参考母乳的成分及婴儿不同阶段的需求制作而成，其营养素与母乳相似，易消化吸收，是人工喂养的良好选择。但配方奶粉缺乏母乳中所特有的免疫因子和生物活性物质，故仍不能替代母乳。使用婴儿配方奶粉时，可按产品说明书进行调制和喂哺。

（2）牛奶 鲜牛奶是常见的母乳代乳品，因其营养成分与人乳有一定的差异，故需要适当将牛奶稀释，新生儿期通常是2份牛奶＋1份水（2/3奶），以后过渡到3/4奶、4/5奶，满月后可吃全奶。牛奶稀释后还需要加5%～8%的葡萄糖或蔗糖（牛奶乳糖是人奶的60%），煮沸3～4分钟即可。

4. 幼儿的合理营养

幼儿期的生长发育虽然比婴儿期缓慢，但与成人相比仍然非常旺盛，对各种营养物质的需求量也高。同时，幼儿的消化能力并不完善，因此，需要增加餐次，重视其膳食的合理性。

（1）平衡膳食，合理营养 幼儿膳食应该多样化。在以谷类食物为主的基础上，应有一定量的牛奶、瘦肉、鱼类、大豆及豆制品、蔬菜和水果等，以供给优质蛋白质、维生素和矿物质等营养物质。应注意奶类是每天中不可缺少的食物，每天至少饮用牛奶350mL，有条件的可达500～600mL。

（2）合理搭配，科学烹调 提供给幼儿的食物不仅要有合理的搭配，还应注意科学的烹调和加工。烹调的食物要做到易消化，既要保持营养成分不被破坏，又要使食物的色、香、味俱全，以增进幼儿食欲。避免油炸、质地粗糙或刺激性强的食物。另外，含糖高的食物（巧克力、糖果、含糖饮料等）不宜多吃。

（3）少量多餐，养成良好的膳食习惯　因幼儿的营养需要量高而胃容积小，所以，除每日三餐外，还应增加两次点心，加餐的食物可以是牛奶、水果、坚果类。每次进餐要提供合适的用具、地点、良好的进餐环境，按时进餐，鼓励幼儿自己进食，做到不挑食、不偏食、不乱吃零食，培养幼儿良好的饮食习惯，并注意饮食卫生。

（四）婴幼儿常见的营养问题

1. 缺铁性贫血

缺铁性贫血是6个月至3岁婴幼儿常见的营养缺乏症。母乳类食物含铁量较少，而且婴儿体内的储备铁只能满足出生后4～6个月的需要，若膳食摄入不足则极易发生，尤其是多胎及早产儿更容易发生。研究表明，婴幼儿铁缺乏不仅影响生长发育，还可引起听觉功能异常改变。为预防缺铁性贫血，应从4个月起补充富含铁的食物（肝泥、肉糜、蛋黄等），同时适当补充富含维生素C的食物以促进铁吸收。

2. 佝偻病

佝偻病主要发生在3岁以下的婴幼儿，在寒冷季节或寒冷地区出生的婴儿更多见。主要表现为方颅、囟门闭合迟缓、鸡胸、"X"形腿或"O"形腿。为预防佝偻病，可增加体内维生素D的合成，从而达到预防效果。

3. 食物过敏

因遗传因素或胃肠功能发育不完善，婴幼儿对添加的辅食可产生过敏反应，出现腹泻、哮喘、湿疹等表现，少数也可出现全身性的过敏反应，甚至死亡。引起婴幼儿食物过敏常见的食物是牛奶和鸡蛋。避免过敏最有效的方法是出生后前4个月纯母乳喂养。

4. 锌缺乏症

因摄入不足或吸收利用障碍导致锌缺乏症在我国婴幼儿中较为常见。婴幼儿缺锌可引起味觉减退、食欲不振、生长发育迟缓、复发性口腔溃疡、免疫力下降、生殖器官发育不良等。预防锌缺乏症，应按时添加蛋黄、鱼、动物内脏等富含锌的食物，及时纠正婴幼儿偏食、挑食的不良饮食习惯。

（五）婴幼儿喂养指南

1. 0～6月龄婴儿喂养指南

①纯母乳喂养。②产后尽早开奶，初乳营养最好。③尽早抱婴儿到户外活动或适当补充维生素D。④给新生儿和1～6月龄婴儿及时补充适量维生素K。⑤不能用纯母乳喂养时，宜首选婴儿配方食品喂养。⑥定期监测生长发育状态。

2. 6～12月龄婴儿喂养指南

①奶类优先，继续母乳喂养。②及时合理添加辅食。③尝试多种多样的食物，膳食少糖、无盐，不加调味品。④逐渐让婴儿自己进食，培养良好的进食行为。⑤定期监测

生长发育状态。⑥注意饮食卫生。

3.1 ~ 3 岁幼儿喂养指南

①继续给予母乳喂养或其乳制品，逐步过渡到食物多样。②选择营养丰富、易消化的食物。③采用适宜的烹调方式，单独加工制作膳食。④在良好的环境中规律进餐，重视良好饮食习惯的培养。⑤鼓励幼儿多做户外游戏与活动，合理安排零食，避免过瘦与肥胖。⑥每天足量饮水，少喝含糖高的饮料。⑦定期监测生长发育状态。⑧确保饮食卫生，严格餐具消毒。

三、儿童、青少年营养

儿童期通常分为两个阶段，3 ~ 6 岁为学龄前儿童，7 ~ 12 岁为学龄儿童。青少年期亦称为青春期，通常指 13 ~ 18 岁的人群。

（一）学龄前儿童的营养

1. 学龄前儿童生理特点

（1）生长发育：学龄前儿童与婴幼儿比较生长速度相对缓慢，但代谢仍比较旺盛。此时每年体重增加约 2kg，身高增长 5 ~ 7cm。头围增长缓慢，每年增加不到 1cm，四肢迅速加长，且活动能力加强。神经系统发育逐渐完善，但脑细胞的体积和神经纤维的髓鞘化仍然继续。

（2）咀嚼和消化功能仍不够完善：3 岁儿童 20 颗乳牙已出齐，6 岁时第一颗恒牙可能萌出，但咀嚼能力仅达成人的 40%，消化能力也仍有限，对固体食物需要较长时间适应。

（3）心理发育不完善，注意力分散，喜欢模仿。

（4）对外界有害因素的抵抗力较弱。

2. 学龄前儿童营养需求

（1）能量　此期生长发育速度减慢，故生长发育所需能量占的比例相对减少，基础代谢的能量消耗约为总能量的 60%，约为 44kcal/（kg·d）。该时期孩子的活动能力提高，活动范围不断扩大，所以，每日所需能量仍然高于成年人。若能量供给不足，不仅导致体重下降，其他营养素的功效也将受到影响。相反，能量摄入过多也会导致肥胖。我国营养学会推荐的学龄前儿童能量每日摄入量为 1300 ~ 1700kcal，其中男孩略高于女孩。

（2）蛋白质　学龄前儿童对蛋白质的需要量仍然较多，生长发育每增加 1kg 体重，约需 160g 的蛋白质积累。膳食中应注意选择富含优质蛋白质食物。我国营养学会推荐的学龄前儿童每日蛋白质摄入量为 45 ~ 60g，蛋白质供能应占总能量的 14% ~ 15%，其中优质蛋白质应占总蛋白量的 50%。

（3）脂肪　学龄前儿童生长发育的能量、免疫功能、脑发育和神经髓鞘的形成都需要脂肪，尤其是必需脂肪酸。我国营养学会推荐的学龄前儿童脂肪摄入量 4 ~ 6g/（kg·d），占总能量的 30% ~ 35%，亚油酸供能不应低于总能量的 3%，亚麻酸供能不低于总能量的 0.5%。

（4）碳水化合物　学龄前期儿童基本完成了从以奶和奶制品为主到以谷类为主的过渡。谷类所含有的丰富碳水化合物是其能量的主要来源。我国营养学会推荐学龄前儿童碳水化合物摄入量 15g/（kg·d），占总能量的 50%～60%，但不宜用过多的糖和甜食，而应以含有多糖的谷类为主，如大米、面粉、红豆、绿豆等各种豆类。

（5）维生素　维生素是促进儿童生长、维持机体生命活动、提高机体抵抗力的重要物质。由于我国居民膳食结构中动物性食物比例较低，所提供的维生素 A 数量不多，机体维生素 A 的主要来源是蔬菜中的胡萝卜素，但胡萝卜素在体内的利用率较差。因此，学龄的儿童应该注意多食富含维生素 A 的动物性食物。另外，维生素 D 对促进儿童骨骼和牙齿的正常发育起着重要作用，缺乏容易导致佝偻病。我国营养学会推荐学龄前儿童维生素 A 每日摄入量为 400～500μg 视黄醇当量；维生素 D 的摄入量为每日10μg。

（6）矿物质　学龄前儿童骨骼发育和生长速度较快，机体对矿物质尤其是钙、磷、铁的需求量高。我国营养学会推荐 4～6 岁儿童钙的适宜摄入量为每日 800mg，铁的适宜摄入量为每日 12mg。

3. 学龄前儿童的营养问题

此期儿童由于活动范围扩大，兴趣增多，易出现饮食无规律、偏食、吃零食过多等，影响了营养素的摄入与吸收。微量元素如铁、锌及维生素的缺乏是这一时期常见的营养问题。在贫困农村，蛋白质、能量摄入不足仍然是比较突出的问题；城市儿童因脂肪类食物摄入过多或运动减少，造成的肥胖问题日趋严重。

4. 学龄前儿童的合理营养

（1）合理搭配，平衡膳食　学龄前儿童的膳食应足量而多样化，注意食物的选择和合理搭配，以满足他们对各种营养素的需要。烹调加上应注意食物的色、香、味、形，既要引起食欲，又要易于消化。

（2）合理膳食制度　三餐两点，早餐、早点占30%，午餐、午点占40%。午餐宜丰盛，午点低能量，晚餐宜清淡。

（3）培养良好的饮食习惯　学龄前儿童已有一定的认知能力和行为能力，且有较强的模仿能力，家长应注意自己的饮食行为，同时注意培养儿童良好的饮食习惯，如按时进餐，不挑食、不偏食等。

5. 学龄前儿童的膳食指南

（1）食物多样，谷类为主。

（2）多吃新鲜蔬菜和水果。

（3）经常吃适量的鱼、禽、蛋、瘦肉。

（4）每天饮奶，常吃大豆及其制品。

（5）膳食清淡少盐，正确选择零食，保证正常体重增长。

（6）食量与体力活动要平衡，保证体重正常增长。

（7）不挑食、不偏食，培养良好的饮食习惯。

（8）吃清洁卫生、未变质的食物。

（二）学龄儿童的营养

1. 学龄儿童的生理特点

学龄儿童期生长发育保持相对平稳，当女孩到 10 岁，男孩到 12 岁时起，生长发育突然增快，体重年增 4～5kg，个别达 8～10kg，因此，学龄儿童的后期进入生长发育的高峰期，对各种营养素的需要量大大增加。在生长发育过程中，各系统器官发育快慢不一，6 周岁儿童脑重已达 1200g，为成人的 90%，之后虽仅增加 10%，但脑细胞的结构和功能却进入复杂化的成熟过程。生殖系统在 10 岁前，几乎没有发展，而 10 岁后即开始迅速发育。

2. 学龄儿童营养需求

（1）热能　此期基础代谢率较高，体力、脑力活动对能量的需求大，随生长加速其能量需求接近或超过成年人。我国营养学会建议儿童热能供给量为 6～10 岁 1800～2100kcal，10～13 岁 2300kcal。

（2）蛋白质　学龄儿童正处于生长发育时期，所需要蛋白质多，各种氨基酸的需要量按单位体重计算高于成人，我国 7～12 岁儿童的蛋白质供给量占热能的 12%～14%，即 6～10 岁为 60～70g，10～12 岁为 70～75g。

（3）矿物质　中国营养学会建议，儿童钙供给量 6～10 岁为每天 800mg，10～12 岁 1000mg。学龄儿童时期生长发育旺盛，造血功能也大大增加，对铁需要较成人高。我国营养学会建议铁的供应量 6～12 岁的儿童每天 12mg，若从食物中摄入不足时，可用含铁的强化食品或铁制剂来补充，以满足生理需要。锌的摄入 7～12 岁为 15mg，儿童缺碘生长和智力发育都会受影响，因此，要多吃些海带等海产品；缺碘地区更应供给加碘的食盐。

（4）维生素　我国营养学会推荐维生素 A 每日摄入量 700μg 视黄醇当量。维生素 D 的摄入量为每日 10μg。

3. 学龄儿童常见的营养问题

学龄期儿童的营养问题比较多见，主要是早餐摄入不足及早餐质量较差。因挑食、偏食等导致的营养不良，常见的有缺铁性贫血、维生素 A 缺乏、B 族维生素缺乏、锌缺乏等。看电视时间过长，体力活动减少，饮食不平衡而导致超重和肥胖在这一时期也比较突出。

4. 学龄儿童的合理营养

（1）平衡膳食　充足丰富的能量和营养素，不仅是自身生长发育的需要，也是其完成学业任务、各种活动及训练的需要，所以，更应注意合理膳食。要引导孩子的膳食做到荤素搭配、粗细搭配、主副食搭配、干湿结合。一般男孩子的食量不应低于父亲，女孩子不低于母亲。

（2）合理饮食制度，保证早餐　在一日三餐的基础上，学龄儿童尤其应注意早餐的摄入。良好的早餐应有足够的能量和充足的优质蛋白质，另外，也应注意早餐中维生素和矿物质的供应。早餐供给的能量应相当于全日总能量的 25% ～ 30%。还可以适当地安排课间加餐。

（3）培养良好的饮食习惯　在学校应进一步培养学龄儿童养成良好的饮食习惯。教育他们不挑食、不节食、少吃零食，饮用清淡饮料，控制糖的摄入，同时应重视饮食卫生和户外活动。

（三）青少年的营养

1. 青少年的生理特点

（1）体格发育明显加快　青少年期是人生长发育的第一个高峰期。男女生青春发育期的起始年龄有所不同，女生一般从 10 岁左右开始，到 17 岁左右结束，男生一般从 12 岁左右开始，22 岁左右结束。男生身高平均增长 28cm，女生 25cm。男生体重每年增长 8 ～ 10kg，女生 7 ～ 9kg。

（2）生殖系统迅速发育　随着性器官的发育成熟，第二性征逐步出现，性意识和情感生活日益丰富。

（3）智力和心理发展达到较完善阶段　青春发育期青少年的心理和智力发展达到高峰，思维活跃，社交活动增强，具有一定程度的独立性和自主性。

2. 青少年的营养需要

（1）能量　青少年参与的各种活动多且活动量大，学习负担重，对能量的需求量超过一般成年人，而且男性高于女性。我国营养学会建议青少年能量推荐摄入量（RNI）为：男性每天 2400 ～ 2900kcal，女性每天 2200 ～ 2400kcal。

（2）蛋白质　因大量的活动和快速的生长发育，机体不仅对蛋白质的需求量增加，而且需要大量优质蛋白质以满足机体需要。我国营养学会建议青少年蛋白质摄入为每天 75 ～ 85g，其中优质蛋白质应占总蛋白量的 40% ～ 50%。

（3）矿物质　因青春期骨骼增长速度快，性器官的成熟等，机体对钙、磷、铁等矿物质的需要显著增加。钙、磷供给不足，不仅影响青少年的生长发育，并有可能导致骨质疏松症、肌肉抽搐和疼痛。铁摄入不足可引起缺铁性贫血，特别是女性由于月经失血，铁丢失增加，更易发生铁的缺乏。我国营养学会建议青少年钙的适宜摄入量为每天 1000mg；女性青少年铁的适宜摄入量为每天 18 ～ 25mg，男性每天 16 ～ 20mg；女性青少年锌的推荐摄入量为每天 15.0 ～ 15.5mg，男性每天 18 ～ 19mg。

3. 青少年常见的营养问题

青少年时期出于快速生长发育，膳食中某些营养素，如蛋白质、铁、钙、锌、碘摄入不足的现象在某些地区时有发生。其他营养素的不足也会在特定条件下发生。当前，膳食中营养素不均衡导致青少年体重超重和肥胖症，已成为社会的公共卫生问题。因此，全面、充足与均衡的营养是保证青少年正常发育的物质基础。

4. 青少年合理膳食

（1）保证能量的需求　青少年对能量的需求量较高。膳食中应多提供富含碳水化合物的食物。每天吃一定量的粮谷类食物，不仅是碳水化合物的主要来源，还可以补充机体对 B 族维生素的需要。

（2）注重优质蛋白质的充足供给　青春期生长发育速度加快，机体的合成代谢旺盛，加之学习任务重、活动量大，需要足量的蛋白质补充。膳食中应注意提供如鱼、蛋、肉、奶及豆类等富含优质蛋白质的食物，以保证机体需要。

（3）坚持良好的膳食习惯　青少年膳食更应注意坚持良好的习惯。不应该因主观意识、自身嗜好或者外界因素的影响挑食、禁食，从而造成某些维生素或者微量元素的缺乏，如本来就容易缺乏的维生素 A、维生素 D，以及铁、锌的摄入不足而影响健康。

（4）防止肥胖，避免盲目节食　当前有不少青少年，尤其是女性为了减肥而盲目节食，从而造成低血糖、厌食症，不仅导致注意力减退，记忆力下降，影响学习成绩，而且可能造成机体代谢紊乱，对健康造成不良影响。相反，如果摄入过多的食物，尤其是油炸、巧克力、糖等高能量食物，容易造成过重或者肥胖。所以，青少年更应注意平衡膳食，同时进行适当的体育锻炼，以维持体重的正常。

四、中老年人营养

我国对中老年人的划分标准是 40 ～ 60 岁为中年人，60 岁以上为老年人。2021 年，第七次全国人口普查结果显示，我国 60 岁以上的老年人数已经达到 26402 万，占人口总数的 18.7%。中老年阶段，人体逐渐进入了生理衰退期，也是人体各种慢性病的高发期，因此，中老年人群的合理营养至关重要。

（一）中年人的营养

中年是从青年到老年的过渡阶段。

1. 中年人的生理特点

（1）基础代谢率下降　研究表明，人体 30 岁之后基础代谢率每年平均下降 0.5%，肌肉等实体组织逐渐减少，脂肪占身体的比重逐渐增加。

（2）消化功能减退　中年后胃酸和体内消化酶的分泌量减少，消化功能减弱，易患慢性胃炎、溃疡等疾病。胃肠道肌肉组织的弹性减弱，使胃肠蠕动减慢，容易导致便秘。

（3）循环系统功能下降　随着机体清除自由基能力的减退，血管壁弹性降低，易患心脑血管疾病。

（4）其他　40 岁之后，机体的听力、视力、感觉功能及免疫力均出现不同程度的减退。45 岁左右进入更年期，出现内分泌紊乱、骨质疏松症。

2. 中年人的营养需要

（1）能量　能量的摄入要根据个体的年龄、性别、劳动强度等情况确定，不宜摄入过多。

（2）蛋白质　随着年龄的增长，蛋白质分解代谢超过了合成代谢，中年时对蛋白质的利用仅为年轻时的 60% ～ 70%，所以，应注意中年人的蛋白质供给，每日不得少于 1g/kg，且优质蛋白质的比例应不低于 30%。

（3）脂肪　中年时期应适当限制脂肪的摄入量，以防高血脂和动脉粥样硬化。每日的摄入量不应高于 60g。应当控制每日碳水化合物的摄入量，以防止摄入过多引起体重增加或其他疾病。适当地摄入膳食纤维，既可防止便秘，又可对糖尿病、高血压等慢性疾病起到一定的预防作用。

（4）维生素和矿物质　此时期对维生素和矿物质的吸收利用率降低，因此，应注意补充，尤其是钙、铁、维生素 A 等的摄入应充分，但矿物质中的钠摄入应限制。

3. 中年人常见的营养问题

（1）营养过剩　能量摄入过多、活动太少而引起营养过剩，主要表现为能量、脂肪摄入过剩，而与此相关的高血压、冠心病、糖尿病、肥胖等是威胁中年人健康的主要病症。

（2）缺钙　中年时期对食物中的钙吸收、利用率降低，若膳食中不注意补充，则易造成机体缺钙，引起骨质疏松症。

4. 中年人合理膳食

（1）平衡膳食　膳食应多样化。粗细粮搭配，荤素搭配，主副食搭配，不偏食。注意摄取动物性优质蛋白质，新鲜的蔬菜和水果，以提供机体多种维生素、矿物质和膳食纤维。

（2）注意膳食的科学加工　烹调食物在加工处理时应注意尽量减少有效成分的丢失，保证色、香、味、形以促进食欲，利于消化吸收。

（3）合理的膳食制度　应该制订规律的膳食制度，一日三餐。就餐要有良好的膳食环境。

（二）老年人的营养

1. 老年人的生理代谢特点

（1）机体成分改变，基础代谢率降低　进入老年阶段，人体的肌肉组织重量减少，出现肌肉萎缩；体内水分减少，细胞内液减少；骨中矿物质数量减少，容易出现骨质疏松症。50 岁后的中老年人，尤其是身体瘦小者基础代谢率将比其中年期降低10% ～ 15%；脂肪组织逐渐增加，加之活动量减少，容易造成肥胖。

（2）身体重要器官的生理功能降低　随着老年人年龄的增加，血管壁弹性降低，造成外周血管阻力增大；60 岁以上的老年人脑细胞减少10% ～ 25%，脑血管不同程度的硬化，脑血流量减少，记忆力和动作协调性下降；肾单位数量减少，肾滤过功能和重吸收功能下降；牙齿脱落，味蕾萎缩，味觉减退而影响食欲，消化酶、胆汁分泌减少，使机体对营养素的吸收能力下降，胃肠蠕动减慢，导致胃肠胀气、便秘。

（3）代谢功能降低　老年人由于各组织细胞数目减少，功能降低，其合成代谢速度也随之降低。另外，胰岛素分泌能力减弱，外周组织对胰岛素的敏感性下降，可使葡萄糖耐量下降，易引起血糖水平的升高；体内氧化损伤加重。

（4）免疫功能下降　胸腺萎缩，重量减轻，T 淋巴细胞数目明显减少，因此，免疫力下降，容易患各种疾病。

2. 老年人营养需要

（1）能量　因机体代谢功能下降，活动量减少，老年时期对能量的需求也相对减少。通常60～69岁的老年人比年轻人能量需求减少20%，70岁以上减少30%。但也因个体活动程度的不同而有较大的个体差异。所以，老年人的能量摄入量应以维持正常体重为标准。我国营养学会建议60岁以上的老年人每日能量摄入量为2200～3100kcal，70岁以上为2000～2200kcal。

（2）蛋白质　老年人的合成代谢下降，合成代谢逐渐变慢，负氮平衡比较容易发生。因此，老年人对蛋白质的需要量不应低于成年人。同时，因其对营养素的消化、吸收、利用率降低，故膳食中应注意优质蛋白质的供给。我国营养学会推荐蛋白质每日摄入量为1.0～1.2g/kg，优质蛋白占1/3～1/2，蛋白质供能占总能量的12%～14%。

（3）脂肪　因胆汁分泌量减少，脂肪酶的活性下降，机体对脂肪消化能力降低，因此，脂肪的摄入不宜过多，以占膳食总能量的20%～25%为宜，应以富含多不饱和植物油为主。

（4）碳水化合物　由于老年人胰岛素分泌减少，组织对胰岛素的敏感性下降，糖耐量降低，容易发生血糖增高；过多的糖在体内还可转变为脂肪，引起血脂升高、肥胖等疾病。故碳水化合物供能比为55%～65%。

（5）矿物质　老年人对钙的吸收能力下降，容易引起机体缺钙而导致骨质疏松症，尤其是女性，由于雌激素水平下降，钙的缺乏尤其明显。我国营养学会推荐老年人每日膳食钙的适宜摄入量为1000mg。因吸收能力下降及造血功能的减退，老年人也容易出现缺铁性贫血，我国营养学会推荐老年人膳食铁的适宜摄入量为每日15mg。

（6）维生素　维生素有利于消化和肠的蠕动，避免便秘，并有利于防止结肠癌及降低血清胆固醇的功效。老年人应从动物肝、奶类、蛋类食物、黄绿色蔬菜中获取足量的维生素A。另外，也不能忽视维生素D、维生素E、维生素C及B族维生素的充足摄入。

3. 老年人常见的营养问题

由于经济发展，膳食构成变化，营养不平衡问题在老年人中也较为常见。超重及肥胖在我国城市中的中老年人群比较普遍，而贫困农村尤其是山区依然存在营养摄入不足、膳食质量低下等现象。微量营养素的缺乏。据调查显示，即使在营养状况良好，甚至"营养过剩"的中年人群中，仍然存在不同程度微量营养素缺乏，最常见的是维生素A、铁及钙的摄入量不足。另外，因膳食结构不合理，脂肪、饱和脂肪、胆固醇摄入过量，常导致血脂升高、体重指数增加，使老年群体患高血压、冠心病等心脑血管疾病和糖尿病的危险增加。

4. 老年人的合理营养

（1）合理搭配，营养全面　老年人膳食中主要以碳水化合物来补充能量，优质蛋白补充机体的组织细胞消耗，蔬菜和水果补充维生素，并适量摄取脂肪，以保证机体的需求。同时，注意低盐、多醋和饮用足量的水分（每天适宜饮水量为2500mL）。

（2）科学的烹调加工　为适应老年人牙齿状况及消化功能减退的特点，食物加工宜软烂，应多采用煮、炖、熬、蒸等烹调方法，少用煎、炸。还要注意食物的色、香、味、形等感官性状，并适当照顾饮食习惯，以刺激食欲。

（3）少量多餐，定时定量　老年人的饮食要有规律，要努力做到定时定量，不饥不饱，细嚼慢咽，少食多餐，有条件者一天可进餐4～5次。

（4）饮食宜清淡，避免过咸或油腻　饮食清淡是指低盐、低脂、低糖、低胆固醇和低刺激等"五低"饮食而言。低盐是指每日摄入的食盐不要超过6g，低脂是指每天摄脂总量最好不要超过膳食总热量的25%，低糖是指不食过甜的食品，低胆固醇是指少食用含胆固醇高的食物（如蛋黄、动物内脏、鱼子等），低刺激是指少食辛辣食品（如辣椒、胡椒等）。

5. 老年人的膳食指导

食物要粗细搭配、松软，易于消化吸收；合理安排饮食，提高生活质量；重视预防营养不良和贫血；多做户外活动；维持健康体重。

第三章　骨生长发育所需的营养素　▷▷▷▷

第一节　骨的基本构造

骨是人体的支架，通过骨与骨之间的骨连接结构形成骨骼，骨骼与附着于它上面的骨骼肌，赋予人体的基本外形，构成体腔（颅腔、胸腔、腹腔、盆腔）的壁，保护着人体重要的脏器，如脑、心、肺、脾、肝等。同时，骨骼系统是身体最大的矿物质库，对许多种矿物质平衡起着重要作用。它每时每刻皆与其他组织进行着物质交换，这里主要指的是矿物质交换，特别是钙、磷、氟、镁等矿物质。当机体必需的矿物质缺乏时（如饮食供应不足），骨就会做出牺牲，释放出这些矿物质，以应急需。这些矿物质充足或过多，又不能从其他途径及时排出体外时，就储存于骨内。这些过程都是骨组织内各种细胞活动在多种因素（如激素等）影响下所引起的。骨骼与骨骼肌一起构成机体的运动系统，在神经的支配下，执行机体的运动功能。

通常所说的骨，指的是作为器官存在的骨，它包括构成骨的骨组织及骨膜，骨内的血管、神经、淋巴、骨髓和软骨。骨组织是最坚硬的组织，是构成骨的主体。人体共有 206 块骨，约占体重 1/5，分布于人体的躯干、四肢和头颅。骨的外形有很大差别。各个骨的外形及构成在人的一生中都进行着改变，以适应人体生长发育的需要。

一、骨的基本形态

骨的形态是与其功能密切相关的，由于功能不同，骨的形态也各不相同。根据形态可将骨分为 4 类：长骨、短骨、扁骨和不规则骨（图 3-1）。

（一）长骨

长骨一般呈长管状，可分为骨体（或称骨干）和两端（又称骨骺），两端膨大，可增大关节面，也有分散震动的作用。长骨主要分布在四肢，运动中起杠杆作用和支撑作用。骨干外围骨质致密，称皮质骨，内部有腔，内容骨髓，称骨髓腔。骨干的一定部位有营养血管进入的小孔，即滋养孔。骨端又称骨骺，内部为网状松质骨，外附有透明软骨层构成光滑的关节面。长骨分布于人体的四肢，如肱骨、桡骨、尺骨、股骨、胫骨、腓骨等均属长骨。

（二）短骨

短骨一般近似立方体，分布于手腕和脚踝部，使手和足的运动十分灵活并能承受重压。一般呈立方形，多成群地连接存在，如腕骨和跗骨，往往有多个关节面，执行较为复杂的功能。

（三）扁骨

扁骨呈板状，面积较大，薄而坚固。一般分布于脑颅骨和肩胛骨及胸、骨盆等处，构成骨性腔壁，对内容器官、组织起保护作用。它的两面是致密的薄层皮质骨，内部为针状或片状骨小梁所形成蜂窝状松质骨，网眼中有红骨髓。

（四）不规则骨

形状不规则，主要分布在躯干骨，如椎骨、髋骨、和颅骨等处。表面是薄层密质骨，内为松质骨，松质骨网眼中含红骨髓。有些不规则骨内有含气的腔，如上颌骨、筛骨、蝶骨，这些又称为含气骨。

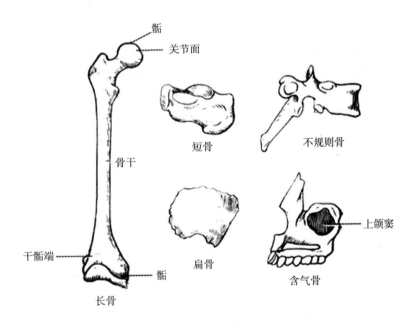

图 3-1　骨的形态

二、骨的构成

（一）骨组织

骨组织（osseous tissue）是一种坚硬的结缔组织，是由细胞、纤维和基质构成的。纤维为骨胶纤维（与胶原纤维一样），基质含有大量的固体无机盐。骨与其他结缔组织基本相似，也由细胞、纤维和基质 3 种成分组成。但骨的最大特点是细胞基质具有大量的钙盐沉积，成为很坚硬的组织，构成身体的骨骼系统。

骨分密质骨与松质骨。密质骨由骨板紧密排列而成，骨板是由骨胶纤维平行排列埋在钙质化的基质中形成的，厚度均匀一致，在两骨板之间，有一系列排列整齐的胞窝。胞窝有诸多凸起的骨细胞，彼此借细管相连。骨板在骨表面排列的为外环骨板，围绕骨髓腔排列的为内环骨板，在内、外环骨板之间有很多是同心圆排列的，为哈氏骨板，其中心管为哈氏管（Haversian canal）。该管和骨的长轴平行，并有分枝连成网状，在管内有血管神经通过。

松质骨是由骨板形成有许多较大空隙的网状结构，网孔内有骨髓，松质骨存在于长骨的骺端、短骨和不规则骨的内部。骨组织是构成骨骼系统各种骨的主要成分，骨骼为机体的支架，保护柔软器官，其上附有肌肉，是运动器官的杠杆。

骨组织在人体中的功能：①支持，保护机体。②几乎含有体内 99% 的钙，是维持血钙平衡的器官，适宜的血液钙浓度才能保证心脏正常工作。③造血功能。骨髓中有大量骨髓干细胞，可诱导分化成各种血细胞进入血液。

破骨细胞吸收骨产生吸收髓腔，随即被成骨细胞分泌的基质充填闭合。成人骨无机成分约占 2/3，有机成分仅占 1/3，胶原占有机物 90%，非胶原占 10%。

1. 胶原

胶原是一种结晶纤维蛋白原，被包埋在含有钙盐的基质中。若用弱酸或络合剂乙烯四醋酸等溶液浸泡后，溶去基质中的无机成分，骨质因失去坚硬性而变为柔韧可屈，同时胶原也被显示出来，具有典型的 X 线衍射像和电镜图像。胶原的分子结构为三条多肽链。每一条链含有一千多个氨基酸，分子量为 95KU。这三条肽链交织呈绳状，故又称三联螺旋结构。其特点为有一群氨基酸，如丙氨酸、亮氨酸、甘氨酸、精氨酸、谷氨酸、脯氨酸和羟脯氨酸等，其总氮量为 18.45%，而甘氨酸、脯氨酸和羟脯氨酸组成胶原总量的 60%。胶原分子合成是在成纤维细胞、成骨细胞和成软骨细胞内，同时还合成和分泌一些非胶原性基质。胶原在生理状态下，是不可溶性结晶样物质。可溶性胶原是未交联的胶原类型，在生理状态下是固体，但能用冷氯化钠液和冷的稀酸溶解。胶原的功能是使各种组织和器官具有强度结构完整性。1mm 直径的胶原承受 10～40kg 的力。

骨质含的胶原为 I 型胶原。胶原细纤维普遍呈平行排列，但也有分支，交互连接成错综的网状结构。胶原细纤维的直径和其他种类有很大不同，但一般说，随着年龄的增长，直径逐渐增粗，显得更密集。

从形态上观察，骨胶原纤维可分为两类，一类是粗纤维，主要在交织骨中；一类是细纤维，主要存在于层板骨中。随着骨代谢不断进行，骨胶原也不断进行着裂解、降解和合成的新陈代谢过程。

2. 非胶原蛋白

非胶原蛋白约占类骨质（osteoid）的 20%。随着骨的成熟和钙化，比例逐渐下降，约为 6%。目前已发现有多种对于骨的生长、再生、发育等有重要作用的蛋白质，如骨粘连素（osteonectin）、纤维粘连素、骨钙素等。骨粘连素分子量大小约 32KU，系磷酸糖蛋白，与软骨内成骨过程中软骨钙化区内新骨基质的形成，以及膜内成骨过程中新骨核的形成有关。与骨磷灰石有较强的亲和力，促使游离钙离子与Ⅰ型胶原结合。但纤维粘连素可竞争性抑制骨粘连素促钙离子结合Ⅰ型胶原的作用。纤维粘连素分子量约为220KU，具有两个由二硫键连接的亚单位，含有能与胶原、肝素和细胞表面结合的位点。在生长过程中，骨粘连素的含量远较纤维粘连素多。

2/3 的骨钙素与磷灰石结合紧密，难以分离。骨钙素属于 γ- 羧谷氨酸包含蛋白类（gamma-carboxyglutamic-acid-containing proteins，GLA proteins），此蛋白类为维生素K依赖性，该蛋白在骨矿化峰期之后才出现积聚。使用维生素K拮抗剂，可使此蛋白在骨中的含量减少，但并不影响其脯氨酸的含量，也不影响骨的机械强度。

3. 蛋白多糖类

矿化骨组织所含的蛋白多糖量很少，占骨有机物的 4% ~ 5%，其化学结构及免疫学特性与其他组织内的蛋白多糖有着明显不同。其分子量大约为 120KU，其分子的 25% 为蛋白质。蛋白多糖类可能抑制骨羟基磷灰石晶体的沉积，因此，在正在钙化的组织中，蛋白多糖的变化有可能加快组织的矿化。有资料表明，蛋白多糖聚合体抑制骨骺生长板钙化过程中羟基磷灰石生长沉积的效应高于单体，蛋白多糖单体的抑制效应强于糖胺多糖链。相关研究表明，正在钙化的软骨内，蛋白多糖的结构和大小均发生了改变。

4. 脂质

脂质占骨有机基质的 7% ~ 14%，主要分布于细胞外基质泡的膜上和细胞膜上，细胞内结构和细胞外的沉积也有脂质的存在，主要为游离脂肪酸、磷脂类和胆固醇等。酸性磷酸酯与磷酸钙结合形成复合体，参与骨的钙化过程。可钙化的脂蛋白在骨骺软骨开始钙化时含量最高。

5. 无机物

骨基质中的无机物通常称为骨盐，在电镜下呈细针状结晶。这些骨盐结晶大都沉积在胶原纤维中。结晶衔接成链，并沿纤维长轴呈平行排列，其排列方向显示出很强的抗压力效能。

构成人体或动物的元素约 25 种，其中碳、氢、氧、氮、硫、磷和钙、镁、钠、钾、氯的含量占人体重量的 99% 以上。这些元素中前 6 种是机体蛋白质、糖、脂肪等有机物的组成成分，后 5 种则是机体主要的无机成分，无机成分主要储存在骨中。

骨是人体最大的器官，约占正常人体重的 7%，其中 70% 左右是无机物。全身 99% 的钙、80% 的磷、50% 的镁、35% 的钠都存在于骨中。以钙为例，70kg 体重的标准人体，骨的总质量约 5000g，总体钙大于 1000g，而软组织中的钙仅占总体钙的 0.4%，血液中的钙仅占总体钙的 0.03%。可见，对血浆钙来说，骨中的钙是取之不尽、用之不竭的源泉，所以将骨称为"钙库"。血浆钙对维持细胞的正常生理功能是非常重要的，因此，血浆钙的浓度必须在一个狭窄的范围内保持恒定。而骨钙的沉积和吸收，对血钙的平衡起着重要的调节作用。骨无机物不仅是骨重要的结构成分，而且在维持无机物内环境稳定方面也起着非常重要的作用。骨中的无机物主要是钙的磷酸盐，包括结晶的羟基磷灰石和无定型的磷酸钙，另外，还有钙的碳酸盐和一些与钙离子的电荷和直径类似的无机离子可以置换结晶中的钙，即所谓亲骨元素，如锶、钡等，还有体液中的无机离子如钠、钾、氯等在骨中也有沉积；还有一些人体中的痕量元素，在骨中的含量虽然很低，但在骨的代谢中起着重要作用。

（二）骨膜

骨膜是一层致密结缔组织膜，覆盖在骨的表面（关节面除外），新鲜骨膜呈粉红色，含有丰富的血管、神经和成骨细胞。此外，附着于骨的肌腱、韧带与附着部位都与骨膜编织在一起，因而骨膜与骨质结合甚为牢固。骨膜富含血管、神经，通过骨质的滋养孔分布于骨质和骨髓。骨膜分内、外两层，外层主要是粗大的胶原纤维束，部分纤维穿入骨质，使骨膜固定于骨面；内层疏松，含成骨细胞和破骨细胞（分别具有产生新骨质和改建骨的功能）。骨髓腔和骨松质的网眼也衬着一层菲薄的结缔组织膜，叫骨内膜（endosteum）。骨膜的内层和骨内膜有分化成骨细胞和破骨细胞的能力，以形成新骨质和破坏、改造已生成的骨质，所以对骨的发生、生长、修复等具有重要意义。

骨膜对骨的营养、生长和损伤后的修复具有重要作用。幼年时骨膜功能非常活跃，骨膜内的成骨细胞能不断地产生新的骨组织，使骨的表面增厚，使骨长粗。成年时转为静止状态，但在骨折时，骨膜又重新恢复功能，参与骨折端的修复愈合。骨膜损伤，影响骨折愈合，故对外伤患者，在清创时要尽量保留骨膜。如果手术时骨膜剥离过多，骨的营养和再生会发生障碍，影响骨折端的愈合，甚至会引起骨的坏死。骨膜上分布有躯体传入纤维，对张力或撕扯的刺激非常敏感，故骨脓肿或骨折时常引起剧痛。老年人骨膜变薄，成骨细胞和破骨细胞的分化能力减弱，因而骨的修复功能减退。骨组织结构见图 3-2。

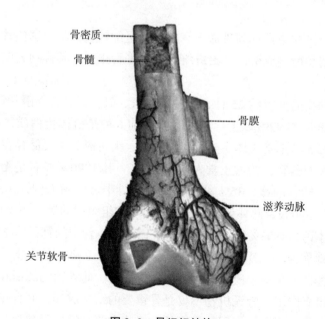

图 3-2　骨组织结构

（三）骨髓

骨髓是存在于长骨（如肱骨、股骨）的骨髓腔，扁平骨（如胸骨、肋骨）和不规则骨（髂骨、脊椎骨等）松质骨间网眼中一种海绵状的组织，能产生血细胞的骨髓略呈红色，称为红骨髓。黄骨髓主要是脂肪组织，当人体贫血时，它可以转化为红骨髓。有些药物如氯霉素及呋喃类，在长期大量使用后，可影响骨髓造血功能，引起再生障碍性贫血。人出生时，全身骨髓腔内充满红骨髓，随着年龄增长，骨髓中脂肪细胞增多，相当部分红骨髓被黄骨髓取代，最后几乎只有扁平骨松质骨中有红骨髓。此种变化可能是由于成人不需全部骨髓腔造血，部分骨髓腔造血已足够补充所需血细胞。当机体严重缺血时，部分黄骨髓可转变为红骨髓，重新恢复造血的能力。在胎儿及幼儿的骨内全是红骨髓，6 岁前后长骨髓腔内的红骨髓逐渐转化为黄骨髓。

骨髓转化的方式即脂肪细胞逐渐替代红骨髓内的造血细胞。最早开始于远端骨，逐渐向躯体中心骨进行，到 18 岁左右在以下部位仍保留造血红骨髓：椎骨、肋骨、颅骨、髋骨、股骨、胸骨及肱骨的近端骨骺。温度对红骨髓向黄骨髓转化有影响，当升高动物肢体的温度时，红骨髓增加。人体远端的红骨髓转化早，可能与远端的温度较近端低有关。

通常所说的骨髓，指的是红骨髓，由两个系统的细胞构成，即造血系统和基质系统。

造血系统由各种造血细胞构成，依附于网状结缔组织支架。现已证明红骨髓是一切血细胞及血小板的发源地，所有的造血细胞均起源于骨髓中的造血干细胞，造血干细胞的形态类似于小淋巴细胞，起源于胚胎发生时卵黄囊的第 1 代造血干细胞，通过血流进行传递和种植，先种植于肝，肝中的造血干细胞再种植于脾，脾中的造血干细胞再以同样的方式种植于骨髓。肝、脾只是发育过程中暂时的造血器官，骨髓是终身造血器官。造血干细胞具有多向分化潜能，并能进行自身复制与分化，一般认为一部分进行分化成熟，另一部分进行分裂繁殖。分化成熟的将成为产生各系血细胞的定向干细胞或祖细胞，祖细胞经过成熟演化为血细胞，在骨髓中可见处于各种分化阶段的造血细胞。造血细胞中与骨生理活动关系较为密切的属粒 – 单系细胞，它最终形成的单核细胞经血流运输到达骨吸收的部位，可融合演化为多核破骨细胞，发挥骨吸收作用。

人体内的血液成分处于不断的新陈代谢中，老的细胞被清除，生成新的细胞，骨髓的重要功能就是生成各种细胞的干细胞，这些干细胞通过分化再生成各种血细胞，如红细胞、白细胞、血小板等，简单地说，骨髓的作用就是造血功能。因此，骨髓对于维持机体的生命和免疫力非常重要。

骨髓基质系统指为造血系统提供结构和功能支持的结缔组织和细胞，包括成纤维细胞、网状细胞、脂肪细胞、成骨细胞等。在骨髓培养中获得一种成纤维细胞集落形成单位（colony-forming unit-fibroblastic，CFU-F），实验证明将其移植于肾被膜下，15%形成骨组织，且随着血管长入而形成骨髓，其余则形成结缔组织或没有任何组织形成。Owen 认为 CFU-F 是由基质干细胞和其进一步分化的各系祖细胞构成，具有多种分化潜能，基质干细胞是骨髓基质系统细胞的总来源（不包括内皮细胞和巨噬细胞）。骨髓基质系统对骨髓造血系统具有重要的支持作用，在 Wv/Wv 种群鼠中，由于缺乏造血干细胞而患有贫血，但当给予移植造血干细胞可治愈，而 SI/SI^d 种群鼠也有贫血，给同样的治疗不可治愈，经分析该种群鼠造血干细胞正常，但它的骨髓基质系统血供异常。基质系统和骨髓腔内其他结构一起构成了造血系统增殖的微环境。骨髓基质系统的成骨作用是骨科研究中非常重视的内容，自身骨髓移植治疗骨折已广泛应用并取得满意疗效。

（四）骨的血管

骨的血管包括动脉、静脉和毛细血管。

骨血管解剖学特点是适应骨骼系统坚固支架的功能。骨的动脉广泛吻合，互相连接。静脉网的直径较大，以适应动脉特点，以便将血液迅速排出。同时，这一广阔开放系统有利于骨构成造血骨髓的保护囊，尽快排出血液，不会造成血容量的变化，引起骨内压升高。此外，由于骨骼具有制造并释放血细胞的功能，如果毛细血管、窦状隙发生障碍，必然会影响骨髓功能。

1. 动脉

骨的动脉丰富，按解剖部位，长骨的动脉可分为 6 组：①骨干动脉或营养动脉。②近侧干骺端动脉。③远侧干骺端动脉。④近侧骨骺动脉。⑤远侧骨骺动脉。⑥骨膜动脉。即共有骨干营养系统、骨骺 – 干骺端系统与骨膜 – 骨皮质系统。

（1）骨干动脉　每个长骨均有界限清楚、固定走行的骨干动脉。动脉经营养管进入骨内，一般多位于骨骺生长活跃部位附近，并伸向生长较慢的骨骺。在营养管内没有分支，进入髓腔后则骨干动脉分成两个主干，走向两侧骨骺。其一为主干的延伸而斜行，另一主干骤然弯曲，走向相反方向。上述两支又形成分支，互相平行。骨干动脉的终末支与干骺端系统分支吻合，这两个系统可互相代替。上述两个主要分支均向内骨膜伸出横向分支，并相互吻合，形成内骨膜网。从内骨膜网又伸出三种骨皮质动脉：短支进入骨皮质的中间 1/3；返回支则先形成 180° 血管环，而进入骨皮质的内侧，然后返回髓腔；贯穿支则横向进入骨皮质与外骨膜动脉吻合。总之，骨干营养动脉主要供应骨髓腔与骨皮质内 1/3。骨干动脉与中央静脉窦有密切关系，有时骨干动脉可呈螺旋状环绕中央静脉窦。

（2）干骺端 – 骨骺动脉　骺端 – 骨骺动脉不仅对关节与关节骨，而且对整个骨至关重要。干骺端与骨骺动脉两者进入骨内的部位及其起源不同。干骺端动脉系 Huvter 环状关节动脉分支，流经许多血管开口而进入干骺端。骨骺动脉起自靠近骨骺的环状动脉网，于关节软骨边缘附近，穿进骨骺。骨骺板代表骨生长时两个系统的边界。有时干骺端动脉可穿进骨骺。在成人中，这两个系统有大量吻合连接，构成血管单位间的通道。

（3）骨膜动脉　骨膜系覆盖于长骨骨干特有的结缔组织，有生骨功能。外纤维层有动脉网，此环形动脉网围绕在骨干与干骺端表面，以纵向吻合相连，并和相邻肌肉动脉相连。骨膜深层的血管网和骨膜的骨母细胞层毛细血管相连，而且和骨皮质内循环相连。对于骨皮质内血运的形态和特点尚有不同意见，传统描述为起自骨膜动脉，多数穿透支进入骨皮质后和来自营养动脉的内骨膜动脉吻合。而 Brook 等则认为，只有骨膜的毛细血管，并没有真正的微动脉传入骨皮质。

2. 静脉

静脉系统的容量比动脉系统大 6 ～ 8 倍，血液可直接或间接地引流到骨内。直接静脉系统的导静脉（emissary vein）或穿透支没有瓣，以直线流经骨皮质而注入四肢的深部静脉干。大多数导静脉和动脉相连，一般是每条动脉有两条静脉。直接静脉系统包括骨骺 – 干骺端静脉和营养静脉。间接静脉系统则包括静脉窦及其分支。静脉窦的形状不规则，壁薄，覆以单层内皮细胞，于骨干内收集大量静脉毛细血管或短而与之垂直的小静脉，呈特殊的毛发样或履带样。中央静脉窦的直径粗大、弯曲，而营养动脉则直径小而壁光滑。干骺端 – 骨干结合处中央静脉窦接受数条纵向的干骺端静脉，近侧干骺端比远侧多。中央窦的主流流经营养静脉。

3. 骨皮质血管

骨皮质内血管流经皮质骨原始哈佛管与伏克曼管。过去认为纵向之哈佛管和骨干纵轴平行，但实际是斜行于骨干纵轴，自骨干周围走向中央。哈佛管的直径从 25 ～ 125μm 不等，平均为 50μm。较大的管内含两条血管，大多数哈佛管管腔狭窄，含有一条毛细血管，直径 15μm。而哈佛管互相吻合，形成真正的网；有关骨皮质内毛细血管的血流方向，尚有争议。骨皮质血管网和骨皮质本身相似，不断进行再塑。因为哈佛管系统的再塑需先有血管形成，因此，不能将其看作固定的系统。骨皮质的血管网是由营养动脉而来的骨髓循环和骨膜循环之间的吻合系统所构成，当骨髓内骨干动脉系统受影响时，这一联系发挥着重要作用。

4. 骨髓毛细血管系统

骨髓毛细血管有三型：动脉性毛细血管或真正毛细血管，窦状系毛细血管或窦状系，静脉性毛细血管或小静脉。动脉性毛细血管呈直向走行，并有外膜层，是小动脉分支末端。位于窦状隙末端且扩大，呈圆锥形或喇叭状。窦状隙是骨髓循环的特殊结构，系骨髓血流的基础。窦状隙不具外膜层，故和毛细血管不同。窦状隙只有单层内皮细胞，周围是骨髓骨小梁、骨髓细胞等。窦状隙的直径不等，可扩张或狭窄。广泛相连的窦状隙网状结构，因骨髓功能的活动或静止而密度不同。小静脉则可能和窦状隙分支相连。

5. 骨静脉系统的整合作用

（1）骨干与骨皮循环 骨干血运主要来自营养动脉，对骨干骨皮质营养起次要作用。于骨皮内的吻合，将此二系统整合，必要时，每个系统都能担负着骨皮的营养。对骨皮血流方向，有认为是离心性循环，并提出内骨膜动脉流经骨皮到哈佛管内毛细血管，然后流到骨膜与肌肉静脉网内。骨膜循环可代偿营养动脉循环之不足。此时，骨皮质内毛细血管循环，可有反流现象。

（2）关节系统 关节血运可看作是相邻两个骨端的统一系统，包括两个网状结构：一为中间网，一为深部功能性营养循环网。前者起自血供系统，由关节动脉的两个干端周围环构成，这两个环越过关节以纵向吻合相连。后者是上述深部循环网的分支构成。这些分支沿软骨与滑膜结合处周围环行。

上述两个系统只在生长期存在，骨骺端是骨与骨干循环之间的过渡地带。

（五）骨的淋巴管

19世纪即提出：在骨内血管周围有淋巴腔隙，但以后未能证实。将带色颗粒（如含碳墨水）注射到骨髓，或将放射活性标记物注射到骨髓，可在肢体近端淋巴结内发现，表明是通过淋巴系统运输，但未能证明骨内存在有淋巴管。近来研究证明，每个骨的表面均有骨膜淋巴管。骨膜内注射墨水后，可在血管附近看到纤细的淋巴管网状结构，并可形成较大的淋巴管，然后流入静脉。将墨水注射到骨髓时，血管内皮细胞与骨细胞内可见炭颗粒聚集，但不见淋巴管；经静脉内银浸透法可在一段距离内见纤维网状结构，但不见血管周围之淋巴腔隙。实验研究证明，结扎静脉而造成淤血，使骨外淋巴管扩张，但未见骨内淋巴系统。虽然骨内毛细血管扩张，出现血管周围水肿，但未能证明在骨髓内或骨皮内存在有淋巴管。目前可以肯定的是，骨膜内有淋巴管，但骨内是否有淋巴管尚存争议。

（六）骨的神经

在骨的某些部分，特别是骨内膜，含有躯体传入神经，骨内也有自主神经分布，可能分布于骨内血管壁。由于骨自身结构的稳定性，使它对自主神经调节的表现不显著。

（七）关节软骨

关节软骨属于透明软骨，但其表面没有软骨膜。在幼儿、儿童生长停止以前，骨骺与干骺端相连之间还有骺软骨，也属透明软骨，对骨的生长有很重要的作用，但18岁以后逐渐钙化骨化，而关节软骨维持终生。关节软骨表面光滑，呈淡蓝色，有光泽，存在于骨骺端表面，它是由一种特殊致密结缔组织的胶原纤维构成的基本框架，这种框架呈半环形，类似拱形球门，其底端紧紧附着在下面的骨质上，上端朝向关节面，这种结构使关节软骨紧紧与骨结合起来而不会掉下来，同时当受到压力时候，还可以有少许的变形，起到缓冲压力的作用。在这些纤维之间，散在分布着软骨细胞，软骨细胞由浅层向深层逐渐由扁平样至椭圆或圆形的细胞组成，这些软骨细胞维持着关节软骨的正常代谢。关节软骨没有神经支配，也没有血管，其营养成分必须从关节液中取得，而其代谢废物也必须排至关节液中，关节软骨的这种营养代谢必须通过关节运动，使关节软骨不断地受到压力刺激才行，所以关节运动对于维持关节软骨的正常结构起着重要作用。

关节软骨的作用主要有：①承受力学负荷，人的一生中各种活动都离不开关节软骨的正常功能。关节软骨能将作用力均匀分布，使承重面扩大。这样，不但能最大限度地承受力学负荷，还能保护关节软骨不易损伤。②润滑作用，关节软骨非常光滑，关节运动时不易磨损，并且活动灵活自如。关节软骨能维持人一生的活动而不损伤，就是因为有良好的润滑作用。在关节滑膜有病变时，如类风湿关节炎等，滑液分泌异常，失去正常的润滑作用，影响关节功能及关节软骨的营养。③力的吸收，人在一生中从事很多剧烈活动而不损伤关节，原因之一就是关节软骨有力的吸收作用。

关节软骨不但光滑，还有弹性，能够最大限度地吸收、缓冲应力作用。关节软骨损伤后力的吸收作用降低，关节损伤、退变会进行性加重。

（八）骨内液体分布

活骨体内有液体成分，在维持活骨的生理代谢中起着重要作用，它包括骨内组织液和血管内血液。骨组织液和血浆进行着复杂的物质交换，骨组织液包括骨液和细胞外液。

除血管内血液之外，骨内有两个液体室：一个是位于骨表面的狭窄间隙，内含骨液；另一个是位于血管周围和前者之间的血管周围液室，其中含一般的细胞外液。两者之间由"骨衬细胞"（bone lining cell）或成骨细胞形成的单层细胞界膜分开。骨液室内的骨液和骨矿物质直接接触，其离子浓度不同于血管周围的组织液，与一般组织液相比，有较高钾及较低的钙、镁、钠含量。骨液在无机离子的转运中起着重要作用，参与钙化与骨盐溶解过程。

三、软骨

软骨是人或脊椎动物体内的一种结缔组织。在胚胎时期，人的大部分骨骼是由软骨组成的。成年人的身体上只有鼻尖、骨的关节面、肋软骨、气管、耳郭、椎间盘等处有软骨。胚胎时期骨的形成是从软骨开始的，以后被骨组织替代，低等脊椎动物的骨骼终生都呈软骨样。

软骨与骨在结构与形态上都有很大的差异，最显著的是其所含的基质形态，在骨是钙化的坚硬基质，而软骨则是凝胶状，具有弹性的基质。

软骨的特性有以下几点：低代谢，无血管，有连续生长能力，具有弹性。为一种略带弹性的坚韧组织，在机体内起支持和保护作用。由软骨细胞、纤维和基质构成。软骨细胞合成基质与纤维，自身埋于其中的陷窝内，基质主要为黏蛋白和水，基质含有70%的水分，纤维成分为胶原纤维、弹性纤维等，不同软骨中所含的纤维不同。根据所含细胞和纤维的种类及分布的不同，体内软骨分为透明软骨、弹性软骨和纤维软骨三种。

（一）透明软骨

在成人，透明软骨见于呼吸道的壁（气管、支气管、鼻、喉）及肋骨的腹面端（肋软骨）和关节面。在胎儿和出生后生长中的儿童，透明软骨也见于生长中的长骨，为胎儿提供一个暂时性的骨骼，并为骨的产生提供一个模型，新鲜的透明软骨呈半透明，蓝白色，有光泽。

所有软骨都发生自间充质组织，在软骨产生的部位间充质细胞变圆并增生形成一个凝聚体，这是细胞分化转变为成软骨细胞前形成的组织，即前软骨。接着，成软骨细胞开始合成分泌细胞外基质，自身陷于软骨陷窝，随着基质的增加相互变得分离，完成这一系列过程时，成软骨细胞即转变为软骨细胞，与此同时，在前软骨最外面的间充质转变成一个纤维膜，环绕在新生的软骨周围，这便是软骨膜。软骨细胞在软骨内的分布有一定的规律性，靠近软骨膜的软骨细胞较幼稚，体积较小，呈扁圆形，单个分布。当软骨生长时，细胞渐向软骨的深部移动，并具有较明显的软骨囊，细胞在囊内进行分裂，逐渐形成有 2～8 个细胞的细胞群，称为同源细胞群。

由于软骨细胞不断产生新的软骨基质，各个细胞均分别围以软骨囊。软骨细胞核椭圆形，细胞质弱嗜碱性，软骨细胞充满于软骨陷窝内。在 HE 切片中，因胞质的收缩，胞体变为不规则形，使软骨囊和细胞之间出现空隙。软骨细胞的超微结构特点为胞质内含有丰富的粗面内质网和发达的高尔基复合体，还含有一些糖原和脂滴，线粒体较少。软骨细胞主要以糖酵解的方式获得能量。

透明软骨基质的化学组成主要为大分子的软骨黏蛋白，其主要成分是酸性糖胺多糖（glycosaminoglycan）。软骨黏蛋白的主干是长链的透明质酸分子，其上结合了许多蛋白质链，蛋白质链上又结合了许多硫酸软骨素和硫酸角质蛋白链。这种羽状分支的大分子结合着大量的水，大分子之间又相互结合构成分子筛，并和胶原原纤维结合在一起形成固态的结构。软骨内无血管，但由于软骨基质内富含水分，营养物质易于渗透，故软骨深层的软骨细胞仍能获得必需的营养。

透明软骨中无胶原纤维，但有许多细小的无明显横纹的胶原原纤维，纤维排列不整齐。胶原约占软骨有机成分的 40%，软骨囊含胶原少而含有较多的硫酸软骨素，故嗜碱性强。含胶原多的部分嗜碱性减弱，或呈现弱嗜酸性。

（二）弹性软骨

弹性软骨常见于耳郭、咽鼓、会厌处，起支持作用，结构类似透明软骨，仅在间质中含有大量交织成网的弹性纤维，纤维在软骨中部较密集，周边部较稀少。由于含有大量的弹性纤维，所以有较好的弹性，活体上呈微黄色，不透明。弹性软骨的组织发生与透明软骨略有不同，弹性软骨在发生时首先产生成纤维细胞和一些纤维束，这些纤维束既不具有弹性纤维的特性，也没有胶原束的特性。随后，成纤维细胞即转化为成软骨细胞，并产生间质分泌到它自身附近，那些没有特征的纤维，这时也转变为弹性纤维，这一转变的机制尚不清楚。弹性纤维呈多分支状，在软骨的中心区，弹性纤维更密集，埋没于基质中，在软骨的周围也与透明软骨一样，形成一软骨膜，软骨膜中的弹性纤维在边缘近软骨膜区较稀疏，并和软骨膜的纤维层相连接。弹性软骨的细胞和透明软骨的细胞完全一样，单独或成群地位于陷窝中，弹性软骨的生长和透明软骨基本一样。

（三）纤维软骨

纤维软骨存在于椎间盘、关节盂和关节盘、耻骨联合及韧带、肌肉附着骨的部分等，这些需要耐受较强张力的部位。新鲜的纤维软骨标本呈乳白色，不透明，有牢固坚韧的纤维束结构，类似于致密结缔组织。

纤维软骨和透明软骨具有明显的差别，其基质很少，在软骨细胞群之间分布着大量的胶原纤维束。偶尔也可见软骨细胞排列成行，平行于胶原纤维束，更常见的是软骨细胞单个或成双分布。由于纤维软骨内的胶原带有较多的阳离子，所以呈嗜酸性染色，这与弹性软骨和透明软骨的染色都不同。

纤维软骨的产生反映出它是介于致密结缔组织和透明软骨之间的组织。纤维软骨也从不单独存在，和邻近的透明软骨及韧带肌腱之间相移行。纤维软骨的产生开始和一般的结缔组织一样，成纤维细胞逐渐演化为成软骨细胞并形成稀薄的基质，由成软骨细胞和软骨细胞产生的基质有限，并且胶原束不能渗透基质。还有一点和其他软骨不一样的，就是软骨膜并不能产生纤维软骨。

四、骨的发生

骨由间充质发生。从胚胎早期间充质向骨原基分化起始，到骨发育完善为止，历时20年以上。骨的发育经历为不断生长与改建的复杂演变，具体表现为两个方面，即骨组织形成与骨组织分解吸收，两者相辅相成。骨发育完善后，仍保持形成与分解吸收交替进行的内部改建，终身不止，但改建速度随着年龄增长而逐渐缓慢。

骨的发生有两种方式：膜内成骨（intramembranous ossification）与软骨内成骨（endochondral ossification）。

（一）膜内成骨

这种方式是先由间充质分化成为胚性结缔组织膜，然后在此膜内成骨。膜内成骨是一个简单的过程，中间不存在软骨的形成，是由间充质细胞直接分化为成骨细胞而完成。人体的顶骨、额骨和锁骨等即以此种方式发生。膜内成骨的具体的过程是：在将要形成骨的部位，血管增生，营养及氧供丰富；间充质细胞渐密集并分裂分化为骨原细胞，其中部分骨原细胞增大，成为成骨细胞；成骨细胞分泌类骨质，并被包埋其中，成为骨细胞；继而类骨质钙化成骨基质，形成最早出现的骨组织。最早形成骨组织的部位称为骨化中心（ossification center）。新形成的骨组织表面始终有成骨细胞或骨原细胞附着，它们向周围成骨，逐渐形成初级骨小梁，构成初级骨松质。随后，初级骨松质周围的间充质分化为骨膜，此后即进入生长与改建阶段。以顶骨为例，随着脑的发育，原始顶骨也不断生长与改建，其外表面以成骨为主，使骨不断生长，内表面以分解吸收为主，不断改变骨的曲度，从而使顶骨生长与脑的发育相适应。通过生长与内部改建，顶骨出现了以初级骨密质组成的外板与内板，以及其间由骨松质组成的板障，但至成年才发育完善。成年后其内部改建仍缓慢地进行（图3-3）。

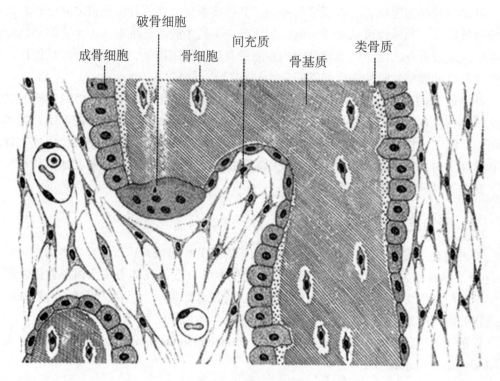

成骨细胞　　破骨细胞　　骨细胞　　间充质　　骨基质　　类骨质

图 3-3　膜内成骨

（二）软骨内成骨

软骨内成骨，又称"软骨内化骨""软骨内骨化"，是指在预先形成的软骨雏形的基础上，使软骨逐步被替换为骨。

软骨内成骨是最常见的一种骨发生形式，长骨、短骨和部分不规则骨均通过此种形式生成。此种成骨形式非常复杂，以长骨为例，首先由透明软骨形成一个未来骨的雏形，然后在这一软骨雏形的中段，以膜内成骨的方式形成一环形骨领。继之，在被骨领环绕的软骨中心部位出现一初级骨化中心。骨领不断增长，骨化中心的成骨过程亦不断向两端扩展而成骨。这一过程发生得较慢，从胎儿开始，直到成年才能完成。

软骨内骨化最早先出现间充质凝聚，细胞产生基质将细胞彼此分开，此部位染色变淡，这时称为前软骨。凝聚体周围的间充质细胞形成软骨膜构成胚基的轮廓，在胚胎的第 8 周，软骨形成骨的基本形状，即所谓软骨雏形。在软骨雏形生长的同时，其中央部的软骨细胞开始成熟肥大，肥大的软骨细胞可能传递了某种信息给软骨外的相邻细胞，促使软骨膜中的前成骨细胞转化为成骨细胞，从而使软骨膜转化为骨膜。骨膜形成以后，以膜内成骨的方式在外围成骨形成环绕骨干的骨质，即骨领。此时，中央内部的肥大软骨细胞的酶活性增强（如碱性磷酸酶），软骨基质开始钙化，骨膜的血管穿破骨领，连同成骨细胞破骨细胞及间充质细胞一起进入钙化软骨，破骨细胞吸收钙化软骨形成许多蜂窝状裂隙，成骨细胞附着在残留的钙化软骨上成骨，以后形成一个附着骨的钙化软骨的骨小梁网格，即原始的松质骨，除了新形成的骨质部分，原始松质骨的大部分将被吸收逐渐转化为板层骨。同时，小梁骨的间充质组织转化为骨髓，随着成骨过程的进展，所形成的骨的体积在增长。在软骨内成骨过程中，最先出现的骨化部位，称为初级骨化中心，随着骨化进展，在其他相应的部位可以出现一个到数个新的骨化中心，称为次级骨化中心。人股骨软骨内成骨过程示意图见图3-4。

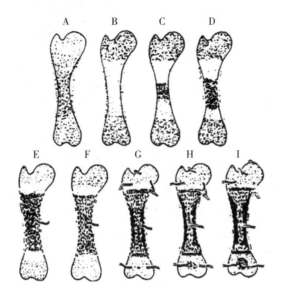

（A）间充质雏形；（B）中心软骨化；（C）中心出现肥大软骨；（D）形成骨领；
（E）血管侵入；（F）初级骨化中心快速形成；（G）软骨骨骺中形成软骨管道；
（H）通过肥大软骨形成前骨骺骨化中心；（I）骨骺中次级骨化中心的形成
图 3-4　人股骨软骨内成骨过程示意图

五、骨的发育

（一）躯干骨的发育

1. 脊椎骨的发育

脊柱的发育是由中胚层的生骨节细胞围绕脊髓和脊索形成的。胚胎早期，每侧体节腹内侧面分出一团间充质细胞，为生骨节。生骨节逐渐移向中线脊索周围。起初生骨节组织的节段包绕脊索与体节对应，当进一步发展时，每个生骨节的尾端部分变致密，并和下位生骨节的头端连接起来，形成新的节段，称椎骨原基，即后来的椎体。椎体形成后不久，在其背面伸出密集的间充质，形成神经弓，包围脊髓。腹面形成肋突，肋突在胸椎形成肋骨，在颈、腰椎与横突相合。椎骨原基形成软骨，后骨化为椎体。椎体中的脊索完全退化，但在椎间隙中央的脊索却保留下来，增长并经过黏液样变性，形成髓核。髓核周围的纤维组织分化成纤维软骨环，与髓核共同构成椎间盘。

生骨节旁的生肌节组织，原来与生骨节位于同一节段，当生骨节重新组合之后，则处于两相邻椎骨间，并逐渐发育成脊旁肌肉。原位于生骨节间的动脉，此时处于椎体腰部，形成脊间动脉，即以后的肋间动脉及腰动脉。神经则位于两椎骨间，通过后来形成的椎间孔与脊髓相接，成脊神经。

　　出生时的椎骨在椎体和两侧椎弓各有一个骨化中心。之后 1 年，胸、腰椎两侧椎弓完全融合。颈椎第 2 年初融合。骶骨较晚，在 7 ～ 10 岁融合，且常融合不良，形成脊柱裂。椎弓与椎体的融合，在颈椎为 3 岁，胸椎 4 ～ 5 岁，腰椎 6 岁，骶椎 7 岁或更晚。次发骨化中心在青春期才出现。

　　脊柱的分节和包绕神经管，是一个复杂的演化发育过程，在发育过程中脊椎的发育缺陷可形成半椎、楔椎、蝶椎、融合椎、移行椎，是常见的脊椎畸形之一，更常见的发育障碍是两侧椎弓对合障碍形成的脊柱裂。较轻的脊柱裂多为腰骶椎骨的后弓没有合并，但脊神经正常，表面皮肤正常或仅有小凹，或有色素沉着及毛发，因临床无症状，常在 X 线中发现，称隐性脊柱裂；重者可同时有脊神经、脊膜或脊髓的膨出，产生相应的脊神经功能障碍。

　　在胚胎 1 ～ 3 个月时，脊髓和脊柱的长度一致，在以后的发育过程中，脊柱的生长迅速超过了脊髓，致脊髓末端在椎管内上升。在出生时其末端位于第 3 腰椎水平，至成人末端在第 1 腰椎下缘，第 1 腰椎以下的脊膜称为终丝，仍连于尾骨水平。随着这种生长不相称的结果，腰骶脊神经就从脊髓的发出处，斜行到相应的脊柱节段出椎间孔处，脊髓以下的神经呈马尾状，称为马尾神经。腰椎穿刺和碘水造影均在此水平以下进行，以免刺伤脊髓。

2. 肋骨的发育

　　肋骨由肋突发育而成，肋突由生骨节尾部沿着神经弓衍生而来。肋骨在生肌节之间向外延伸，因此，它的形成与两个相邻的生肌节有关。肋骨初级骨化中心大约在 9 周出现，接近未来的肋角，这种骨化比在相应椎体中出现的初级骨化中心要早。然后软骨性肋骨在近端和远端进行骨化，在青春期出现次级骨化中心，结节处有两个，头部有 1 个。颈部肋突通常都退化，并形成椎体后弓的后半部。腰部肋突最终变成横突的一部分。在这两个区域，肋突有继续发育形成颈肋和腰肋的倾向；骶骨肋突参与形成骶翼。

3. 胸骨的发育

　　胸骨开始出现时是一对间充质聚集体。它可能由围绕着胸腔的侧间充质板发育而来。在第 6 周开始出现时是彼此独立的，并且与发育中的肋骨也没有联系。然而一旦每个板与相应的肋骨连接时，两个侧板开始在前中线融合。这种融合首先发生在头区，并且与胸骨柄间充质体（将来发育成胸骨柄）及两个并置的胸骨上间充质体（将来发育成锁骨）相连。结合体向尾部方向继续融合，到第 9 周融合完成。如果融合不完全会导致胸骨裂、胸骨穿孔或剑突裂。开始骨化大约在第 5 个月，但是直到儿童早期骨化中心尚未完全出现。虽然早期的胸软骨是连续的，但是骨化是分节的。在 1 个胸骨节中存在两个骨化中心的情况相当普遍，这说明每一节都来源于两个侧板。

（二）四肢骨的发育

　　四肢骨除了手部与足部外其余都为长骨，长骨以软骨内成骨的方式发生，叙述如下。

　　1. 软骨雏形形成在长骨将要发生的部位，间充质细胞密集并分化出骨原细胞，后者继而分化为软骨细胞。软骨细胞分泌软骨基质，细胞也被包埋其中，成为软骨组织。周围的间充质分化为软骨膜，于是形成一块透明软骨。其外形与将要形成的长骨相似，被称为软骨雏形（cartilage model）。

2. 软骨周骨化是指软骨雏形中段周围产生的骨形成。其过程先是软骨膜内出现血管，由于营养及氧供应充分，软骨膜深层的骨原细胞分裂并分化为成骨细胞。成骨细胞在软骨表面产生类骨质，自身也被包埋其中而成为骨细胞。类骨质随后钙化为骨基质，于是形成一圈包绕软骨中段的薄层初级骨松质。因此，层骨松质犹如领圈，故名骨领（bone collar）。骨领表面的软骨膜从此改称骨外膜。骨外膜深层的骨原细胞不断分化为成骨细胞，向骨领表面及其两端添加新的骨小梁，使骨领的初级骨松质逐渐增厚，并从软骨中段向两端延伸。随着胚胎的发育，骨领初级骨松质中的成骨细胞不断向骨小梁壁上添加骨组织，使骨小梁的网孔逐渐变小。此过程的持续使初级骨松质逐渐成为初级骨密质。

3. 软骨内骨化

（1）软骨退化与初级骨化中心形成　在骨领形成的同时，软骨雏形中段内的软骨细胞肥大并分泌碱性磷酸酶，使其周围的软骨基质钙化及肥大的软骨细胞自身退化死亡，留下较大的软骨陷窝。此变化示初级骨化中心即将在该区形成。初级骨化中心（primary ossification center）形成之初，血管连同破骨细胞及间充质等经骨外膜穿越骨领，进入退化软骨区，通过破骨细胞分解吸收钙化的软骨基质，形成许多与原始骨干长轴平行的隧道。隧道的壁为残存的钙化软骨基质，隧道的腔即初级骨髓腔。腔内充以来自间充质的骨原细胞和成骨细胞，以及破骨细胞和正在形成中的造血组织等，统称初级骨髓（primary bone marrow）。随后成骨细胞贴附于原始骨髓腔壁上（即残留的钙化软骨基质表面）生成骨组织，形成以钙化软骨基质为中轴表面附以骨组织的过渡型骨小梁。最开始出现过渡型骨小梁的部位，即初级骨化中心。

（2）骨髓腔形成与骨的增长　初级骨化中心的过渡型骨小梁不久便被破骨细胞分解吸收，使许多初级骨髓腔合成一个较大的次级骨髓腔。骨领的内表面也逐渐被破骨细胞分解吸收。骨领的这种边形成边分解吸收的成骨过程，使骨干在增粗的同时，保持骨组织的适当厚度，并使骨髓腔得以横向扩大。由于初级骨化中心两端的软骨组织不断生长，紧邻骨髓腔的软骨又不断退化，使初级骨化中心的骨化过程得以从骨干中段持续向两端进行，骨髓腔也随之纵向扩展。胎儿长骨的纵切面上，在骨的两端可观察到软骨内骨化的连续过程，表现为从软骨至骨干中段的骨髓腔之间，可依次分为下列代表成骨活动的四区。①软骨储备区（zone of reserve cartilage）：软骨细胞较小，分散存在，软骨基质呈弱嗜碱性。②软骨增生区（zone of proliferating cartilage）：软骨细胞较大，通过分裂形成的同源细胞群纵列成行，形成软骨细胞柱。③软骨钙化区（zone of calcifying cartilage）：软骨细胞肥大，呈空泡状，核固缩，可见退化死亡软骨细胞留下的大陷窝。钙化的软骨基质呈强嗜碱性。④成骨区（zone of ossification）：可见中轴为钙化软骨基质和表面为骨组织的过渡型骨小梁，小梁之间为隧道式初级骨髓腔。腔内有造血组织及血管，腔壁（即骨小梁表面）可见成骨细胞附着，破骨细胞也附骨小梁表面，附着处有凹陷，表明此处的骨基质已被分解吸收。

（3）次级骨化中心出现及骨骺形成　次级骨化中心（secondary ossification center）出现的时间因骨而异，早自出生前，晚至出生后数月或数年不等。出现的部位在骨干两端的软骨中央。次级骨化中心的发生过程与初级骨化中心相似，但骨化是从中央呈辐射状向四周进行的。最后以初级骨松质取代绝大部分软骨组织，使骨干两端转变成为早期骨骺。骺端表面始终保留薄层软骨，即关节软骨。早期骨骺与骨干之间亦保留一定厚度的软骨层，即骺软骨，称骺板（epiphyseal plate）。骺板软骨细胞继续分裂增殖及退化，破骨细胞及成骨细胞则不断从骨髓腔侧分解吸收钙化的软骨基质，并形成过渡型骨小梁，使骨化不断向两端推进，长骨因而不断增长至17～20岁时，骺板停止生长而被骨小梁取代，在长骨的干、骺之间留下线性痕迹，称为骺线（epiphyseal line）。早期骨骺通过生长及改建，最终形成内部为骨松质、表面为薄层骨密质的骨骺。

（4）骨干骨密质形成及改建　构成原始骨干的初级骨松质，通过骨小梁增厚而使小梁之间的网孔变小，逐渐成为初级骨密质。初级骨密质中既无骨单位及间骨板，也不存在外、内环骨板。至1岁左右，由于破骨细胞在原始骨密质外表面顺长轴进行分解吸收，渐形成凹向深面的纵沟。骨外膜的血管及骨原细胞等随之进入沟内，由骨原细胞分化为成骨细胞造骨，先将纵沟封闭成管，再贴附于管壁表面，形成自外向内呈同心圆式排列的哈弗骨板。其中轴始终保留一条血管通道，即中央管。管内尚存的骨原细胞贴附于最内层哈弗骨板内表面，成为骨内膜，此即第一代骨单位（哈弗系统）的形成过程。第一代骨单位的形成是在初级骨密质被分解吸收的基础上进行的，故此代骨单位之间有残存的初级骨密质。以后第一代骨单位逐渐被第二代骨单位取代，残留的第一代骨单位片段便成为第二代骨单位之间的间骨板。后代骨单位取换前代的过程，称为骨单位改建。骨单位的出现与改建使初级骨密质成为次级骨密质。骨干伴随骨单位的相继形成而增粗，骨髓腔也因而明显扩大，成年后骨干不再增长，其内、外表面已出现环骨板。外环骨板的增厚止于30岁左右，发育完善的骨干从此不再增粗，但其内部的骨单位改建仍持续进行。

六、生长板

在胚胎发育的第6周，间充质细胞分化聚集转变成骨的软骨雏形。在其中心，软骨细胞肥大，基质开始钙化。在第7周，开始形成骨领环绕着软骨原基。在第8周末，毛细血管床长入钙化了的软骨雏形的中心。血管的长入给软骨原基带来了可以分化为成骨细胞和破骨细胞的间充质细胞。成骨细胞在钙化了的软骨条表面上产生类骨质，并形成初生骨小梁。这一过程叫软骨内骨化。破骨细胞从中间开始吸收形成骨髓腔。随着这一过程向雏形的两端扩展，最后在骨的两端形成生长板，此后，骨的长度生长靠两端的生长板重复原来在软骨原基中心发生的过程来实现。这一过程一直持续到骨骼成熟骨骺封闭。每一个长骨在两端部形成次级骨化中心，不过不同骨次级骨化中心出现的时期不同。

生长板的血液供应主要有3个来源：骺动脉、营养动脉和软骨膜动脉。骺动脉，进入次级骨化中心，其末端分枝通过生长板储备软骨带终止在增生带的最顶端细胞，微血管不进入增生带和肥大带；营养动脉进入干骺端，营养血管的毛细血管襻终止在生长板的骨软骨界面的软骨横隔，血管本身折回形成静脉。血管不穿过生长板的肥大带。这种血液供应的结果，是在增生带和肥大带形成一个无血供区。生长板外周由干骺端动脉和软骨膜动脉包绕。

生长板由 3 种组织构成：①软骨，可分为不同的带。②骨，干骺端部分。③纤维成分，构成郎飞沟及 La Croix 软骨外纤维环。生长板的软骨成分从组织学上可以分为 3 个带：储备带、增生带和肥大带。每一个带都有组织学和生物化学上的特点。储备带在次级骨化中心的下面，这个带的组织学特点是细胞稀少，单个或成对圆形细胞分散在大量的基质中。虽然有血管穿过，但是没有血液供应，因此，氧分压很低，储备带的细胞和基质转换方面都是不活泼的。它在生长板中的作用还不太清楚。增生带的组织学特点是扁平细胞纵向排列，细胞质中含有糖原、丰富的内质网。每个细胞柱的最顶端就是增生细胞，它并不是由储备带细胞衍生而来。一项关于大鼠颈骨近端骨骺细胞分裂和长度生长动力学研究表明，生长板的长度生长值等于细胞分裂数乘以肥大带细胞的最大体积。再者，总的长度生长取决于原代细胞分裂的总数和由原代细胞衍生的子代细胞重复分裂的数目。细胞分裂的速度受激素和机械因子的影响，但是每个生长板中原代细胞的总数可能是遗传决定的。增生带的功能是产生基质和细胞分裂，实现长度生长。肥大带的组织学特点是细胞在体积上比增生带细胞增大 5～10 倍；关于肥大带细胞的最终结局是有争论的，较早的电子显微镜研究证明肥大带的最下层细胞破裂，失去生命，近来研究表明全部肥大细胞带的细胞仍然保持着细胞形态并具有合成活性。许多生物化学研究也表明，肥大带软骨细胞具有活性。但这并不是说肥大带细胞可以存活到血管长入以后，也不能说明它在干骺端中转化成了其他类型的细胞，肥大带细胞的最终命运是死亡。由于没有血管，氧分压很低，物质在正常钙化了的肥大带中扩散系数很高。在肥大带软骨细胞中，线粒体中的能量优先用于钙的聚集、储存和释放。生长板的构造见图 3-5。

在生长板外周围绕着一个楔形的沟，里面充满着细胞和钙化的组织及纤维，叫郎飞沟和 La Croix 纤维环。郎飞沟中的细胞分裂活性很高，它的分裂构成了生长板的径向生长。郎飞沟中的细胞有 3 类：①类成骨细胞，形成干骺端软骨膜环的骨性部分。②类软骨细胞，作用是形成径向生长。③类成纤维细胞，覆盖在郎飞沟的外面，有固定软骨膜的作用。至于软骨膜纤维环（La Croix ring）的大小，因种属不同、同一个体中不同关节和不同年龄而不同。它的基本结构是纤维胶原网状结构，与郎飞沟中的纤维成分和骨骺的软骨膜相连。这一软骨膜纤维环的功能是将生长板的软骨和干骺端牢固地连接在一起。

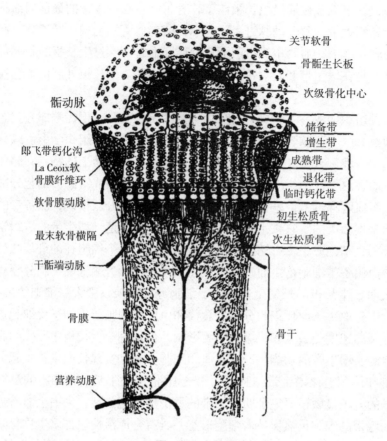

关节软骨

骨骺生长板

次级骨化中心

骺动脉

储备带
增生带

郎飞带钙化沟
La Ceoix软骨膜纤维环
软骨膜动脉

成熟带
退化带
临时钙化带

初生松质骨
次生松质骨

最末软骨横隔

干骺端动脉

骨膜

骨干

营养动脉

图 3-5　生长板的构造

　　生长板除了以上述方式完成骨的长度生长以外，还以不同的方式进行径向生长。生长板的径向生长通过两种方式：间质生长和沉积生长。间质生长是通过细胞分裂和基质扩展进行的生长，沉积生长是在郎飞带外周进行细胞的外加。次级骨化中心的外周有一个骨骺生长板，它呈辐射状生长。盘形生长板进行径向生长的能力与骨骺骨化中心的扩展有直接关系。如果是软骨骨骺或是较小的球形骨化中心时，那么骨骺的透明软骨由于形状易变，不能为相邻的生长板的径向生长提供一个机械载体。事实上，骨骺和骨化中心共同进行着径向生长，然而随着不断发育，骨骺骨化中心形成分离的软骨下骨板，它与盘形生长板并置，软骨下骨板没有径向生长的能力。当次级骨化中心达到干骺端的径度时，径向生长就只靠郎飞带来完成。

　　许多激素对生长板的功能产生着影响，主要有生长激素和生长素介质、甲状旁腺激素、降钙素、性激素、糖皮质激素、甲状腺素等。生长素的作用受生长素介质的调节，主要是促进细胞增殖和蛋白多糖的合成。甲状旁腺激素的作用是促进生长板三羧酸循环酶、肥大带软骨细胞酸性磷酸酶和碱性磷酸酶活性增高，同时也引起蛋白多糖合成的增加，以及生长板径度生长。降钙素的体内作用是使生长软骨增大，并增加三羧酸循环酶系。体外实验证明，降钙素诱导蛋白多糖和Ⅰ型胶原的合成。雌激素对生长板软骨有着重要作用，这种作用与动物的种属、性别、年龄有关，在个体内不同生长板对雌激素的反应可能不一样，一般来说，雌激素对长度生长有抑制作用。另外有研究认为，雌激素在体内抑制生长素介质的合成。睾酮缺乏会延迟软骨细胞的成熟和干骺端的骨化，因而会造成发育阻滞。生理水平的睾酮会加速上述过程，但过量的睾酮使骨化增加的程度超过软骨细胞增殖和成熟的程度，也会造成生长阻滞。正常动物给予睾酮将会阻滞所有的增殖而加速细胞的成熟，因而加速生长板的老化。糖皮质激素过量，会严重妨碍骨骼的生长，糖皮质激素由于抑制硫酸根的掺入而有抗合成作用，并且还抑制生长调节素对生长软骨的调节作用。糖皮质激素作用的结果是降低细胞分裂，加速细胞成熟，干扰软骨细胞的能量代谢。短期糖皮质激素过量的影响是暂时的，造成生长板的分解代谢特征可以得到恢复。一些研究证明，糖皮质激素的作用是直接影响软骨细胞，抑制糖胺多糖的合成和抑制细胞分裂。甲状腺素是生长所必需的，与生长激素协同作用。生理水平的甲状腺素可以保持体重、刺激蛋白质的合成，增加胆固醇和甘油三酯的合成和分解，增加维生素的需要量。过量甲状腺素引起蛋白质的分解，缺乏甲状腺素引起生长停滞。在体外甲状腺素刺激硫的掺入，并且生长激素可加强这一作用。缺乏甲状腺素会造成呆小症，并且硫酸软骨素多聚体异常，不能降解软骨细胞中聚集的酸性黏多糖，进一步损害了软骨细胞的合成活性。

第二节 骨生长发育所需的维生素和矿物质

骨骼的发育过程是个体所受到的遗传因素和各种环境因素不断相互作用的结果。遗传因素决定了个体发育的可能性，即生长的潜力。但是这些潜力是否能够得到充分的发挥，则取决于各种环境条件。影响儿童骨骼生长发育的环境因素很多，营养是重要的因素之一，任何一种营养素缺乏，都会影响骨骼的发育。目前影响骨骼发育的营养素主要有以下几种。

一、维生素

(一) 维生素 C

维生素 C（VC）作为一种重要的还原剂，在骨盐代谢及骨质生成中具有重要作用。研究表明，维生素 C 可以促进骨折愈合，抗骨质疏松症，延缓骨关节炎病情的发展等。

1. 促进骨质生成

维生素 C 能增加钙盐的沉积，刺激培养细胞矿化结节的形成，为破骨细胞分化所必需。同时，维生素 C 是 Ⅰ 型胶原蛋白合成时的必须辅助因子，参与脯氨酸羟化以合成胶原，而胶原蛋白的合成是骨骼形成的基本条件之一。当维生素 C 缺乏时，胶原合成障碍并阻碍骨化过程，使成骨细胞不能形成正常骨样组织，最终出现普遍性骨质疏松症与萎缩。

2. 减少骨质流失

氧自由基在骨组织周围产生时，可以促进破骨细胞的增生，局部骨吸收作用增强。

而维生素 C 作为抗氧化剂，能减少体内活性氧含量，降低破骨细胞性重吸收水平，从而减少骨钙流失。

3. 成骨诱导与分化

实验表明，维生素 C 与许多生长因子有协同作用，可增加其他生长因子对细胞的增殖效应。如何提高 ALP 活性和 VEGF 的表达水平，碱性磷酸酶可以提升骨基质的矿化速度。VEGF 是最重要的促进血管形成因子之一，而血管形成在骨组织生长发育和再生中起着举足轻重的作用。在离体成骨细胞培养的研究中，也证实添加维生素 C 组的细胞内碱性磷酸酶活性、细胞增殖及 I 型胶原基因 mRNA 表达均有增加。

4. 维持骨代谢平衡

研究表明，维生素 C 在骨形成过程中发挥着重要作用，且与体内激素水平密切相关。维生素 C 可作用于肾脏、骨骼和肠道等部位的甲状旁腺激素（PTH）受体，增加骨骼成骨细胞和其他甲状旁腺激素靶器官系统对甲状旁腺激素的敏感性。反之，维生素 C 的缺乏，可降低甲状旁腺激素受体敏感性，造成甲状旁腺激素相对不足，促进甲状旁腺释放甲状旁腺激素，以维持机体骨骼代谢的平衡。

5. 预防和治疗铅中毒

骨骼是铅的主要储存池，体内 75% ～ 95% 的铅存于骨中。骨铅可直接抑制成骨细胞的功能，铅毒很可能是不利于最佳峰值骨量获得的原因之一。研究证明，维生素 C 在肠道能与铅结合形成溶解较低的抗坏血酸铅，降低铅的吸收，维生素 C 保护体内含巯基的酶，减轻或消除铅对成骨细胞功能的抑制，体内铅含量增加时，维生素 C 消耗加大等。同时，维生素 C 预防和治疗儿童铅中毒，临床中已得到广泛认同。

（二）维生素 D

维生素 D 是骨代谢调控的主要激素，其经典作用是调节钙磷代谢，它可通过促进肠道和肾小管对钙的吸收，动员骨骼中的储存钙进入血液循环，以维持血钙在正常范围，同时影响甲状旁腺激素的水平。另外，它可以直接促进成骨前体细胞分化成熟，促使成骨细胞产生骨钙蛋白，增加碱性磷酸酶。维生素 D 还可通过促进胃肠道对钙的吸收、肾小管对钙的重吸收、影响降钙素分泌增加和甲状旁腺激素分泌减少的动态平衡来影响骨的健康。

1. 促进骨折愈合

发生骨折后，邻近及全身的成骨性干细胞募集于骨折处，骨折局部 $1,25(OH)_2D_3$ 分泌增多，诱导干细胞向成骨细胞分化，出现骨的再生，从而进行骨的改建与塑型。维生素 D 含量高低与骨折愈合速度有一定的相关性，同时维生素 D 含量与血中骨碱性磷酸酶浓度成正比，维生素 D 水平可提示骨折患者的骨形成能力和速度，为骨折的治疗和预后判断提供辅助性依据。

2. 预防和治疗骨质疏松症

维生素 D 是骨骼健康的基本组分，补充钙和维生素 D 是防治骨质疏松症的重要的基本策略。2010 年，美国临床内分泌学家协会的临床实践医学指南认为，儿童和成年人预防骨质疏松症，重要的是要确保其维生素 D 的充足。2019 年，中华医学会《原发性骨质疏松症基层诊疗指南》推荐成人维生素 D 摄入量为 400IU（10μg）/d；65 岁以上老年人摄入量为 600IU（15μg）/d；维生素 D 用于骨质疏松症防治时，剂量可为 800～1200IU（20～30μg）/d。骨质疏松症的常见严重并发症是骨折，2016 年美国国家骨质疏松症基金会的荟萃分析结论为中老年人服用钙和维生素 D 补充剂能够作为降低骨折风险的干预措施，2019 年我国《绝经后骨质疏松症（骨痿）中医药诊疗指南》建议对绝经期低骨量人群进行中医辨证防治，并给予钙和维生素 D 补充。骨质疏松症的常见严重并发症是骨折，2016 年美国国家骨质疏松症基金会的荟萃分析结论为中老年人服用钙和维生素 D 补充剂能够作为降低骨折风险的干预措施。

3. 诊断和治疗骨关节炎

维生素 D 与骨性关节炎（OA）发病机制有关，对诊断或治疗 OA 有潜在作用。目前维生素 D 对 OA 影响的机制尚不明确，可能的作用机制如下。

（1）维生素 D 抑制 OA 的炎症反应。OA 患者关节液中炎性细胞因子增加软骨基质分解产物增多等改变，动物实验发现维生素 D 体内代谢产物 24R，25 二羟基维生素 D_3 可逆转大鼠关节软骨细胞炎症反应中白介素（IL）IL-1 诱导的炎症细胞凋亡和基质破坏，并认为在该反应过程中转化生长因子 -1 起协同作用，共同降低 IL-1 导致的炎症反应。

（2）维生素 D 抑制软骨细胞及细胞外基质的破坏，OA 病情进展以关节软骨侵蚀破坏、软骨下骨质暴露为特征，维生素 D 受体（VDR）广泛存在于人类关节软骨细胞中，25-（OH）-Vit D 可以通过 VDR 调节软骨细胞中蛋白多糖和胶原蛋白合成，以及纤溶酶原激活物基质金属蛋白酶（MMP）和前列腺素 E_2（PGE_2）的表达，而 MMP 表达可破坏细胞外基质（ECM）的完整性，从而使软骨细胞及 ECM 结构破坏，加重 OA 发展。

（3）维生素 D 还可通过调节钙代谢影响骨健康，同时在关节软骨的转换中发挥重要作用。提示适宜的维生素 D 摄入量或足够的日光照射可能减缓病情的进展，并有益于 OA 的预防。

4. 应用于骨缺损修复

骨髓间充质干细胞（BMSC）可以增殖分化为成骨细胞，是其目前应用于骨缺损修复细胞来源的关键。维生素 D 作为体内骨髓基质干细胞分化的重要调节因子，通过 Wnt 信号通路 Wnt5a/ROR2 轴 BMP/TGF-β/Samd 信号通路、ROS/ERK 信号通路调控 MSCs 成骨分化。

（三）维生素 B

维生素 B 在骨生理学中有一定的作用。维生素 B 的水平，特别是 B_{12} 和 B_9，与骨密度低和骨折风险增加有关。同时，它的缺陷会影响同型半胱氨酸的代谢，从而导致高血清同型半胱氨酸。高血清同型半胱氨酸与骨脱矿、低质量的骨量和骨转换生物标记物的增加有关，这是由于对破骨细胞活性和胶原分子交联的影响。因此，高血清同型半胱氨酸可能是降低骨密度和骨质量的一个因素。维生素 B 可减少人体血液中同型半胱氨酸的含量，血液中同型半胱氨酸值升高后，其患骨质疏松症的概率也成倍增加。因此，保持一定的维生素 B 摄入，对预防骨质疏松症有益。

（四）维生素 A

维生素 A 是指具有全反式视黄醇生物活性的一组维生素 A 类物质，是第一个被确认的生长提高因子，可通过与视黄酸受体结合，在骨细胞的分化、增殖和成熟中起重要作用。

1. 调节生长发育，对骨构建产生影响

骨骼生长发育主要受 GH–IGF 轴调控，维生素 A 通过 IGF 系统调节生长发育，还可以提高细胞对氮的利用，从而促进体内蛋白质的生物合成，刺激软骨细胞增生、分化，从而强壮骨骼，维护头发、牙齿和牙床的健康。维生素 A 已被证明存在于破骨细胞和成骨细胞中，抑制成骨细胞活性而激活破骨细胞活性。研究显示维生素 A 过量和缺乏都会刺激和抑制骨的形成。维生素 A 缺乏可使破骨细胞数目减少，成骨细胞的功能失控，导致骨膜骨质过度增生，骨腔变小，并压迫周围的组织产生神经压迫症状。但高剂量的维生素 A 摄入显示出对人类骨骼代谢的负面作用：过量的维生素 A 摄入可以导致胎儿的骨骼畸形，人类慢性维生素 A 中毒能导致高钙血症，损伤骨骼重建，导致各种骨骼异常。因此，适量摄入维生素 A，维持人体内所需正常维生素 A 的水平十分重要。

2. 与骨折和骨质疏松症相关

维生素 A 缺乏时，可出现生长激素和胰岛素生长因子水平降低，减少新骨形成，亦可出现甲状腺功能亢进，使破骨细胞及成骨细胞活性均增高，加快骨吸收，导致骨形成减少，骨量降低，骨密度下降。另外，维生素 A 缺乏可导致肾小管上皮损伤，从而抑制钙的重吸收，减少骨钙含量，降低骨密度。但当维生素 A 摄入量大于 1500μg RE/d 时，则会抑制成骨细胞活性，刺激破骨细胞活性，加速骨代谢，骨密度降低，使得骨脆性及骨自发性骨折率增加。许多研究表明，长期大剂量摄入维生素 A 所导致的骨质疏松症和骨折在世界各地及各类人群中均可发生。

3. 诱导干细胞增殖分化

维生素 A 的代谢中间产物维生素 A 酸可促进细胞的增殖、分化、成熟和调节免疫等，是机体正常生长发育和各种生理活动必不可少的重要因素。动物实验证实了维生素 A 酸、锌及大鼠损伤脊髓提取液的联合作用，可以在体外诱导大鼠骨髓间质干细胞分化为神经元样细胞。

（五）维生素 K

维生素 K（VK）是一类具有叶绿醌生物活性的脂溶性维生素，主要有维生素 K_1 和维生素 K_2（主要活性体为 MK_4 和 MK_7），维生素 K 在骨代谢调解中的作用机制主要有两个方面。

1. 促进骨矿化

维生素 K 是谷氨酸－羧化酶的辅酶，它能将骨钙素中的谷氨酸残基羧化成 γ- 羧化谷氨酸残基，经过羧化的骨钙素不但对钙盐有强大的结合力，使钙盐快速沉积进而加速骨矿化，而且可以增加成骨细胞活性。维生素 K 还参与类固醇异质物受体介导的转录调节，主要是在成骨细胞中提高 *Tsk*、*Matn2*、*CD14* 和 *Msx2* 等靶基因的表达，起到聚集胶原蛋白增加成骨细胞数量，提高成骨细胞活性的作用，同时抑制 Fas 在成骨细胞中的表达，抑制成骨细胞凋亡，维持成骨细胞数量，促进骨形成。

2. 抑制骨吸收

维生素 K 能直接诱导破骨细胞凋亡，从根本上抑制骨吸收；维生素 K 能抑制前列腺素 2 和环氧化酶 2 的合成，从而间接抑制破骨细胞，降低骨吸收；维生素 K 可以使蛋白激酶 C 的表达能力下降，从而使破骨细胞的数量和活性均受到抑制；维生素 K 还能通过抑制某些促进骨吸收的活性成分，例如白介素 –1、白介素 –6 等，从而减少骨吸收；维生素 K 虽可以通过抑制组织蛋白酶的合成，减轻骨基质被溶解破坏的程度，从而减少骨吸收。

3. 促进骨折愈合

维生素 K_2 对骨骼具有合成代谢作用，这可能有助于其在诱导成骨细胞增殖和分化中的作用，从而产生骨形成。研究表明，维生素 K_2 可减轻骨量减少大鼠骨密度的降低，在骨折后给药可加速矿化和骨生成，并能改善骨折愈合。维生素 K_2 能够增加大鼠的血清骨钙素水平，从而加速骨折愈合及改善股骨机械强度。

（六）维生素 E

维生素 E 是生育酚和生育三烯酚及其衍生物的总称，是人体内重要的脂溶性维生素与抗氧化剂，它可阻断自由基引起的破坏，防止脂质过氧化物的大量形成，降低不饱和脂肪酸的过度氧化，稳定细胞膜。维生素 E 可以从以下几方面促进骨健康。

1. 抗氧化、清除自由基

维生素 E 能激活抗氧化酶及抵御氧化应激的侵害，保护氧化应激下的骨骼组织和细胞。

2. 促进骨形成

维生素 E 减少成骨细胞的氧化倾向，刺激成骨细胞的活性，提高蛋白质的合成速度。维生素 E 刺激骨小梁生长，增加骨小梁面积，减少骨小梁间隙，可能通过增加循环中雌激素而间接促进骨形成。

3. 抑制骨吸收

维生素 E 抑制与增加骨流失有关的细胞因子，如白细胞介素因子 IL–1 和 IL–6 的产生，同时影响骨组织以及包括巨噬细胞在内的其他细胞，如前列腺素 E_2（PGE_2）的产生。

二、矿物质

在生命的任何阶段，骨骼的生长和维持都需要充足的营养。营养为维持骨骼细胞的活性、构建骨组织结构、实现骨组织功能提供必需的底物。骨骼中的矿物质（钙、磷酸盐和镁等）、胶原和非胶原蛋白均依赖于营养所获得。矿物质不仅强化胶原蛋白基质，还是维持机体内环境稳态的重要离子来源。

（一）钙

人体中 99% 的钙集中于骨骼和牙齿。骨骼是维持体液正常钙浓度的钙库。随着尿钙和消化液中钙的丢失，人体需要不断补充足量的钙，以减少钙库的动员，否则骨中钙丢失的增加会引发骨量减少，进而引发骨折；同时钙盐的补充也使人体酸碱平衡倾向于碱性环境，进一步减少骨溶解，促进骨健康。

1. 促进骨骼生长，影响骨量峰值

钙是骨骼正常生长、发育和维持的必需元素，与骨骼的强度和结构密切相关。钙缺乏症主要表现为骨骼的病变。儿童时期长期钙摄入不足，并伴随蛋白质和维生素 D 的缺乏，可引起生长迟缓、新骨结构异常、骨钙化不良、骨骼变形，发生佝偻病。钙不仅对儿童生长发育非常重要，而且还关系到成年以后的骨量峰值。骨是钙的营养储备库，幼年时钙的摄入量与成年时的骨峰值直接相关。

2. 防止骨丢失，增加骨密度

羟基磷灰石是骨组织的主要成分，钙是构成羟基磷灰石晶体的主要矿物质之一。钙与骨健康之间的关系非常复杂，但有确切证据表明补钙可影响骨丢失的发生和骨丢失率。高钙摄入导致更强的正钙平衡，可增加骨密度。有研究发现，摄入钙含量较多的青春期女孩可获得更高的骨密度，而低钙饮食的儿童和成人则面临骨质疏松症和骨折的风险。

3. 促进骨折愈合，增强骨生物力学特征

骨折愈合是一个缓慢而复杂的过程，其愈合过程中存在着许多影响因素。钙的代谢中，血中钙磷含量的高低又直接影响骨的钙化与溶解。血中钙磷相互作用，其乘积在一个水平，超过一定限度，则沉淀为骨盐。在骨折的愈合过程中，由于骨折局部新骨不断形成，钙盐大量沉积的哈氏系统内新生骨的沉积，说明钙对骨折愈合有重要作用。有研究表明，补适量的钙可促进骨痂愈合，提高骨痂质量，还可增强骨的抗变形能力。

（二）磷

人体内约 85% 的磷存在于骨骼中，是成骨细胞保持正常生理功能的基本营养成分。磷与钙共同构成羟基磷灰石晶体，它是一种微细的结晶体，可与吸附在表面上的其他离子进行交换，以更新其组成，使骨盐经常处于沉积和溶解的动态平衡中。磷酸盐约占骨矿物质总量的 60%，钙和磷在骨骼中的质量比是 $10:6$，因此，摄取足够的磷对骨骼健康非常重要。

1. 促进骨骼生长发育

生长发育时期，血清无机磷水平高于成人期，这与儿童期骨生长活跃，需要大量无机磷供应相匹配。某些生长因子直接或间接调控骨生长，已知的两个机制均与干预无机磷吸收密切相关：一是肾小管对无机磷极高的再吸收能力，在骨生长活跃期急需无机磷供应的时候，它可促进已经停滞的无机磷分泌功能重新增加分泌。二是增加血清 25（OH）D_3 水平。例如，胰岛素样生长因子通过刺激肾皮质，增加无机磷转运、增加骨骼无机磷水平和增加生成 25（OH）D_3，令消化道无机磷吸收增加，从而保持无机磷在内环境的稳定，促进骨骼生长发育。

2. 影响骨基质矿化

目前研究发现在骨矿化的过程中，成骨细胞把无机磷从系统空室中转送到骨基质。在骨成型细胞内见有钠 – 无机磷耦联转运系统，这个转运系统在成骨刺激因素（甲状旁腺激素、胰岛素样生长因子 –1、氟、血小板源生长因子等）调控下运转，甲状旁腺激素通过蛋白激酶 A 发出信号，同时胰岛素样生长因子 –1、氟、血小板源生长因子等对甲状旁腺激素磷酸化过程实施调控，两者共同作用，加强无机磷转运功能。

由于食物中的磷分布广泛且易于获得磷，摄入不足通常很难发生。只有在严重饥荒的状态下，才可能因磷摄入不足导致骨骼矿化障碍，引起佝偻病或骨软化症。然而，高磷摄入可导致肠磷吸收量增加，血磷升高，血钙降低，使钙调节激素升高，从而引起骨吸收增强，骨丢失和软组织钙化。但是，如果钙摄入充足，即使过多地摄入磷也不会干扰钙的吸收，引起骨密度减低。因此，常规补充磷可能对低钙饮食患者的骨骼产生不利影响，也不宜用于肾功能不全者。

（三）镁

镁是骨骼细胞结构和功能所必需的元素，体内镁的含量约为 22.6g，其中大约 65% 储存在骨骼中，骨骼中 1/3 的镁以磷酸盐形式存在，2/3 吸附在矿物质元素结构表面，由此可见，镁对骨骼健康非常重要。

1. 影响骨密度

镁参与蛋白质和核酸合成过程的酶反应。镁元素可通过荷尔蒙及其他多个角度在不同程度上影响了骨盐和骨基质的代谢。首先，镁是维生素 D 羟化成为有生物活性的 1,25- 二羟基维生素 D 所必需的元素，其重要性不言而喻。其次，镁可以调节甲状旁腺激素和降钙素的平衡，它促使甲状旁腺激素分泌减少并刺激降钙素，降低血钙水平，帮助钙离子进入骨组织，预防骨质疏松症。当机体处于低镁状态时，组织对甲状旁腺激素的反应性降低，甲状旁腺激素通过活化维生素 D_3 间接使肠道吸收的钙离子增加，然而此时成骨细胞对钙离子吸收减少，不利于骨的形成。上述三个方面均提示了镁离子缺乏则导致钙吸收不良。有流行病学调查发现，在老年人中镁摄入量与骨密度成显著正相关。还有研究显示无论补钙多少，若不联合补充镁元素，仍会产生骨质疏松症。

2. 镁与镁合金治疗骨折和骨缺损

镁可影响骨吸收，具有维持和促进骨骼生长的作用。金属镁及其镁合金在骨折和骨缺损治疗中具有潜在的优势，镁的密度（1.7g/cm³）接近人骨密度（1.75g/cm³），其弹性模量（45GPa）也与人骨（20GPa）接近，其良好的生物相容性和可降解性使其成为近年来生物医用金属材料研究的一个热点。体外实验表明，镁离子能够促进成骨细胞的增殖与黏附，促进成骨细胞的成骨活性。镁合金材料在体内降解的过程中会释放高浓度的镁离子，有研究结果表明，镁离子（≤ 10mM）能促进间充质干细胞的黏附与生长，并且促进其向成骨方向分化。

（四）锌

1. 促进骨骼发育

锌作为人体所必需的微量营养素，在健康骨骼的生长、发育和稳态维持中发挥着重要作用，人体锌缺乏常常伴随多种骨骼状态异常。锌可以促进动物骨发育，锌是金属酶及一些与机体生长发育和骨代谢有关激素的重要组成成分。通过影响这些含锌酶、激素的活性，从而直接和间接参与核酸、蛋白质的合成，以及调节细胞的分裂生长，影响骨骼的正常发育。

2. 促进骨形成，促进骨折愈合

锌已被证实在人体骨代谢中具有重要作用。首先，锌可刺激成骨细胞成骨，而锌缺乏会造成成骨细胞的生成减少。锌可刺激成骨细胞的分化，并可显著增加碱性磷酸酶活性和 *Runx2* 基因的表达。锌缺乏时，通过抑制 Wnt/β- 连环蛋白信号通路，使得 *Runx2* 基因表达和成骨细胞生成减少。其次，锌被证明对破骨细胞的生成具有抑制作用。锌对 RANKL 诱导的破骨样细胞形成和 TNF-α 诱导的破骨细胞生成具有抑制作用。锌还可调节 1,25（OH）$_2$D$_3$ 或雌激素对骨代谢的合成代谢作用。实验动物骨折给予锌治疗能加速骨折愈合。

3. 减轻氟对骨的毒性

在体外常温常压下氟不与锌等形成复合物，提示锌抗氟作用过程在体内发生。锌拮抗氟中毒的机理可能与锌在肠道及体内使结合态氟增加而离子态氟降低，从而减少氟的吸收和减轻氟的毒性有关。锌的拮抗作用还有被认为在体内能与氟结合，形成难以溶解的氟化物，降低体内氟。

4. 调节骨代谢

锌元素既是骨的组分，又参与骨的代谢过程。细胞内锌的含量丰富，主要在细胞核内，近年来发现在 mRNA 中浓度比总 RNA 中浓度高许多倍，显示锌与蛋白质合成遗传信息的传递有关。在骨细胞体外培养和断奶鼠口服硫酸锌的实验中均证实，锌能增加骨骼胶原蛋白的合成，提高碱性磷酸酶的活性。锌是成骨细胞分化标志性酶——碱性磷酸酶（ALP）的辅基，补锌可增加 ALP 活性。锌能调节激素对骨代谢的影响。实验证明，钙调激素 1,25（OH）$_2$D$_3$ 对断奶鼠骨代谢的调节作用明显因锌的作用而加强，说明锌是骨代谢调节的激活剂。锌具有稳定肥大细胞和抑制内源性肝素颗粒释放的作用，而内源性肝素与骨质疏松症病理过程有关。锌缺乏时可降低成骨细胞功能，使胶原和硫酸软膏素合成降低。在许多去势动物模型中提到，锌在骨新陈代谢中具有成骨作用，归功于抑

制骨再吸收和刺激骨形成。骨质疏松症大鼠骨锌含量明显较正常低。锌还可以调节各种膜上的酶，由锌决定或影响着的酶有 100 多种，如三磷酸腺苷（ATP）。在骨矿化钙沉积过程中，碱性磷酸酶和三磷酸腺苷（ATP）最为重要，缺锌将使碱性磷酸酶和三磷酸腺苷（ATP）活性降低，影响骨的代谢。锌能稳定成纤维细胞和溶酶体细胞膜，起保护作用。破骨细胞含有大量的溶酶体，缺锌会使溶酶体膜的稳定性降低，使溶酶膜发生特异性改变。作为膜的结构成分锌，它的特异功能不能被别的离子所代替。

（五）铜

铜是体内多种酶，如赖氨酰氧化酶、细胞色素氧化酶、过氧化物歧化酶等的组成成分，参与骨有机质合成中酶蛋白的催化反应，而且对于骨矿盐的沉积和骨羟基磷灰石的形成和稳定也是非常必需的。含铜的赖氨酰氧化酶能促进骨骼、皮肤和血管中弹性蛋白与胶原蛋白的交联，缺铜时，赖氨酰氧化酶活性降低，交联难于形成，可引起胶原和弹性蛋白合成障碍，影响骨胶原的合成与稳定性，使其强度减弱，骨骼的矿化作用不良，成骨细胞活动减少停滞。缺铜还可造成成骨细胞活性降低，长期给予缺铜饲料，可使大鼠骨钙含量降低。铜缺乏不仅与骨质疏松症相关，也与骨软骨病的发生有一定的关系。流行病学调查资料表明，锌缺乏以及铜 / 锌比值失衡，可使动物及人体生长发育迟缓，骨龄延迟，缺乏严重时可引起动物骨骼畸形。

（六）其他微量元素

1. 氟

氟在自然界中分布广泛，地下水中有较高的氟含量。氟是人体必需的微量元素，对牙齿和骨骼结构的形成、钙磷代谢有一定的作用。当摄入的氟超过人体正常代谢量时，被逐渐积累沉积下来，蓄积在骨骼和牙齿中。氟可影响骨形成的非激素因子，具有双向调节作用。小剂量氟可促进骨形成，摄入过量氟对骨细胞有毒性作用。长期大剂量氟可引起骨质疏松症、骨硬化，进而导致氟骨症发生。儿童期氟摄入高，可以产生类似低钙摄入的骨发育畸形，导致血生化改变，以及骨矿含量、骨密度等变化。其原因为：由于高氟改变了骨代谢，妨碍钙的吸收，引发低钙，产生一系列类似低钙饮食的症状和体征。

2. 锰

锰在体内的主要生理功能在于锰是许多酶反应辅助因子，含锰的金属酶，如精氨酸酶、丙酮酸羧化酶、超氧化物歧化酶等，有一种专需锰的酶——糖基转移酶，它在软骨的发育方面起着重要作用，在多糖和糖蛋白的合成过程中起着十分重要的催化作用。硫酸软骨素就是对于软骨和骨骼发育至关重要的黏多糖。缺锰与骨的异常密切相关，缺锰时出现骨端软骨的骨化异常、生长发育障碍。有人认为，缺锰时，血清中钙和磷增多，表明锰的降低可能动员骨盐。

3. 铁

铁作为合成骨基质和 25- 羟基 D_3 羟化酶的辅助因子，通过活性维生素 D 刺激钙吸收。铁缺乏的大鼠可表现为骨矿化不全和骨小梁结构的病理改变,重度缺铁性贫血的大鼠则表现为骨基质形成减少和骨矿化过程减弱。另有研究表明,膝关节炎组患者铁含量明显低于正常对照组,提示骨质增生可能与 Fe 缺乏相关。

4. 硼、硅、钒

硼、硅、钒均为超微量元素,与骨软骨代谢有密切关系。硼可能通过细胞膜的信号传递系统发挥着类似雌激素样对骨代谢的作用,即促进钙的吸收、利用和贮存,抑制骨的周转,而发挥抗骨质疏松症作用,在西方已有硼制剂面世。硅有明显的促进骨软骨细胞外基质合成代谢的作用,可能通过骨的磷酸化蛋白,如骨连接蛋白,与软骨钙化的启动和加速密切相关。钒的促进骨合成代谢的作用,可能与钒可影响甲状腺素代谢及具有生长因子样作用有关。

第三节 骨科相关的营养不良的症状和体征判断

随着我国经济发展和居民生活水平的提高,在许多大城市和富裕农村地区存在营养过剩或营养失衡情况。但无论是富裕地区还是在贫困地区,均存在着微量元素缺乏的情况。蛋白质 – 能量营养不良、微量元素及矿物质缺乏是目前常见的营养缺乏病。这些营养不良也常常影响人类骨健康,应该引起足够的重视。

一、蛋白质 – 能量营养不良

蛋白质 – 能量营养不良是指蛋白质和能量摄入不足引起的营养缺乏病。该病在成人和儿童中均可发生,但以婴幼儿最为敏感。蛋白质和(或)能量的供给不能满足机体维持正常生理功能的需要,就会发生营养不良。蛋白质 – 能量营养不良是所有营养不良中最致命的一种。

(一)蛋白质 – 能量营养不良的体征

长期蛋白质和能量摄入不足时,人体内多种激素水平和身体成分会发生明显改变,体重明显降低,各组织器官明显萎缩,出现严重的负氮平衡和一系列临床症状。主要症状为易感疲劳、虚弱无力、情绪低落等。主要体征为生长停滞,体重下降,易受感染等。

(二)蛋白质 – 能量营养不良的分类

1. 水肿型营养不良

以蛋白质缺乏为主,而能量尚能适应机体需要,以水肿为主要表现。可伴腹泻、感染、头发稀疏、表情冷漠、情绪不好等。

2. 消瘦型营养不良

以能量不足为主,主要表现为皮下脂肪和骨骼肌消耗及内在器官萎缩。四肢犹如"皮包骨",腹部呈蛙状腹,患者体重常低于其标准体重的 60%。

3. 混合型

蛋白质和能量均有不同程度的缺乏，同时伴有维生素和其他营养素缺乏。

（三）蛋白质－能量营养不良的判断

需要详细询问患者的个人史、食物（营养史）等个人情况，并通过进行人体测量，如皮褶厚度变化、BMI 指数、儿童生长发育曲线等，结合患者的临床表现，如有无消瘦、水肿，以及生化检验数据，如血红蛋白、血清白蛋白、血清甲状腺素等综合判断。

二、维生素 D 缺乏

维生素 D 是体内钙平衡最重要的调节因子之一，直接或间接地参与骨内进行的所有过程。维生素 D 缺乏会影响骨骼的生长发育。维生素 D 缺乏所引起的并发症中，较为常见的有钙磷代谢和骨代谢异常所致的佝偻病（见于儿童）或骨软化症（见于成年人），人体在维生素 D 缺乏、维生素 D 代谢酶缺乏或维生素 D 受体缺乏时，钙磷代谢出现异常，从而发生佝偻病或骨软化症，临床特征为低钙、低磷、继发性甲状旁腺功能亢进和骨骼异常。佝偻病大部分发生于 30 个月以下的幼儿，软骨病多发生于妊娠、多产妇、体弱多病的老人。

（一）骨软化病

1. 骨软化病的症状和体征

骨软化病最常见的症状就是骨痛、肌无力和骨压痛。发病初期，骨痛往往是模糊的，常在背部腰部或下肢，疼痛部位不固定，发作无规律，一般在活动时加重，但没有明显的体征。肌无力是维生素 D 缺乏的重要表现，初期患者感觉在上楼梯或从座位上坐起时吃力，病情加剧时行走困难。在骨痛与肌无力同时存在的情况下，患者步态特殊，称为"鸭步"。重度患者有脊柱压迫性弯曲、身材变矮、骨盆变形等现象。体格检查患者的胸骨、肋骨、骨盆及大关节处，往往有明显压痛。

成年人由于维生素 D 缺乏发生骨软化症时，特别是妊娠、哺乳期、老年人，主要表现为骨骼软化、变形，易折断，严重时发生骨骼脱钙或骨质疏松症，伴自发性、多发性骨折。

2. 骨软化病的判断标准

可通过临床体征和影像学检查综合判断。如临床表现骨质软化、骨样组织增生、骨骼变形。早期表现为腰酸腿痛，行动不便，骨骼压痛，偶有抽搐麻木或骨质疏松症，出现骨折或假性骨折，骨盆 X 线呈三叶形上口。

（二）佝偻病

佝偻病常见于 3 岁以下儿童，1 岁以内最为常见。户外活动少，尤其是冬季不能坚持户外活动的婴幼儿发病率较高，北方高于南方。

1. 佝偻病的临床表现

佝偻病的临床表现主要是精神症状和骨骼变化。

（1）神经精神症状　神经精神症状是佝偻病初期的主要临床表现，可持续数周至数月。表现为多汗、夜惊、易激怒等，特别是入睡后头部汗多，与气候无关，由于汗液刺激，患儿经常摇头擦枕，形成枕秃或环形脱发。上述症状虽非特异性表现，在好发地区可作为早期诊断的参考依据。

（2）骨骼变化　骨骼变化与年龄、生长速率及维生素 D 缺乏程度等因素相关。

①头部：颅骨软化为佝偻病的早期表现，多见于 3～6 个月婴儿。轻者前囟边缘软化，闭合延迟，可延迟至 2～3 岁闭合，重者颞枕部呈乒乓球样软化，以手指按压顶骨中央有弹性。由于骨膜下骨样组织增生，可导致额、顶骨对称性隆起，形成"方颅""鞍状头"或"十字头"。佝偻病患儿出牙晚，可延迟至 1 岁，或 3 岁才出齐。严重者牙齿排列不齐，釉质发育不良。②胸部肋骨串珠：患儿在肋骨与肋软骨交界区呈钝圆形隆起，外观似串珠，以第 7～10 肋最为明显。也可向内隆起压迫肺而导致肺不张，易患肺炎。③胸廓畸形：1 岁以内患儿肋骨软化，胸廓因受膈肌收缩而内陷，呈现胸骨下缘水平的凹沟，称为"赫氏沟"。2 岁以上患儿可见有鸡胸等胸廓畸形，剑突区内陷，形成漏斗胸。④四肢及脊柱：由于骨骼软化，上下肢均可因承重而弯曲变形，婴儿爬行时可发生上肢弯曲，较大幼儿站立行走时则发生下肢变曲，出现"O"形腿或"X"形腿。脊柱受重力影响可发生侧向或前后向弯曲。严重佝偻病患儿可能发生骨折。另外，长骨干骺端肥大，以腕部明显，桡骨、尺骨端呈钝圆形隆起，形似"手足镯"。

（3）其他表现　佝偻病患儿一般发育不良，神情呆滞，条件反射建立缓慢且不易巩固，能直立行走的时间也较晚。由于低血钙，6 个月以下的患儿常出现肌痉挛或手足抽搐，更大一些的儿童可有骨痛、骨骼变形等表现。由于胸廓畸形，呼吸运动受限制，患儿容易继发肺部感染。也常见消化系统的功能障碍。碱性磷酸酶活性升高在病程中出现较早，而恢复最晚，在临床诊断和治疗观察中价值较大。

2. X 线检查

以发育较快的长骨的 X 线改变最为明显，尤其以尺桡骨远端及胫腓骨近端更为明显。初期或轻症期改变不明显，干骺端钙化预备线可有轻度模糊，以尺桡骨端明显。活动期干骺端钙化预备线消失，呈毛刷状，常有杯口状凹陷；骺线显著增宽，骨质稀疏，皮质变薄，可伴有不完全骨折及下肢弯曲畸形。恢复期钙化预备线重新出现，但仍不太规则，杯口状改变逐渐消失。骨密度逐渐恢复。

3. 佝偻病的判定标准

佝偻病的主要诊断依据有：①临床表现，如有无多汗、夜惊；乒乓头、方颅、肋串珠、鸡胸；"O"形腿等。②检验指标，主要是血液钙磷沉积和碱性磷酸酶活性。③胸骨 X 线（干骺端）有无毛刷样（杯口状）或钙预备线模糊。此外，还要询问患者饮食情况，以帮助判定。

三、维生素 C 缺乏

维生素 C 缺乏病又称坏血病，常见牙龈出血，四肢深部出血、肿胀，全身皮肤与内脏皆可出血，严重时有牙龈脱落，甚至危及生命。目前大规模的维生素 C 缺乏病已经少见，但在婴幼儿和老年人中仍然有发生。

（一）维生素 C 缺乏的症状体征

1. 一般症状

维生素 C 缺乏一般起病缓慢，3 ~ 4 个月出现典型症状，早期无特殊症状。患者常有面色苍白、倦怠无力、食欲减退、抑郁等表现，儿童表现为易激惹、体重不增，可伴有低热、呕吐、腹泻等。

2. 出血症状

皮肤瘀点为其较突出的临床表现，患者皮肤在受轻微挤压时可出现散在瘀血点，皮肤受碰撞后易出现紫癜和瘀斑。随着病情的发展，可出现毛囊周围角化和出血，毛发根部卷曲、变脆，齿龈肿胀出血，容易引起继发感染，牙齿可出现松动脱落。也可有鼻出血、眼眶骨膜下出血引起眼球突出。偶见消化道出血、血尿、关节腔内出血，甚至颅内出血。

3. 贫血

由于长期出血，以及维生素 C 不足对铁吸收的影响，患者晚期常伴有贫血，面色苍白。贫血常为中度，一般为血红蛋白正常的细胞性贫血。

4. 骨骼症状

在婴儿，早期症状之一是四肢疼痛呈蛙状体位，对于四肢的任何移动都会使其疼痛以致哭闹，主要是由于患儿关节囊充满血性渗出物，四肢只能处于屈曲状态而不能伸直。患肢沿长骨干肿胀、压痛明显。少数患儿在肋骨、软骨交界处因骨骺半脱位可隆起，排列如串珠，与佝偻病不同，因肋骨移动时致疼痛，患儿可出现呼吸浅快。

5. 其他症状

患者可因水潴留而出现水肿，也可有黄疸、发热等表现。

（二）维生素 C 缺乏的判定标准

一般可根据个人饮食情况、典型临床表现，特别是具有特征性的皮肤出血病变做出诊断。维生素 C 缺乏达到严重程度才出现典型临床症状，因此，实验室检查对于机体维生素 C 的储存情况和早期诊断有参考价值。常用的实验室检查包括毛细血管脆性试验、血浆及白细胞中维生素 C 含量的测定、维生素 C 尿负荷实验、治疗实验等。

四、钙缺乏

钙缺乏症是较常见的营养性疾病。小儿缺钙时常伴随蛋白质和维生素 D 缺乏，可引起生长迟缓，新骨结构异常，骨钙化不良，骨骼变形，佝偻病，牙齿发育不良，易患龋齿。成年人膳食缺钙时，骨筋逐渐脱钙，可发生骨质软化，特别是随着年龄增加而钙质丢失的现象较为普遍。

钙缺乏症的主要表现：婴幼儿长期摄入不足，伴维生素 D 缺乏时，可引起骨骼钙化不良，生长发育迟缓，严重者可出现佝偻病，表现为厌食、偏食；不易入睡，易惊醒；易感冒；头发稀疏；智力发育迟缓；学步、出牙晚或出牙不整齐；阵发性腹痛腹泻；"X" 形腿或 "O" 形腿；鸡胸等。成年人尤其是生育次数较多、哺乳时间较长的妇女易发生骨软化，表现为精力不集中，容易疲劳，腰酸背痛，免疫力低，蛀牙或牙齿发育不良等。中老年人缺钙易发生骨质疏松症，表现为老年性皮肤瘙痒；脚后跟痛，腰椎、颈椎疼痛；牙齿松动、脱落；明显的驼背、身高降低；食欲减退、消化道溃疡；多梦、失眠、烦躁、易怒等。

五、锌缺乏

锌缺乏是人群中常见的营养缺乏症，尤其以经济落后的发展中国家更为严重。在不同人群中，婴幼儿、儿童、孕妇及育龄期妇女是锌缺乏的高发人群。

（一）锌缺乏的主要表现

锌缺乏的主要表现有生长发育迟缓，性成熟迟缓，食欲减退，味觉异常，异食癖，伤口不愈合等。胎儿、婴幼儿、儿童和青少年锌缺乏最主要的表现是生长发育障碍，可影响骨骼、内脏器官、生殖器官、脑的发育等。

（二）锌缺乏的判断

锌缺乏的判断和评价需要从多方面入手，包括膳食史的询问、膳食锌摄入量调查、锌缺乏体征的检查及实验室检查等。另外，还可结合补锌后的反应进行综合判断。

六、硒缺乏

（一）大骨节病

与缺硒有关的疾病有地方性大骨节病。其主要病变是骨端软骨细胞变性坏死，肌肉萎缩，发育障碍。发生在青春前期和青春期的青少年。

1. 少年时期发病

由于骨骺板提前骨化，使发育出现障碍，表现为侏儒型。体型矮小，关节粗大，并有疼痛与活动受限，以踝关节发病最早，接着顺序为手指关节、膝、肘、腕、足趾关节和髋部。因骺板融合速度不一致，两下肢往往出现膝内翻，膝外翻或髋内翻畸形。手指短粗小，足部扁平。发病年龄愈轻，畸形愈重。

2. 青春后期发病

青春后期发病则畸形不明显，主要表现为骨关节炎症状，关节肿胀，有少量积液，活动时有摩擦感，并伴有交锁症状，有时还可检查到关节内有游离体。成人下肢发病多，因踝、膝肿胀疼痛，行走十分不便。

（二）克山病

硒缺乏还可以引发克山病。20 世纪 70 年代初，我国科学工作者发现该病本质属于一种地球生物化学疾病。主要易感人群是 2～6 岁儿童和育龄妇女，大都发生在农村半山区。其主要症状有心脏扩大，心功能失代偿，发生心源性休克或心力衰竭；心电图异常；X 线检查可见心搏减弱，心脏扩大呈球形。分析病区和非病区人群血、头发及粮食样品中的含硒量，显示克山病区人群内外环境均处于贫硒状态，病区人群血 GSH-Px 活力也明显低于非病区人群。然而该病的某些特征，如季节性变化，不能单单根据缺硒加以解释。因此，该病还包括一些其他病因因素，如感染、环境、营养等。

第四章　食物的消化与吸收 ▷▷▷▷

　　食物中的各种营养物质，除水、无机盐和维生素的分子很小，可以直接被人体利用外，蛋白质、脂肪和糖类的分子一般都比较大，不能直接被人体利用，需要经过消化道的活动和消化液的作用，将其分解为简单的小分子物质，才能被消化管壁吸收，为人体所利用。通常我们把食物在消化道内的这种分解过程称为消化。消化后的物质透过消化管壁进入血液和淋巴的过程，称为吸收。消化和吸收这两个生理过程的正常进行，对于人体的新陈代谢、生长发育和从事各项活动的营养供给，都有着非常重要的意义。

　　食物的消化过程包括机械性消化和化学性消化两个方面，前者是指消化道的活动，对食物进行机械性磨碎与消化液混合和推动食物前进；后者是指消化液中的消化酶对食物的化学性分解。机械性消化和化学性消化是密切联系、互相促进的。下面按消化器官的排列顺序，谈谈食物在人体内的消化与吸收过程（图 4-1）。

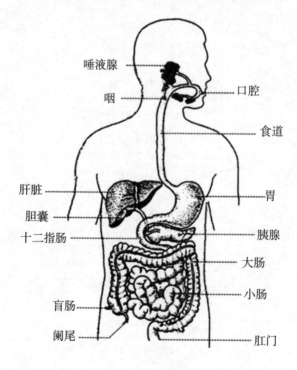

唾液腺
咽
口腔
食道
肝脏
胆囊
十二指肠
胃
胰腺
大肠
小肠
盲肠
阑尾
肛门

图 4-1　人体消化系统

第一节　口腔内消化

食物的消化首先是从口腔开始，食物在口腔内经过咀嚼和唾液湿润，形成食物团便于吞咽。唾液还含有一种淀粉酶，它可把食物中大分子的淀粉分解为分子较小的麦芽糖，人们在吃饭时，把馒头或米饭在口中多嚼一会儿，便会觉得有甜味，就是食物中淀粉被唾液淀粉酶分解成麦芽糖的缘故。但是因食物在口腔中停留时间很短，所以口腔内的消化只是很初步的。如果吃饭时狼吞虎咽，不细嚼慢咽，或牙齿不好，就不能很好地发挥口腔的消化作用，食物在口腔中没有被嚼细就咽到胃内，会增加胃内消化的负担，容易引起胃消化功能紊乱。

食物在口中经过咀嚼和唾液消化后，食物团由口腔进入胃的过程，称为吞咽，这个动作是由于两唇紧闭，舌肌收缩，把食物团压向舌的后方刺激咽部，引起一系列复杂的反射活动；软腭上升与咽后壁接触，挡住食物团向鼻腔的去路；喉头上升和舌根下降，使会厌软骨盖住喉口，封闭了呼吸道的入口，这时食道上端舒张，食物团唯一的出路就是进入食道，由食道的蠕动将其推入胃内。

第二节　胃内消化和吸收

食物经食道进入胃内后，可以在胃内停留几个小时。食物在胃内停留的长短与食物的量和质有关，食物量大，停留时间就长；固体食物较流质食物停留时间长；糖类食物停留时间较短，蛋白质食物次之，脂肪食物停留时间最长。因此，人们吃了油腻的食物后不易饥饿，就是这个原因。一般吃的混合食物在胃内停留 4～5 小时，在这里继续受到机械性和化学性的消化。

胃是消化道中最膨大的部分，成年人的胃可以容纳 1～2L 食物和水分。由于胃可容纳较多量的食物，人们每日只需要进食 3～4 次即可。人在吃饭后，食物贮存胃内，随着胃的运动，食物慢慢地由胃进入小肠，保证了食物在小肠内充分消化和吸收。胃大部切除的患者，胃内贮存量减少，每餐进食量也减少，为保证小肠内消化和吸收的正常进行，必须增加进食的次数。往往经过一定的时间后，胃的容积可以代偿性增大，逐步恢复胃的贮存功能。食物进入胃内后不久，胃的活动便逐步加强，胃壁的活动好像波浪一样，从贲门开始向幽门方向推进，往往是一波未完，一波又起，将食物慢慢地推向幽门，这种波状起伏将食物向前推进的活动叫"蠕动"，它是消化道运动最普通的形式。胃的蠕动作用，使食物与胃液充分混合成食糜，有利于食物的化学性消化和易于通过幽门进入十二指肠。

胃黏膜上含有胃腺，它分泌一种无色透明的酸性胃液，成年人每日可分泌 1.5～2.5L 胃液。消化首先是从口腔开始的，食物在口腔内经过咀嚼和唾液湿润，形成食物团，便于吞咽。胃液中含有胃蛋白酶、盐酸和黏液三种主要成分。胃蛋白酶能使食物中的蛋白质分解成分子较小的蛋白腖、蛋白胨及少量多肽和氨基酸，但绝大部分还达不到可以吸收的程度。

胃液中的黏液有保护胃黏膜的作用，因其覆盖在胃黏膜表面，有滑润作用，使食物易于通过和减少食物对消化管黏膜的机械性损伤。又因黏液呈弱碱性，故有保护胃黏膜免受胃酸腐蚀的作用。

胃液中的盐酸又叫胃酸，胃酸能使蛋白质变性，有利于蛋白质的消化，也能使胃蛋白酶原转变为胃蛋白酶，同时造成胃蛋白酶发挥作用所需要的适宜的酸性环境。胃酸进入小肠后，能促进胰液、胆汁与肠液的分泌，有利于食物在小肠内的消化。此外，胃液还有一定的杀菌作用。胃酸过多过少都是异常现象，胃酸分泌过少时，往往会产生消化不良等病症；胃酸分泌过多，胃酸反流到食道，刺激食道黏膜，可产生"烧心"的感觉。患溃疡病时，胃液通常增多。胃液分泌，一是由于进食动作通过神经反射作用引起胃液的大量分泌；二是当食物进入胃内后，食物刺激胃黏膜引起胃液的继续分泌。这种分泌，一方面是由于食物的物理性质，加容积、硬度等所引起的；另一方面也可以由于食物的化学性质而引起，如浓肉汤、鸡汤、骨头汤和各种煮熟的蔬菜，都能强烈地刺激胃液的大量分泌。

第三节　小肠内消化和吸收

食物经过口腔和胃内的消化后，变成了食糜，食糜进入小肠后，受到小肠运动的机械作用和胰液、胆汁、小肠液的化学性消化，其中的营养成分分解成小分子物质，并被吸收入血液，运送到全身。因此，在食物的消化过程中，小肠内的消化最为重要。

小肠是消化道最长的一段，长达 5～6m，它虽然较细，但是与食物接触面积是很大的，因为小肠黏膜上有许多皱褶和绒毛，如果将小肠的皱襞和绒毛的面积计算在一起，有 4～5m^2，这样就构成了一个广阔的吸收面；又因食物在小肠内已经完成了彻底的消化，易被吸收。同时，食物在小肠内停留的时间也较长（3～8小时），所以已消化的食物就可以在小肠内充分地被吸收入血液和淋巴中去。小肠吸收是小肠上皮细胞的一种主动活动过程，又与肠黏膜上皮细胞的通透性、营养物质的浓度等有密切关系。小肠绒毛的伸缩运动对吸收过程也有促进作用，所以，吸收同样是一个很复杂的过程。

小肠运动的主要作用是促进食糜在小肠内的消化和吸收，并将小肠内容物推送到大肠。小肠运动的强弱主要取决于肠内容物对肠壁的刺激作用，在正常情况下，含粗纤维和果胶质多的食物，如蔬菜、水果等，能使小肠运动加快，加快了食糜被推送到大肠的速度，但是，小肠运动不宜过快，过快就会使食物在小肠内的消化和吸收不能充分地进行，造成营养物质的过多丢失。

小肠内的消化液有胰液、胆汁和小肠液三种。胰液是由胰腺分泌的无色透明的碱性液体（pH 为 7.8～8.4），成年人每日分泌 1～2L。胰液中含有淀粉酶、脂肪酶、蛋白酶、麦芽糖酶和胰肽酶等多种消化酶。胰液中的碳酸氢盐能中和进入肠内的胃酸，为小肠内的消化提供适宜的碱性环境。食物经过胰液消化后，其中的糖、蛋白质和脂肪绝大部分被分解成可以被吸收的小分子物质，如葡萄糖、氨基酸、甘油和脂肪酸。当人体胰腺功能不好时，如患慢性胰腺炎，将出现明显的食物消化不良，以致在粪便中可出现没有被消化的肉类纤维和脂肪颗粒等。

胆汁是由肝细胞分泌的，在不进行消化时，胆汁经肝胆管流入并贮存于胆囊中。当进食时，胆囊收缩，胆汁便排入十二指肠。成年人每日分泌胆汁 0.5～1.0L，其中除水外，主要含有胆盐、胆色素和胆固醇等。胆汁中虽然没有消化酶，但其中的胆盐对脂肪的消化和吸收具有重要作用：①提高胰脂肪酶的活性，使其分解脂肪的作用加强。②使脂肪乳化成微粒，增加与脂肪酶的接触面积，有利于脂肪的分解。③胆盐能与脂肪酸结合成水溶性复合物，有利于脂肪和脂溶性维生素（如维生素 A、D、E、K）的吸收。因此，胆管阻塞的患者，因为胆汁不易排出，所以常引起脂肪及脂溶性维生素的消化和吸收障碍。

脂肪性食物的分解产物进入十二指肠后，可刺激肠黏膜产生一种胆囊收缩素，它通过血液循环作用于胆囊，引起胆囊收缩，促使胆汁排出。临床上做胆囊造影时，让患者吃脂肪餐（加油煎蛋）以观察胆囊收缩情况，就是这个道理。同样，患胆石症和胆囊炎的患者，为避免胆囊强烈收缩引起绞痛发作，应少吃脂肪性食物。

小肠黏膜的肠腺分泌小肠液，小肠液呈弱碱性，pH 约为 7.6，成年人每日分泌1～3L，其中含有多种消化酶，如淀粉酶、麦芽糖酶、蔗糖酶、乳糖酶、脂肪酶、肠肽酶和肠致活酶等。这些酶和胰液中的消化酶及胆盐互相配合，把食物中的多糖和双糖分解成单糖，把脂肪分解成甘油和脂肪酸，把蛋白胨、蛋白胨和多肽分解成氨基酸。总之，食物在小肠内可彻底完成化学分解，消化成能被肠壁吸收的物质。食物中三种主要营养素在消化道内的化学性消化过程如下：①糖类的消化。在口腔和胃内，有少量淀粉被唾液淀粉酶分解成麦芽糖。淀粉和双糖的消化主要在小肠。②脂肪的消化。在口腔和胃内不消化脂肪，脂肪在小肠内经胆盐乳化后，被脂肪酶分解为甘油和脂肪酸。③蛋白质的消化。小部分蛋白质在胃内被胃蛋白酶分解为胨、胨，以及少量的多肽和氨基酸，大部分蛋白质在小肠内被胰蛋白酶和糜蛋白酶分解为多肽，再被肠肽酶分解为氨基酸。

除以上三大营养素被小肠吸收外，水、无机盐和水溶性维生素（B 族维生素、抗坏血酸和柠檬素）均不需消化直接被吸收入血液。脂溶性维生素随脂肪被吸收入淋巴，最后也进入血液。

第四节　大肠内消化和吸收

人类的大肠没有重要的消化功能，其主要作用是吸收水分、无机盐及由大肠内细菌合成维生素 B_{12}、维生素 K 等，贮存未消化的食物残渣，并形成粪便，排出体外。

在未消化的食物残渣中，有很大一部分是膳食纤维，主要有纤维素、半纤维素、木质素及果胶等成分。膳食纤维不能被人体消化吸收，但它们在大肠中的停留时间变短。食物残渣停留在大肠时，大肠内的细菌对其也会产生发酵及腐败作用。因此，在大肠内最终形成的粪便，包括未消化吸收的食物残渣、消化道脱落的上皮细胞碎片、黏液、活的细菌和死的细菌、胆色素等。

　　因此，膳食纤维刺激肠道运动，使粪便在肠道的停留时间变短，减少了肠道中有害细菌及有毒代谢产物与肠壁接触的时间，有利于人体健康。许多研究还表明，膳食纤维还能与胆汁酸结合，减少了胆汁酸的肝肠循环，使肝脏更多地利用血液中的胆固醇合成新的胆汁酸，从而具有降低血胆固醇的作用。

第五章 烹调对食物营养的影响 ▷▷▷▷

第一节 食物烹调的意义

我国人民的食物烹调技术具有悠久的历史，其技术精湛、丰富多彩、别有风味，不仅受到广大人民群众的赞赏，而且在世界上享有盛誉。很多饮食不仅色、香、味、形俱全，而且在很多方面是符合营养与卫生要求的。食物经过烹调可发生一系列理化变化，食物中的淀粉可以变成糊精，甚至变为双糖和单糖，蛋白质可分解成肽或更小的分子，肌肉中的结缔组织可变成明胶蛋白，植物纤维素可以软化，细胞膜被破坏等，这些变化为消化过程创造了有利的条件。但是食物经过烹调，也会造成维生素和无机盐部分破坏和损失，因此，如何使食物既能达到烹调目的，又能使营养素尽量不被破坏和损失，这是食物烹调的合理要求，归纳起来有：①去除食物的生腥味道，使食物具有良好的色、香、味。②使食物易于消化吸收。③尽量减少食物中营养素的损失。④杀灭食物中的有害微生物和寄生虫等，达到食物消毒的目的。

第二节 烹调对食物营养的影响

食物经过烹调后，其中所含营养素的数量可有一定程度的改变，但因各种营养素性质不同，烹调后的变化程度也不一样，其中维生素最容易被破坏和损失，蛋白质、脂肪、糖和无机盐虽在烹调过程中也有一部分浸入汤汁中，如果汤汁仍然食用，则营养素并无太大损失。根据我国主副食的常用烹调方法，总结烹调对食物营养的影响问题如下。

一、主食在烹调中营养素的变化

我国人民的主食是米、面和杂粮，米在淘洗过程中营养素即开始损失，特别是水溶性维生素和无机盐更容易损失。蛋白质、脂肪、糖在淘米过程中也有一定损失，而米越精白，淘米次数越多，水浸泡时间越长，淘米水温度越高，其中营养素损失也越多（表5-1）。为了防止淘米时米中营养素损失过多，应注意：①应用凉水淘米。②用水量、淘米次数尽量减少，以去除泥沙为止。③不要用力搓或搅拌过甚。④淘米之后不应浸泡，如已经浸泡，则应将浸泡的米水和米一同下锅煮饭。

在某些地区有一种丢弃米汤的蒸饭方法，即是把米放在水中煮到半熟即捞出蒸熟，而多将米汤丢弃。这种做饭方法使大量维生素、无机盐及部分蛋白质、脂肪、糖溶于米汤中，同时被丢弃，如其中 B 族维生素比不丢弃米汤的蒸饭方法多损失 40% 左右，这是一种不合理的烹调方法。应提倡吃焖锅饭或用生米直接蒸饭法。

面食的制作方法很多，面粉中营养素的损失差别很大，一般做馒头、面条、烙饼等，蛋白质、脂肪、无机盐损失很多，其中 B 族维生素都有不同程度的损失。玉米面蒸成窝窝头时，其中 B 族维生素基本无损失。面粉炸油条时，因加碱和高温油炸，可使其中硫胺素全部损失，核黄素和烟酸也损失 50% 左右。硫胺素在酸性环境中相当稳定，在碱性环境中容易破坏，如制馒头时为中和发酵产生的酸味适量加碱，对硫胺素影响不大，如果依靠加碱发酵馒头和在煮稀饭时为使稀饭黏滑、米粒烂得快些而加些碱，均会造成米、面中损失更多的硫胺素（表 5-2 和表 5-3）。

表 5-1　淘米对米中硫胺素的影响

| 稻米种类 | 每 100g 稻米中硫胺素的含量（μg） | | 损失率（%） |
	淘前	淘后	
头号米	87	50	43
二号米	105	58	45
九二米	160	90	44
碎籼米	110	45	59
机籼米	80	55	31

表 5-2　食物经过烹调后 B 族维生素的保存率（每 100g）

| 食物 | 原料 | 烹调方法 | 硫胺素 | | | 核黄素 | | | 烟酸 | | |
			烹调前/mg	烹调后/mg	保存率/%	烹调前/mg	烹调后/mg	保存率/%	烹调前/mg	烹调后/mg	保存率/%
米饭	稻米（特二）	捞、蒸	0.18	0.03	17	0.06	0.03	50	1.4	0.3	21
米饭	稻米（标一）	捞、蒸	0.21	0.07	33	0.06	0.03	50	4.1	1	24
米饭	稻米（标一）	碗蒸	0.21	0.13	62	0.06	0.06	100	4.1	1.6	39
粥	小米	熬	0.66	0.12	18	0.1	0.03	30	1.8	1.2	67
馒头	富强粉	发酵、蒸	0.07	0.02	29	0.08	0.05	63	1.2	1.1	92
馒头	标准粉	发酵、蒸	0.27	0.19	70	0.07	0.06	86	2	1.8	90
面条	富强粉	煮	0.29	0.2	69	0.07	0.05	71	2.6	1.8	69
面条	标准粉	煮	0.61	0.31	51	0.07	0.03	43	2.8	2.2	79
大饼	富强粉	烙	0.35	0.34	97	0.07	0.06	86	2.4	2.3	96
大饼	标准粉	烙	0.48	0.38	79	0.07	0.06	86	2.4	2.4	100
烧饼	标准粉、芝麻酱	烙、烤	0.45	0.29	64	0.08	0.08	100	3.5	3.3	94
油条	标准粉	炸	0.49	0	0	0.06	0.03	50	1.7	0.9	53
窝头	玉米面（加 25% 黄豆）	蒸	0.33	0.33	100	0.14	0.14	100	2.1	2.3	110

表 5-3 在烹调过程中糙米每 100g 中硫氨酸的损失率

	原有含量	淘洗后含量	煮后含量	加碱煮后含量
米中硫胺素含量（mg%）	0.2	0.14	0.11	0.06
硫胺素之损失率（%）		30	45	75

马铃薯被称为"十全十美"的营养产品，富含膳食纤维，脂肪含量低，有利于控制体重增长，预防高血压、高胆固醇及糖尿病等，与小麦、玉米、水稻相比，马铃薯全粉储藏时间更长，在常温下可贮存 15 年以上，受耕地资源的约束和种植效益的影响，小麦、水稻等主粮品种继续增产的空间变小、难度加大，而马铃薯耐寒、耐旱、耐瘠薄，适应性广，种植起来更为容易，属于"省水、省肥、省药、省劲儿"的"四省"作物。世界上有很多国家将马铃薯当作主粮，欧洲国家人均年消费量稳定在 50～60kg，俄罗斯人均消费量超过 170kg。一些国家把马铃薯全粉列为战略储备粮，2015 年我国农业部正式提出马铃薯主粮化战略，推进把马铃薯加工成馒头、面条、米粉等主食，马铃薯成为稻米、小麦、玉米外的又一主粮。许多专家认为，随着全球人口的快速增加，"在未来世界出现粮食危机时，只有马铃薯可以拯救人类"。

马铃薯在我国种植广泛、产量高，在居民膳食中占有重要地位，马铃薯含有较多的蛋白质、脂肪、丰富的碳水化合物，以及各种维生素和矿物质元素，我国居民通常将马铃薯以炒、烧、焯、蒸等方式烹调后食用。马铃薯经过炒、烧、焯、蒸、炸后，维生素 C、硫胺素、核黄素、维生素 B_6、烟酸、叶酸等维生素，以及各种矿物质如钾、钠、钙、磷等，都表现出一定程度的损失，具体见表 5-4 和表 5-5。

表 5-4 烹调前后马铃薯中几种维生素的含量及保留因子

烹调方法	维生素 C			硫胺素			核黄素		
	生样 /mg/100g	熟样 /mg/100g	保留因子 /%	生样 /mg/100g	熟样 /mg/100g	保留因子 /%	生样 /mg/100g	熟样 /mg/100g	保留因子 /%
炒	20.7	$11.4\pm0.8^{(1)}$	52±4	0.09	0.08±0	87±4	0.03	0.02±0	74±3
烧	20.7	19.4±1.4	96±7	0.09	0.08±0	91±2	0.03	0.02±0	78±5
焯	13.9	$8.1\pm0.1^{(1)}$	56±1	0.08	0.07±0	74±4	0.02	0.01±0	58±4
蒸	13.9	$7.2\pm0.2^{(1)}$	49±1	0.08	0.08±0	89±1	0.02	0.02±0	75±5
炸	11.1	$6.3\pm0.2^{(1)}$	38±1	0.1	0.09±0	62±1	0.02	0.02±0	53±4

烹调方法	维生素 B_6			烟酸		
	生样 /mg/100g	熟样 /mg/100g	保留因子 /%	生样 /mg/100g	熟样 /mg/100g	保留因子 /%
炒	0.14	$0.12\pm0.01^{(1)}$	82±6	1.15	$0.71\pm0.08^{(1)}$	62±6
烧	0.14	0.13±0.01	93±5	1.15	$0.87\pm0.07^{(1)}$	76±7
焯	0.18	$0.12\pm0.01^{(1)}$	64±4	1.15	$0.79\pm0.05^{(1)}$	66±4
蒸	0.18	0.17±0.02	90±12	1.15	0.94±0.01	82±10
炸	0.2	$0.16\pm0.01^{(1)}$	56±4	0.87	0.93±0.03	73±1

注：与生样相比较，（1）处 $P < 0.01$。

表 5-5　烹调前后马铃薯中几种矿物质元素的含量及保留因子

烹调方法	钾			钠		
	生样 /mg/100g	熟样 /mg/100g	保留因子 /%	生样 /mg/100g	熟样 /mg/100g	保留因子 /%
炒	306.8	$259.1\pm17^{(2)}$	80 ± 5	44	$34.9\pm2^{(2)}$	76 ± 4
烧	306.8	$264.8\pm10.7^{(2)}$	88 ± 4	44	$35.0\pm0.9^{(2)}$	82 ± 2
焯	361.6	$236.0\pm29.7^{(2)}$	63 ± 8	49	$38.0\pm2.4^{(2)}$	75 ± 4
蒸	361.6	371.0 ± 19.6	96 ± 4	49	49.3 ± 5.8	95 ± 12
炸	288	$414.8\pm42.8^{(2)}$	97 ± 10	45	$63.6\pm2.5^{(2)}$	96 ± 3

烹调方法	钙			磷		
	生样 /mg/100g	熟样 /mg/100g	保留因子 /%	生样 /mg/100g	熟样 /mg/100g	保留因子 /%
炒	9.1	9.0 ± 1.1	94 ± 12	44	$34.9\pm2^{(2)}$	76 ± 4
烧	9.1	$7.8\pm0.8^{(1)}$	88 ± 9	44	$35.0\pm0.9^{(2)}$	82 ± 2
焯	6.4	$5.8\pm0.2^{(2)}$	87 ± 3	49	$38.0\pm2.4^{(2)}$	75 ± 4
蒸	6.4	6.2 ± 0.3	92 ± 4	49	49.3 ± 5.8	95 ± 12
炸	6.6	$10.6\pm0.7^{(2)}$	109 ± 7	45	$63.6\pm2.5^{(2)}$	96 ± 3

注：与生样相比较，（1）处 $P < 0.05$，（2）处 $P < 0.01$。

二、副食在烹调中营养素的变化

我国人民对副食的烹调方法很多，但各种烹调方法对食物中的营养素均有不同程度的损失。因此，应当提倡合理的烹调方法，减少烹调过程中不必要的营养素损失。

（一）烹调对蔬菜中营养素的影响

1. 蔬菜洗切时的影响

蔬菜是先洗后切还是先切后洗，这对其中营养素的损失有一定影响。除脂溶性维生素外，无机盐和水溶性维生素都能溶于水，如蔬菜切碎后再洗涤，蔬菜中的无机盐和水溶性维生素就有一部分溶于水而随水流失掉。有的将蔬菜切碎放在水中，久泡后再捞出炒、蒸，蔬菜泡在水中的时间愈长，溶于水中的营养素也就愈多，损失也就愈严重。还有的菜切碎洗净后，再用开水烫一下挤去水汁，再进行炒、熬，这种做法，将会使菜中的营养素损失更多。做包子馅时，把菜剁碎去菜汁，也会损失大量营养素。此外，新鲜蔬菜切后和空气接触面增加，一些易被氧化破坏的维生素，如抗坏血酸等，也易受到损失，因此，菜切后应尽快进行炒、熬。当然，在集体食堂中实行"蔬菜先洗后切，切后尽快下锅炒、熬"的要求，有一定实际困难，但是在有条件的食堂和家庭蔬菜的烹调中，应当按照这种合理要求去做。

2. 加热烹调时的影响

蔬菜中有些维生素遇热容易破坏，破坏的原因，一是高热本身可使维生素破坏，二是加热可促进维生素的氧化破坏，所以蔬菜加热烹调时间愈长，维生素损失也愈多。因此，蔬菜烹调的原则是：菜要做熟，加热时间要短。蔬菜急火快炒符合这个原则，做出的菜原来色泽变化不大，吃起来脆嫩可口，而且菜中维生素损失较少。根据多数学者实验研究结果，鲜菜急火快炒，其中抗坏血酸可保留 60% ～ 70%，核黄素和胡萝卜素保留量更多。抗坏血酸在碱性环境中容易破坏，在酸性环境中比较稳定，因此，烹调时酸性菜中（如番茄）的抗坏血酸损失很少，若在蔬菜烹调时适当加点醋，也可减少抗坏血酸的损失。不同质量的烹调用具，对菜中抗坏血酸影响也不同，铜锅炒、熬蔬菜，抗坏血酸损失最多，比其他锅损失多 2 ～ 6 倍，铁锅次之，铝锅损失最少。熬（煮或炖）菜时应将水煮沸后再将菜放入，这样不仅能减轻蔬菜原来色泽的改变，同时可减少维生素的损失，我国毛良曾就 24 种蔬菜进行测定，发现菜用沸水煮熟后，抗坏血酸平均保留 84.7%。

总之，在蔬菜烹调中，影响其营养素的因素很多，使各种营养素造成不同程度的损失，其中抗坏血酸损失最为明显，其他营养素损失较少（表 5-6）。

（二）烹调对肉、蛋类中营养素的影响

肉类在烹调时，一部分营养素可溶于汤中，如果食用时连汤一块吃掉，营养素损失很少，只是维生素随着加热方法的不同而有不同程度的损失。如猪肉中硫胺素的红烧、清炖时损失最多（60% ～ 65%），蒸和油炸次之（约 45%），炒肉时损失最少（仅 13%）。猪肝经过炒炖烹调后，除 B 族维生素有不同程度的损失外，其中维生素 A 可损失 40% ～ 50%。鸡蛋做成炒蛋和煮蛋时，其中硫胺素、核黄素、烟酸损失均很少，仅 5% 左右（表 5-7）。

表 5-6 蔬菜经过烹调后抗坏血酸和胡萝卜素的保存率（每 100g）

蔬菜名称	烹调方法和处理情况 烹调前（mg）		抗坏血酸（包括脱氢型）			胡萝卜素		
			烹调后（mg）	保存率（%）	烹调前（mg）	烹调后（mg）	保存率（%）
绿豆芽	炒	水洗，用油炒 9 ～ 13 分钟加调味品	10	5.6	56			
豇豆类	炒	切成段，用油炒 23 ～ 26 分钟加调味品	14	9.6	69	0.82	0.73	89
马铃薯	炒	去皮，切成丝，用油炒 6 ～ 8 分钟，加盐和酱油	20.8	11.8	57			
马铃薯	炖	去皮，切成块，加调味品和水，用大火煮 10 分钟，小火煮 20 分钟	20.8	12.9	62			
马铃薯	烧	切成块，用油煸 6 ～ 16 分钟，用水煮 5 ～ 6 分钟	20.8	16.6	80			
胡萝卜	炒	切成片，用油炒 6 ～ 12 分钟，加盐	——	——	——	4.75	3.2	67
胡萝卜	炖	切成块，加调味品和水，炖 20 ～ 30 分钟	——	——	——	4.76	4.38	92
芥蓝	炒	去皮，切成丝，用油炒 15 分钟，加调味品	44.1	20	45	——	——	——

续表

蔬菜名称	烹调方法和处理情况 烹调前（mg）		抗坏血酸（包括脱氢型）			胡萝卜素		
			烹调后（mg）	保存率（%）	烹调前（mg）	烹调后（mg）	保存率（%）	
大白菜	炒	切成块，用油炒 12～18 分钟，加酱油	16.5	9.1	55	——	——	——
小白菜	炒	切成段，用油炒 11～13 分钟，加调味品	42.8	33.2	78	1.56	1.36	87
圆白菜	炒	切成丝，用油炒 11～14 分钟，加酱油和盐	52	27	52	——	——	——
油菜	炒	切成段，用油炒 5～10 分钟，加调味品	54.6	31.8	58	3.3	3.03	92
雪里蕻	炒	切成段，用油炒 7～9 分钟，加盐	91.3	58.8	64	2.9	1.85	64
菠菜	炒	切成段，用油炒 9～10 分钟，加酱油	69.5	55.6	80	3.48	2.59	74
韭菜	炒	切成段，用油炒 5 分钟，加调味品	12.4	5.5	44	2.42	2.57	106
番茄	炒	去皮，切成块，用油炒 3～4 分钟，加盐	13.9	13	94	——	——	——
辣椒	炒	切成丝，用油炒 1 分半钟，加盐	111	75.9	68	0.28	0.26	93

表 5-7　肉、蛋类食品经过烹调后维生素 A、B 的保存率（%）

食物	烹调方法和处理情况		硫胺素	核黄素	烟酸	维生素 A
猪肉	炒肉丝	切成丝，用油炒 1 分半～2 分半钟，加酱油	87	79	65	——
猪肉	蒸丸子	绞碎，加入团粉、酱油及水，搅匀，做成丸子，蒸 1 小时	53	13	70	——
猪肉	炸里脊	切成片，加入团粉、酱油及水，搅匀，在油中炸 1 分半钟	57	62	47	——
猪肉	清炖	切成块加 6 倍重量的水，加盐适量，用大火煮沸，然后用小伙煨 30 分钟	35	59	25	——
猪肉	红烧	切成块，用油煸 3 分钟，加入酱油和水，用大火煮沸，然后用小火煨 1 小时	40	62	50	——
猪肝	炒	切成片，加入团粉和酱油，拌匀，用油炒 3 分钟，加水少许	68	99	83	59
猪肝	卤	将大块肝放入沸水中，加调味品，煮约 1 小时	45	63	45	50
鸡蛋	炒肉丝	去壳，打匀，加盐适量，用油炒 1～1 分半钟	87	99	100	——
鸡蛋	煮	将蒸鸡蛋放在水中，用大火煮沸 10 分钟	93	97	98	——

第三节　减少营养素损失的方法和措施

一、使用合理的初加工方式

初加工时，选择恰当合理的方式。例如，适当控制淘米次数；蒸面食时要少放碱，因为碱会破坏面食中的维生素；清洗植物和水果时，先洗再切，不要切得太碎，尽量避免营养流失；食材不要长时间浸泡在水中，避免维生素和有机盐的流失，随切随炒。

二、改进烹饪方法，避免营养物质流失

每种食物都有不同的烹饪方法，因此，人们在对食物进行烹饪时，一定要根据食物的种类对烹饪方法和技巧进行调整，这样才能有效避免食物中的营养流失，同时，控制好烹饪的时间、温度。粮食和肉原料最好的烹饪方法是蒸、烤，其次是煮，再次是油炸。烹制蔬菜时不宜放油过多，油太多就会包覆蔬菜，人体食用后，食物不能很好地与肠胃消化液接触，容易造成消化不良、腹痛、腹胀。

1. 炖

炖是促进食物中水溶性维生素和无机盐快速融入汤中的一种有效方式。例如，在炖鸡肉的过程中，其中的水解肽类、蛋白质以及氨基酸就会逐渐进入汤中，会增加汤的鲜美度。然而在炖食物的过程中，会使食物中的结缔组织遭到破坏，同时也会损害其中的维生素。

2. 煎

与油炸相比，煎的烹饪方式温度较低，并且用油量也明显低于油炸，在煎食物的过程中，还可以加入少许水。但煎的方式会需要更长的时间来确保食物的熟度，且食物与锅底直接接触，因此，食物中营养成分的流失在煎这一烹饪方式中也较为常见。许多人喜欢吃煎出来的食物，但从客观来讲，此种方式做出来的食物既没有多高的营养价值，而且会对人体身体健康产生不利影响。因此，在煎食物时，可以借鉴油炸食物采取淀粉或鸡蛋隔离高温油的方式，将一些糊状的面粉等涂在食物外部，这样可以有效减少食物中营养成分的流失。

3. 炒

在炒菜时，如果使用的火候过大且烹饪时间较长，食物中固有的营养成分就会遭到破坏。所以，在炒菜过程中建议采用大火急炒的方式，这样不仅可以使食物的加热时间得到合理控制，而且可以最大限度地保留食物中固有的营养成分。同时，食物的加热方式、切块大小以及加热时间，也是影响食物营养成分的重要因素。一般情况下，将蔬菜置于沸水中进行浸泡，浸泡后将其捞出再翻炒的方式，会导致蔬菜中80%以上的维生素流失。而采用速炒的方式，可以将食物中固有的胡萝卜素损失控制在25%以内，而维生素损失则不超过40%。此外，在炒菜时放入食盐的量与维生素损失情况呈正比，这也是在烹饪过程中提倡少盐的重要原因。尤其对于一些心脑血管和高血压患者来讲，

每天盐的摄入量应尽量保持在 5g 以下。

4. 油炸

对食物采用油炸烹饪方式时，由于油温过高，因此，无论是食物中富有的蛋白质、脂肪，还是碳水化合物，以及耐高温较差的维生素等，都会受到破坏，经过此种烹饪方式做出来的食物，其营养价值也较低。油炸肉、鱼，其含氮物质和无机盐损失较少，这是因为当油炸时，肉的表面温度很快达到 115 ~ 120℃或 120℃以上，这时蛋白质凝固，肉表面形成一层结实的膜，使肉中可溶性物质减少流失；同时也提高了食品的香味，但肉类食品在煎炸时温度过高，超过 200℃时，会形成大量的多环芳烃等致癌物质，危害人体健康。基于此，可以借助淀粉和鸡蛋，将其包裹在食物外边，以此形成对食物的有效保护，这样既可以将食物表面与高温油隔开，又防止了因食物与高温油直接接触而导致营养成分损害的情况。即便如此，在日常生活中，也应减少油炸食物的摄入量，这是因为淀粉类食物经过油炸后极易产生化学反应，并催生出大量致癌物质丙烯酰胺，严重威胁人们的身体健康。

5. 蒸

虽然采取蒸的方式能够避免无机盐流失的情况，但其损失的维生素与煮的方式并无明显区别。这是因为在蒸的过程中温度较高，蒸锅中的蒸汽也具有极强的渗透力，压力较大，在这种环境下，食物由生变熟的时间就会缩短，食物的性质改变也较大。虽然部分食物中的蛋白质和糖类借助水解作用会变得易于吸收，但是对于一些耐热度不强的维生素，则加快了其流失速度。

6. 煮

通常来讲，煮并不会对食物脂肪产生较为明显的影响，但会对于含有蛋白质或糖类的食物起到一定的分解作用，食物中的磷、钙、无机盐和具有水溶性特征的维生素就会在煮的过程中逐渐融入水中。所以，在煮菜时，其营养成分都会留在汤中。一般情况下，蔬菜经过高温慢煮 20 分钟后进行焯水，其叶绿素和维生素均会受到较为严重的破坏，损失程度可达 30% 以上。同时，在对肉类进行高温慢煮时，会使其水分损失更为严重，进而导致强烈的水解作用，肉类食物中的氨基酸、脂肪和胶原物质会在水解作用下逐渐流入汤内。此外，食物中维生素 C 的含量也与煮沸时间有直接关系，因此，在煮食材时一定要对时间进行合理的掌控。

7. 熏烤

食物经过熏烤处理后，会出现诱人的味道，这也是目前熏肉、烤鸭受到人们喜爱的重要原因。但在熏烤食品过程中会产生对人体有害的物质，因此，在使用此烹饪方式时，要注重熏烤方式的选择，尽量采用管道干热蒸汽的方式来熏烤食物，并且熏烤的温度尽量保持在 200℃以下。

8. 适时焯水

通过焯水的方式处理蔬菜，使其保持色泽鲜艳，味道更加脆嫩，有利于食物的消化吸收。同时，可以考虑在蔬菜焯水时倒入少量的色拉油，色拉油包裹在食物表面，不但可以保障蔬菜鲜亮的色泽，还可以有效减少食物营养成分外溢；肉类产品中会有血污以及异味等，这些均会影响肉类产品烹调的口感，但是通过焯水的方式对肉类进行初加工，可以使肉质鲜嫩，味道鲜美。但是焯水的时间一定要控制好，否则会使食物中的营养流失。通常情况下，大火沸水是常用的焯水方式，这种方式加热时间短，操作简单，将原料分次下锅，通过沸水将食物初加工，这样既可以保留食物原有的新鲜及色泽口感，也能降低营养素的流失程度，例如，在处理蔬菜时，蔬菜中含有的氧化酶会将维生素 C 氧化破坏，因此，可以通过高温焯水的方式来减少维生素的损失。特别要注意的是，食物原料在经过焯水后不要挤去汁水，因为在焯水的过程中，大量的水溶性维生素会溶解在汁水中，挤去汁水的话会流失营养素。

9. 挂糊上浆

中式烹饪所发明的勾芡挂糊，通过独特的烹饪方式锁住食物中的汁液，保持食物原有的味道，留住食材本身的性状，并且可以通过不同的勾芡方法创造出美丽的色彩以及独特的造型。此外，最重要就是淀粉中含有谷胱甘肽，可起到抗氧化作用，具有保住食材中原本的营养、保卫生的功能，而这些都是中式烹饪所独有的，西式烹饪远远不及。用糊浆挂糊可以在烹饪原料表层形成保护壳，这样可以锁住原料中的水分和营养素，使烹饪原料中的营养成分不会大量外溢，同时这层保护壳不会让食物直接接触高温，从而不使蛋白质高温变性，减少营养素的氧化，减少维生素在高温作用下而被分解破坏。这种烹饪方式可以使食材色泽鲜美，味道原汁原味，并且保证了食物中原有的营养成分尽可能被人体消化吸收，是一种健康的烹饪方式。

10. 适当加醋

醋作为中国各大菜系传统的调味品，以其独特的味道和营养价值深受人们喜爱，在烹饪时用醋来提味已经成为一些菜肴制作过程中的必备步骤，醋中的酸可以很好地和食物中的维生素结合，以此来极大地提高食物的鲜美程度。此外，还能去除菜肴中的腥味，同时又保持了食物中的维生素，以此来增加食物的口感。食物中富含钙质，在烹饪的过程中，少许的醋还能促进人体对钙质的吸收，极大地提高了食物的营养。

正确选择烹饪方式，对食物中的营养价值非常有利，并且可以更好地提高食物的食用口感，以及人体对食物本身营养物质的吸收。烹饪者应了解正确的烹饪方式，有效降低食物营养素的流失率，同时尝试进一步改善烹饪方法，选择正确处理食材的方式，更好地提高食材的食用价值，才能将食物中的营养更好地利用起来，了解合理有效的烹饪方式，制作出美味与营养兼备的食物，对家人和自身的身体健康具有重要意义。

第四节　调料使用对食物营养的影响

在日常烹调过程中，为了满足色香味的要求，保证其营养要素的稳定和谐，需要使用各种调味料对食材进行调味，以此获得甜、咸、酸、辣、香等不同的味觉享受，利用合适的调味品，根据不同菜肴做好调味工作，有利于降低食物营养元素的丧失，有利于保障食物的色香味和相关口感。

盐能留住维生素 C 等水溶性维生素。蔬菜在焯烫过程中，其中的水溶性营养成分，如维生素 C 和 B 族维生素等会流失到锅中。如果在沸水中加入适量食盐，蔬菜就会处在细胞内外浓度相对平衡的环境中，其可溶性成分扩散到水中的速度就会减慢。不过加盐切记不能太多，大半锅水加小半勺盐即可。需要特别提醒的是，在炒菜或者炖肉过程中，如果过早加盐，反而会造成营养的损失，并且影响口感。对盐的摄取量要适中，放盐的顺序要控制好，一般在食物熟透后，再进行添加，有利于防止食物中水分及其营养元素的丢失，有利于促进营养素的稳定，食醋有利于食物维生素的稳定维护，从而保证菜肴的营养价值及食用口感，有助于人体的营养吸收。葱、蒜、八角、花椒等香辛料能减少脂肪氧化和致癌物产生。这类香辛料有着共同的特点，那就是富含多酚和黄酮类物质，它们具有很强的抗氧化能力。在炒菜炝锅的时候加入，不仅能够增添香味，更能够减缓高温下的油脂氧化，保护菜中的营养成分，同时还能减少致癌物产生。淀粉有助于减少蛋白质变性，在炒菜时用淀粉勾芡，使汤汁浓厚，淀粉糊包围着食物，或者在炸鱼、肉排时用淀粉挂层糊之后下锅。这样一层"保护膜"，能够避免食物直接与热油接触，从而减少蛋白质的变性和维生素的氧化损失。同时，食物汁液不易外溢、流失，既守住营养，又能达到外焦里嫩、口感好的目的。

从健康角度来讲，许多调味品都具有养生功效，如大蒜可以降低血压和胆固醇，花椒可以抗菌抗肿瘤，芥末具有温中散寒、通利五脏、健胃消食等作用，生姜有温暖、兴奋、发汗、止呕、解毒、温肺止咳等作用，迷迭香可以缓解风湿疼痛、滋养头发等，食醋开胃抑菌，可以抑制多种病菌的生长和繁殖，八角强烈的香味有驱虫、温中理气、健胃止吐、祛寒、兴奋神经等功效，香菜有发汗透疹、消食下气之功效，胡椒有助于新陈代谢和消化高脂肪食品，辣椒能够增加食欲、帮助消化、降低癌症细胞发生率，陈皮具有理气降逆、调中开胃、燥湿化痰等功效，调味品不仅为美味锦上添花，在健康方面也是功不可没。但调料适量即可，少添加调味料，这么做有助于保留食材的本味。如新鲜鸡肉本身含有较多谷氨酸钠，谷氨酸钠是构成味精的主要成分，可以说鸡肉是自带"味精"的食材。因此，在烹饪时，添加些葱、姜、蒜即可，若使用大料、肉桂等味道厚重的调味料，反而会冲淡鸡肉本身特有的鲜味。此外，还有鱼、虾、贝类等，在烹饪这些食物的时候，不宜用味精、大料、花椒等调味料。

第五节　合理配菜

一、配菜的基本营养知识

配菜在整个菜肴制作过程中是一项重要的操作工序，也是烹饪人员具体实施合理营养的重要环节。通过各种菜肴原料之间的组合或搭配，不但对菜肴的质量构成或色、香、味、形的确定将有重要影响，而且对菜肴所含营养成分的种类及数量是否充足都有直接的关系，合理的配菜，既要讲究质量，配色香味形，也要注重搭配营养成分。

不同的原料或菜肴所含营养成分的种类和数量都有差异，可是人体对营养的需要则要求完备充足。因此，一份菜或一餐菜的各个菜肴间营养成分的配合，应当尽量做到满足人体的生理需要，为此，在做好菜肴烹饪的同时，应掌握合理营养的原则，了解各种烹饪原料的营养特点，以便配制出色香味形都好，又富于营养、符合卫生的菜肴，更好地满足食用者的要求。

一般菜肴按原料不同，大致可分为肉菜类、水产菜类、山珍海味类、甜菜类、素菜类（豆制品及蔬菜）等几类。通常供应的原料是荤菜多、荤油重，缺少素菜或蔬菜。所以，含蛋白质和脂肪多，只含一定的矿物质及维生素，而缺少某些维生素、矿物质和植物纤维素。然而，在我国的粤菜配菜中，素菜或蔬菜的比例就占得较大，并且也独具风味；川菜采用素菜原料较多，并擅长烹成颇具特色的名菜；鲁菜以孔府宴菜为典型代表，用料考究，品味鲜妙，风味独特，烹调艺术精湛，堪与宫廷御宴相媲美，孔府菜的菜名也古朴典雅，富有诗意，如"八仙过海闹罗汉""阳关三叠""一卵孵双凤""烤花揽桂鱼""鲁壁藏书""诗礼银杏""玉带鱼卷"等（图5-1至图5-7），现今孔子故乡曲阜一带的厨师在继承传统孔府菜的基础上，又创造出一些新的名菜佳肴，如"神仙鸭子""带子上朝""孔府豆腐"等（图5-8至图5-10）。因此，我们应该在继承祖国烹调技艺的基础上，一方面要对合理的传统配菜方法和经验加以认真发掘和大力提倡，另一方面要在尽量保留菜肴风味或特色的基础上，按合理营养的要求，做些适当改进。

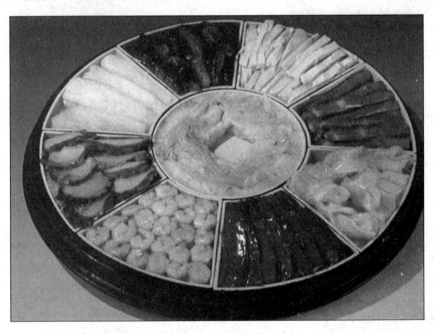

图5-1 八仙过海闹罗汉

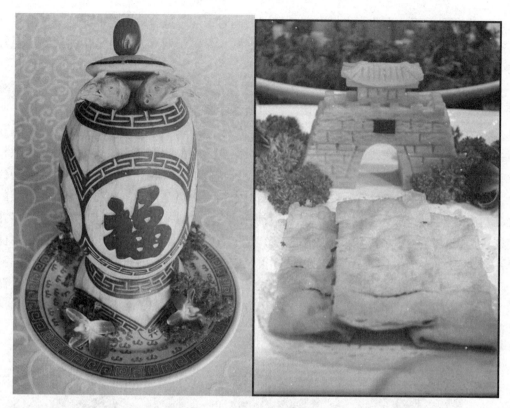

图 5-2　阳关三叠　　　　　　　　　图 5-3　一卵孵双凤

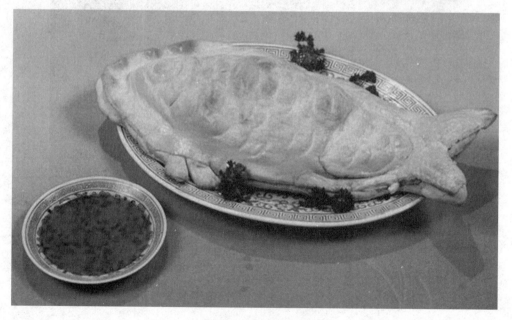

图 5-4　烤花揽桂鱼

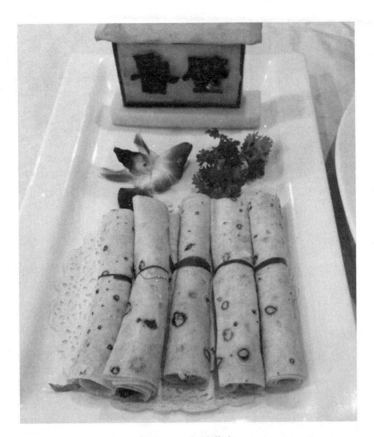

图 5-5　鲁壁藏书

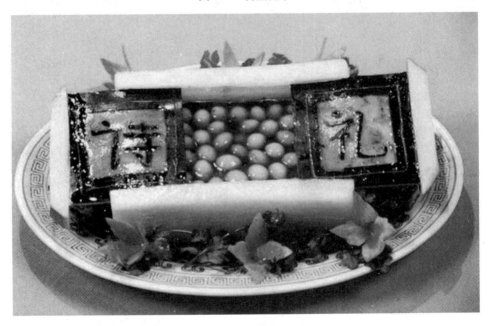

图 5-6　诗礼银杏

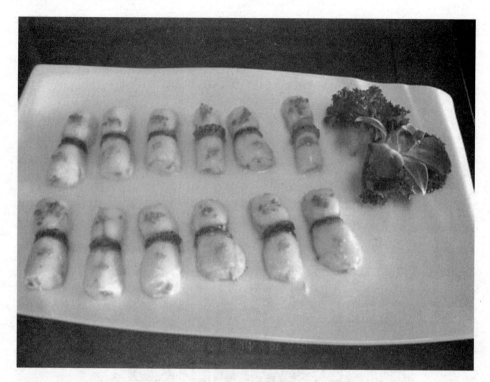

图 5-7　玉带鱼卷

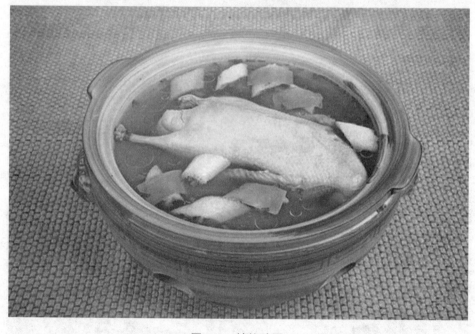

图 5-8　神仙鸭子

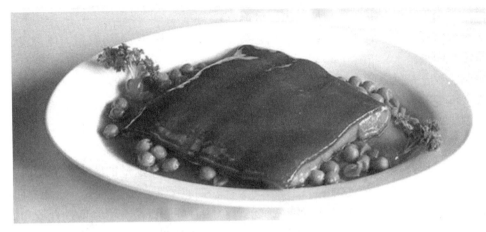

图 5-9　带子上朝

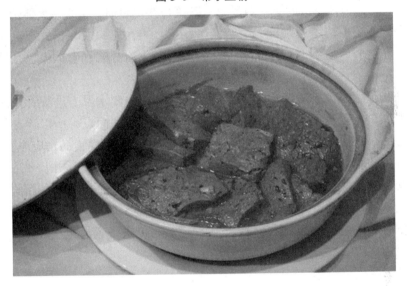

图 5-10　孔府豆腐

二、家常配菜举例

肉菜类、水产菜类和禽蛋菜中的烧菜，一般没有配料，如红烧肉、烧鱼、烧鸡等，都是用净主料做的菜。从提高营养价值看，应当分别添加蔬菜原料：烧肉可加土豆、胡萝卜或豆腐泡、苔菜、菠菜、卷心菜、大白菜等；烧鱼可加豆腐、粉丝或粉皮等；烧鸡可加板栗、毛豆等。炒菜类中加的配料很多，但要注意配色，水分太多的蔬菜不宜做炒菜配料。油爆菜类可加荸荠、山药、梨等；炖菜类中可以加配香菇、石耳等；汤菜类中可加的蔬菜品种较多，如绿叶蔬菜和萝卜、冬瓜等。用豆腐做主料，加配适当的肉类等动物性原料比较好，如四川菜中麻婆豆腐、家常豆腐，徽菜中的酿豆腐，还有京菜中的锅塌豆腐，鲁菜中的一品豆腐、豆腐箱等。筋胶蛋白原料，如蹄筋、干肉皮、鱼皮、鸭蹼、鸡脚、鱼翅等，它们的蛋白质组成中缺少一种或几种必需氨基酸（如色氨酸、亮氨酸、异亮氨酸、蛋氨酸、缬氨酸等），属于不完全蛋白质，要加配完全蛋白质原料，如瘦肉类、蛋类才能提高筋胶蛋白质的生理价值。

蛋菜类营养丰富，宜于和豆制品、蔬菜类等原料配合做菜，如将鸡蛋摊成蛋皮，包卷荤素馅心做菜。

豆制品菜也是做菜的主要原料，豆腐和荤菜原料可配制多种菜肴，千张（白页）和豆腐衣也可配制多种菜肴。从营养学的观点来看，应提倡多用豆制品配置菜肴。

蔬菜类种类多，宜多用有色叶菜类来配菜，特别是新鲜绿叶蔬菜，其维生素和矿物质的含量一般都较根茎类和瓜茄类蔬菜高，配菜时应尽量多采用。

在配菜中应注重汤菜的作用，鸡、鱼、肉汤中都含有一定量的营养成分，还溶有"含氮浸出物"（一些能溶于水的含氮物质的总称，如肌凝蛋白原、肌肽、肌酸、肌酐、嘌呤碱和少量氨基酸），它能使汤汁浓稠鲜美可口，有刺激胃液分泌、增进食欲和促进消化的作用。温度适宜时，这种作用愈加显著，所以应该讲究制汤的技术，提高汤在配菜中的作用。人们习惯吃饭时上一道汤菜，既符合饮食习惯，又合乎人体消化生理的要求，应当提倡。还应当考虑加配一个清淡鲜汤或水果汁羹，放在正式饭菜前饮入。这样做可以防止进餐者吃饭时口干舌燥，又能增进消化液分泌和食欲，也是符合消化生理的。

目前有些筵席是菜肴过于丰盛，有的则不配备点心和水果，进餐者往往因油荤腻人或者因胃纳量有限而中途退席。由于席间很少吃米饭和面点，所以碳水化合物摄取偏少，这与平衡膳食的要求是不相宜的，因此，对主食米、面食品也应注意合理安排。米、面食品应与菜肴一样，力求花色品种多样化，感官性状良好，并且要适时或提前上席，以便吸引进食者选食，同时应当注重席间的水果菜或餐后上水果。新鲜水果不仅含较多的维生素和矿物质，还含有各种有机酸（如柠檬酸、酒石酸和苹果酸等）。因此，水果对弥补筵席上蔬菜不足，减轻菜肴的油腻感和帮助进餐者消化及其合理营养，均具有重要意义。

第六章 中西医解读食物营养 ▷▷▷

人类赖以生存的物质来源于大自然，人体必须摄取食物，才能获得营养以维持生命，对此，中医学是早有认识的，如《素问·六节藏象论》云："天食人以五气，地食人以五味……五味入口，藏于肠胃，味有所藏，以养五气，气和而生，津液相成，神乃自生。"这里明确指出，人体五脏之气，气血津液的生成，神气的健旺，全赖天地间五气、五味之供奉，而五味的来源就是广泛存在于自然界的食物，从营养来源于食物的摄取这一点，中西医的认识是完全一致的。现代营养学对食物营养的分析上，重点着眼于对各类食物营养价值的分析。

第一节 现代营养学食物营养价值评定常用指标

一、营养素密度与营养质量指数

营养素密度（nutrients density）和营养质量指数（index of nutrition quality，INQ）是推荐作为评价食品营养价值的指标，而且两个指标之间关系密切。

营养素密度是指一种食物、膳食或营养补充物所含的营养素与其所含能量的比值，即食品单位能量所含某营养素的量。具体表示方法为营养素重量单位/4.18MJ（1000kal），如猪肝铁的密度为175mgFe/4.18MJ（1000kal），如（白）鸭血铁的密度为282mgFe/4.18MJ（1000kal）等。营养素密度常用于对不均匀人群的食谱编制。

营养质量指数是指营养素密度（某营养素占 RNI 或 AI 的比值）与能量密度（该食物所含能量占能量 RNI 的比值）之比。公式如下：

INQ＝营养素密度/热能密度

营养素密度＝营养素含量/营养素 RNI 或 AI

热能密度＝食物所含热能量/热能 RNI

评价方法：当 INQ ＝ 1 时，代表所摄取的食品中能量与营养素之间的比例适合，既不会引起过剩也不会不足，是一种营养质量合格食品；INQ ＞ 1 时，表示所提供的营养素能力大于能量的能力，也是一种"营养质量合格食品"，特别适合于超重或肥胖者；INQ ＜ 1 时，表示该食品所提供的能量大于营养素，长期摄入此类食品，易出现能量积累，属于"营养质量不合格"食品。鸡蛋、大米、大豆中几种营养素的 INQ 值见表6-1。

表 6-1　鸡蛋、大米、大豆中几种营养素的 INQ 值

分类	热能 /kJ	蛋白质 /g	维生素 A/μgRE	硫胺素 /mg	核黄素 /mg
成年男轻体力 RNI 或 AI	10042	75	800	1.4	1.4
100g 鸡蛋	653	12.8	194	0.13	0.32
INQ		2.62	3.73	1.43	3.52
100g 大米	1456	8	——	0.22	0.05
INQ		0.74		1.08	0.25
100g 大豆	1502	35.1	37	0.41	0.2
INQ		3.13	0.31	1.96	0.96

二、食物利用率

食物利用率是指食物进入机体，被消化、吸收和利用的程度。常利用大、小白鼠等动物实验获得对某个整体或混合食物进行评价，即待评食物喂养实验动物一段时间后，计算饲料消耗量与动物体重增加量的百分比值。其意义是摄入的食物有多少可转化成动物的体重，计算公式为：

食物利用率（%）＝饲养期间动物体重增加量（g）/ 饲养期间饲料消耗量（g）×100%

三、食物的血糖生成指数

血糖指数（glycemia index，GI）指碳水化合物使血糖升高的相对能力，表示一定时间内含 50g 有价值碳水化合物的食品餐后血糖反应曲线下的面积与含等量碳水化合物的标准食品餐后血糖反应曲线下的面积之比乘以 100 所得的数值，计算方法如下：

血糖指数＝进食一种食物 2 小时内血糖反应曲线下的面积 / 进食相等量的葡萄糖 2 小时内血糖反应曲线下的面积 ×100

据血糖指数划分，则 GI 在 70 或以上称为高血糖指数食品，在 56 ～ 69 称为中等血糖指数食品，在 55 或以下的为低血糖指数食品。部分食物的血糖生成指数见表 6-2。

表 6-2　部分食物的血糖生成指数（葡萄糖＝100）

食物	GI	食物	GI
面包	69	乳糖	90
大米	72	蔗糖	60
糯米	66	麦芽糖	108
玉米粥	80	苹果	39
果糖	20	香蕉	62
土豆	80	牛奶	36
新土豆	70	黄豆	15

续表

食物	GI	食物	GI
胡萝卜	92	扁豆	29
蜂蜜	75	豌豆	33

　　某种食物的血糖指数是由不同食物消化后所测量到的血糖升高水平面计算出来的，血糖指数越高，这种食物升高血糖的效应就越强，反之亦然。而血糖过高和代谢紊乱是糖尿病等疾病发病的重要原因。正常人的血糖水平过高，也会诱发肥胖、高血压等疾病。选择血糖指数适宜的食品，不仅适用于糖尿病等病症患者，而且对于每一个希望享受健康的正常人都有非常重要的意义。"血糖生成指数"是目前衡量膳食平衡和调控糖尿病最新的营养指标。

　　近年来，运动营养的研究指出，在比赛前吃低血糖指数的碳水化合物食物，有助维持运动时的持久力。低血糖指数的碳水化合物吸收较慢，所以不会刺激太多胰岛素。它的其他益处还包括有助于降低运动前及运动中血液的乳酸和维持运动中血糖及血脂肪酸处于较高水平，从而增加持久力。

　　健康饮食强调，避免过多摄入血糖指数过高的食品，多吃谷类或较少加工的粗制食物，并增加蔬菜水果的摄入量，这样可有效地降低膳食血糖负荷，最终减少糖尿病和冠心病的发病率。对于更多的健康人而言，早餐应该享受富含低血糖生成指数的食品，中餐时可以重新补充能量，同时要注意"指数"高低不同的食品的搭配。例如，"米饭＋猪肉"的食谱血糖指数可达 73.3，而改成"米饭＋猪肉＋芹菜"的食谱后，血糖指数可以下降到 57.1 的理想水平，可见，多食膳食纤维对人体维持正常的血糖水平和饮食健康有积极的意义。1998 年，在 WHO/FAO 专家会议上，建议将 GI 用于评价食物营养价值的指标。

四、酸性食品与碱性食品

　　首先，营养学上所讨论的酸性食品和碱性食品与化学上的不同，它不是根据食物在自然状态下所呈现的酸碱性确定，也不是根据人们感官刺激确定其酸碱性，而是食物被摄入体内后，经过消化吸收，代谢后的终产物对机体体液酸碱度的影响而定。

1. 酸性食品

　　凡食物中含 S、P、Cl 等元素的量比较高者，在体内经代谢最终产生的终产物呈酸性，故称酸性食品。通常含蛋白质、脂类和碳水化合物的食物，成酸元素较多。常见的酸性食品有水产、畜肉、蛋、家禽、谷类，硬果中的花生、核桃、榛子，水果中的李、梅。

2. 碱性食品

　　凡食物中含 K、Na、Ca、Mg 等元素较多者，在体内代谢后，终产物呈碱性，故称碱性食物。蔬果因富含 K、Na、Ca、Mg 等碱性元素。常见的蔬菜、水果、豆类、牛奶，硬果中的杏仁、栗子等属于碱性食品。

3. 其他

食用油、黄油、糖、淀粉等不含上述成酸或成碱元素，体内代谢后呈中性反应。

机体在代谢过程中，易于产酸，碱性食物进入机体后，与机体产生的 CO_2 结合生成碳酸盐，由肾脏排出。因此，适当的碱性食物有利于排酸，保持机体 pH 的正常（pH 为 7.35～7.45）。如果摄取过多的酸性食物，会使机体体液 pH 升高，引发酸毒症，表现为血液色泽加深、黏度增高、血压上升。在年幼时可引发皮肤病、神经衰弱、胃酸过多、便秘和蛀牙等，对于中老年人，则引发高血压、动脉粥样硬化、脑出血、胃溃疡等疾病。因此，我们平时必须多摄取碱性食物。

五、食物的抗氧化能力

机体在新陈代谢过程中会产生大量的自由基，尤其是氧自由基，同时，机体存在消除自由基的系统。因此，在正常情况下，机体内的自由基生成系统与消除系统保持平衡。但当体内自由基生成系统功能过强或消除系统功能减弱，其结果是体内自由基在体内的累积，过量自由基将对机体生物大分子物质，如蛋白质、核酸等产生严重的破坏作用，破坏细胞的结构，引起细胞功能的改变。机体对自由基的消除系统包括两方面的体系，一是体内固有的酶反应体系，如超氧化物歧化酶（SOD）、过氧化氢酶（CAT）和谷胱甘肽还原酶等，另一个非酶体系，这与膳食结构密切相关，主要包括三个方面。

1. 膳食抗氧化营养素

膳食抗氧化营养素主要有维生素 C、维生素 E、β- 胡萝卜素等，可以直接消除体内自由基，还是某些微量元素，可以增强体内自由基消除酶系统能力，如 Se、Mn、Zn、Fe 和 Cu 等。

2. 非营养素膳食抗氧化成分

非营养素膳食抗氧化成分主要由目前营养学界正在研究的植物化学物质，如类胡萝卜素、生物黄酮类、番茄红素、多酚类化合物、植酸等。

3. 其他抗氧化成分

其他抗氧化成分主要包括二丁基羟基甲苯（butylated hydroxy toluence，BHT）、丁基羟基茴香醚（butylated hydroxy anisole，BHA）等，这些是在食品加工过程中常用的抗氧化成分。

食物抗氧化能力的高低主要取决于上述抗氧化成分在食品中的有效含量。

第二节　中医骨伤科常用食物的性能与作用

骨科常用的膳食种类主要包括高热量高蛋白食物、高膳食纤维食物、富含维生素食物、富含无机盐及微量元素的食物等。各类食物、各种食物都具有各自的性能与作用，在实际选用中应当遵循一定的规律，结合机体功能状况，合理使用。

一、骨科膳食主要分类

1. 高热量高蛋白食物

在一般饮食基础上，增加谷类、食糖和植物油，增加牛奶、蛋类及瘦肉类，这类食物适用于手术前后或创伤、高热、感染等患者。

2. 高膳食纤维食物

芹菜、韭菜、豆芽等蔬菜、水果、粗粮等富含纤维素，适用于因骨折需长期卧床患者，运用此类饮食，可刺激肠蠕动而改善便秘。

3. 富含维生素食物

菠菜、杏干、茴香、苋菜、胡萝卜等植物性食物，牛奶、鹌鹑蛋、鸭蛋、鸡蛋、动物肝脏等均富含维生素A。番茄、大白菜、柑橘、草莓、猕猴桃等水果富含维生素C，这些种类的食物与创伤及骨科手术后愈合康复都密切相关。

4. 富含无机盐及微量元素食物

创伤后随着尿氮的丢失，铁、钾、镁、锌、硫、磷等元素排出量增加，机体应注意多食用富含锌、铜、铬、铁等微量元素的食物，以助创伤早日愈合。例如，瘦肉、肝、水产、虾米、豆类、白菜、粗粮、杏仁、核桃等富含铜元素；虾皮、紫菜、猪肝、芝麻、黄豆、瘦猪肉、带鱼等富含锌元素；动物心、肝、肾、血、蛋黄、瘦肉类、鱼类、绿叶蔬菜、海带、木耳、芝麻酱、红糖等富含铁元素；鱼松、虾皮、虾米、干豆、豆制品、奶制品、雪里蕻、茴香、油菜等富含钙元素。

二、骨科膳食指导要点

1.原则上给予富含蛋白、维生素、微量元素的食物，并需按骨折愈合过程合理调配，合理使用。

2.骨伤早期，饮食以清淡为主，宜食蔬菜、蛋类、豆制品、水果、鱼汤、瘦肉等，忌食骨头汤、肥鸡、炖鱼等肥腻滋补之品，以免瘀血积滞，影响骨折愈合。

3.骨伤中期，患者宜进食富含热量、富含蛋白食物，以促进骨痂生长需要，宜食用骨头汤、鸡汤、动物肝脏之类，并注意补充维生素、钙质和蛋白质。

4.骨伤后期，饮食逐渐恢复正常，同时注意补充富含钙质和营养元素的食物即可。

三、骨科常用食物的性能与作用

1. 常用补钙食物

（1）黑豆 性味：味甘，性微寒。归经：入脾、肾经。功效：补肾益阴，健脾利湿，除热解毒。应用：富含蛋白质、不饱和脂肪酸、磷脂、钙、磷、铁、钾、钠、胡萝卜素、维生素 B_1、维生素 B_2、维生素 B_{12}、烟酸、叶酸、胆碱、大豆黄酮、皂苷等。李时珍在《本草纲目》中有记载："常食黑豆，可百病不生。"适用于肾阴亏虚、服药中毒或饮酒过多等。可煎汤，酒浸，作丸、散，或煮食。

（2）海参 性味：味甘、咸，性微寒。归经：归肺、肾、大肠经。功效：补肾益精，养血润燥。应用：本品可内服：煎汤，煮食；外用：适量，研末敷。以海参搭配甘温、温中暖肾、益气补血的羊肉，能使补肾益肾、温阳养血的效果更佳。

（3）乳酪　性味：味甘、酸，性平。归经：归肺、肾、肠经。功效：养阴补虚，壮骨等。应用：本品是含钙最多的奶制品，为补钙的最佳选择，而且这些钙易被人体吸收；也可增进人体抵抗疾病的能力，促进代谢，增强活力等。

（4）牛奶　性味：味甘，性平。归经：归心、肺、胃经。功效：补虚损，益肺胃，生津润肠等。应用：牛奶中的无机盐也称矿物质。牛奶中含有 Ca^{2+}、Mg^{2+}、K^{2+}、Fe^{3+} 等矿物质，也含有 I、Cu、Zn、Mn 等微量元素。牛奶中含有丰富的活性钙，是人类最好的钙源之一，1L 新鲜牛奶所含活性钙约 1250mg，居众多食物之首，约是大米的 101 倍、瘦牛肉的 75 倍、瘦猪肉的 110 倍，它不但含量高，而且所含的乳糖能促进人体肠壁对钙的吸收，吸收率高达 98%，从而调节体内钙的代谢，维持血清钙浓度，增进骨骼的钙化。吸收好对于补钙是尤其关键的。

（5）虾皮　性味：味甘、咸，性温。归经：归心、胃经。功效：补肾壮阳，理气开胃。应用：虾皮中含有丰富的蛋白质和矿物质，尤其是钙的含量非常丰富，有"钙库"之称，是补钙的较佳途径。虾皮中也含有丰富的镁元素，镁对心脏活动具有重要的调节作用，能很好地保护心血管系统，可减少血液中的胆固醇含量，对于预防动脉硬化、高血压及心肌梗死有一定作用。

（6）芝麻酱　性味：味甘，性平。归经：归肺、肾、大肠经。功效：补中益气，益精填髓，止心惊，润五脏。应用：本品含钙量较多，经常适量食用，对骨骼、牙齿发育都有益处；混合麻酱富含蛋白质、氨基酸及多种维生素和矿物质，有很高的保健价值。本品可用于肝肾虚损、眩晕、肠燥便秘、贫血等。

2. 常用促进骨骼生长食物

（1）牛肉　性味：味甘，性平。归经：归肺、肾、大肠经。功效：补中益气，益精填髓，止心惊，润五脏。应用：牛肉切成薄片，在锅内加水适量，与粳米同煮粥，粥熟后加五香粉和精盐调味，即可食用。牛肉含有丰富的蛋白质、氨基酸等营养物质，可补中益气，滋养脾胃，强健筋骨；粳米补脾胃，养五脏，壮气力。此药膳健脾益胃，强身健体。

（2）羊肉　性味：味甘，性温。归经：归脾、胃、肾经。功效：补肾壮阳，温中健脾，益气养血。应用：将羊肉洗净、切块；淫羊藿、枸杞子洗净，备用；将全部用料一起放入瓦锅内，加清水适量，文火煮 2 小时，至羊肉熟烂为度，加入精盐调味即可。羊肉具有补血温经、温补脾胃肝肾、补肝明目之功用；淫羊藿补肝肾，强筋骨，助阳益精，祛风湿；枸杞子滋补肝肾明目，润肺强筋骨，祛风湿。此药膳补肝肾，强筋骨，祛风湿。

（3）猪肉　性味：味甘，性平。归经：归脾、胃、肾经。功效：补肾滋阴，养血润燥，益气消肿。应用：将杜仲装入布包中，扎口成药包，与洗净的猪瘦肉、核桃仁一起放入砂锅中，加适量清水，用文火慢煮 2 小时成粥，取出药袋，加调料即可。核桃仁补肾温肺，润肠通便；杜仲补益肝肾，强筋壮骨；猪瘦肉补肾养血，滋阴润燥。此药膳益肾补虚，强筋健骨。

（4）鹿肉 性味：味甘，性温。归经：归脾、肾经。功效：益气助阳，养血祛风。应用：党参、杜仲饮片用布包好，加水适量，浸泡后与鹿肉片、生姜、大葱共煮，至鹿肉熟烂，加入调料调味即可。随量食肉喝汤，每日2次，可连服10日。杜仲补肝肾，强筋骨，降血压；生姜活血祛寒，除湿发汗；党参补中益气，健脾益肺；鹿肉性补益气血，补肾益精。此药膳补肝肾，强筋骨，健脾益气。

（5）乌鸡肉 性味：味甘，性平。归经：归肝、肾、肺经。功效：补肝肾，益气血。应用：先将黄芪饮片清洗备用，乌骨鸡去毛及肠脏后置入黄芪，锅内加水，隔水炖熟，食用时加入适量盐和味精即可。每日佐餐酌量食用。黄芪补气固表，利尿托毒排脓，敛疮生肌；乌骨鸡补中止痛，滋补肝肾，益气补血，滋阴清热，调经活血，固崩止带。此药膳滋补肝肾，益气补血。

（6）鸭肉 性味：味甘，性平。归经：归肺、脾、肾经。功效：补气阴，利水消肿。应用：将老鸭宰杀，去毛，开膛去内脏，洗净后备用，用开水余一下，装入盆内，加葱、姜、盐、料酒少许，上笼蒸熟透取出晾后去骨，切成两块，加入鸡肉泥、鸡蛋清、湿玉米粉、味精、料酒、盐调成糊，把核桃仁、荸荠剁碎，加入糊内，淋在鸭子内膛肉上。在锅内加入油，油热时入鸭肉炸酥，捞出沥去余油，切成长块，摆在盘中，撒入油菜末即可。佐餐适量食用。核桃仁补气养血，润燥化痰，温肺润肠，散肿消毒；荸荠清热解毒，凉血生津，利尿通便，化湿祛痰，消食除胀；老鸭肉滋补，养胃补肾；鸡肉温中补脾，益气养血，补肾；葱含有蛋白质、碳水化合物、维生素及矿物质，对人体有很大益处。此药膳补肾固精，润肠通便，适用于肾虚腰痛等。

（7）鹌鹑肉 性味：味甘，性平。归经：归肝、脾、肾经。功效：益中气，壮筋骨。应用：将鹌鹑宰杀，去毛去杂备用，将栗子打碎，大枣去核，共入炖盅，加适量水，放入上述食材同煎，煮沸后，改小火炖1～2小时，至鹌鹑熟烂。随量饮汤吃肉，每次100～200mL，每日1剂。大枣补虚益气，养血安神，健脾和胃；栗子健脾养胃，止血消肿，强筋健骨；鹌鹑补中气，强筋骨。此药膳健胃益脾，补肾强筋。

（8）牛乳 性味：味甘，性平。归经：归心、肺、胃经。功效：补虚损，益脾胃，生津润燥。应用：先将大米煮成粥，待煮至半熟时去米汤，加牛乳适量，加白糖再煮粥即成。佐餐食用，或直接将牛乳温热食用。牛乳中含有丰富的钙和维生素D等，包括人体生长发育所需的氨基酸，全面补充营养；此药膳补虚益阴，有利于病后恢复。

（9）羊乳 性味：味甘，性微温。归经：归肝、心、肾、胃经。功效：补虚润燥，和胃解毒。应用：先将大米煮成粥，待煮至半熟时去米汤，加羊乳适量，加白糖再煮粥即成。佐餐食用，或直接将羊乳温热食用。羊乳中含有较丰富的乳蛋白等，不饱和脂肪酸含量较高，维生素C和胡萝卜素含量均比牛乳高。

（10）鹌鹑蛋 性味：味甘、淡，性平。归经：归脾、肾经。功效：补虚、健脑、健胃。应用：多煮食。本品味甘，补中益气，较适于老人、儿童；富含蛋白质、B族维生素、铁、卵磷脂等营养成分。

（11）鸡蛋 性味：味甘，性平。归经：归脾、肺、胃经。功效：滋阴润燥，养血安胎。应用：桑寄生 20g，鸡蛋 2 枚。将桑寄生饮片洗净，浸泡 30 分钟备用，加入鸡蛋与桑寄生同煮熟后，去壳取蛋后再煮片刻，饮汤吃蛋。酌量食用。桑寄生补肝肾，强筋骨，除风湿，通经络，养血安胎；鸡蛋滋阴润燥，补心宁神，养血安胎。此药膳补肝肾，强筋骨，除风湿，通经络，适用于足膝酸痛、有麻木者，对妇女怀孕期患本病有较好的疗效。

（12）鸽蛋　性味：味甘、咸，性平。归经：归脾、肺、胃、肾经。功效：补肾益气，解疮痘毒。应用：鸽蛋富含优质蛋白质、钙、铁等矿物质和多种维生素。本品补肾益气，主要用于肾虚、腰膝酸软、遗精滑精等。宜煮食，亦可配龙眼肉，加冰糖蒸熟后食用。

（13）鳝鱼　性味：味甘，性温。归经：归肝、脾、肾经。功效：补肝肾，强筋骨，益气血，祛风湿。应用：将大鳝鱼洗净去杂，切段，熟火腿肉切片备用，锅内放入适量清水，放葱、姜、料酒（约 15mL），烧沸后，将鳝鱼段入沸水锅略烫捞出，与火腿片、肉桂、当归、葱、姜、黄酒（15mL）、胡椒粉、精盐、鸡精、鸡汤共入大盘，上加盖，用棉纸封严盖口，上笼蒸 1 小时后，取出服食。佐餐食用。大鳝鱼益气血，补肝肾，强筋骨，祛风湿；当归具有补血和血、调经止痛、润燥滑肠的功效；肉桂功效为补火助阳，引火归原，散寒止痛，活血通经。此膳食补虚损，除风湿，适用于肾阳不足、气血亏虚等证。

（14）鲈鱼　性味：味甘，性平。归经：归肝、脾、肾经。功效：补肝肾，益脾胃。应用：本品有补五脏、益筋骨、和肠胃、治水气之功效。宜煮食、清蒸、烧制，或鲈鱼肉加米酒炖服。

（15）河虾　性味：味甘，性温。归经：归肝、肾经。功效：补肾壮阳，脱毒通乳。应用：可用于肾阳不足证。与韭菜同炒，加盐调味即可食用。宜蒸食或炒食。本品富含蛋白质、钙质较多，还含有脂肪、维生素、磷、铁等营养成分。

（16）海参　性味：味甘、咸，性平。归经：归肾、肺经。功效：补肾益精，养血润燥。应用：本品填肾精，温肾阳，益精养血，滋养肺肾，宜用于肾虚阳痿，精血亏虚，肠燥便结。海参含有丰富的碘、黏蛋白、甾醇等。本品宜煎汤或烧制。

（17）甲鱼　性味：味甘，性平。归经：归肾、肝经。功效：补肾滋阴，清退虚热。应用：将甲鱼宰杀后，去头爪、内脏及鳖甲，洗净，切成小方块，放入铝锅内，再加入枸杞子、熟地黄及水适量，先用武火烧开，后改用文火炖熬，至鳖肉熟透即可食用。本品日常食用可大补阴血，用于肝肾阴虚所致腰酸、劳热等。甲鱼滋阴补肾，清热消瘀，健脾健胃，甲鱼富含动物胶、角蛋白、铜、维生素 D 等营养素，能够增强身体的抗病能力，调节人体的内分泌功能；枸杞子益气固表，敛汗固脱，托疮生肌，利水消肿；熟地黄补血滋阴，益精填髓。此药膳滋阴补肾，凉血补血。

第七章 食物中毒及其预防 ▷▷▷▷

第一节 食物中毒概述

一、概念

食物中毒指摄入了含有生物性或化学性有毒有害物质的食物，或把有毒有害物质当作食物摄入后出现的非传染性疾病。食物中毒既不包括因暴饮暴食而引起的急性肠胃炎、寄生虫病，以及经饮食肠道传染的疾病，也不包括因一次大量或长期少量多次摄入某些有毒、有害物质而引起的以慢性毒害为主要特征的疾病。

二、特点

食物中毒发生的原因不相同，但发病具有下述共同特点。

1. 发病呈爆发性，潜伏期短，来势急剧，短时间内可能有多数人发病，发病曲线呈上升的趋势。

2. 中毒患者一般具有相似的临床表现，常常出现恶心、呕吐、腹痛、腹泻等消化道症状。

3. 发病与食物有关，患者在近期内都食用过同样的食物，发病范围局限在食用该有毒食物的人群，停止食用该食物后很快停止，发病曲线在突然上升之后即呈突然下降趋势，无余波。

4. 食物中毒患者对健康人不具有传染性。

有的食物中毒具有明显的地区性和季节性，例如，我国肉毒梭菌毒素食物中毒90%以上发生在新疆地区；副溶血弧菌食物中毒多发生在沿海各省；而霉变甘蔗和酵米面食物中毒多发生在北方。食物中毒全年皆可发生，但夏、秋季是细菌性食物中毒的高发季节，尤其是第三季度。

三、分类

食物中毒按病原物质可分为 4 类。

1. 细菌性食物中毒

细菌性食物中毒是指食用了含有大量细菌或细菌毒素的食物而引起的中毒。主要有沙门菌食物中毒、变形杆菌食物中毒、副溶血弧菌食物中毒、葡萄球菌肠毒素食物中毒、肉毒梭菌食物中毒、蜡样芽孢杆菌食物中毒、韦梭菌食物中毒、致病性大肠杆菌食物中毒、酵米面椰毒假单胞菌毒素食物中毒、结肠炎耶尔森菌食物中毒、链球菌食物中毒、志贺菌食物中毒等。

2. 有毒动植物中毒

有毒动植物中毒是指误食有毒动植物或摄入因加工、烹饪不当未能除去有毒成分的动植物食物而引起的中毒。发病率较高，病死率因动植物种类而异。有毒动植物中毒，如河豚、有毒贝类等引起的中毒；有毒植物中毒，如毒蕈、含氰苷果仁、木薯、四季豆等中毒。

3. 化学性食物中毒

化学性食物中毒是指误食有毒化学物质或食入被其污染的食物而引起的中毒，发病率和死亡率均比较高，如某些金属或类金属化合物、亚硝酸盐、农药等引起的食物中毒。

4. 真菌毒素和霉变食品中毒

真菌毒素和霉变食品中毒是指食用被产毒真菌及其毒素污染的食物而引起的急性疾病。发病率较高，死亡率因菌种及其毒素种类而异，如赤霉病麦、霉甘蔗等中毒。

第二节　细菌性食物中毒

细菌性食物中毒是最常见的一类食物中毒。由活菌引起的食物中毒称感染型，由菌体产生的毒素引起的食物中毒称毒素型。有的食物中毒既有感染型，又有毒素型。

细菌性食物中毒发生的基本条件是：①细菌污染食物（食品腐败变质、交叉污染、从业人员带菌、食品运输、储存等过程的污染）。②在适宜的温度、水分、pH及营养条件下，细菌急剧大量繁殖或产毒。③进食前食物加热不充分，未能杀灭细菌或破坏其毒素。

细菌性食物中毒全年皆可发生，但在夏秋季节发生较多，引起细菌性食物中毒的食物主要为动物性食品。一般病程短、恢复快、愈后良好。对抵抗力低的人群，如老人、儿童、患者和身体衰弱者，发病症状常较为严重。

一、沙门菌食物中毒

沙门菌属种类繁多，其中引起食物中毒的主要有鼠伤寒沙门菌、猪霍乱沙门菌、肠炎沙门菌等。沙门菌进入肠道后大量繁殖，除使肠黏膜发炎外，大量活菌释放的内毒素可引起机体中毒。

1. 发病特点

①中毒全年都可发生，多见于夏、秋两季，主要在 5～10 月，尤以 7～9 月最多。②中毒食品以动物性食品为多见。主要是肉类，如病死牲畜肉、冷荤、熟肉等，也可由鱼、禽、奶、蛋类食品引起。③中毒原因主要是由加工食品用具、容器或食品存储场所

生熟不分、交叉污染，使用前未加热处理或加热不彻底而引起。

2. 中毒表现

沙门菌食物中毒临床上有 5 种类型，即胃肠炎型、类霍乱型、类伤寒型、类感冒型和败血症型。其共同特点如下：①潜伏期一般为 12 ～ 36 小时。短者 6 小时，长者 48 ～ 72 小时，大都集中在 48 小时。②中毒初期表现为头痛、恶心、食欲不振，以后出现呕吐、腹泻、腹痛、发热，重者可引起痉挛、脱水、休克等。腹泻一日数次至十余次，或数十次不等，主要为水样便，少数带有黏液或血。

3. 预防措施

①防止污染。不食用病死牲畜肉，加工冷荤熟肉一定要生熟分开。控制感染沙门菌的病畜肉类流入市场。②高温杀灭细菌。烹调时肉块不宜过大，肉块深部温度须达到 80℃以上，持续 12 分钟；禽蛋煮沸 8 分钟以上等。③抑制细菌繁殖，影响沙门菌繁殖的主要因素是温度和储存时间。沙门菌繁殖的最适温度为 37℃，但在 20℃以上即能大量繁殖，因此，低温冷藏食品控制在 5℃以下，避光、隔氧，则可有效控制细菌繁殖。

二、葡萄球菌食物中毒

葡萄球菌在空气、土壤、水、粪便、污水及食物中广泛存在，主要来源是动物及人的鼻腔、咽喉、皮肤、头发及化脓性病灶。健康人的咽部带菌率可达 40% ～ 70%，手部达 56%。葡萄球菌可产生多种毒素（A、B、C、D、E 型）和酶类。引起食物中毒的主要是能产生肠毒素的葡萄球菌，其中以金黄色葡萄球菌致病力最强，此菌耐热性不强，最适生长温度为 37℃，最适 pH 值为 7.4。但食物中的肠毒素耐热性强，一般烹调温度不能将其破坏，218 ～ 248℃油温下经 30 分钟或 100℃下 2 小时才能被破坏。

1. 发病特点

①中毒多发生在夏、秋季节，其他季节亦可发生。②中毒食品主要为乳类及其制品，蛋及蛋制品、各类熟肉制品，其次为含有乳制品的冷冻食品，个别也有含淀粉类食品。③中毒原因主要是被葡萄球菌污染后的食品在较高温度下保存时间过长，如在 25 ～ 30℃环境中放置 5 ～ 10 小时，就能产生足以引起食物中毒的葡萄球菌肠毒素。

2. 中毒表现

本病起病急，潜伏期短，一般在 2 ～ 3 小时，多在 4 小时内，最短 1 小时，最长不超过 10 小时。中毒表现为典型的胃肠道症状，表现为恶心，剧烈而频繁地呕吐（严重者可呈喷射状，吐物中常有胆汁、黏液和血）、腹痛、腹泻（水样便）等。病程较短，一般在 1 ～ 2 天痊愈，很少死亡。年龄越小，对肠毒素的敏感性越强，因此，儿童发病较多，病情较成人严重。

3. 预防措施

①防止污染。防止带菌人群对各种食物的污染，定期对食品加工人员、饮食从业人员、保育员进行健康检查，对患局部化脓性感染、上呼吸道感染（化脓性咽炎、口腔疾病等）者，应暂时调换其工作。防止葡萄球菌对奶的污染，要定期对健康奶牛的乳房进行检查，患化脓性乳腺炎时，其奶不能食用。健康奶牛的奶在挤出来后，应迅速冷却至

10℃以下，此外奶制品应以消毒奶为原料。患局部化脓性感染的畜、禽宰杀以后应按病畜、病禽肉处理，将病变部位除去后，按条件可食肉经高温处理以熟制品出售。②防止肠毒素的形成。在低温、通风良好条件下储存食物不仅防止葡萄球菌生长繁殖，亦是防止毒素形成的重要条件，如剩饭在常温下存放应置于阴凉通风的地方，其放置时间亦不应超过 2 小时，尤其是气温较高的夏、秋季节，食前还应彻底加热。

三、肉毒梭菌毒素食物中毒

肉毒梭菌是一种革兰阳性厌氧菌，具有芽孢，主要存在于土壤、江河湖海的淤泥及人畜粪便中。食物中毒是由肉毒梭菌产生的外毒素（即肉毒毒素）所致。引起人类中毒的肉毒梭菌有 A、B、E、F 四型，其中以 A、B 型最为常见，该类毒素是一种强烈的神经毒素，毒性比氰化钾强 1 万倍。

肉毒梭菌芽孢能耐高温，干热 180℃，5～15 分钟方能杀死芽孢。杀死 A 型肉毒梭菌芽孢，湿热 100℃需 6 小时，120℃需 4 分钟。肉毒梭菌的各菌型之间对温度的抵抗力略有差别，E 型肉毒梭菌芽孢不耐高热，100℃下 1 分钟、90℃下 5 分钟、80℃下 20 分钟即死亡，但 70℃下 2 小时仍能存活。F 型的芽孢在 110℃，经 10 分钟可被杀死。

1. 发病特点

①四季均可发生中毒，冬、春季节多发。②中毒食品主要为家庭自制的发酵豆、谷类制品（面酱、臭豆腐），其次为肉类和罐头食品。③中毒原因主要是被污染了肉毒毒素的食品在食用前未进行彻底的加热处理。

2. 中毒表现

潜伏期数小时至数天不等，一般为 12～48 小时，最短者 6 小时，长者可达 8～10 天。

中毒主要表现为运动神经麻痹症状，如头晕、无力、视物模糊、眼睑下垂、复视、咀嚼无力、走路不稳、张口困难、伸舌困难、咽喉阻塞感、饮食发呛、吞咽困难、呼吸困难、头颈无力、垂头等。

患者症状的轻重程度可有所不同，病死率较高。

3. 预防措施

①不吃生酱及可疑含毒食品。②自制发酵酱类时，原料应清洁新鲜，腌制前必须充分冷却，盐量要达到 14% 以上，并提高发酵温度。要经常日晒，充分搅拌，使氧气供应充足。③肉毒梭菌毒素不耐热，加热 80℃经 30 分钟或 100℃经 10～20 分钟，可使各型毒素破坏，所以对可疑食品进行彻底加热，是破坏毒素预防肉毒中毒的可靠措施。

四、副溶血弧菌食物中毒

副溶血弧菌是一种嗜盐性细菌，存在于近岸海水、海底沉积物以及鱼、贝类等海产品中，为革兰阴性，兼性厌氧；在 30～37℃，pH 值为 7.4～8.2，含 2%～4% 氯化钠的普通培养基上生长最佳。生长的 pH 范围为 5.0～9.6，温度范围为 15～40℃。副溶血弧菌中毒是我国沿海地区最常见的一种食物中毒。

副溶血弧菌不耐热，75℃加热 5 分钟或 90℃加热 1 分钟即可杀灭。对酸敏感，在稀释一倍的食醋中经 1 分钟即可死亡。在淡水中生存不超过 2 天，海水中能生存 47 天以上。带有少量细菌的食品，在适宜温度下经 3 ～ 4 小时，细菌可急剧增加，并可引起食物中毒。

人体摄入致病活菌株 10^6 个以上，几小时后即可发生胃肠炎。细菌在胃肠道繁殖，引起组织病变，并可产生耐热溶血毒素，起到协同致病的作用。

1. 发病特点

①副溶血性弧菌食物中毒多发生在 6 ～ 9 月高温季节，海产品大量上市时。②中毒食品主要是海产品，其次为咸菜、熟肉类、禽肉、禽蛋类，约半数为腌制品。③中毒原因主要是烹饪时未烧熟、煮透，或熟制品污染后未彻底加热。

2. 中毒表现

①潜伏期一般在 6 ～ 10 小时，最短者 1 小时，长者 24 ～ 48 小时。②发病急，主要症状为恶心、呕吐、腹泻、腹痛、发热，尚有头痛、多汗、口渴等。③腹泻多为水样便，重者为黏液便和黏血便。呕吐、腹泻严重，失水过多者可引起虚脱并伴有血压下降。④大部分患者发病后 2 ～ 3 天恢复正常，少数重症患者可由于休克、昏迷而死亡。

3. 预防措施

①停止食用可疑中毒食品。②加工海产品，如鱼、虾、蟹、贝类一定要烧熟煮透。蒸煮时间 100℃需要加热 30 分钟。海产品用盐渍（40% 盐水）也可有效地杀死细菌。③烹调或调制海产品、拼盘时可加适量食醋。④加工过程中生熟用具要分开，宜在低温下储藏。对烹调后的鱼虾和肉类等熟食品，应放在 10℃以下存放，存放时间最好不超过两天。

五、$O_{157}:H_7$ 大肠杆菌食物中毒

$O_{157}:H_7$ 大肠杆菌是致泻性大肠埃希菌中一种最常见的血清型（肠出血性大肠杆菌），可寄宿于牛、猪、羊、鸡等家畜家禽的肠内，一旦侵入人体的肠内，便依附肠壁，产生类志贺样毒素和肠溶血毒素，导致人发生出血性结肠炎和溶血性尿毒综合征。1996年 5 ～ 8 月，日本发生了迄今为止世界上最大规模的 $O_{157}:H_7$ 大肠杆菌爆发流行，9000多名儿童感染，11 名死亡。$O_{157}:H_7$ 大肠杆菌毒性极强，很少量的病菌即可使人致病，对细胞破坏力极大，主要侵犯小肠远端和结肠，引起肠黏膜水肿出血，同时可引起肾脏、脾脏和大脑的病变。该菌耐低温但不耐高温，60℃下 20 分钟可灭活；耐酸不耐碱。

1. 发病特点

①流行与饮食习惯有关。病菌基本上是通过食品和饮品传播，且多以爆发形式流行，尤以食源性爆发更多见。②常见中毒食品和饮品是肉及肉制品、汉堡、生牛奶、奶制品、蔬菜、鲜榨果汁、饮水等，传播途径以通过污染食物经粪口途径感染较为多见，直接传播较罕见。③中毒多发生在夏秋季，尤以 6 ～ 9 月更多见。人类对此菌普遍易感，其中小儿和老人最易感。

2. 中毒表现

①起病急骤，潜伏期为 2～9 天，最快仅 5 小时。②中毒表现主要为突发性的腹部痉挛，有时为类似于阑尾炎的疼痛。有些患者仅为轻度腹泻；有些有水样便，继而转为血性腹泻，腹泻次数有时可达每天 10 余次，低热或不发热；许多患者同时有呼吸道症状。③严重者可造成溶血性尿毒综合征、血栓性血小板减少性紫癜、脑神经障碍等多器官损害，危及生命，尤其是老人和儿童患者死亡率很高。

3. 预防措施

①停止食用可疑中毒食品。②不吃生的或加热不彻底的牛奶、肉等动物性食品。不吃不干净水果、蔬菜，剩余饭菜食用前要彻底加热，防止食品生熟交叉感染。③养成良好的个人卫生习惯，饭前便后洗手。避免与患者密切接触，或者在接触时应特别注意个人卫生。特别要注意保护年老体弱等免疫力低下的人群。④食品加工、生产企业尤其是餐饮业，应严格保证食品加工、运输及销售的安全性。

六、其他细菌性食物中毒

其他细菌性食物中毒见表 6-3。

表 6-3 其他细菌性食物中毒

中毒名称	病原体	中毒表现	中毒食物	预防措施
变形杆菌食物中毒	普通变形杆菌、奇异变形杆菌	潜伏期 5～18 小时，表现为急性腹泻、伴有恶心、呕吐、头痛、发热，体温一般在 38～39℃，病程 1～3 天	动物性食品为主，其次为豆制品和凉拌菜	注意食堂卫生，严格做到生熟用具分开
大肠埃希菌食物中毒	致病性大肠埃希菌及其产生的耐热不耐热肠毒素	感染型潜伏期 4～48 小时，表现为急性胃肠炎型、急性菌痢型，体温在 38～40℃	动物性食品特别是熟肉制品、凉拌菜	防止对熟肉制品的再污染
链球菌食物中毒	D 族链球菌中的粪便链球菌	感染型、毒素性或混合型，潜伏期 6～24 小时，急性胃肠炎症状，体温略高，偶有头痛、头晕等	动物性食品尤其以熟肉制品、奶类食品为主	防止对熟肉制品再污染
志贺菌属食物中毒	宋内志贺菌及其肠毒素	感染型、毒素型或混合型，潜伏期 10～20 小时，剧烈腹痛、腹泻、水样、血样或黏液便，体温 40℃，里急后重	凉拌菜	加强食品卫生法规宣传
空肠弯曲菌食物中毒	空肠弯曲菌及其霍乱样肠毒素	感染型、毒素型或混合型，潜伏期 3～5 天，急性胃肠炎症状，体温在 38～40℃	牛乳及肉制品	重点为幼儿食品及奶类食品卫生管理

第三节　真菌毒素性食物中毒

食物中的真菌及其毒素引起的食物中毒，其发病率和死亡率都较高，且有明显的季节性和地区性。

一、赤霉病麦中毒

赤霉病麦中毒是由于误食被赤霉菌（一类真菌）侵染的麦类（赤霉病麦）等引起的以呕吐为主要症状的一种急性中毒。在我国多发生于长江中下游地区，也见于东北、华北地区。

1. 中毒原因

引起麦类赤霉病的真菌，主要为镰刀菌属中的禾谷镰刀菌。小麦、大麦、燕麦等在田间抽穗灌浆阶段的条件合适于真菌生长繁殖，可以使麦类以及稻谷、玉米发生赤霉病。引起中毒的有毒成分为赤霉病麦毒素，毒素对热稳定，一般烹调加热不会破坏。

2. 中毒表现

潜伏期 10 分钟～5 小时。症状多为头昏，恶心，胃部不适，有烧灼感，呕吐、乏力，少数有腹痛、腹泻，颜面潮红。重者出现呼吸、脉搏、血压不稳。四肢酸软，步态不稳似醉酒。一般停止食用病麦后 1～2 天即可恢复。

3. 预防措施

第一，防止粮食作物在田间或储存。第二，去除或减少病麦粒。

二、霉变甘蔗中毒

由于储存环境条件不良，使甘蔗上微生物大量繁殖引起霉变。食用此种甘蔗后可引起中毒，发病多为儿童，且病情较为严重，甚至可危及生命。

1. 中毒原因

引起中毒的有毒成分是霉变甘蔗中的 3-硝基丙酸，它是由引起甘蔗霉变的节菱孢霉菌产生的神经毒素，主要损害中枢神经。

2. 中毒表现

潜伏期为 15～30 分钟，最长可达 48 小时。潜伏期越短，症状越严重。中毒初期有头晕、头痛、恶心、呕吐、腹痛、腹泻，部分患者有复视或幻视。重者可很快出现阵发性抽搐、四肢强直或屈曲，手呈鸡爪状，大小便失禁，牙关紧闭，面部发绀。严重者很快进入昏迷，体温升高，而死于呼吸衰竭。幸存者常因中枢神经损害导致终身残疾。

3. 预防措施

甘蔗应成熟后才收割，不成熟的甘蔗易于霉变。甘蔗收割、运输、存储过程应注意防伤、防冻、防霉变等。严禁销售和食用不成熟或有病害的甘蔗。

第四节　有毒动植物性食物中毒

一、河豚中毒

河豚中毒是指食用了含有河豚毒素的鱼类引起的食物中毒。在我国主要发生在沿海地区及长江、珠江等河流入海口处。

1. 毒性物质

河豚的有毒成分为河豚毒素，是一种神经毒，可引起中毒的河豚毒素可分为河豚素、河豚酸、河豚卵巢毒素及河豚肝脏毒素。毒素对热稳定，220℃以上才可被分解。河豚的卵巢和肝脏毒性最强，其次为肾脏、血液、眼睛、鳃和皮肤。鱼死后较久时，河豚毒素可渗入肌肉，使本来无毒的肌肉也含毒。河豚的毒素常随季节变化而有差异，每年2～5月为生殖产卵期，毒性最强。6～7月产卵后，卵巢萎缩，毒性减弱，故河豚中毒多发生于春季。

2. 中毒表现

①发病急，潜伏期0.5～3小时，一般10～45分钟。②先感觉手指、口唇、舌尖麻木或有刺痛感，然后出现恶心、呕吐、腹痛、腹泻等胃肠道症状，并有四肢无力、口唇、舌尖及肢端麻痹，进而四肢肌肉麻痹，以致身体摇摆、行走困难，甚至全身麻痹成瘫痪状。③严重者眼球运动迟缓，瞳孔散大，对光反射消失，随之言语不清、发绀，血压和体温下降，呼吸先迟缓、浅表，继而呼吸困难，最后呼吸衰竭引致死亡。

3. 预防措施

①捕捞时必须将河豚剔除。②水产部门必须严格执行《水产品卫生管理办法》，严禁出售鲜河豚。加工干制品必须严格按规定操作程序操作。③加强宣传教育，宣传河豚的毒性及危害，不擅自吃沿海地区捕捞、捡拾的不知名或未吃过的鱼。

二、鱼类引起的组胺中毒

引起中毒的鱼大多是含组胺高的鱼类，主要是海产鱼中的青皮红肉鱼类，如金枪鱼、秋刀鱼、竹荚鱼、沙丁鱼、青鳞鱼、金线鱼、鲐鱼等。当鱼不新鲜或腐败时，鱼体中游离组氨酸经脱羧酶作用产生组胺。当组胺积蓄到一定量时，食后便可引起中毒。

1. 中毒表现

中毒特点是发病快、症状轻、恢复迅速，发病率可达50%左右，偶有死亡病例。

①潜伏期一般为0.5～1小时，最短可为5分钟，最长达4小时。中毒特点是发病快、症状轻、恢复迅速，发病率可达50%左右，偶有死亡病例报道。②以局部或全身毛细血管扩张、通透性增强、支气管收缩为主，主要症状有脸红、头晕、头痛、心慌、脉快、胸闷和呼吸促迫等，部分患者出现眼结膜充血、瞳孔散大、视物模糊、脸发胀、唇水肿、口和舌及四肢发麻、恶心、呕吐、腹痛、荨麻疹、全身潮红、血压下降等。

2. 预防措施

不吃腐败变质的鱼，特别是青皮红肉的鱼类。市售鲜鲐鱼等青皮红肉鱼类应冷藏或冷冻，保持较高的鲜度。选购鲜鲐鱼等要特别注意其鲜度，如发现鱼眼变红、色泽不新鲜、鱼体无弹力时，则不应选购，亦不得食用。购后应及时烹调，如盐腌，应劈开鱼背并加25%以上的食盐腌制。

食用鲜、咸鲐鱼时，烹调前应去其内脏、洗净，切成二寸段，用水浸泡4～6小时，可使组胺量下降44%，烹调时加入适量雪里蕻或红果，组胺可下降65%，红烧或清蒸、酥焖，不宜油煎或油炸。

有过敏性疾患者，以不吃此类鱼为宜。

三、毒蕈中毒

毒蕈又称毒蘑菇，是指食后可引起中毒的蕈类。在我国目前已鉴定的蕈类中，可食用蕈近 300 种，有毒蕈约有 100 种，可致人死亡的至少有 10 种，它们是褐鳞小伞、肉褐鳞小伞、白毒伞、褐柄白毒伞、毒伞、残托斑毒伞、毒粉褶蕈、秋生盔孢伞、包脚黑褶伞、鹿花蕈。由于生长条件的差异，不同地区发现的毒蕈种类、大小、形态不同，所含毒素亦不一样。

毒蕈的有毒成分十分复杂，一种毒蕈可以含有几种毒素，而一种毒素又可存在于数种毒蕈之中。毒蕈中毒全国各地均有发生，且多发生在高温多雨的夏秋季节，以家庭散发为主，有时在一个地区连续发生多起，且常是因误采食毒蘑菇而中毒。

1. 中毒表现

毒蕈中毒的临床表现复杂多样。因毒蕈种类与有毒成分不同，临床表现也不同。目前，按临床表现可分为 5 种类型。①胃肠炎型。引起此型中毒的毒蕈多见于红菇属、乳菇属、粉褶蕈属、黑伞蕈属、白菇属和牛肝蕈属中的一些毒蕈，国内以红菇属为多。有毒物质可能为类树脂、甲醛类的化合物，对胃肠道有刺激作用。潜伏期一般为 0.5～6 小时，多在食后 2 小时发病，最短仅 10 分钟。主要症状为剧烈恶心、呕吐，阵发性腹痛或绞痛，以上腹部和脐部为主，剧烈腹泻，水样便，每日可多达 10 余次，不发热。病程较短，经适当对症处理可迅速恢复，一般病程 2～3 天，愈后良好，死亡率低。②神经精神型。引起该型中毒的毒蕈约有 30 种，所含毒性成分多种多样，多为混合并存，尚在研究之中，临床表现最为复杂多变。潜伏期一般为 0.5～4 小时，最短仅 10 分钟。以精神兴奋、精神抑制、精神错乱、矮小幻觉或以上表现交互出现为特点。患者有幻觉、狂笑、手舞足蹈、行动不稳、共济失调，形似醉汉，可出现"小人国幻觉症"，闭眼时幻觉更明显，也可有迫害妄想，类似精神分裂症。重症患者出现谵妄、精神错乱、抽搐、昏迷等。可有副交感神经兴奋症状，如流涎、流泪、大量出汗、瞳孔缩小、脉缓、血压下降等。也可引起交感神经兴奋，如瞳孔扩散、心跳加快、血压上升、颜面潮红。部分患者有消化道症状，病程 1～2 天，病死率低。③溶血型。引起该型中毒的多为鹿花蕈（又为马鞍蕈）褐鹿花蕈、赭鹿花蕈等。潜伏期 6～12 小时，最长可达 2 天，初始表现为恶心、呕吐、腹泻等胃肠道症状，发病 3～4 天后出现溶血性黄疸、肝脾肿大、肝区疼痛，少数患者出现血红蛋白尿。严重者出现心律不齐、谵妄、抽搐或昏迷。也可引起急性肾功能衰竭，导致愈后不良。给予肾上腺皮质激素治疗可很快控制病情，病程 2～6 天，一般死亡率不高。④脏器损害型。此型中毒最为严重，病情凶险，如不及时抢救，死亡率极高。毒素为剧毒，主要有毒成分为毒肽类和毒伞肽类，存在于毒伞属（如毒伞、白毒伞、鳞柄白毒伞）褐鳞小伞蕈及秋生盔孢伞蕈。病情发展可分为 5 期，但有时分期并不明显。第一，潜伏期。一般 10～24 分钟，最短可为 6～7 分钟。第二，胃肠炎期。恶心、呕吐、脐周腹痛、水样便腹泻，数次至 10 余次，甚至更多，一般无脓血，无里急后重感，多在持续 1～2 天后逐渐缓解。部分严重患者继胃肠炎后病情迅速恶化，出现休克、昏迷、抽搐、全身广泛出血，呼吸衰竭，在短时间内死亡。第三，假愈期。患者症状暂时缓解或消失，持续1～2天。正是此期毒素由肠道吸收，通过血液进入脏器与靶细胞结合，逐渐侵害实质脏器，肝损害已开始，轻度中毒患者肝损害不严重，可由此期进入恢复期。对假愈期的患者，一定要注意观察，提高警惕，以免误诊误治。第四，脏器损害期。患者突然出现肝、肾、心、脑等脏器损害，以肝、肾损害为最重。出现肝脏肿大、黄疸、肝功能异常，甚至发生暴发性肝衰竭、肝昏迷。也可出现弥散性血管内凝血（DIC），表现为呕吐、咯血、鼻出血、皮下和黏膜下出血。肾脏受损，尿中出现蛋白、管型、红细胞。个别患者出现少尿、闭尿或血尿，甚至尿毒症、肾功能衰竭。此期还可出现内出血和血压下降，烦躁不安、淡漠、嗜睡，甚至惊厥、昏迷、死亡。病死率为60%～80%。部分患者出现精神失常，如时哭时笑等。也有的患者在胃肠炎期后立即出现烦躁、惊厥、昏迷。第五，恢复期。经积极治疗，一般在2～3周后进入恢复期，中毒症状消失、肝功能好转，也有的患者6周以后方可痊愈。⑤日光性皮炎型。引起该型中毒的毒蘑菇是胶陀螺（猪嘴蘑），潜伏期一般为24小时左右，开始多为颜面肌肉震颤，继而手指和脚趾疼痛，上肢和面部可出现皮疹。暴露于日光部位的皮肤可出现肿胀，指甲部剧痛、指甲根部出血，患者嘴唇肿胀外翻。少有胃肠炎症状。

2. 预防措施

毒蘑菇中毒的原因主要是误采、误食。由于毒蘑菇难以鉴别，应适时通过新闻媒体进行广泛宣传，教育当地群众不要采集野蘑菇食用，以免发生中毒事件。如果发生了中毒事件，则应停止食用，并销毁毒蘑菇和用毒蘑菇制作的食品，加工盛放毒蘑菇食品的容器炊具也应洗刷干净。

关于毒蕈与食用蕈的鉴别，目前尚缺乏简单可靠的方法，一般认为毒蕈有如下一些特征（仅作参考）：颜色奇异鲜艳，形态特殊，蕈盖有斑点、疣点，损伤后流浆、发黏，蕈柄上有蕈环、蕈托，气味恶劣，不长蛆，不生虫，破碎后易变色，煮时能使银器变色、大蒜变黑等。

四、含氰苷类植物中毒

引起食物中毒的往往是杏、桃、李和枇杷等核仁和木薯。杏仁中含有苦杏仁苷，木薯和亚麻子中含有亚麻苦苷。苦杏仁苷在苦杏仁中含量比甜杏仁高20～30倍，引起的食物中毒最为常见，后果最为严重。此外还有苦桃仁、枇杷仁、李子仁、樱桃仁和木薯等。氰苷在酶或酸的作用下释放出氢氰酸。苦杏仁苷属剧毒，对人的最小致死量为0.4～1mg/kg·bw。

1. 中毒表现

苦杏仁中毒潜伏期为半小时至数小时，一般为1～2小时。主要症状为口内苦涩、头晕、头痛、恶心、呕吐、心慌、脉快、四肢无力，继而出现不同程度的呼吸困难、胸闷，有时可闻到苦杏仁味，严重者意识不清、呼吸微弱、四肢冰冷、昏迷，常发生尖叫。继而意识丧失，瞳孔散大，对光反射消失，牙关禁闭，全身阵发性痉挛，最后因呼吸麻痹或心跳停止而死亡，也可引起周围神经症状。空腹、年幼及体弱者中毒症状重，病死率高。

2. 预防措施

加强宣传教育，不生吃各种苦味果仁，也不能食用炒过的苦杏仁。若食用果仁，必须用清水充分浸泡，再敞锅蒸煮，使氢氰酸挥发掉。不吃生木薯，食用时必须将木薯去皮，加水浸泡 2 天，再敞锅蒸煮后食用。

第五节　其他有毒动植物食物中毒

一、其他有毒动植物食物中毒

其他有毒动植物食物中毒的表现和预防措施见表 6-4。

表 6-4　其他有毒种植物食物中毒

中毒名称	有毒成分	中毒表现	预防措施
甲状腺中毒	甲状腺素	潜伏期 10～24 小时，头痛、乏力、抽搐、四肢肌肉痛，重者狂躁、昏迷	屠宰时去除甲状腺
贝壳中毒	石房哈毒素	潜伏期数分钟至数小时，开始唇、舌、指尖麻，继而腿、臂和颈部麻木，运动失调	在贝类生长的水域采取藻类检查
有毒蜂蜜中毒	雷公藤碱及其他生物碱	潜伏期 1～2 天，口干、舌麻、恶心、呕吐、心慌、腹痛、肝肿大、肾区痛	加强蜂蜜检验
四季豆中毒	皂素、植物血凝素	潜伏期 2～4 小时，恶心、呕吐等胃肠症状，四肢麻木	充分煮熟
发芽马铃薯中毒	龙葵素	潜伏期数十分钟至数小时，咽喉瘙痒、烧灼感、胃肠炎，重者有溶血性黄疸	马铃薯应储存于干燥阴凉处，食用前削皮去芽，烹调时加醋
鲜黄花菜中毒	类秋水仙碱	潜伏期 0.5～4 小时，以胃肠症状为主	食鲜黄花菜应用水浸泡或用开水烫后弃水炒煮食用

二、化学性食物中毒

1. 亚硝酸盐食物中毒

亚硝酸盐食物中毒指食用了含硝酸盐及亚硝酸盐的蔬菜，或误食亚硝酸盐后引起的一种高铁血红蛋白血症，也称肠源性青紫症。常见的亚硝酸盐有亚硝酸钠和亚硝酸钾。蔬菜中常含有较多的硝酸盐，特别是当大量施用含有硝酸盐的化肥或土壤中缺钼时，可增加植物中的硝酸盐。

（1）亚硝酸盐的来源　①新鲜的叶菜类，如菠菜、芹菜、大白菜、小白菜、圆白菜、生菜、韭菜、甜菜、菜花、萝卜叶、灰菜、荠菜等含有硝酸盐，但一般摄入量并无碍，如大量摄入后，在肠道内由于硝酸盐还原菌的作用也可转化为亚硝酸盐。因此，新鲜蔬菜煮熟后若存置过久，或不新鲜蔬菜中，亚硝酸盐的含量会明显增高。②刚腌不久的蔬菜（暴腌菜）含有大量亚硝酸盐，尤其是加盐量少于12%、气温高于20℃的情况下，可使菜中亚硝酸盐含量增加，第7～8天达高峰，一般于腌后20天降至最低。③苦井水含较多的硝酸盐，当用该水煮粥或食物，再在不洁的锅内放置过夜后，则硝酸盐在细菌作用下可还原成亚硝酸盐。④食用蔬菜过多时，大量硝酸盐进入肠道，对于儿童胃肠功能紊乱、贫血、蛔虫症等消化功能欠佳者，肠道内细菌可将硝酸盐转化为亚硝酸盐，且由于形成过多、过快而来不及分解，结果大量亚硝酸盐进入血液导致中毒。⑤腌肉制品加入过量硝酸盐或亚硝酸盐。⑥误将亚硝酸盐当作食盐应用。

（2）中毒表现　①潜伏期。误食纯亚硝酸盐引起的中毒，潜伏期一般为10～15分钟；大量食入蔬菜或未腌透菜类者，潜伏期一般为1～3小时，个别可长达20小时后发病。②症状体征。有头痛、头晕、无力、胸闷、气短、嗜睡、心悸、恶心、呕吐、腹痛、腹泻，口唇、指甲及全身皮肤、黏膜发绀等。严重者可有心率减慢、心律不齐、昏迷和惊厥等症状，常因呼吸循环衰竭而死亡。

（3）急救处理　催吐、洗胃和导泻以消除毒物；应用氧化型亚甲蓝、维生素C等解毒剂；临床上将氧化型亚甲蓝、维生素C和葡萄糖三者合用，效果较好；对症治疗。

（4）预防措施　①保持蔬菜新鲜，禁食腐烂变质蔬菜。短时间不要进食大量含硝酸盐较多的蔬菜；勿食大量刚腌的菜，腌菜时盐应稍多，至少待腌制15天以上再食用。②肉制品中硝酸盐和亚硝酸盐的用量应严格按国家卫生标准的规定，不可多加。③不喝苦井水，不用苦井水煮饭、煮粥，尤其勿存放过夜。④妥善保管好亚硝酸盐，防止错把其当成食盐或碱而误食中毒。

2. 砷化物中毒

砷本身毒性不大，而其化合物一般均有剧毒，特别是三氧化二砷的毒性最强。三氧化二砷又名亚砷酐、砒霜、信石、白砷、白砒。

（1）中毒原因　常见原因是食品加工时，使用的原料或添加剂中含砷量过高，或误食含砷农药拌种的粮食及喷洒过含砷农药不久的蔬菜，或将三氧化二砷当作食盐、面碱、小苏打等使用，食用盛过含砷杀虫剂的容器或袋子盛放的食品和粮食，或食用碾磨过农药的工具加工过的米面等。

（2）中毒表现　潜伏期为十几分钟至数小时，中毒后患者口腔和咽喉部有烧灼感、口渴及吞咽困难，口中有金属味，常表现为剧烈恶心、呕吐（甚至吐出血液和胆汁）、腹绞痛、腹泻（水样或米汤样，有时混有血）。由于剧烈吐泻而脱水，血压下降，严重者引起休克、昏迷和惊厥，并可发生中毒性心肌病和急性肾功能衰竭，若抢救不及时，中毒者常因呼吸循环衰竭，肝肾功能衰竭，于1～2日内死亡。

（3）急救治疗　应催吐，彻底洗胃以排除毒物；应用特效解毒剂：巯基类药物如二巯基丙醇、二巯基丙磺酸钠和二巯基丁二酸钠；病情严重，特别是伴有肾功能衰竭者应用血液透析，以及对症治疗。

（4）预防措施　①严格保管好砷化物和砷制剂农药，实行专人专库管理。盛放过砷化合物的容器严禁存放粮食和食品。②蔬菜、果树收获前半个月内停止使用含砷农药，防止蔬菜、水果农药残留量过高。

第六节　食物中毒的调查与处理

食物中毒的调查主要内容：判断是否是食物中毒事件，是哪种食物中毒（确定病原），可疑餐次及可疑食物是什么。另外，根据初步调查情况，必须在调查现场及时、正确地抢救和处置患者。

一、调查步骤和内容

1. 前往现场

接到发生食物中毒的报告后，迅速组织有关人员携带采样器材和协助抢救物品前往现场。

2. 抢救

到达现场前或到达现场后，进行必要和可能的抢救，如调用特效药、调动抢救工作所需人员。对于症状特殊的患者，迅速协助抢救的医务人员及时确诊。

3. 收集吐泻物

到现场后应尽快收集患者吐泻物，收集患者的粪便应该首先从还未进行抗生素治疗的患者收集。收集剩余食物时，也包括食物所涉及的餐具、炊具的细菌涂抹样。

4. 对进餐者逐个进行询问调查

①调查对象不限于已明确的中毒患者。应询问每一个进餐者在大批患者发病前48小时内进餐食谱，每个人进餐的主食辅食名称、数量。除集中怀疑的一餐之外，特别注意那些进餐与众不同的人。如凡是没吃某种食品的无一发病的，或者凡吃某一食品的多数都发病的。通过询问明确出现最早的中毒症状、主要症状与潜伏期。②应尽快明确有无可能涉及公安机关追查的问题或是否涉及犯罪，如涉及应尽量会同公安机关共同调查。③每个被询问的人都应该有自己写的或者签字的询问笔录。④调查中对现场的情况，必要时可拍照，留下视听证据。⑤调查中可以继续补充采集样品。⑥对可能导致食物中毒的食品，对其原料来源、加工过程、储存条件等进行调查，必要时还应该追踪到食品的供应点及生产经营场所。

5. 应重点查清的问题

①疑似食物中毒的事件，应查明是否为一起食物中毒；更应查明引发食物中毒的主要致病责任。②查明剩余食物中的致病因子，掌握剩余食物引起食物中毒的实验室诊断根据，在判定食物中毒上至为重要。在得不到实验室诊断根据的条件下，要特别重视流行病学调查。在无剩余食物所做的实验室诊断根据的流行病学调查资料，可以作为判定食物中毒的根据，必要时对此种流行病学调查报告组织专家鉴定。③对剩余食物中只查到大肠杆菌、变形杆菌等一类肠道寄生菌或腐败菌，而在无绝对致病菌的条件下，要

特别重视患者吐泻物中同一菌株大量检出的结果，特别是患者双份血清（一份为发病初期，另一份为发病后两周左右）。做血清凝集反应时凝集价的明显升高，是判定这类菌引起食物中毒的有力证据。④对怀疑是厌氧菌引起的食物中毒，应该尽量克服条件上的困难，进行厌氧培养，以免遗漏厌氧菌食物中毒。

二、食物中毒的处理

1. 撰写食物中毒的调查报告

必须及时地整理出调查报告，避免资料散落在参加者的手中。书写食物中毒调查报告时，既要注意调查报告的科学性，又要重视书写行政执法法律文书的程序性要求。

2. 追究责任

对于食物中毒的责任追究，现场调查笔录、发病单位人的口述情况及签名，是行政处罚的法律根据，应密切注意收集。

3. 宣教工作

卫生部门在追究引起中毒的当事人的法律责任之外，应该重视卫生宣传与指导工作，即向患者的家属及所属集体单位说明发生食物中毒的原因，指出仍然存在的隐患，提出具体改进意见和措施。

4. 整理调查资料

对食物中毒的调查资料进行整理、分析和总结，并进行必要的报告和登记。

第八章　临床营养 ▷▷▷▷

第一节　临床营养概述

一、临床营养的概念

(一) 临床营养的目的、作用和意义

营养学是研究如何选择食物和食物在人体内的消化、吸收、利用、代谢，以及维持生长发育与良好健康的相关过程。

临床营养（clinical nutrition）则是将营养学已有成果运用于临床，研究人体处于疾病状态下的营养需求与提供的办法。在正常生理需要的基础上，根据疾病的诊断、病情及其他情况，合理地调整和制订临床营养治疗方案，并通过各种途径对患者进行营养治疗，以改善代谢、增强机体对疾病的抵抗力，达到促使疾病好转或痊愈的目的。与公共卫生营养不同，临床营养的关注对象是个体，故营养科有医院"第二药房"的美誉。

疾病引起的进食不足、疾病本身或手术引起的机体代谢改变等，都能影响患者的营养状况，而患者营养的优劣，将直接影响临床疗效及疾病的转归。营养不良常能增加手术的危险性，削弱患者对手术和感染的耐受力，以及影响术后的恢复过程。危重患者的治疗应是综合性治疗，营养支持更是一项不可缺少的治疗措施。随着对营养和疾病的深入研究，人们发现，在完全饥饿的状态下，如果患者体重在 1 个月内减少 20%，无论原发疾病如何，单纯重度营养不良就可致人体因衰竭而死亡。因此，临床营养治疗是一项有助于患者康复的有效措施。

营养性疾病是指因体内各种营养素过多、过少或营养素不均衡导致的疾病，也包括一些以营养因素为主要病因、营养疗法为主要治疗手段的疾病。营养性疾病在发展中国家以营养不足为主（如缺铁性贫血、佝偻病、维生素和矿物质缺乏症等），在发达国家以营养过剩为主（如糖尿病、肥胖、高脂血症、高胆固醇血症、心脑血管疾病、痛风、癌症等），而在我国既存在营养缺乏病，又存在营养失调或营养过剩症。临床营养治疗可以改善患者机体营养状况，纠正营养不良，调整机体生理功能，加速康复过程，还可以起到辅助疾病诊断的作用。

临床营养支持（clinical nutrition support）包括肠外营养（parenteral，PN）与肠内营养（enteral nutrition，EN）支持，其营养基质的构成包括氨基酸、脂肪、糖类、多种

维生素、多种微量元素等，均为中小分子营养素，与普通的食物有着根本区别。

营养治疗因被支持患者的病种和病程进展的不同而有所差异。对于纯消耗能量和蛋白质的患者，营养治疗是一种最基本的治疗方式，合理的营养治疗能增加蛋白质的合成；对于大部分非纯消耗能量和蛋白质的患者，一般仅接受短期的营养治疗。

营养支持和治疗的目的：①促进蛋白质合成。②减少骨骼肌蛋白质的分解。③为免疫和创面愈合提供营养基质。④恢复糖原贮存，支持重要脏器功能。⑤提供多种维生素、矿物质、微量元素。⑥纠正水与电解质紊乱。⑦根据疾病需要，调整能量及某种营养素供给，补充或减少某种营养素以辅助治疗，补充有特殊作用的营养因子，如精氨酸、谷氨酰胺、半胱氨酸、n-3 脂肪酸等。⑧控制某种营养成分的摄入，以调整代谢失常，减轻体内某一脏器的负担，有助于疾病的治疗。

（二）临床营养的工作内容和方法

1. 临床营养科工作内容

（1）负责住院患者营养会诊及多种膳食的设计、制备与供应。保证提供良好的食物质量及营养治疗。

（2）为全院营养支持组的成员承担疑难患者的营养会诊任务，根据患者的病情及营养状况，提出与制订患者的营养治疗方案。

（3）保证营养治疗方案的实施，建立科学管理的规章制度，并检查与评价方案实施效果。

（4）教学上承担多级营养教学、进修生和实习生的培训实习，以及在职人员的专业教育任务。

（5）开展科研工作，吸收国内外先进经验，不断总结与改进工作，以提高业务水平。

（6）开设营养门诊，为就诊患者提供个体化营养治疗建议。

（7）定期对住院及门诊患者进行营养宣教。

2. 临床营养科工作方法

（1）科室建立系统的学科发展方案、各项规章制度和工作流程。

（2）按照患者的病情及营养状况，计划和拟定治疗膳食。

（3）每天深入查房，了解患者的营养摄入情况，检查营养治疗效果，检查营养工作制度执行情况，如膳食医嘱与选食单是否一致，膳食分发、卫生管理是否符合要求。

（4）参与营养会诊，与临床医生密切合作，制订营养支持的途径与方案。定期随诊，就患者营养治疗中存在的问题，提出改进意见。会诊意见及实施情况在病历中应有记载。

（5）书写营养病历，对疑难患者应进行讨论和总结。

（6）定期开展业务学习，内容包括营养治疗方法，科研新进展等，提高业务水平。

（7）开展科研工作，总结分析结果，并定期参加学术交流。

二、住院患者营养状况的调查和评价

住院患者的治疗应首先从正确的营养评价开始。营养评价常用到的指标包括：膳食调查与评价、人体测量、实验室检查和综合评定。

（一）膳食调查与评价

1. 饮食习惯

了解一日的餐次，包括地域特点、拒食某种食物、偏好某种食物、口味特点、是否经常在外就餐、进食规律性、工作性质对饮食的影响，活动能力有无改变，是否低于原来水平，能否走动或卧床不起等，有助于了解患者配合营养治疗的程度，制订顺应性良好的治疗方案，能比较准确评价食物摄入量。

2. 食物摄入量调查

采用回忆法或记录法，至少记录 3 天，包括食物量、食物种类及常喜好的烹调方法等，获取患者每天食物及数量的资料，按食物成分计算出实际摄入的各种营养素的数量，与标准供给量进行比较和评价。患者在患病前后膳食摄入量往往存在一些变化，许多疾病可以使饮食量降低，尤其消化系统疾病更明显。另外，由于治疗和手术需要患者禁食，或由于疾病、创伤患者不能经口进食，各种消化道瘘等因素导致的大量营养素丢失，都会造成摄入量减少或根本不能进食。摄入营养素不足超过 10 天，或患者有超高代谢的疾病，因体内消耗增加，患者摄入的各种营养素长时间不能满足体内的需要，可导致营养不良。

3. 患病前后食物摄入种类的变化

了解除正常的一日三餐外，患者是否有加餐的习惯（如睡前喝牛奶），是否爱吃零食，是否经常添加补充剂，包括维生素、钙、铁、锌等，以及添加的种类、剂量、持续时间和停用时间等。疾病不仅影响膳食摄入量，而且可能造成患者偏食或厌食。另外，由于治疗的需要，要求患者对某些食物限量摄入，或患者于发病前存在偏食史，如癌症患者口味改变出现偏食及化疗反应等，都可使患者进食的种类和质量发生变化。每种食物所含营养素的种类和数量都不同，因此，就容易产生某些营养素的缺乏。

4. 有无胃肠道症状，以及食欲、咀嚼和吞咽能力、胃容量的改变

如食欲减退、恶心、呕吐、腹泻等，但这些症状必须持续两周，偶尔 1～2 次胃肠道症状则不予考虑。还要了解患者的用药史及治疗手段，包括代谢药物、类固醇、免疫抑制剂、放化疗、利尿剂、泻药等。

通过以上调查，对患者营养状况会有基本评估，为制订营养治疗方案提供初步依据。

（二）人体测量

相关内容见第二章第一节。

（三）实验室检查

实验室检查对尽早发现营养素缺乏有重要意义，还可以区分营养不良的类型，不受主观因素的影响。检查内容：①营养成分的血液浓度的测定。②营养代谢产物的血液及尿液浓度的测定。③与营养吸收和代谢有关的各种酶活性的测定。④头发、指甲中营养素含量的测定。生化检查可以预测体蛋白的储备。体蛋白包括肌肉蛋白和内脏蛋白，前者的储备可以通过测定 24 小时尿肌酐值而衡量；内脏蛋白储备可通过测定血清中在肝脏合成的蛋白来衡量。

1. 血清蛋白

正常人血清每升含 60 ～ 80g 蛋白质，其中白蛋白 40 ～ 50g/L。血清蛋白中的白蛋白、转铁蛋白、前白蛋白和视黄醇结合蛋白的含量可间接反映内脏蛋白状况，这几种血清蛋白都在肝脏合成，其浓度降低是内脏蛋白缺乏、肝脏合成功能减低的缘故。早期营养不良总蛋白变化并不明显，总蛋白下降是病情严重的结果。所以，总蛋白正常不能排除营养不良。

（1）血清白蛋白（albumin，ALB） 白蛋白的半衰期较长，为 14 ～ 20 天。血清白蛋白的主要功能：一是运输小分子、有机物质及一些无机离子，二是在毛细血管内提供胶体渗透压（白蛋白低于 28g/L 时即可导致水肿）。持续的低白蛋白血症被认为是判定营养不良的可靠指标，与预后密切相关。评价标准：正常值 35 ～ 55g/L，28 ～ 34g/L 为轻度营养不良，21 ～ 28g/L 为中度营养不良，< 21g/L 为重度营养不良。

临床应用意义：白蛋白降低说明蛋白质摄入不足已经有相当时间，并且机体调节功能已经减弱，已进入慢性营养不良；急性蛋白质丢失（如大面积烧伤）或几天蛋白质摄入不足，白蛋白可以正常；短期营养治疗效果评价不宜用白蛋白指标；水肿是白蛋白严重不足的表现，其并发症发生率高，可导致伤口愈合不良，免疫功能下降等。

白蛋白的合成受很多因素影响，在甲状腺功能低下、血浆皮质醇水平过高、肝实质性病变及应激状态，均会导致白蛋白的合成减少。当液体潴留，细胞内液向细胞外液转移时，在细胞外液增加的情况下，可发生稀释性或分布性低白蛋白血症，此时不反映真实白蛋白储备。另外，许多疾病如胃肠道肿瘤、出血、炎症、肾脏疾病等，可使白蛋白渗出或漏出而丢失。炎症可使白蛋白自血管内渗出于胸腹水或组织间隙。在一些疾病状态下，血管对白蛋白从血浆向细胞外转移率增加 2 倍，感染性休克时增加 3 倍。持续的低白蛋白血症被认为是判定营养不良的可靠指标。

（2）血清前白蛋白（prealbumin，PA） 血清前白蛋白的生物半衰期短，仅为 1.9 天，血清含量少，且体库量较小，故在判断蛋白质急性改变方面较白蛋白更为敏感，可作为反映营养支持患者早期内脏蛋白合成的指标，因此，是重要的营养评定参数之一。很多临床因素会对血清前白蛋白浓度产生影响，其中造成血清前白蛋白升高的主要因素包括脱水和慢性肾功能衰竭。降低血清前白蛋白的因素包括水肿、急性分解状态、外科手术后、能量和氮平衡改变、肝脏疾病、感染和透析等。机体在创伤、严重感染和恶性肿瘤等各种应激反应后 1 ～ 2 天，即可出现血清前白蛋白浓度的下降。由于前白蛋白在肝脏合成，各种肝病均可导致血清前白蛋白水平的降低，并且肝实质损害越严重，前白蛋白降低幅度越明显。另外，由于前白蛋白的主要功能是转运甲状腺素和维生素 A，因此，这些物质在体内的水平会影响前白蛋白的活性。

（3）血清转铁蛋白（transferrin，TFN）　是肝脏合成的一种糖蛋白，作为血清铁的载运蛋白，对血红蛋白的合成和铁代谢具有重要作用，1mg 运铁蛋白可结合 1.5mg 铁。由于它的半衰期为 8 ～ 10 天，且体库小，作为营养不良指标比白蛋白灵敏，但也是非特异性指标，能反映内脏蛋白的急剧变化。高蛋白膳食时血清转铁蛋白上升快，是反映疗效的良好指标。孕妇、体内缺铁及长期失血的患者，血清转铁蛋白有代偿性增加；而蛋白质能量营养不良和蛋白质丢失性疾病，如蛋白质摄取或吸收障碍、氨基酸缺乏、大面积烧伤、慢性肾炎、肾病综合征等，重症肝炎、肝硬化等严重肝病，急性感染、炎症和应激，胶原病，部分肿瘤时，血清转铁蛋白的浓度降低。

（4）视黄醇结合蛋白（retinal–binding protein，RBP）　是运输维生素 A 的特殊蛋白。生物半衰期为 10 ～ 12 小时，在蛋白质和能量摄入的短期内即有明显变化，对饮食治疗反应迅速，故可作为临床营养不良的早期诊断和营养治疗的监测指标。胃肠道疾病、肝脏疾病等可导致视黄醇结合蛋白浓度的降低。肾脏有病变时，血清视黄醇结合蛋白浓度升高。因其反应非常灵敏，甚至在很小的应激情况下也有变化，并且检测方法复杂、费用高，因此，临床应用不多。

2. 血浆氨基酸比值

当机体处于正常营养状态时，血浆中必需氨基酸和非必需氨基酸比值 > 2.2，如果比值 < 1.8，则提示存在中度以上的营养不良。重度蛋白质能量营养不良患者不仅其血浆总氨基酸值会出现明显下降，而且不同种类的氨基酸浓度下降的幅度也不一致，必需氨基酸（EAA）的下降较非必需氨基酸（NEAA）更为明显。

3. 尿中蛋白质代谢产物

（1）肌酐 – 身高指数（creatinine height index，CHI）　在肾功能正常时，肌酐 – 身高指数是测定肌蛋白消耗的指标，也是衡量机体蛋白质水平的一项灵敏指标。肌酐是肌肉中磷酸肌酸经不可逆的非酶促反应，脱去磷酸转变而来。肌酐在肌肉中形成后进入血液循环，最终由尿液排出。正常人尿肌酐的排出量与肌肉总量、体表面积和体重密切相关，不受输液、尿量与体液潴留的影响，比氮平衡、血清白蛋白等指标灵敏。肾衰及慢性消耗性疾病的患者，尿肌酐排出量降低。肾功能正常者，尿肌酐排出量与性别、年龄、身高及肌肉量相关，而与尿量及进食量无关。肌酐的测定方法：准确收集患者 24 小时尿，连续 3 天，测定其肌酐排出量，取其平均值，并与相同性别、相同身高健康人 24 小时尿肌酐的比值，即为 CHI。评价标准：CHI > 90% 为正常，80% ～ 90% 为轻度营养不良，60% ～ 80% 为中度营养不良（瘦体组织中度亏损），< 60% 为严重营养不良（严重亏损）。

（2）尿羟脯氨酸（urine hydroxyproline，Hyp）　羟脯氨酸是胶原蛋白的代谢产物，儿童营养不良和体内蛋白质亏损者，其胶原蛋白合成减少，尿中羟脯氨酸排出量减少。该指标对儿童的蛋白质营养状况评定具有较大意义。

尿羟脯氨酸指数＝尿中羟脯氨酸（mmol）/ 尿肌酐（mmol）× 体重（kg）

评价标准（3 个月～ 10 岁儿童）：> 2.0 为正常，1.0 ～ 2.0 为不足，< 1.0 为缺乏。

（3）3- 甲基组氨酸（3-methyl histidine，3-MH） 3- 甲基组氨酸几乎全部存在于骨骼肌，从肌肉分解和释出后即不再被利用，全部从尿中排出。因此，尿中的 3- 甲基组氨酸含量是反映肌蛋白代谢的良好指标。

4. 氮平衡（nitrogen balance，NB）

氮平衡是评价机体蛋白质营养状况的可靠与常用指标。氮平衡系指氮的摄入量与排出量之间的平衡，摄入量大于排出量为正氮平衡（合成状态），摄入量小于排出量为负氮平衡（分解状态），若摄入量与排出量相等，则维持氮的平衡状态。氮平衡试验一般为 7 天，前 4 天为适应时间，后 3 天为实验期，记录食入蛋白质量及测定每天尿氮排出量。氮平衡的计算要求氮的摄入量与排出量都要准确地收集和分析。摄入氮包括经口摄入、经肠道输入及经静脉输入的氮量。经典的测定方法是微量凯式定氮法。

对住院患者，在一般膳食情况下，大部分氮的排出为尿氮（urinary nitrogen，UN），约占排出氮总量的 80%，但当摄入不同量的蛋白质时，这个比例会有所变动。其他氮的排出途径还包括粪氮（fecal nitrogen，FN，1 ～ 1.5g）、体表丢失氮（integumental nitrogen，IN，约 0.5g）、非蛋白氮（nonprotein nitrogen，NPN，约 2g）及体液丢失氮（body fluid nitrogen losses，BFN）等。如患者无粪便或排便极少（如 TPN 治疗时），粪中氮丢失量仅 0.5g，计算时应注意。另外，如有大量消化液丢失，则排氮量会增加，一般可按 1000mL 消化液中含氮 1g 计入总排氮量中。

NB ＝（N － intake）－（UN ＋ FN ＋ IN ＋ NPN ＋ BFN）

氮平衡＝蛋白质摄入量（g）/6.25 － ［24 小时尿素氮（g）＋ 3.5］

评价标准：正常氮平衡：±1g；轻度营养不良：–5 ～ –10g；中度营养不良：–10 ～ –15g；重度营养不良：< –15g。

一般而言，氮平衡对判定短期营养不良类型和程度是不适用的，主要是在中长期基础上（如 > 1 周）判断蛋白质平衡的指标。氮平衡受能量摄入的影响，能量有节省蛋白质的作用。试验期间能量供给必须充足，否则会影响结果。氮平衡还受生长激素、睾酮、皮质类固醇和甲状腺素等激素的影响。这些激素有促进蛋白质合成，或促进蛋白质分解、抑制合成的作用。烧伤和肠瘘的患者，由于皮肤或胃肠道有异常的蛋白质丢失，氮平衡测定常不准确，但仍不失为定量监测营养治疗的较好方法。

5. 免疫功能指标

细胞免疫功能在人体抗感染中起着重要作用。蛋白质能量营养不良常伴有细胞免疫功能降低。在目前已知的变化中，中性粒细胞的杀菌能力降低较突出。此外，血清调理功能也有所降低，并伴多种补体成分和免疫球蛋白减少，白细胞某些亚群尤其是 T 淋巴细胞改变等。这些反应都在不同程度上需要蛋白质合成。临床上通常采用总淋巴细胞计数和迟发性皮肤超敏反应来评定细胞免疫功能。

（1）淋巴细胞总数（total lymphocyte count，TLC） 淋巴细胞一般占白细胞总数的 20% ～ 40%。营养不良及应激反应可使分解代谢增高，或不能进食仅靠输注葡萄糖生理盐水维持，都会使淋巴细胞的生成减少。计算方法：总淋巴细胞数＝白细胞总数 ×淋巴细胞 %。评定标准：淋巴细胞 2500 ~ 3000 个 /mm³ 为正常，1200 ~ 2000 个 /mm³ 为轻度营养不良，800 ~ 1199 个 /mm³ 为中度营养不良，< 800 个 /mm³ 为重度营养不良。淋巴细胞总数是反映细胞免疫状态的一项简易参数，但在严重感染时，该指标的参考价值可受影响。在细胞防御功能低下或营养不良时，淋巴细胞总数下降，在迟发性皮肤试验无反应的患者，如心力衰竭、尿毒症、霍奇金病及使用免疫抑制药，尤其是肾上腺皮质类固醇，都可造成淋巴细胞减少。淋巴细胞总数不是营养不良的特异性指标，与预后的相关性差。因此，判断该指标的意义应结合患者总体情况。

（2）迟发性皮肤超敏反应（skin delayed hypersensitivity，SDH）　细胞免疫功能与机体营养状况密切相关，营养不良时免疫试验常呈无反应性。细胞免疫功能正常者，当在其前臂内侧不同部位分别皮下注射 0.1mL 的抗原（一般一次用两种抗原），24 ~ 48小时后可出现红色硬结，呈阳性反应。如硬结直径 > 5mm 为免疫功能正常。其中仅 1个结节直径 > 5mm 为免疫力弱，结节直径都 < 5mm 则为无免疫力。

常用的抗原：结核菌素纯蛋白衍生物、白念珠菌（白假丝单胞菌）和腮腺炎病毒提取液双链酶、植物血凝素等。本试验结果虽与个人的营养状况有关，但非特异性，而且受年龄、药物、感染、尿毒症、肝硬化、创伤、出血和肿瘤等因素的影响。老年人常有淋巴细胞数量减少和皮肤迟发超敏反应阴性，这究竟是年龄因素，还是老年人营养不良因素，应慎重评价。

（3）T 细胞亚群（T cell subset）　细胞免疫功能的效应细胞是 T 淋巴细胞（T 细胞）。循环中功能不同的成熟 T 细胞可根据表型（细胞表面分子标志）和功能的不同分成不同的亚群。最常用于亚群分析的表型是 CD（cluster differentiation）分子，即分化群分子，也称为分化抗原。外周血 T 细胞都是 CD3$^+$细胞，根据 CD4$^+$和 CD8$^+$的有无，可分为 CD3$^+$CD4$^+$和 CD3$^+$CD8$^+$两个亚群。CD4$^+$T 细胞在功能上主要是辅助性T 细胞；CD8$^+$T 细胞在功能上主要是细胞毒性 T 细胞。因此，可依据 CD3$^+$、CD4$^+$、CD8$^+$细胞的阳性率，判断辅助 T 细胞和细胞毒性 T 细胞亚群的分布。T 细胞各亚群之间有互相制约和互相辅助作用，即平衡作用。因此，应用 CD4$^+$/CD8$^+$比值更能反映免疫调节的变化。CD4$^+$细胞在恶性肿瘤、遗传性免疫缺陷、应用免疫抑制剂等患者皆可降低。CD8$^+$细胞增高见于自身免疫病，如系统性红斑狼疮、慢性活动性肝炎。参考值：CD3$^+$细胞阳性率（69.1%±6.2%），CD4$^+$细胞阳性率（45.7%±5.3%），CD8$^+$细胞阳性率（27.9%±5.0%），CD4/CD8 比值为（1.2 ~ 1.8）。

（四）综合评定

1. 主观全面评定（subjective global assessment，SGA）

主观全面评定法是加拿大学者 1987 年提出的临床营养评价方法。其特点是以详细的病史与临床检查为基础，省略了实验室检查。其理论基础：如果身体组成改变，会导致进食与消化吸收的改变，以及肌肉消耗和身体功能及能力的改变。主观全面评定的主要指标包括体重改变、饮食状况、胃肠道症状、活动能力、应激反应、肌肉消耗情况、三头肌皮褶厚度及有无水肿等，其评价标准列于下（表 8-1）。

表 8-1　SGA 的主要内容及评定标准

指标	A 级	B 级	C 级
近期（两周）体重改变	无 / 升高	减少＜ 5%	减少＞ 5%
饮食改变	无	减少	不进食 / 低热量流食
胃肠道症状（持续两周）	无 / 食欲减退	轻微恶心，呕吐	严重恶心，呕吐
活动能力改变	无 / 减退	能下床走动	卧床
应激反应	无 / 低度	中度	高度
肌肉消耗	无	轻度	重度
三头肌皮褶厚度	正常	轻度减少	重度减少
踝部水肿	无	轻度	重度

注：上述 8 项中，至少有 5 项属于 C 或 B 级者，可分别被评定为重度或中度营养不良。

有研究报道，在重度营养不良时，SGA 与身体组成评定方法有较好的相关性。这种方法有良好的灵敏度和特异度，被多数学者认可。Detsky 等发现，与血清白蛋白、转铁蛋白、人体测量指标和肌酐身高指数相比，SGA 法是一个更好的预后指标。Covinsky 也证实，在控制了疾病的严重程度等因素后，营养不良患者死亡率增加、康复时间延长。SGA 方法也存在不足：①不能评价表面肥胖却存在内脏蛋白质缺乏的患者。②缺少一定的客观指标，准确性差。

2. 微型营养评定（mini nutritional assessment，MNA）

微型营养评定是由 Guigoz、Vallas 和 Garry 于 1994 年提出的专门针对老年人的营养筛查及评价方法，包含 18 项内容，由人体测量、整体评价、饮食问卷和主观评定 4 部分组成，各项评分相加即得 MNA 总分（表 8-2）。MNA 评分分级标准：① MNA ≥ 24 表示营养状况良好。② 17 ≤ MNA＜ 24 表示存在营养不良的危险。③ MNA＜ 17 表示营养不良。由于年龄和营养不良均为手术的危险因素，故在国外 MNA 评分已被应用于老年患者术前的营养评估。此外，MNA 还可用于预测健康结局、社会适应能力、病死率、就诊次数和住院费用等。

表 8-2　微型营养评定（MNA）

第一步

营养筛查
A. 由于食欲减退、消化问题、咀嚼或吞咽困难而使过去 3 个月摄入量减少：
0 ＝食欲严重减退
1 ＝食欲中度减退
2 ＝食欲正常　　　　　　　　　　　　　　　　　　　　　　　□
B. 过去 1 个月体重丢失
0 ＝体重丢失大于 3kg

营养筛查	
1＝不知道	
2＝体重丢失 1～3kg	
3＝无体重丢失	☐
C. 活动性	
0＝卧床或只能坐起	
1＝能起床或站立但不能外出	
2＝能外出	☐
D. 过去 3 个月有心理应激或急性疾病	
0＝有	
2＝无	☐
E. 神经与精神疾病	
0＝严重痴呆或抑郁症	
1＝轻度痴呆	
2＝无精神问题	☐
F. 体重指数（BMI）kg/m²	
0＝BMI < 19	
1＝BMI 为 19～21	
2＝BMI 为 21～23	
3＝BMI > 23	☐
G. 营养筛查评分（小计最高分为 14 分）	
12 分以上：正常或无危险性，不需要完全评价	☐
11 分以下：可能存在营养不良，继续评价	☐

第二步

营养评价	
H. 生活能否自理（不住院或在家被护理）	
0＝不能	
1＝能	☐
L. 每天服药超过 3 种	
0＝是	
1＝不是	☐
J. 皮肤压疮或溃疡	
0＝有	
1＝无	☐

营养评价

K. 每天进餐次数

　0 = 1 餐

　1 = 2 餐

　2 = 3 餐　　　　　　　　　　　　　　　　　　　　　　　　□

L. 选择（蛋白质类摄入情况）

每天至少一次奶制品（牛奶、乳酪、酸乳酪）：是□　不是□

每周至少两次或更多的豆类或蛋类：　　是□　不是□

每天有肉、鱼或禽类：　　　　　　　　是□　不是□

　0 = 选择答案为"是"的有 0 或 1 个

　0.5 = 选择答案为"是"的有两个

　1 = 选择答案为"是"的有 3 个　　　　　　　　　　　　□

M. 每天两次或更多次的水果或蔬菜

　0 = 不是

　1 = 是　　　　　　　　　　　　　　　　　　　　　　　□

N. 每天饮水量（水、果汁、咖啡、茶、牛奶等）

　0 = 不到 3 杯

　0.5 = 3 ～ 5 杯

　1 = 5 杯以上　　　　　　　　　　　　　　　　　　　　□

O. 进食方式

　0 = 不能自己进食，需帮助

　1 = 能自己进食，但有些困难

　2 = 能自己进食，无困难　　　　　　　　　　　　　　　□

P. 自己对营养状况的观点

　0 = 自己认为有营养不良

　1 = 不清楚是否有营养不良

　2 = 认为自己没有营养不良问题　　　　　　　　　　　　□

Q. 与同龄人比较认为自己的健康状况怎样

　0 = 不好

　0.5 = 不知道

　1 = 还好

　2 = 比较好　　　　　　　　　　　　　　　　　　　　　□

R. 上臂围（MAC）cm

　0 = MAC < 21cm

　1 = MAC 为 21 ～ 22cm

续表

营养评价	
2 = MAC > 22cm	☐
S. 小腿围（CC）cm	
0 = CC < 31cm	
1 = CC > 31cm	☐
营养评价（满分为 16 分）	☐
营养筛查分（G 项）	☐
营养评价分和营养筛选分（G 项）合计作为总评价（满分为 30 分）	☐
表示营养不良的得分：	
17 ~ 23.5 分，存在营养不良危险	☐
17 分以下，营养不良	☐

3. 营养风险评价法（nutritional risk screening，NRS 2002）

营养风险评价法简称 NRS2002，是欧洲肠外肠内营养学会（ESPEN）于 2002 年在循证医学的基础上制订的针对住院患者的营养评定。突出对是否存在营养不良的风险进行评价，并由此确定是否需要进行营养支持。NRS2002 的特点是结合了 4 个方面的内容（表 8-3）：体重指数、原发疾病对营养状态影响的严重程度、近 3 个月体重变化和近 1 周营养摄入变化。NRS2002 采用评分法度量风险，以评分达到或大于 3 分作为是否存在营养不良风险标准。NRS2002 突出的优点在于能预测营养不良的风险，并能前瞻性地动态判断患者营养状态变化，便于及时反馈患者的营养状况，并为调整营养支持方案提供证据。2002 年以后发表的一个多中心临床研究表明，NRS2002 在预测营养不良风险和患者对营养治疗的反应方面具有其他工具所不可比拟的优势。其简便易行，便于医患沟通，通过问诊和简便测量，即可在 3 分钟内迅速完成，且无创、无医疗耗费，故患者易于接受。NRS2002 被中华医学会肠外肠内营养学分会（2006 年）推荐为住院患者营养不良风险评定的首选工具，住院患者按照 NRS2002（ESPEN）评分标准，≥ 3 分者即有营养不良风险，需要进行营养支持。由于欧洲应用的 NRS2002 有较好的循证基础，已经开始在欧洲和中国的部分大医院应用。缺点是对于神志不清、无法站立、有明显腹水和胸腔积液者不能应用。

表 8-3 NRS2002 初筛表

BMI < 20.5	是☐否☐
过去 1 周内摄食减少吗	是☐否☐
过去 3 个月内体重减轻吗	是☐否☐
患者有严重疾病吗	是☐否☐

结果判定：初筛表中如有任何一项问题回答为"是"，则需进入营养风险筛查表（表 8-4），如均为"否"，则 1 周后重复初筛。

表 8–4　NRS2002 筛查表

营养状态评分	
无（0分）	正常营养状态
轻度（1分）	3 个月内体重丢失＞5% 或食物摄入为正常需要量的 50%～75%
中度（2分）	两个月内体重丢失＞5% 或 BMI＜20.5，且一般情况差，或者食物摄入为正常需要量的 25%～50%
重度（3分）	1 个月内体重丢失＞5%（3 个月内体重丢失＞15%）或 BMI＜18.5，且一般情况差，或者前 1 周食物摄入为正常需要量的 0～25%
疾病严重程度（营养需要量增加）评分	
无（0分）	正常营养需要量
轻度（1分）	髋骨骨折、慢性疾病有并发症、COPD、血液透析、肝硬化、糖尿病、一般恶性肿瘤
中度（2分）	腹部大手术、脑卒中、重度肺炎、血液恶性肿瘤
重度（3分）	颅脑损伤、骨髓移植、APACHE 大于 10 分的 ICU 患者
年龄评分	
0分	年龄＜70 岁
1分	年龄＞70 岁

注：总分≥3，患者有营养不良或有营养不良风险，即应考虑给予营养支持。总分＜3，每周复查营养评定。

第二节　医院基本膳食

膳食是患者获取营养的主要途径。由于住院患者的病情不同，对于食物的消化能力和耐受能力不同，因此，医院膳食在质地、制备方法及食物的选择和调配上，要能适应患者的不同需要和耐受能力。根据人体基本营养需要和各种疾病治疗需要而制订的医院患者膳食，可分为基本膳食、治疗膳食、特殊治疗膳食、儿科膳食、诊断膳食和代谢膳食等。各种膳食的食谱应按膳食常规要求进行设计和配制。

根据不同疾病的病理和生理需要，患者需要将各类食物用改变烹调方法或改变食物质地而配制的膳食。

医院常用基本膳食有普通膳食、软饭、半流质和流质，又称为医院的常规膳食。除普通膳食与正常健康人膳食基本相似外，其余均根据不同病情而制订。

一、普通膳食

（一）定义

普通膳食简称普食，与正常健康人平时所用的膳食相同。能量和营养素可充分供给，达到平衡膳食要求，为平衡膳食。在医院里，普食人数最多，占比例数也最大。

（二）适用范围

消化道功能正常、无发热、无特殊营养治疗要求，又不需要膳食限制的患者，疾病恢复期患者和产妇等均可采用。

（三）饮食原则和要求

能量及蛋白质、维生素、矿物质、膳食纤维等营养素含量必须能满足正常营养需要，达到每日膳食推荐量的标准。

1.能量：轻体力劳动者每天 8.79 ～ 9.41MJ（1800 ～ 2250kcal）。根据个体差异（如年龄、身高和体重），可给予适当增减。

2.蛋白质：每天 55 ～ 65g，占总能量的 12% ～ 14%，优质蛋白质应占蛋白质总量的 1/3 以上，其中有一部分应为大豆蛋白质。其他营养素，如无机盐、维生素、膳食纤维、水分等，都应达到供给量的标准。

3.食物应清淡少盐、美观可口，注意色、香、味、形，新鲜卫生和多样化，以提高患者食欲并促进消化。

4.应少用一些较难消化的食物、具有刺激性的食物及浓烈的调味品等。

（四）特殊情况的处理

1.注意不同民族习惯在普食和其他常规饮食中的特殊性，如回民清真饮食、西餐饮食等。

2.注意考虑患者食物过敏的问题，比如一些特殊皮肤科患者对海产品的禁忌等。

3.食物选择应尽可能选择市面上常见、群众知晓的食物，防止发生不必要的错解。

二、软饭

（一）定义

软饭是比普食易消化，介于普通膳食和半流质膳食之间，制作要求比普通膳食更高的膳食，为营养平衡的膳食。须注意改进烹调方法，便于咀嚼，易于消化。

（二）适用范围

消化吸收能力稍弱、牙齿咀嚼不便、轻微发热者，牙病和消化道疾病患者，老人及幼儿。

（三）饮食原则和要求

1.软饭提供的营养素应能达到患者的营养需要，是一种营养平衡的膳食。膳食供给能量 7.5 ～ 9.2MJ（1800 ～ 2200kcal）/d，蛋白质 70 ～ 80g/d。每日除提供三次正餐外，可酌情适量加餐。

2. 食物选择应少含粗糙的膳食纤维及较硬的肌肉纤维，或经过制备后使它们软化。

3. 制备方法要适当，应达到易咀嚼、易消化、比较清淡、少油腻的目的。宜用炖、蒸、汆、烩、焖等烹调方法，少油煎、炸、烙、烤等。

4. 可用食物：①主食类。如软米饭、馒头、包子、饺子、馄饨、面条、粥等均可，米饭、面条等要烹制的比普食软烂。②肉类。宜选择肌纤维较短的肉，如鱼、虾类，畜禽肉丸、肉末等。③蛋类。蛋花、蒸蛋、荷包蛋等。④蔬菜类。选择粗硬纤维较少的蔬菜，如胡萝卜、南瓜、冬瓜、花菜、嫩豌豆、土豆等，一般要切细煮软。⑤豆类。豆浆、豆花、豆腐等。⑥水果类果汁、去皮煮水果、熟香蕉等。⑦奶类。牛奶、酸奶等。

5. 不宜用的食物：油煎炸食品及过于油腻的食品；多粗纤维的蔬菜，如芹菜、韭菜、竹笋类，以及生萝卜、葱头、辣椒等；糙米、硬米饭、全麦粉制品、整粒豆子、整粒坚果等；浓烈的调味品，如咖喱粉、芥末、辣椒等。

6. 对长期应用软膳食的患者，由于一些食材受到限制，故对一些维生素、矿物质及微量元素缺乏者，要适当用果蔬汁或营养补充剂、强化食品来加以补充。

三、半流质膳食

（一）定义

半流质膳食是介于软饭与流质之间的膳食，外观呈半流体状态，比软饭更易消化，是限量、多餐次的膳食形式。

（二）适用范围

体温较高，口腔疾病、咀嚼或吞咽困难者，有较严重的消化管疾病者，体弱、缺乏食欲者、手术后患者及刚分娩的产妇等。

（三）饮食原则和要求

1. 食物宜细软，膳食纤维较少，易于咀嚼和消化。

2. 少量多餐，每天 5 ～ 6 餐，每次半流质的总容量在 250mL 左右为宜。

3. 易消化，营养充足，平衡合理，味美可口。

4. 可用的食物：①主食类。各种粥，如白米粥、肉末粥、肉末碎菜粥、碎鸡肉粥、豆沙甜粥、枣泥甜粥等。②面食类。如面条、面片、馄饨、面包、蜂糕、松软的发面蒸食等。③蛋类。蒸蛋、蛋花汤、冲鸡蛋、煮的嫩鸡蛋等。④奶类。牛奶、奶酪、酸奶及其他奶制品等。⑤豆类。豆浆、豆腐脑、豆腐汤、鸡蛋烩豆腐等。⑥水果类。鲜果汁、煮果子水、果泥、果汁胶冻等。⑦菜类。菜汤、西红柿汁、菜泥、软素菜等。⑧肉类。各种肉汤、鸡汤、嫩肉丝、熟鸡丝、鱼丸、鱼片、虾丸等。

5. 不适用的食物：含粗纤维食物、蒸饭、烙饼、水饺、油炸食物、浓烈调味品、大量肉类食品等。

四、流质膳食

流质膳食通常分为流质、清流质和冷流质。

（一）流质膳食

1. 定义

流质膳食也称流质饮食，含渣很少，呈液体状态，或在口腔内能融化为液体，比半流质食物更易吞咽和消化。

2. 适用范围

急性重症，极度衰弱，无力咀嚼食物，高热，口腔手术，面、颈部手术及外科大手术（包括骨科）后患者，消化道急性炎症患者及食管狭窄（如食管癌等）患者。

3. 饮食原则和要求

（1）所供能量、蛋白质及其他营养素均不足，只能短期或过渡期应用。如长期应用，必须增加能量、蛋白质等的入量，可添加肠内营养制剂。

（2）少量多餐，每天 6～7 次，每次 200～400mL。

（3）可用的食物：①谷类。各种浓米汤、藕粉、稀粥类、杏仁茶，根据情况也可用白米稀粥。②蛋类。肉汤冲鸡蛋、蒸的嫩蛋羹等。③奶类。牛奶及各种奶制品，如酸奶、奶酪等。④豆类。豆浆、过箩绿豆汤、过箩红小豆汤等。⑤菜类。新鲜菜汁、菜汤。⑥汤类。清鸡汤、清肉汤、各种过箩菜汤和奶汤等。⑦水果类。鲜果汁（橘、橙、梨、葡萄等原汁）、煮果子水、果汁胶冻等。

（4）不适用于流质膳食的食物：一切非流质性的固体食物、多纤维的食物、过于油腻厚味的食物、含浓烈调味品的食物等。

（5）较大的腹部手术及胃肠炎症急性期患者，不用牛奶、豆浆及过甜的食品，以预防发生腹胀。喝牛奶后感觉胃不适者，可以试用酸奶或在牛奶中加入其他食物，以冲淡乳糖。

（二）清流质膳食

1. 定义

清流质膳食是一种限制较严的流质膳食，不含胀气食品，在结肠内残留最少的残渣，比一般全流质膳食更清淡。服用清流质膳食，可由外周静脉供给液体及少量能量和电解质，以防止身体脱水。

2. 适用范围

腹部手术后，由静脉输液过渡到食用全流质或半流质膳食之前，先采用清流质膳食；用于准备肠道手术或钡灌肠之前；作为急性腹泻的初步口服食物，以液体及电解质为主，仅可作为严重衰弱患者的初期口服营养。

3. 饮食原则和要求

（1）不用牛奶、豆浆、多糖及一切易致胀气的食品。

（2）每餐量不宜过多。

（3）所供能量及其他营养素均不足，只能在极短期内应用。如长期使用，将导致营养缺乏。

（4）可用的食物米汤、稀藕粉、杏仁霜、去油肉汤、少油过滤菜汤、过滤果汁、过滤煮果汤、果汁胶冻、淡茶、淡咖啡（去咖啡因的）。根据病情可用蒸嫩蛋羹、冲鸡蛋等。

（三）冷流质膳食

1. 定义

冷的、无刺激性的流质膳食。

2. 适用范围

喉部手术后第 1～2 天的患者，如扁桃体切除患者及上消化道出血患者。

3. 饮食原则和要求

（1）不用热食品、酸味食品及含刺激性香辛料的食品，以防止伤口出血及刺激喉部，其他原则同流质膳食。

（2）可用食物：冷牛奶、冷豆浆、冷蛋羹、杏仁豆腐、冰砖、冰棍、不酸的果汁、煮果子水、果汁胶冻等。其中由牛奶、鸡蛋、食糖等混合制成的冰砖、冰棍等食品，既富营养，又比较受扁桃体割除术后患者的欢迎，故手术后第 1 日可多用一些。上消化道出血患者一般于禁食后先用冷流质食品。

第三节　治疗、试验和代谢膳食

一、治疗膳食

（一）定义

在常规膳食的基础上，采用调整膳食中营养素成分或制备方法而设置的膳食，称特殊治疗膳食或调整营养成分的膳食。常见种类有高蛋白质膳食、低蛋白质膳食、低脂肪膳食、限脂肪限胆固醇膳食、限碳水化合物膳食、中链甘油三酯膳食、低膳食纤维膳食、低盐膳食（含低盐、无盐和低钠膳食）、贫血膳食、糖尿病膳食、限嘌呤膳食和管饲膳食等。

（二）常用治疗膳食和使用范围

1. 高能量高蛋白膳食

（1）性质和特点　此类膳食的能量及蛋白质含量均高于正常人膳食标准。成年人每天能量摄入量应大于 8.4MJ（2000cal），蛋白质每天不应小于 1.5g/kg，为 100～120g，其中优质蛋白质要占 50% 以上。

（2）适用范围 适用于严重营养不良、手术前后及分解代谢亢进的患者，如贫血、烧伤、创伤、高热、肺结核、伤寒、甲状腺功能亢进等疾病。

（3）禁忌证 肝性昏迷或肝性昏迷前期及尿毒症等。

（4）饮食原则和要求 ①推荐能量与氮之比为（100 ～ 200）:1，否则治疗效果不良。因蛋白质摄入过低易导致负氮平衡，如能量摄入不足即可能将所摄入的蛋白质用于能量需要而被消耗。②供给量应根据病情调整。例如，大面积烧伤患者每天能量和蛋白质的需要大大增多，能量为 8.4 ～ 9.2MJ（2000 ～ 2200kcal）/m²，蛋白质约 94g/m²。③为了防止血脂升高，应尽量降低膳食中胆固醇及糖类的摄入量，调整饱和脂肪酸与不饱和脂肪酸的比例。④长期采用高蛋白膳食，维生素 A 和钙的需要量也随之增多，故应增加膳食中维生素 A 及胡萝卜素和钙质的含量。⑤为保证摄入量，可采用增加餐次的方法，少量多餐可提高治疗效果。⑥摄入量增加应循序渐进，不可一次性大量给予，以免造成胃肠功能紊乱。

2. 低蛋白膳食

（1）性质和特点 此种膳食蛋白质含量较正常膳食低，目的是减少体内氮代谢产物，减轻肝肾负担。以较低水平蛋白质摄入量维持机体接近正常生理功能的运行。

（2）适用范围 急性肾炎、急慢性肾功能不全、肝性昏迷或肝性昏迷前期。

（3）饮食原则和要求 ①蛋白质供给量应根据病情随时调整，每日供给蛋白质 0.6 ～ 0.8g/kg，必要时应辅助麦淀粉饮食。在蛋白质限量范围内，要设法供给适量的含优质蛋白较多的食品，如蛋、乳、瘦肉类等，目的是增加必需氨基酸量，以免负氮平衡。长期服用低蛋白膳食时应更加注意。②能量供给必须充足，以节约蛋白质使用，并减少机体组织分解。若进食量难以满足需要时，则要肠内或肠外营养补充。③矿物质和维生素一般应供给充足。④注意烹调方法，在食品制备方面，除注意色、香、味、形外，还要多样化，以促进食欲。

3. 限碳水化合物膳食

（1）性质和特点 是一种限制碳水化合物类型及含量的膳食。

（2）适用范围 胃大部分切除手术或门括约肌手术后患者，达到预防或治疗倾倒综合征的目的。

（3）饮食原则和要求 ①膳食原则应为低碳水化合物、高蛋白质、中等脂肪量。碳水化合物应以多糖类复合糖类为主，禁用单糖浓缩甜食，如精制糖果、甜点心、甜饮料等。②少量多餐，避免胃肠中蓄积过多。每餐根据患者耐受情况，由少到多循序渐进，细嚼慢咽。③每餐后平卧 20 ～ 30 分钟或经常锻炼俯卧运动，可以减轻症状。④凡合并高脂血症、心血管疾病、肾病、尿毒症患者，其膳食中蛋白质、脂肪的含量和内容，应按照并发症的治疗原则选择食物。⑤定时定量进餐，以利于消化吸收，并可预防倾倒综合征和低血糖综合征。⑥可用食物：乳类、蛋类、细软肉类、新鲜软水果类、切碎制软的蔬菜类、各种油脂类、适量精细谷类。如患者由于饮食习惯或对乳类不能耐受的，可以不用。

（4）治疗方法　①第一阶段：手术后开始进食时只能进食流质，此时应尽量控制食物进入肠道的速度，在进食时和餐后平卧，餐后至少平卧 20 ～ 30 分钟。流食内容应尽量减少碳水化合物食品，禁食浓缩甜食、果汁饮料、酒类等。可用蒸鸡蛋、鸡汤过箩粥、豆腐脑、稠米汤等。②第二阶段：适应第一阶段流食后，可进入第二阶段，此时应以干食物为主，干稀分开。三餐主食避免液体类食物，加餐时再适当摄入汤汁类食品。应适当增加优质蛋白质和能量的供给量。以后根据恢复情况，逐渐增加膳食中碳水化合物比例。

4. 低脂肪膳食

（1）性质和特点　限制膳食中脂肪的摄入，用于治疗或改善因脂肪水解、吸收运转及代谢不正常所致的症状，可分为 4 种：①完全不含脂肪的纯碳水化合物膳食。②严格限脂肪膳食：脂肪总量（包括食物所含脂肪及烹调油）每天不超过 20g。③中度限脂肪膳食：脂肪总量（包括食物所含脂肪及烹调油）每天不超过 40g。④轻度限脂肪膳食：脂肪总量（包括食物所含脂肪及烹调油）每天不超过 50g。

（2）适用范围　急性胰腺炎、胆囊疾病、肥胖症、高脂血症、与脂肪吸收不良有关的其他疾病，如肠黏膜疾病、胃切除和短肠综合征等所引起的脂肪泻等。

（3）饮食原则和要求　①限制脂肪摄入，除选用含脂肪少的食物外，还应减少烹调用油，烹调时可选用蒸、炖、煮、熬、烩、卤、拌等方法。②禁用油炸、油煎食物。食物应清淡，少刺激性，易于消化，必要时少食多餐。③根据不同病情、脂肪限制程度及膳食原则来选用各种食物。可用食物：谷类、豆类、蔬菜、水果、脱脂奶粉、酸奶、鸡蛋白、禽、鱼、兔、肉、肝、血；禁用（或少用）全脂乳、肥肉、油煎炸的食品。烹调油在限量之内使用。④脂肪泻可导致多种营养素的丢失，包括能量、必需氨基酸、脂溶性维生素 A、维生素 D、维生素 E、维生素 K，以及与游离脂肪酸共价结合随粪便排出体外的钙、铜、锌、镍等元素，因此，应注意进行必要的补充。

常见食物的脂肪含量见表 8-5。

表 8-5　常见食物的脂肪含量

脂肪含量（g/100g 食部）	食物名称
< 5	稻米、米粉、糯米、面粉、挂面、小米、玉米、薏苡仁、红豆、绿豆、芸豆、蚕豆、扁豆、豆浆、豆腐、豆腐脑、荞麦、粉皮、粉条、藕粉、薯类，包括块茎、瓜类、叶菜的各种蔬菜、水果、海带、蘑菇、云耳、鲜牛羊乳、酸奶、脱脂奶粉、鸡蛋白、鸡脯肉、鸡肝、鸭肉、鲅鱼、八爪鱼、小（大）黄鱼、黄鳝、鲫鱼、鲈鱼、带鱼、泥鳅、虾、海参、贝类食物、兔肉、猪肝、猪肾、猪血、牛瘦肉、羊瘦肉、驴瘦肉
5 ～ 10	燕麦片、莜麦片、豆腐干、豆腐丝、腐乳、臭豆腐、猪心、猪肚、猪瘦肉、午餐肉、鸡肉、鲴鱼、草鱼、鳊鱼
10 ～ 15	饼干、黑豆、黄豆（粉）、小麦胚粉、豆腐卷、猪舌、猪耳、羊肥瘦肉、牛肥瘦肉、叉烧肉、酱羊肉、酱牛肉、鸡翅、鸡腿、鸽、鸡蛋、鹌鹑蛋、松花蛋
15 ～ 20	千张、酥皮糕点、油豆腐、油条、油饼、鸭、鸭蛋、烧鸡、鹅、鹅肝、鱼子酱
> 20	花生、瓜子、核桃、炸面筋、油皮、干腐皮、曲奇饼、全脂奶粉、鸡蛋黄、炸鸡、烧鹅、北京烤鸭、芝麻酱、巧克力、猪肥瘦肉、咸肉、猪蹄

5. 限脂肪限胆固醇膳食

（1）性质和特点　控制总能量，减少饱和脂肪酸、多不饱和脂肪酸和胆固醇的摄入量，同时适量增加单不饱和脂肪酸的摄入。

（2）适用范围　高胆固醇血症、高脂血症及冠心病等。

（3）饮食原则和要求　①控制总能量。以期达到或维持理想体重或适宜体重，避免肥胖。②限制脂肪总量。由脂肪提供的能量不应超过总能量的20%～25%，或全日供给量不超过50g，包括烹调油。③减少饱和脂肪酸的摄入。较理想的供给比例为饱和脂肪酸：单不饱和脂肪酸：不饱和脂肪酸＝1:1:1。④胆固醇量限制在每天300mg以下。⑤在限制胆固醇的同时，要保证摄入充足的蛋白质，可用优质植物蛋白质代替部分动物性蛋白质。⑥少用蛋黄，尽量不用动物内脏、脑、鱼卵、全脂牛奶等；不用肥肉。常见食物的胆固醇含量见表8-6。

表8-6　常见食物的胆固醇含量

含量（g/100g食部）	食物名称
＜100	瘦肉、小肚、蒜肠、兔肉、牛奶、鸭、带鱼、鲑鱼、鲤鱼、鲳鱼、鲢鱼、海蜇皮、海参、猪肉松、全脂奶粉、鸡肉
100～200	鸡鸭血、鸽肉、黄鳝、对虾、螺肉、鸡油、奶油
200～300	墨鱼、鱿鱼、河蟹、蛏肉、黄油、鸡肫
＞300	猪肝、猪肺、猪腰、鸭肝、凤尾鱼、虾皮、蟹黄

6. 中链甘油三酯（MCT）膳食

（1）性质和特点　通过限制天然存在的长链脂肪酸或由12个以上碳原子组成的脂肪酸，如棕榈酸、硬脂酸、油酸和亚油酸构成的脂肪，而用中链甘油三酯来取代部分长链甘油三酯。

中链甘油三酯（MCT）的基本特点：①分子量较小，较易溶于水和体液，在生物体内溶解度更高。②因分子量小，胰脂酶能使其水解得更完全，易于吸收；甚至在胰脂酶和胆盐缺乏的情况下，大部分能以三酰甘油形式吸收；人体摄入MCT后，不引起胰液分泌。③转运时不用与其他脂类物质形成乳糜微粒，也不易与蛋白质结合。④不经过淋巴系统而直接经门静脉进入肝脏，在肝内不合成脂类，故不易形成脂肪肝。

（2）适用范围　适用于脂肪在水解、吸收和运输方面有缺陷的疾病，如乳糜胸、乳糜性腹水、高乳糜微粒血症、小肠大部切除、回肠疾病伴有脂肪痢、局限性肠炎伴有脂肪痢、胆盐和胰脂酶缺乏、肠源性脂肪代谢障碍等。

（3）饮食原则和要求　①用中链甘油三酯取代长链甘油三酯作为能量的来源。所供能量至少占总能量的20%，或占脂肪产能量的65%。②中链甘油三酯可用来烹调肉、鱼、禽等食品，但要注意所有烹调用的中链甘油三酯均应完全吸入到食物中去，才能保证患者摄入。它也可用于蔬菜、点心的配料成分，如调味汁、色拉等。③如一次摄入大量的中链甘油三酯，会产生腹胀或绞痛、恶心、腹泻，这些症状与中链甘油三酯迅速水解而引起的高渗负荷有关。故进食速度应稍慢，少量多餐，并限制全日用量不超过 40g，可减少或避免以上症状发生。④ MCT 能迅速氧化形成酮体，应同时补充多糖，避免酮血症。⑤在使用 MCT 膳食时，除使用部分 MCT 代替普通烹调油外，尚需结合不同的病情安排不同的膳食内容。有脂肪痢的患者其饮食应为低脂肪、低纤维的 MCT 软饭或半流食，而不能以普食供给。⑥可用的食物：未加油脂的主食及点心，去脂牛奶、咖啡、茶、果汁饮料、水果、蔬菜、豆制品、鸡蛋清、蛋黄（每周不超过 3 个）、精瘦肉、鱼、禽类（用量每天不超过 150g）。烹调油在规定数量之内使用，余用中链甘油三酯取代。⑦忌用（或少用）的食物：全脂牛奶、奶油、肥肉、鹅、鸭、市售加了油脂的主食和点心。

7. 调整膳食纤维的膳食

（1）低膳食纤维膳食（少渣膳食）

1）性质和特点　是含极少量膳食纤维和结缔组织的易于消化的膳食。目的在于减少膳食纤维对消化道刺激和梗阻，减少肠道蠕动，减少粪便的运行。

2）适用范围　各种急慢性肠炎、伤寒、痢疾、结肠憩室炎、肠管肿瘤等；消化道少量出血、肠道手术前后、肠道或食管管腔狭窄及食管静脉曲张。

3）饮食原则和要求　①尽量少用含纤维多的食品，如粗粮、整豆、坚果（如核桃、花生、杏仁等）、蔬菜、水果等，以减少对炎性病灶的刺激，并刺激肠道蠕动与粪便形成。②注意食物制备方法，食物应切小剁碎，煮烂；使之易于消化吸收，每次进食数量不宜太多，少食多餐。③脂肪数量不宜太多，因腹泻患者对脂肪的吸收能力减弱，易致脂肪泻。④长期应用对身体不利，应设法补充维生素 C。⑤可用食物。第一，主食类：精细米面所制烂饭、馒头、面包、饺子、面条。第二，粥类：含结缔组织少的嫩瘦肉，如鸡、鱼、虾、脏器等，应制成肉丸、肉末等。第三，蛋类：蛋花、蒸蛋、荷包蛋等。第四，蔬菜：选择粗硬纤维较少并制成软烂的蔬菜，如胡萝卜、去皮籽的西红柿、南瓜、冬瓜、花菜（去茎）、土豆等，可用菜汁、菜汤、菜泥等。第五，豆类：豆浆、豆花、豆腐等。第六，水果：果汁、去皮煮苹果、煮桃等。第七，奶类：牛奶、酸奶等，鲜牛奶可能加重肠胀气，最好少用。第八，点心：蛋糕、饼干、藕粉等。⑥禁用油炸煎的食物及油腻厚味（如辣椒、胡椒、咖喱等）食品。

（2）高膳食纤维膳食（多渣膳食）　①性质和特点：是增加膳食纤维数量的膳食。每天所提供膳食纤维的数量为 35 ～ 40g。其作用主要包括以下几点：第一，增加肠道蠕动，促进粪便排出。第二，产生挥发性脂肪酸，具有滑泻作用。第三，吸收水分，使粪便软化，利于排出。第四，减轻结肠管腔内压力，改善憩室病症状。第五，可与胆汁酸结合，增加粪便中胆汁酸的排出，有利于降低血清胆固醇。②适用范围：无张力便秘，无并发症的憩室病等需要增加膳食纤维的情况。③食物选择：在正常膳食（普通饭）的基础上，多选择富含膳食纤维的食品，如粗粮（玉米、米渣、玉米面、小米、黑米、黑面、粗粮制品、糙米等），蔬菜（芹菜、韭菜、豆芽菜、油菜、菠菜、大白菜等），水果（除鲜果之外，也可用煮干果类），菌藻类（蘑菇、香菇、海带等），琼脂、魔芋精粉、果胶等。④多饮水。水作为通便的润滑剂，一日应饮水 6 ～ 8 杯（一杯水为 200 ～ 250mL），晨起空腹饮淡盐水一杯，可促进肠蠕动，有协助排便的作用。⑤大量进食膳食纤维的副作用：长期过多食用膳食纤维可能产生腹泻，并增加胃肠胀气；影响食物中如钙、镁、铁、锌及一些维生素的吸收利用，不适用于某些骨科疾病。

8. 限钠（盐）膳食

（1）性质和特点　钠是细胞外液的主要阳离子，是维持机体水和电解质平衡、渗透压和肌肉兴奋性的主要成分。一旦体内水、钠的平衡调节机制遭到破坏，即可出现水、钠潴留或丢失过多。限钠（盐）膳食是纠正水、钠潴留的一项治疗措施。食盐是钠的主要来源，因此，限钠实际上是以限食盐为主。食盐含钠量393mg/g。

（2）适用范围　肝硬化腹水、高血压、心力衰竭、肾脏疾病、用肾上腺皮质激素治疗的患者。中医学认为，"肾主骨"，钠摄入量高时，会相应减少钙的重吸收，而增加尿钙排泄。因尿钙丢失约为钙潴留的50%，故高钠饮食对钙质的流失有很大影响，不利于骨质疏松症患者。

（3）种类　①低盐膳食：全日钠供给量2000mg以内。饮食中忌用一切咸食，如咸菜、甜面酱、咸肉、腊肠，以及各种荤素食罐头等，但允许在烹制或食用时加食盐2～3g或酱油10～15mL。②无盐膳食：全日供钠量1000mg以内，除限制低盐膳食中的食盐和酱油外，同低盐膳食。③低钠膳食：全日钠供给量控制在500mg以内。除无盐膳食的要求外，还要限制一些含钠量高的蔬菜（每100g蔬菜含钠100mg以上），如芹菜、茴香，以及用苏打制作的发面蒸食等（但是可以用酵母代替苏打发酵）。

（4）饮食原则和要求　①膳食中钠的供给量应随病情变化及时调整。②对于60岁以上贮钠能力低的患者、心肌梗死患者、回肠切除手术后的患者等，应根据24小时尿钠排出量、血钠、血压等临床指标来决定是否需要限钠。③烹调方法应予改进。可采用无盐番茄汁、芝麻酱等调料以改善口味，或用原汁蒸、炖法以保持食物本身的鲜美味道。此外，在配膳方法上，应注意菜肴的色香味，使之能引起食欲。④目前市售的低钠盐可根据说明适当选用。市售无盐酱油是以氯化钾代替氯化钠，故血钾高的患者不宜使用。

9. 高钾和低钾膳食

（1）性质和特点　钾是人体细胞内液的主要阳离子，有维持体内水和电解质平衡、渗透压，以及加强肌肉兴奋性和心跳规律性等方面的生理功能。钾的适宜摄入量成年人为200mg/d。

（2）种类　①高钾膳食：用于纠正低钾血症（血清钾 < 3.5mmol/L）。高钾膳食的钾含量应超过80mmol/L（3120mg），适用于防治高血压，可预防由于服用利尿剂而引起的低钾血症。②低钾膳食：用于纠正高钾血症（血清钾 > 5.5mmol/L）。低钾膳食的钾含量应低于40～60mmol/L（1560～2340mg），适用于因肾脏排钾功能障碍而引起的高钾血症。

（3）食物选择　①可根据食物钾的含量加以选择。②除含量外，食物中的钾多集中在谷皮、果皮和肌肉中，且钾易溶于水。故细粮钾的含量低于粗粮，去皮的水果含量低于带皮水果，肥肉的钾含量低于瘦肉，罐头水果或煮水果的钾含量低于新鲜水果。浓菜汤、果汁和肉汤中均含有较多的钾。

（4）膳食原则　①高钾膳食：应多选择富含蛋白质的瘦肉、鱼、虾和豆类食品（低蛋白质饮食除外）、粗粮、鲜水果；可用土豆、芋头代替部分主食（土豆、芋头含钾丰富）。浓肉汤、菜汤和鲜果汁饮料等也是钾的良好来源。②低钾膳食：应少用富含蛋白质的瘦肉、鱼、虾、豆类食品和浓的汤汁、果汁；尽量选用含钾250mg/100g以下的食物；将食物置水中浸泡或水煮去汤，以减少钾含量。

10. 含铁量高的膳食

（1）性质和特点　铁是人体必需微量元素之一，在体内有重要的生理功能。正常人体随着年龄、性别、营养状况和健康状况的不同，体内含铁量有很大差异，总量有3～5g，是体内含量最多的微量元素。其中78%以血红蛋白等化合物形式存在，其余的22%以储藏性化合物形式存在。和其他微量元素相比，它对人体生命健康具有更直接、更敏感的影响。缺铁除导致贫血外，还导致人体运动能力低下，体温调节不全，智力障碍，免疫力下降等。铁的适宜摄入量：18～49岁男性15mg，女性20mg，怀孕中期25mg，怀孕晚期35mg，哺乳期25mg，50岁以上老年人15mg。

（2）适用范围　适用于各种原因引起的缺铁性贫血，或代谢试验膳食。

（3）饮食原则和要求

1）增加含铁丰富的食物，注意食物的合理搭配。不同的食物，铁的吸收率也不同。食物中的铁，按其化学组成可分为血红素铁和非血红素铁。①血红素铁是一种与血红蛋白或肌红蛋白中卟啉结合的铁化合物，在肠道上皮细胞直接吸收，不受消化液或其他食物因素的影响，吸收率较高，约为25%。主要存在于动物性食物如肉、鱼、禽的血红蛋白和肌红蛋白中。其他动物性食品，如乳、蛋类不含有。②非血红素铁是由有机分子中蛋白质、氨基酸等有机酸与$Fe(OH)_3$络合而成的铁化合物。这种形式的铁必须先在胃酸作用下还原成亚铁离子才被吸收，而且它的吸收率受其他食物因素的影响甚多，吸收率一般为3%～8%，远低于血红素铁的吸收率。非血红素铁主要存在于谷、豆、蔬菜、瓜果等植物性食物中，动物性食物中也有一部分。因此，选择食物时既要考虑食物的含铁量，选择富含铁的食物，如动物性食物中的血、肝、肉、鱼、禽类和植物性食物中的杏干、葡萄干、龙眼肉、枣、干豆、核桃及绿叶蔬菜等，同时还要考虑铁的吸收率。

2）高蛋白饮食。膳食蛋白质按1.5g/（kg·d）供给。纠正不良的饮食习惯，如长期偏食、素食和挑食等。

3）增加维生素C的供给量。维生素C有促进非血红素铁吸收的作用，因维生素C可将三价铁还原为二价铁。新鲜蔬菜和水果是维生素C的良好来源，除饮食供给外，尚可补充维生素C片剂。

4）减少抑制铁吸收的因素。鞣酸、草酸、植酸、磷酸等均有抑制非血红素铁吸收的作用。因茶中有鞣酸，在吃饭或服铁剂时忌饮浓茶；少用含草酸多的蔬菜，如菠菜、蕹菜、茭白等；因草酸溶于水，使用时可将菜放入沸水中焯一下，然后捞出，再烹制。植酸一般存在于谷类中，经过发酵后的谷类食品中植酸含量降低，因此，宜食用发面面食，如馒头、包子等。鸡蛋所含的铁吸收率较低，与蛋黄中的复杂磷酸物有关。

5）一日至少安排三餐，对胃纳少，食欲差者，可采用少量多餐的原则，以增进营养摄入，一日供四餐或五餐。采用铁制炊具烹调。

11. 低嘌呤膳食

（1）性质和特点　嘌呤代谢紊乱可造成血尿酸生成过多，限嘌呤膳食的目的是减少外源性生成尿酸的物质。尿酸是体内嘌呤及核酸代谢的最终产物，而嘌呤是核蛋白代谢的中间产物。减少核蛋白摄入量即可减少嘌呤量，间接降低血尿酸水平，同时还要设法增加排尿量。

（2）适用范围　痛风、高尿酸血症。

（3）饮食原则和要求　①限制总能量。对超重患者可在每日原摄入总能量的基础上减少 10% ～ 15%，使体重逐渐降至理想体重范围。②蛋白质供给量为 1g/（kg·d），急性痛风发作时可按 0.8g/（kg·d）供给。③限制嘌呤摄入量，每日应控制在 150mg 以下（正常 600 ～ 1000mg）。完全禁用含嘌呤极高的食物，限量选用含嘌呤中等的食物（常见食物中嘌呤含量见表 8-7）。④限制脂肪摄入量。因脂肪有阻碍肾脏排泄尿酸的作用，故应选用含脂肪少的动物性食品及用油少的烹调方法。⑤多食蔬菜和水果及适量碱性矿泉水，便于尿酸盐的溶解与排泄。⑥食盐用量控制在 6g/d 以下。禁忌酒类及一切刺激性强的调味品。⑦多饮水：应保持每天尿量在 2000mL 左右，以促进尿酸的排出。每天液体的摄入总量应达到 2500 ～ 3000mL。应选用白开水、淡茶水、矿泉水、果汁为饮料，而浓茶水、咖啡、可可等饮料虽不使体内尿酸产生增加，也应尽量避免使用。为了防止夜间尿浓缩，可在睡前或半夜适当饮水。

表 8-7　常见食物中嘌呤含量

类别	食物名称
微量嘌呤食物（< 25mg/100g）	乳类及乳制品、蛋类、动物血、海参、海蜇皮、米、麦、米粉、面条、通心粉、麦片、玉米、马铃薯、芋头、白菜、苋菜、芥蓝、芹菜、韭菜、韭黄、苦瓜、黄瓜、冬瓜、丝瓜、胡瓜、茄子、胡萝卜、萝卜、青椒、洋葱、番茄、木耳，以及各种水果
中等量嘌呤食物（25 ～ 150mg/100g）	绿豆、红豆、四季豆、豌豆、豇豆、豆腐、豆干、豆浆、鸡肉、猪肉、牛肉、羊肉、鸡心、鸡肫、鸭肠、猪腰、猪肚、猪脑、黑鲳鱼、草鱼、鲤鱼、秋刀鱼、鳝鱼、鳗鱼、乌贼、虾、螃蟹、鲍鱼、鱼翅、鱼丸、菠菜、花椰菜、茼蒿菜、洋菇、鲍鱼菇、海带、笋干、金针菇、银耳、花生、腰果、栗子、莲子、杏仁等
高嘌呤食物（150 ～ 1000mg/100g）	黄豆、豆芽、动物肝脏、肠、鲳鱼、鲢鱼、带鱼、乌鱼、海鳗、沙丁鱼、草虾、牡蛎、蛤蜊、蚌蛤、干贝、鱼干、豆苗、芦笋、紫菜、香菇，以及各种肉汤、鸡精、酵母粉等

12. 高钙膳食

（1）性质和特点　钙是人体内最丰富的矿物质，参与人体整个生命过程，是人体生命之本。无论是骨骼形成、心脏跳动，还是人体生长发育，生命的一切运动都离不开钙。人体中约 99% 的钙储存在骨骼中，骨骼是人体储存钙元素的巨大仓库。骨量在 30 ～ 35 岁达到一生中的最高值，之后便随着年龄增长加速流失，出现各种骨骼性疾病，包括脆性骨折、骨质疏松症等问题。

（2）适用范围　生长发育中的婴幼儿和青少年、孕妇及哺乳期妇女、老年人。

（3）饮食原则和要求

1）增加含钙丰富的食物。《中国居民膳食营养素参考摄入量》推荐，成人日补钙量为 800～1000mg；其他特殊人群如青少年、孕产妇及老年人，每天钙的摄入量应达到 1000～1200mg。富含钙的食物：①乳制品。乳制品含有丰富的矿物质、钙、磷、铁、锌、铜、锰、钼，对人体健康非常有益。可以粗略认为 1mL 牛奶即含有 1mg 的钙。最常见的 250mL 包装的牛奶含有 250mg 的钙。如果乳糖不耐受，可以选择酸奶。②绿叶蔬菜。不少绿叶蔬菜的钙含量在 100mg/100g 上下，与牛奶的钙含量相当，比如 100g 油菜含 108mg 钙，100g 绿苋菜含 187mg 钙，蔬菜中的镁、钾、维生素 K 和维生素 C，都能帮助提高钙的利用率。但是注意烹调前在水中焯一下，有效降低草酸含量。③豆制品。黄豆中钙含量高达 191mg/100g。做成豆腐时钙含量更高，比如卤水豆腐与石膏豆腐。此外，毛豆、豆腐干、豆腐皮、腐竹含钙量也都较高。④坚果。虽含油脂较多，但也是补钙的良好来源。各种炒熟的坚果，含钙量多高达 100～200mg/100g。而且坚果类含有大量不饱和脂肪酸，每天坚持吃一小把去壳果仁，对心血管健康也是非常有益的。⑤鱼虾贝类。鱼虾贝类等海产品也是较好的补钙食物，对于吃海鲜不过敏的人来说，经常食用一些鱼类、扇贝、虾、花蛤、虾皮等海产品，也能起到补钙作用。而且这些食物中还含有大量的不饱和脂肪酸，对心血管健康也非常有益。⑥ 100g 芝麻酱的含钙量是 170mg，偶尔用芝麻酱拌面、吃火锅，可摄入 200～300mg 的钙。

2）补充维生素 D。维生素 D 和钙是一对"孪生兄弟"，能够辅助钙的吸收和利用。维生素 D 可以通过太阳直接照射皮肤合成。此外，多吃富含维生素 D 的食物，如蛋黄、动物内脏、海水鱼等，也有利于钙的吸收。

3）合理烹调。烹调加工应尽量消除和避免干扰钙吸收的膳食因素。某些蔬菜（如菠菜、空心菜、苋菜）中的草酸会影响钙的吸收和利用，可以先在沸水中烫一下，除去部分草酸。烹调加醋，有利于钙在酸性环境中溶解和被吸收。谷类如面粉、玉米粉、豆粉用发酵的方法，可减少植酸含量。钠在肾脏内能增加尿钙的排泄，对含钠多的食物，如酱油、盐渍或腌制肉、酱菜、咸菜、咸鱼、火腿、香肠等，宜少吃或不吃。

13. 管饲膳食（制剂）

（1）性质和特点　管饲膳食是一种由多样食物混合制成的流质状态的膳食，应具有充分而适当的营养，黏稠度适宜，便于通过导管饲喂，是供给不能口服自然食物患者的一种营养较为全面的肠道营养膳食，因此，对它的应用与配制不容忽视。

（2）适用范围　①不能经口摄食，需用管饲方法来维持营养的患者，如头、颈部手术或经放射治疗而致咀嚼吞咽困难，食管、胃手术后或食管黏膜被强碱损伤、颜面烧伤等。②严重昏迷、失去知觉（如脑外伤）、脑血管意外、脑肿瘤患者。③患者处于营养缺乏状态，急需增进营养，但又食欲减退，不能口服充分的食物以满足营养需要时，如严重烧伤、肿瘤切除后采用化疗的患者等，可用管饲补充口服饮食的不足。

（3）管饲营养用膳

1）要素膳　又称化学组成明确膳，是单体物质（要素形式），为氨基酸（或蛋白质水解物）、葡萄糖、脂肪酸、矿物质和维生素的混合物，并经胃肠道供给。要素膳既能为人体提供必需的能量及营养素，又不用消化即可直接或接近直接吸收和利用。常用的商品肠内营养制剂分为两种类型：氨基酸型和短肽型。

2）非要素膳　属于整蛋白型，常用的有匀浆膳和商品营养制剂。营养制剂有平衡型，即一般营养型（包括含膳食纤维、不含膳食纤维两种）和疾病导向型，如糖尿病型、肿瘤型、肺病型、免疫增强型等。①匀浆膳。系采用天然食物经捣碎器捣碎并搅拌后制成。其成分需经肠道消化后才能被人体吸收和利用，且残渣量较大，故适用于肠道功能正常的患者。②商品营养制剂。第一，含牛奶配方：氮源为全奶、脱脂奶或酪蛋白，蛋白质生理价值高，口感较以分离大豆蛋白为氮源者为佳。但含有乳糖，不宜用于乳糖不耐受症患者，如加力宝、瑞康等。第二，不含乳糖配方：其氮源为可溶酪蛋白盐、大豆分离物或鸡蛋清固体。特别适用于乳糖不耐受的患者，如安素、纽纯素、能全素、瑞素等。第三，含膳食纤维配方：此类制剂添加了可溶性膳食纤维，适用于葡萄糖不耐受、肾功能衰竭、结肠疾病、便秘或腹泻等患者，如能全力、瑞先、纽纤素等。

3）组件膳食或模块型（module）　包括氨基酸/短肽/整蛋白制剂模块、维生素制剂模块等营养素组件，也称不完全膳食，是仅以某种或某类营养素为主的经肠营养膳食。它可对完全膳食进行补充或强化，以弥补完全膳食在适应个体差异方面欠缺灵活的不足；也可采用两种或两种以上的组件膳食构成组件配方，以适合患者的特殊需要。组件膳食主要包括蛋白质组件、脂肪组件、糖类组件、维生素组件和矿物质组件。

（4）管饲喂养途径　通常有鼻胃管喂养、鼻十二指肠管喂养、胃造口喂养、十二指肠造口喂养、空肠造口喂养等。

（5）管饲方式　①持续滴注：在24小时内连续不断均匀地给入，通过重力或使用输注泵匀速滴注。适用于危重患者、十二指肠及空肠造口喂养的患者。开始时滴注速度应较慢，25～50mL/h，6小时后检查患者耐受性（如胃残留量），然后可以将速度增至75mL/h。如果胃内连续输注，输入的容积、浓度与速度应从低值逐渐调节至患者能耐受的程度。速率与浓度不可同时增加。如系小肠内连续输注，配方膳的浓度不宜过高。速率由40～60mL/h开始，以后增至80mL/h，待35天后可达100～125mL/h，再逐渐增加浓度，直至达到能耐受并满足营养素需要的浓度、速率及容积，通常需7～10天。②分次给予：包括分次推注和分次（间歇）滴注，每天4～6次或与正常进餐时间一致。每次给予的量为100～300mL。分次推注时，每次入量在15～20分钟缓慢注入鼻胃管内；滴注时，每次入量在2～3小时完成，每次间隔2～3小时，或根据患者耐受程度而定。此种方式适用于鼻胃管或胃造口管及患者胃肠道功能正常，或病情不严重时，多数可以耐受。但与持续滴注相比，由于胃排空延缓，发生腹泻、恶心呕吐、胃潴留的风险要大。鼻肠管或肠造口置管不应用此种方式，因其可导致肠管扩张，产生明显的症状，患者难以耐受。

二、试验膳食

1. 定义、特点和使用范围

试验膳食是通过特定的膳食达到辅助临床诊断的目的，即在短期试验过程中，对患者限制或添加某种营养素，观察机体的反应，以达到辅助临床诊断的目的。

2. 隐血试验膳食

（1）特点　在去除食物中铁的来源的前提下，检查粪便中是否有潜血，辅助诊断消化道隐性出血。

（2）适用范围　各种原因引起的消化道出血患者。

（3）试验要求　减少红肉的摄入，禁用肉类、肝、动物血、深色蔬菜及其他含铁丰富的食物。一般食用3天，可吃鸡蛋和白色蔬菜。

可选食物：牛奶、鸡蛋清、去皮土豆、花菜、白萝卜、冬瓜、豆腐、豆腐干、素鸡腿、油豆腐、去皮藕、粉丝、芋艿、山药、胡萝卜、大白菜、黄豆芽、米、面、馒头等。

3. 肌酐试验膳食

（1）特点　控制外源性肌酐、摄入无肌酐膳食，观察机体清除内生肌酐的能力，测定内生肌酐清除率，估计患者的肾小球滤过情况。

（2）适用范围　肾盂肾炎、肾小球肾炎、慢性肾脏病肾功能损害者。

（3）试验要求　用试验膳食3天，每天膳食中蛋白质含量限制在40g以内。避免食用各种肉类，在蛋白质限量范围内可用牛奶、鸡蛋和谷类及其制品。蔬菜、水果可不限量。由于谷类含蛋白质7%～10%，故主食的全日进量不宜超过350～400g。

三、代谢膳食

（一）定义

代谢平衡试验是用来诊断疾病、观察疗效或研究机体代谢反应等情况的一种手段。代谢膳食是为按试验要求提供摄入量而制订的一种称重膳食。

（二）试验要求

1. 在做代谢平衡试验前，应安排几天适应期，一般为3～5天，让受试者按照试验要求先吃几天规定的膳食，然后再进入试验期，这样所得结果可靠。在试验阶段患者除规定的膳食外，不得随意吃其他食物，若做无机盐代谢，还要用蒸馏水，而且不能用牙膏刷牙。

2. 食物称量应准确可靠，如做无机盐试验时，切好的菜最后应用蒸馏水再洗一遍。

3. 烹调时除许可的调料外，不得加入其他调料。烹调完毕，直接倒入专用食具中，不留残余。

（三）临床应用

1. 甲状旁腺功能试验膳食（钙、磷代谢膳食）

目的：诊断甲状旁腺功能亢进。

特点：钙、磷代谢试验膳食为称重膳食，通过调整饮食钙、磷含量，观察甲状旁腺功能。

适用范围：甲状旁腺功能亢进患者。

（1）低钙、正常磷代谢膳食　原理：甲状旁腺激素与血清钙离子浓度存在着负反馈关系。正常情况下，血钙过低，甲状旁腺激素的分泌增多，促使血钙升高。血钙过高（> 3mmol/L），甲状旁腺激素的分泌受抑制，血钙亦随之下降。而甲状旁腺瘤、增生或腺癌可导致甲状旁腺功能亢进，激素呈"自主性"分泌增多及血钙浓度增高。在正常情况下，每天尿钙的排出量应在 200mg 以下。原发性甲状旁腺功能亢进时，促使甲状旁腺分泌增多，产生溶骨效应，骨基质及骨盐溶解加速，结果使血钙增高，尿钙亦随之增高。

试验要求：服用低钙、正常磷膳食测尿钙。尿钙的值大于 150mg/d 则判为异常。用试验膳食 5 天，前 3 天为适应期，后 2 天为试验期。每天膳食中钙含量不超过 150mg，磷含量应为 600 ～ 800mg。

配餐原则：①膳食中蛋白质、脂肪、总能量尽可能恒定，选用含钙量少的主副食品，对含钙较高的食品，如乳及乳制品、豆类、虾皮、芝麻酱等应忌用，并应禁止饮茶。患者如感饥饿，可增食藕粉及定量的精白糖或粉条，并可适当增加烹调用油。最好不用碱或起子粉制品（如馒头、饼干等），因其所含钙、磷量不易掌握。②对钙磷代谢有影响的药物应暂停服。食盐称重，膳食不要做成汤。③结果：甲状旁腺功能亢进的患者，肾小管吸收功能受损，尿钙排出量仍> 200mg。

（2）低蛋白，正常钙、磷代谢膳食　原理：甲状旁腺激素有促使磷排泄的作用，主要是抑制肾小管对磷的重吸收。甲状旁腺功能亢进时，引起甲状旁腺激素分泌增多，抑制肾小管重吸收磷酸盐，故测定肾小管重吸收磷的百分率对诊断甲状旁腺功能亢进有一定的价值。如同时测定血清磷、尿磷及内源性肌酐清除率，则可计算出肾脏磷的清除率及肾小管对磷的重吸收率。为减少外源性肌酐对内源性肌酐清除率的干扰，故应采用低蛋白、无肌酐膳食。

方法及配餐原则：①代谢期 5 天，每天供给蛋白质 < 40g，且不含动物蛋白质食物，并注意保证将蛋、乳等优质蛋白适当分配于三餐，同时使非氮能量摄入充分。每天钙供给量为 600 ～ 800mg，磷供给量为 600 ～ 800mg。烹调及饮用均采用蒸馏水。试验最后 1 天取空腹血，查血肌酐及血磷。准确收集试验最后一天 24 小时尿，测定尿中肌酐及磷含量。②主粮（采用白米、白面）应控制在每日 250 ～ 300g。如患者感觉饥饿，可增食粉条、瓜、水果，或适当增加烹调用植物油。含钙较高而磷较少的蔬菜，如冬寒菜、白菜秧、芹菜等可多选用。用蒸馏水烹制。③结果：血磷正常值为 84% ～ 96%，平均 90.7%±3.4%。甲状旁腺功能亢进者则血磷可降低至 76% ～ 83%，平均 79%。

（3）限磷代谢膳食　原理：甲状旁腺功能亢进，甲状旁腺激素分泌增多，抑制肾小球对磷酸盐的重吸收，促使尿磷排出量增多，血磷下降。当给低磷膳食（钙摄入正常）时，可促进肠道吸收钙，同时血清磷有减少的倾向。

方法：试验周期为 6 天，每天膳食中磷供给＜ 350mg，钙 700mg。测定并观察血、尿中钙和磷的变化。

配餐原则：能量不足时，应以糖为主来补充能量，适当增加脂肪。要用含磷少的精白米，采用捞米饭，使米中磷含量降低，还应选含钙高、磷少的食物，如油菜、芹菜、鸡蛋清。食盐要称重，不主张烹调时加酱油。面粉含磷比大米少，故最好选用富强面粉为主食，并以选择含磷少的副食，如冬寒菜、白菜、油菜、胡萝卜、白萝卜、绿豆芽、粉条、藕粉、白糖等为宜。含磷较高的蛋黄、乳及乳制品、肉类等不能采用。患者感觉饥饿，可加食白糖、藕粉或定量的水果、瓜茄果类。

结果：正常人血钙不变，血磷稍低或不变，尿磷显著减少。甲状旁腺功能亢进症患者尿磷仍高，血钙升高，血磷降低。

2. 肾上腺皮质功能代谢膳食

目的：诊断原发性醛固酮增多症。

特点：称重膳食，试验期 10 天，饮食中钾、钠量固定（钾 1950mg、钠 3450mg）。

适用范围：醛固酮增多症患者。

试验要求：用试验膳食 10 天。前 3 ～ 5 天为适应期，后 5 ～ 7 天为试验期。适应期结束，测血钾、钠、二氧化碳结合力与尿钾、钠、pH。然后服螺内酯，每天 300mg，分 5 次口服。于最后 2 天再测上述生化检查，如血钾上升，症状有所纠正，可诊断为醛固酮增多症，但不能鉴别原发与继发。每天膳食中的钾含量约为 50mEq，钠含量约为 150mEq。

膳食的计算：在计算副食的钾、钠含量时，先计算钾的数值，使之接近要求。钠不足部分用食盐补充，食盐含钠量为 393mg/g。

食谱的计划：尽量多选用含钾高、含钠低的食物。多选用含钾丰富的食物，如土豆、圆白菜、鸡肉、瘦肉等。总能量、蛋白质、烹调油不限，且为平衡膳食。选择含钠低的食物如面粉、土豆、瘦肉等；用蒸馏水烹调；不用有碱的馒头、面条及有发酵粉食品等；味精也要严格限量，试验期内停用中药和茶。

第四节　肠内与肠外营养支持

肠内营养（enteral nutrition，EN）与肠外营养（parenteral nutrition，PN）是现代临床营养支持的重要方法。

一、肠内营养支持

肠内营养支持指经胃肠道采用口服或管饲方式将特殊制备的营养物质输入患者体内，为机体提供代谢所需营养素的营养支持方法。

胃肠道是具有消化吸收功能的器官，也是人体最大的免疫器官。在消化道具有一定功能的情况下，应用肠内营养不仅能取得与肠外营养相似的营养支持效果，同时可以避免长期完全肠外营养造成的胃肠功能障碍、胃肠黏膜屏障作用降低、肠道细菌移位等不良反应，减少肠源性感染的风险。肠内营养与肠外营养相比所需费用较低，使用较安全，监护较容易。所以，"只要胃肠功能允许，就应尽量采用肠内营养"，是营养支持的基本原则。

（一）肠内营养支持的适应证

肠内营养的可行性，主要取决于小肠是否具有能部分吸收营养素的功能。因此，当患者因疾病本身或因治疗与诊断需要，而不能或不愿经口摄食或摄食量不足以满足需要时，若胃肠道功能许可，则首先应考虑采用肠内营养支持。

临床上常见的肠内营养支持适应证有以下几个方面。

1. 经口摄食障碍

（1）无法经口摄食 因口腔、咽喉或食管炎症、肿瘤、手术后或烧伤、化学性损伤等造成的咀嚼或吞咽困难。

（2）经口摄食不足 大面积烧伤、严重创伤、严重感染等高代谢状态，使机体营养需要量增加导致的食物摄入不足，厌食症、癌症放疗或化疗反应造成的食物摄入不足。

（3）经口摄食禁忌 由于脑外伤、脑血管意外、脑肿瘤等导致中枢神经系统功能损伤，知觉丧失或吞咽反射障碍而不能正常吞咽者。

2. 胃肠道疾病

（1）胃肠道瘘 使用要素肠内营养制剂较非要素内营养制剂更能降低瘘液的排出量，适用于低位小肠瘘、结肠瘘及远端喂养的胃十二指肠瘘。高位胃十二指肠瘘应由空肠造口给予要素肠内营养。至少近端有100cm功能良好小肠的小肠瘘，可以由胃内喂养。

（2）炎性肠病 溃疡性结肠炎与克罗恩病在病情严重时可采用肠外营养，以使肠道得到休息。待病情缓解，小肠功能适当恢复，可耐受肠内营养时，通过连续管饲，亦可能提供足够的能量与蛋白质（氨基酸）。

（3）短肠综合征 由于克罗恩病、肠系膜动脉或静脉栓塞、肠扭转而需要小肠切除的患者，术后应以肠外营养作为营养支持，有的甚至需要长期肠外营养。但也有病例在适当阶段采用肠内营养，更有利于改善肠道黏膜形态和功能。

（4）胰腺疾病 虽然肠内营养是否有助于胰腺炎的康复尚未肯定，但多数人主张急性胰腺炎患者尽早采用空肠喂养是恰当的，可减轻胰液外分泌，并提供必要的营养物质。

（5）结肠手术与诊断前准备 要素肠内营养制剂无渣，适用于结肠术或结肠镜检查与放射照相前的准备，因其可使肠道干净、菌群改变及降低感染。

（6）其他 如憩室炎、胆盐腹泻、吸收不良综合征及顽固性腹泻。

多种胃肠道疾病采用肠内营养对其治疗有利。其原因在于肠内营养所提供的营养素齐全，要素肠内营养不需消化及非要素肠内营养亦容易消化，通过较短的或黏膜面积较小的肠道即可吸收，并具有能改变肠道菌群、无乳糖和对肠道与胰外分泌腺刺激较轻等优点。

3. 其他

（1）手术前或手术后营养补充：需要择期手术的营养不良患者，术前经 1～2 周肠内营养可使代谢状况得到改善。腹部大手术 24 小时后，小肠蠕动及吸收功能逐渐恢复正常，外科医师可在手术中即为术后营养治疗设计通路，如行胃造口、空肠造口等，放置喂养管，以便术后早期喂养。

（2）心血管疾病：心脏病恶病质时，如经口摄入的能量不足 1000kcal/d，则应肠内营养补充。如低于 500kcal/d，则应采用全肠内营养以维持其代谢需要。

（3）肝、肾衰竭：分别采用特殊疾病型肠内营养制剂。

（4）先天性氨基酸代谢缺陷病。

（二）肠内营养支持的禁忌证

下列情况不宜应用或慎用肠内营养支持。

1. 胃肠道完全梗阻或蠕动严重减慢的患者，不宜采用肠内营养。

2. 小肠广泛切除术后早期宜先采用肠外营养，不宜过早应用肠内营养。6～8 周后可尝试小剂量使用经肠营养制剂并逐步增量，使肠道有一个适应过程。

3. 胃大部切除后不能耐受高渗糖的肠内营养，因易产生倾倒综合征。

4. 空肠瘘的患者，无论在瘘的上端或下端喂养均有困难，因缺乏足够的小肠吸收面积，不能贸然采用管饲，以免加重病情。

5. 严重应激状态，不全肠梗阻，持续性上消化道出血，顽固性呕吐或腹泻急性期，处于以上状况时，均不宜过早给予肠内营养。

6. 严重吸收不良综合征的患者，在肠内营养以前，可给予一段时间的肠外营养，以改善其小肠酶的活动力及黏膜细胞的状态。

7. 年龄小于 3 个月的婴儿不能耐受高张液体肠内营养的喂养，应采用等张的婴儿肠内营养，使用时要注意可能产生的电解质紊乱，并补充足够的水分。

（三）肠内营养支持的并发症

1. 胃肠道并发症

（1）恶心、呕吐　主要原因有输注速度过快、营养液气味难闻、高渗透压、营养液脂肪比例过高等。针对引起恶心、呕吐的不同原因，做相应处理，以预防或减少其发生。要素膳气味难闻，不宜让患者直接口服，推荐采用管饲。

（2）腹泻　造成腹泻的主要原因有多方面。①营养液渗透压高：高渗溶液进入胃内尚可耐受，并能由胃液缓冲稀释；但如高渗营养液反复、快速进入胃内，直接倾倒进入小肠，肠内有较高的渗透压，则肠分泌水分，以缓冲肠内渗透压，而导致渗透性腹泻。处理方法：将营养液稀释至等渗浓度，缓慢滴注，视肠道耐受情况逐渐增加营养液浓度和滴注速度，直至满足患者营养需要。②乳糖酶缺乏：缺乏乳糖酶者，若突然摄入大量乳糖时，可致腹泻。目前商品肠内营养制剂中乳糖含量均较低，不易引起腹泻。③脂肪吸收不良：胰腺疾病时脂肪酶不足，胃手术后脂肪酶释放减少，胆管梗阻或回肠切除小肠腔内没有足够量的脂肪酶，都可能影响脂肪吸收，而引起腹泻。④营养液温度过低：营养液温度过低，除引起腹胀、恶心、呕吐外，还可以引起腹泻。肠内营养液加温的适宜温度为 $30\sim40℃$。⑤低蛋白血症：严重营养不良的患者，当血清白蛋白低于 $30g/L$ 时，由于肠黏膜萎缩，血浆胶体渗透压降低，引起组织水肿，影响营养底物通过肠黏膜上皮细胞，大量液体因渗透压差值进入肠腔而导致腹泻。⑥综合因素：长期应用抗生素，肠道菌群失调可起腹泻；某些药物作用（如硫酸镁等），营养液被病菌污染等也会引起腹泻。

（3）腹胀和胃排空延迟　特别是老年人胃动力差，容易出现营养液在胃内残留。出现腹胀和胃排空延迟，可适当减少营养液用量，调整喂养时间，并酌情使用促进胃肠动力药物。

（4）便秘　多因患者高龄卧床、胃肠道动力差、水分及膳食纤维摄入不足等引起。

2. 代谢性并发症

（1）血糖紊乱　低血糖多发生于长期应用要素饮食而突然停止者，此类患者肠道已经适应吸收较高浓度的糖分，突然停用而其他形式的糖又补充不充足时，容易发生低血糖。高血糖主要发生在老年应激或胰腺疾病患者的使用过程中，发生高血糖若不及时纠正，严重时可出现高渗非酮症性昏迷。因此，对不能耐受高糖的患者，应改用高血糖适用型肠内营养制剂，或使用胰岛素或口服降糖药物加以控制，并加强监测。

（2）水、电解质与微量元素失衡　液体补充不足时易发生高渗性脱水；肾功能不全者容易出现高钾血症；使用利尿剂或胃肠液丢失过多者易发生低钾血症；营养液中钠含量低或大量出汗、腹泻的患者可出现低钠血症。此外，血清镁、铜、锌等矿物质失衡也常见。为预防并发症，应加强临床监测，及时调整，保持水、电解质与微量元素处于平衡状态。

（3）必需脂肪酸及脂溶性维生素缺乏　长期使用极低脂配方的营养液，可能发生必需脂肪酸及脂溶性维生素缺乏。

（4）肝功能异常　过量应用营养制剂可增加肝肾负担，影响肝功能，伴有转氨酶升高，呈非特异性，可能为营养液中氨基酸进入肝内分解后产生的毒作用，也可能是由于大量营养液吸收入肝，激发肝内酶系统新的活性增强所致。与肠外营养相比，肠内营养支持引起肝功能损害的比例很低。

（5）高碳酸血症　肠内营养制剂中碳水化合物含量较高时，在体内氧化代谢过程中可产生大量二氧化碳，肺功能不全患者易发生高碳酸血症。

3. 机械性并发症

机械性并发症主要是喂养管道造成的，与导管的粗细、材质有关。

（1）鼻胃管引起的鼻、咽、食管黏膜损伤。

（2）喂养管道堵塞。

（3）导管不能拔出。

近年来，导管材料发展迅速，喂养管对组织刺激越来越小，机械性并发症也相对减少。

4. 感染性并发症

（1）吸入性肺炎：患者误吸营养液引起的吸入性肺炎。

（2）营养液及输送系统器械管道被污染所引起的感染。

（四）常用肠内营养制剂及使用方法

1. 常用肠内营养制剂

常用肠内营养制剂可分为要素膳、非要素膳、组件膳和特殊配方膳 4 类。

（1）要素膳　又称为化学组成明确膳，其中氮源主要是氨基酸和（或）部分短肽，碳水化合物为单糖、双糖或低聚糖，脂肪多采用含亚油酸较高的植物油，矿物质和维生素等均以要素或接近要素形式。有的配方中以中链脂肪酸作为脂肪的主要来源，也有的配方将中链脂肪酸和长链脂肪酸联合使用，适用于脂肪消化吸收不良的患者。要素膳具有营养全面，不用消化即可直接吸收或接近直接吸收，成分明确，不含残渣或残渣极少，不含乳糖等特点，但也存在渗透压偏高，易引起腹泻和适口性较差等缺点。

（2）非要素膳　以整蛋白或蛋白游离物为氮源，渗透压接近等渗，口感好，口服或管饲均可，使用方便，耐受性强，适于胃肠道功能较好的患者。

1）匀浆膳　将天然食物按营养要求配比，制熟、消毒后食用，包括商品匀浆膳和自制匀浆膳两类。

2）整蛋白为氮源的非要素膳　①含牛奶配方。氮源为全奶、脱脂奶或酪蛋白，含有乳糖，不宜用于乳糖不耐受的患者。②不含乳糖配方。氮源为可溶性蛋白盐、大豆分离蛋白或鸡蛋清蛋白，多数不含乳糖，适用于乳糖不耐受患者。③含膳食纤维配方：制剂中添加了可溶性膳食纤维，适用于糖耐量低减、糖尿病、肾衰竭、结肠疾病、便秘或腹泻等患者。

（3）组件膳　又称不完全膳食，是仅以某种或某类营养素为主的经肠营养膳食。它可对完全膳食进行补充或强化，以弥补完全膳食在适应个体差异方面的不足；亦可采用两种或两种以上的组件膳食构成组件配方，以满足患者的特殊需要。组件膳主要包括蛋白质组件、脂肪组件、糖类组件、维生素组件和矿物质组件。

（4）特殊配方膳　是针对某些器官或疾病的代谢特点专门设计的，可以满足特殊情况下代谢异常、代谢障碍和营养素需要量的改变，包括肝病专用配方、肾病专用配方、胃肠道功能障碍配方、应激和免疫调节配方、肺病配方和糖尿病配方等。

2. 使用方法

（1）投给途径　肠内营养的投给途径，取决于疾病本身、喂养时间长短、精神状态及胃肠道功能等，可采取口服或管饲途径。管饲可分为鼻胃管、鼻十二指肠管（鼻空肠管）途径或空肠造口、胃造口和食管造口途径。短期管饲多采用经鼻至胃、十二指肠或空肠置管；长期管饲可采用空肠造口、胃造口和颈部经皮咽部胃内置管。肠内营养的投给途径见图8-1。

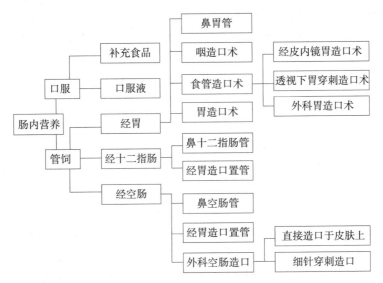

图8-1　肠内营养的投给途径

目前，经鼻胃管饲和经空肠造口途径进行肠内营养支持应用较为广泛。鼻胃管饲的优点在于胃的容纳量大，对营养制剂的渗透浓度不敏感；缺点在于有食物反流与吸入至气管的危险，如发生这种情况，宜用鼻肠管饲或空肠造口。空肠造口途径具有喂养管可长期放置、患者可同时经口摄食、机体及心理负担较小、活动方便等特点。投给途径示例见图8-2。

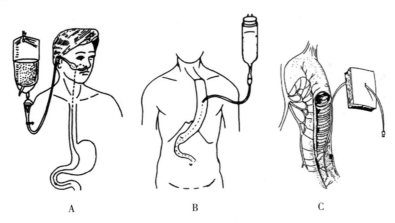

A.鼻胃管或鼻肠管途径；B.食管造口；C.空肠造口
图8-2　投给途径示例

（2）喂养方式　①一次投给：将配好的肠内营养液置于注射器中或通过肠内营养输注泵，缓慢地注入胃内，也可经口吸饮，每天6～8次，每次200～400mL。一次投给的优点在于不受连续输注的约束，有类似于正常膳食的间隔。②间歇输注：将配制的营养液置于管饲容器内，经输注管与喂养管相连，缓缓滴注或泵入，每次持续30～60分钟或更长时间，每次250～500mL，每天4～6次。此种方式的优点是比连续输注有更多活动时间，类似于正常膳食的间隔时间，所以较为常用。③连续输注：装置与间歇重力滴注相同，使用输注泵，持续 12～24 小时输注，适用于危重十二指肠、空肠近端或空肠造口喂养的患者。胃内连续输注时，体积、浓度与速率必须从低值逐渐升高至为患者所能耐受。逐渐增加速率或浓度，但不要二者同时增加。小肠内连续输注时，浓度不宜过高，速率由 25～50mL/h 开始，以后增至 80mL/h，3～5 天后可达 100～125mL/h，再逐渐增加浓度，一般达到能满足营养素及可耐受的浓度、速率与体积，常需 7～10 天。

（3）注意事项　①温度适宜：营养液适宜温度为 37～42℃，过冷或过热均会引起患者不适，以接近体温为宜。②渐增浓度：营养液浓度应从低浓度逐渐增至所需浓度，以防止腹胀、腹泻等消化系症状。③注意速度：注意营养液输注速度，滴速应逐渐增加使消化管有适应的过程。危重患者或老年患者宜选用肠内营养输注泵控制速度，速度最好控制在 100～150mL/h。④逐渐加量：开始使用时可给全量的 1/3，根据患者反应，逐渐增加至全量。⑤细心观察：准确记录出入量，观测皮肤弹性、口渴情况、脉搏、血压等症状及体征。对老人、儿童和体弱患者，喂养时要注意胃肠道是否通畅，是否有胃潴留，以免食物反流，导致吸入性肺炎。⑥适当体位：胃内喂养应采取坐位、半坐位或床头抬高 30°～45°仰卧位，以防反流或误吸，输注结束后应维持此体位 30 分钟。⑦管道通畅：每次管饲开始前和结束后，均需用 20～40mL 温开水冲洗管道，同时用手指轻揉管壁，以便彻底清洗，保持管道通畅。⑧安全卫生：配制营养液时要保证卫生，输注前应检查营养液是否变质。打开或配好的营养液应放在 4℃冰箱中冷藏，保存期不超过 24 小时。

（4）肠外营养向肠内营养的过渡　长期肠外营养可使得胃肠道黏膜萎缩、功能衰退，故从肠外营养转向肠内营养需要有一个过渡时期来适应。一般分为 4 个阶段：①肠外营养与管饲结合。②管饲。③管饲与经口摄食结合。④正常摄食。

（五）肠内营养的监控

进行肠内营养支持时，质量监控十分重要。质量监控不仅可以观察和评价营养支持是否达到预期效果，还可及时发现或避免并发症发生。

1. 喂养管位置监控

置入喂养管后，由于患者活动、胃肠蠕动、腹压变化及喂养管固定不牢等原因，喂养管位置可能有所改变或脱出，故应注意监测。对长期置鼻胃管者，应经常观察喂养管在体外的标志，如导管位置不当，应及时调整。

2. 胃肠耐受性监控

进行肠内营养时，如营养液的渗透压高，可能会出现胃肠反应，在使用小分子要素膳尤为明显。此外，输注速度过快，营养液配方不当，患者较长时间禁食，营养液被细菌污染等原因，均可使患者出现不耐受表现。胃内喂养时主要表现为上腹胀痛、恶心，严重者可出现呕吐、腹泻。空肠喂养时主要表现为腹胀、腹痛、恶心、肠鸣音亢进，严重时可出现呕吐、腹泻。

在肠内营养支持开始阶段，应每 4～6 小时观察 1 次，检查有无以上症状，以后可每天检查 1 次。每次喂养前检查胃潴留情况，如残留过多，应减少营养液用量，顺延或停止营养液输注。

3. 代谢监控

肠内营养对机体代谢干扰相对较小，代谢性并发症较少，但仍应周密监测。

（1）记录液体出入量 每天应记录患者的液体进出量。

（2）查尿糖和酮体 营养开始阶段，应每天检查尿糖及酮体，以后可改为每周 1 次。

（3）血生化检查 定期测定血糖、血脂、肝功能、肾功能及电解质指标，开始可以每周 2 次，以后可以改为每周 1 次。长期采用管饲营养患者，血生化指标在平稳状态下，可每月检测 1 次。

4. 营养监控

营养监控的目的是确定肠内营养支持效果，及时调整营养素补充量。

（1）营养评价 在肠内营养支持前，对患者进行全面的营养状况评定，根据患者营养情况确定其营养素的补充量。

（2）定期体检 营养支持前、开始后每周 1 次，测量体重、三头肌皮褶厚度、上臂围握力等指标。

（3）生化检测 定期测定血清白蛋白、转铁蛋白、前白蛋白、血红蛋白等，开始可每 1 ～ 2 周测定 1 次，平稳状态可每月测定 1 次。危重患者可每天测定氮平衡，病情稳定者可每周测 1 次。

二、肠外营养支持

肠外营养（PN）指患者依靠静脉途径获得机体所需的全部或部分营养素，包括氨基酸脂肪、碳水化合物、矿物质、维生素和水在内的营养支持方法。所有营养素完全经肠外获得的营养支持方式称为完全胃肠外营养（total parenteral nutrition，TPN）。

肠外营养包括中心静脉营养和外周静脉营养。中心静脉营养所提供的营养素被直接输入上腔或下腔静脉；中心静脉血流量大，能稀释各种高渗溶液，营养制剂可选择的余地较大；长期应用可满足患者的需要，并能维持和改善患者的营养状态。外周静脉营养的营养素通过四肢周围静脉输入体内，所使用的制剂一般以较低渗透压溶液为宜；外周静脉营养由于营养制剂剂型的限制，若长期单独使用难以满足机体的各种需要，故多作为口服不足时的营养补充。

（一）肠外营养支持的适应证

1. 无法从胃肠道正常摄食

（1）不能口服者 如无法吞咽、食管梗阻、幽门梗阻、肠梗阻等。

（2）不宜口服者 如胃肠瘘、节段性肠炎、短肠综合征、急性胰腺炎、复杂的胃肠手术后（尤其当伴有并发症时）。

（3）口服不能满足需要者 如慢性感染、短肠综合征、吸收不良综合征、恶性肿瘤化疗或放疗期间、神经性厌食等。

2. 高代谢状态危重患者

如烧伤、创伤和严重感染等处于高代谢状态的危重患者。

3. 胃肠道需休息或吸收不良

如溃疡性结肠炎、克罗恩病、长期腹泻等。

4. 特殊临床情况

如急性重症胰腺炎、急性肾衰竭、严重肝硬化（后二者应使用专为肝、肾功能不良患者设计的氨基酸配方）等。如手术后或其他原因使患者处于消耗状态（指能量及氨基酸营养不良）已超过 10 天，而短期内尚无恢复口服营养的可能，原则上也属于适应证。

（二）肠外营养支持的禁忌证

1. 胃肠道功能正常者，在胃肠道具有功能时，肠外营养与肠内营养相比并无优势，还会引起某些并发症。因此，只要肠道功能正常，就应充分利用肠道获得足够营养。

2. 急症手术前，某些原发病需要急症手术者，即使其营养状况较差，也不宜强求术前进行肠外营养支持，以免延误对原发病的治疗时机。

3. 临终或不可逆昏迷者，进行肠外营养支持也无法改变预后和改善生活质量。

（三）肠外营养支持的并发症

肠外营养的并发症可根据其性质和发生的原因，归纳为导管相关并发症、代谢性并发症、肝胆系统并发症、胃肠道并发症。

1. 导管相关并发症

（1）机械性并发症均与放置中心静脉导管有关，其中多数发生在放置导管的过程中。常见的有气胸、血胸、动脉损伤、神经损伤、胸导管损伤、空气或导管栓塞、静脉血栓形成等。发生后需拔除导管，治疗并发症，再从其他静脉另行置管。

（2）感染性并发症主要是导管相关感染，是肠外营养时最常见、最严重的并发症。可因穿刺时未严格执行无菌技术、导管护理不当、营养细菌污染、导管放置时间过长或患者存有感染病灶引起。发生后应立即拔除导管，行血培养和导管尖端培养，改用外周静脉营养。若血培养阳性，则应根据药敏试验选用抗生素。

预防措施为严格执行无菌穿刺插管技术，穿刺导管经 15cm 的皮下隧道引出皮肤，在超净台内配制营养液，使用 3L 袋以组成全封闭式输液系统，保持导管出口处皮肤干燥，定时每天消毒穿刺导管周围皮肤，避免导管采血或输血，注意更换输液系统时的无菌操作等。

（3）中心静脉导管拔除意外综合征，该并发症主要累及心肺及中枢神经系统。对拔管意外综合征最重要的是预防和及时准确的治疗。在拔管前注意使患者取仰卧位或垂头仰卧位，当患者有脱水症时应避免拔管，导管拔出时嘱患者屏住呼吸，同时注意夹闭导管腔或用手指压在拔管的皮肤切口上，但要避免过度按压或用力摩擦颈动脉，并嘱患者静卧 30 分钟后方可活动。

2. 代谢性并发症

（1）糖代谢紊乱 ①高血糖、高渗性非酮性昏迷：因快速大量输入葡萄糖，机体不能及时利用，血糖水平骤增所致。高血糖导致高渗状态使脑细胞脱水，患者出现嗜睡或昏迷。预防措施是在输入 4 小时后密切监测血糖水平。如发生高渗性昏迷，应立即停止葡萄糖输入，用 0.45% 的低渗盐水以 950mL/h 的速度输入，以降低血渗透压，同时静脉滴入普通胰岛素 5 ~ 10U/h。在纠正过程中要防止血糖下降太快而导致脑细胞水肿。②低血糖：应用肠外营养时体内胰岛素分泌相应增加，若突然中止肠外营养液的输入，而血胰岛素仍处于较高水平，极易发生低血糖，故肠外营养液输入突然中止应视为禁忌。不应利用同一静脉途径输血或输入其他不含糖类液体而停止肠外营养。对有糖代谢异常者，可用 5% 葡萄糖液 500mL 作为过渡，然后完全停用肠外营养。

（2）氨基酸代谢紊乱 以水解蛋白为主要氮源时，易发生高血氨症或氮质血症。目前普遍使用结晶氨基酸液作为氮源，已很少发生。

（3）脂肪代谢紊乱 接受肠外营养支持 3 ~ 6 周，若肠外营养液中不含脂肪，则可能发生必需脂肪酸缺乏症。预防的最好方法是每天补充脂肪乳剂，每周至少输注脂肪乳剂 2 次。

（4）电解质及微量元素缺乏 实施肠外营养时，电解质需要量增加，不注意及时补充时，极易发生电解质缺乏症，低钾、低磷、低钙和低镁血症均可出现。微量元素最常见的是锌缺乏，其次为铜缺乏和铬缺乏。凡是长期行肠外营养支持者，应每天补充微量元素。

3. 肝胆系统并发症

肠外营养时易引起胆汁淤积性肝功能不全，原因很多，其中长期能量过高、肠内长期没有营养通过是重要原因。可通过调整营养液用量和配方使其纠正。

4. 胃肠道并发症

长期禁食及使用不含谷氨酰胺肠外营养液，可破坏肠黏膜正常结构和功能，导致肠黏膜上皮绒毛萎缩、变稀，皱褶变平，肠壁变薄，影响肠屏障功能，导致肠细菌易位，引起肠源性感染。在肠外营养液中加入谷氨酰胺，能有明显保护肠道黏膜屏障的作用。

（四）常用肠外营养制剂

常用肠外营养制剂按营养素的种类可分为以下 4 类。

1. 碳水化合物制剂

碳水化合物制剂主要是葡萄糖制剂，葡萄糖最符合人体生理要求，能被所有器官利用，且葡萄糖来源方便价廉、无配伍禁忌。葡萄糖与氨基酸同时输入体内有保留氮的效应，能节省蛋白质。常用葡萄糖制剂浓度为 5%、10%、25% 和 50%。

除葡萄糖外，还有果糖制剂。果糖由静脉输入体内后，经肝磷酸酯化后进入糖代谢途径而被机体利用。果糖在代谢过程中对胰岛素的依赖性相对于葡萄糖来说较小，且利用率与葡萄糖相似。对于糖尿病和慢性肝炎、肝硬化等患者来说，果糖与葡萄糖联合输注比单用葡萄糖效果要好，但不宜大量或单独使用果糖。

2. 脂肪制剂

脂肪大分子不能直接输入静脉，必须将其制成直径小于 0.6μm 的微细颗粒乳剂，才能供静脉输注。脂肪乳剂按其脂肪酸组成可分为长链甘油三酯（LCT）和中链甘油三酯（MCT）两类。有多种浓度的长链脂肪乳注射液和中长链脂肪乳剂，如 20% 和 30% 脂肪乳、20% 长链脂肪乳、20% 的中长链脂肪乳注射液等。脂肪乳性能稳定，副作用小，具有能量高、容积小、等渗、提供必需脂肪酸、呼吸商低、可经外周静脉使用等优点。

3. 氨基酸制剂

常用制剂含有必需氨基酸、半必需氨基酸和非必需氨基酸。目前氨基酸制剂品种很多，配方各异，常用制剂中氨基酸组成有 9 种、11 种、15 种、18 种等不同剂型。可根据不同年龄、不同疾病时氨基酸代谢特点进行选择。如适合肾功能不全用的含 8 种 L 型必需氨基酸外加组氨酸的复方氨基酸制剂；富含支链氨基酸，同时减少了芳香族氨基酸用量的肝病专用制剂。

4. 电解质、维生素、微量元素

（1）电解质制剂　电解质单一制剂，主要有各种浓度氯化钠、氯化钾、碳酸氢钠溶液、葡萄糖酸钙、氯化钙、硫酸镁及乳酸钠溶液等。产业化电解质输液成品的组成较为合理，能减少繁杂的配液操作，可避免反复配药等过程中导致的微粒污染、感染等风险，如林格液、乳酸林格液、复方电解质溶液等。

（2）维生素制剂　水溶性维生素不在体内贮存，故需每天补充。常用水溶性维生素制剂有水乐维他、注射用九维他等；常用脂溶性维生素制剂主要是维他利匹特。维生素制剂不能直接静脉输注，水溶性维生素需加入 500 ~ 1000mL 液体或全合一营养液中稀释后输注，脂溶性维生素制剂则应加入脂肪乳剂后使用。

（3）微量元素制剂　短期肠外营养患者不会发生微量元素缺乏，若禁食超过 4 周则必须给予补充。常用复方微量元素制剂有适合成年人用的安达美［多种微量元素注射液（Ⅱ）］和儿童用的哌达益儿。

（五）肠外营养支持营养液配制与实施方法

1. 肠外营养液的配制

（1）建立专门的营养液配制室，配备必要的消毒、制作、储藏设备和设施。

（2）配制营养液需严格按无菌技术要求操作，在层流空气洁净台中进行配制。

（3）混合营养液配制进行肠外营养支持时，为使输入的营养素在体内更好地代谢利用，宜将各种营养剂混合后输注，特别是氨基酸应与能量物质同时输入，以利于前者合成蛋白质。

肠外营养多采用静脉输注用 3L 袋装的全合一营养液的输注方式，即将患者全天所需各种营养剂预先灌入 3L 袋中混合后，再做静脉输注。

1）配制步骤　①按量准备好所用肠外营养制剂。②电解质、微量元素、水溶性维生素加入葡萄糖液或氨基酸液中。③磷酸盐单独加入一瓶葡萄糖液中。④脂溶性维生素加入脂肪乳剂中。⑤将已经加入其他营养剂的葡萄糖注射液和氨基酸液经配套的输液管注入 3L 袋内混合。⑥最后将脂肪乳剂灌入。

2）注意事项 ①营养液的配制过程应不间断地一次完成混合、充袋，并不间断地轻摇 3L 袋，使其混合均匀。②充袋完成后，尽量将袋内的存留空气挤出。③勿将电解质、微量元素制剂直接加入脂肪乳剂中，钙、磷制剂在未经稀释前不能直接混合。④混合营养液中的葡萄糖浓度应控制在 25% 以下，并含足量的氨基酸。⑤混合液中不得加入其他治疗用药液。

2. 肠外营养支持的实施方法

首先要根据病情确定患者是否需要给予肠外营养，继而初步计算营养素的需要量及估计可能需要营养治疗的天数，并在此基础上考虑投给方式。

（六）肠外营养的监控

对接受肠外营养支持患者进行系统、全面、持续的质量监控，可及时发现相关并发症，并尽早处理，防止产生严重后果。通过质量监控，还可了解肠外营养支持的效果，及时调整肠外营养配方。

1. 常规监控指标

（1）液体出入量 准确记录每天液体的出入量，可了解患者体液平衡状态，以指导调整每天静脉补液量。

（2）体温、脉搏及呼吸 观察生命体征，注意体温、脉搏及呼吸的变化，以便及时发现有无肠外营养引起的不良反应和感染等并发症。

（3）监测血糖 为了解机体对输入葡萄糖的代谢利用情况，定期测定血糖以指导调整输入葡萄糖和胰岛素的用量，避免发生高血糖、低血糖等并发症。血糖在开始使用肠外营养支持的前 3 天，应每天测 4 ～ 6 次，待指标稳定后可改为每周 4 ～ 6 次。

（4）血清电解质浓度 包括血清钾、钠、氯、钙、磷浓度。在开始使用肠外营养支持的前 3 天，应每天测 1 次，待指标稳定后可改为每周 1 ～ 2 次。

（5）血液常规检查 包括红细胞计数、血红蛋白浓度、白细胞计数、白细胞分类及血小板计数。每周查 1 ～ 2 次，如怀疑合并有感染时，应随时查白细胞计数和分类。如有血小板计数下降，除首先考虑是否可能由血液系统、脾、肝疾病其他因素引起外，还要考虑是否存在必需脂肪酸和（或）铜缺乏的可能，并做进一步相关检查。

（6）肝、肾功能 包括血清总胆红素、直接胆红素、天冬酸转氨酶、谷丙转氨酶、碱性磷酸酶、谷氨酰转肽酶、尿素氮、肌酐等，每周测 1 ～ 2 次。

（7）血脂浓度 主要包括血清总胆固醇、甘油三酯、低密度脂蛋白胆固醇、高密度脂蛋白胆固醇、载脂蛋白等，可每周测 1 次。

（8）血清蛋白质浓度 机体蛋白质特别是内脏蛋白质代谢情况，常可通过血清蛋白质，尤其是半衰期短的血清蛋白质浓度变化反映出来。通常可测定血清白蛋白、转铁蛋白、甲状腺素结合前白蛋白、视黄醇结合蛋白等，每周查 1 ～ 2 次。

2. 特殊监测指标

（1）血清渗透压 如疑有血液高渗情况时，应及时测定血清渗透压，成年人正常值为 285 ～ 295mmol/L，或按照公式法进行估算。

血清渗透压（mmol/L）＝ 2［血清钠（mmol/L）＋血清钾（mmol/L）］＋血糖（mmol/L）＋血清尿素氮（mmol/L）

（2）24 小时尿钠、尿钾及其他电解质定量　危重患者有明显钠、钾代谢紊乱时，需每天测定 24 小时尿钠和尿钾的排出总量。应注意留尿样是将 24 小时尿混匀后，再留取尿样 10mL 送检。

（3）胆囊超声检查　接受肠外营养支持超过两周的患者，宜每 1 ～ 2 周用超声波检测胆囊容积、胆汁稠度等情况，结合肝功能检查结果，综合评定肝胆系统是否受损和有无淤胆的情况。

3. 营养监测指标

（1）体重　在排除脱水或水肿等水代谢异常情况下，体重改变可直接反映成人的营养状况。体重是评价营养状况的一个重要、简便且常用的指标，应每周测量 1 ～ 2 次。为更准确地评估体重变化的意义，最好用理想体重百分率和病前体重百分率来表示。

（2）三头肌皮褶厚度和上臂围测量　三头肌皮褶厚度可反映全身脂肪储量变化；测量上臂围，通过上臂围和三头肌皮褶厚度计算出的上臂肌围，可反映全身骨骼肌蛋白含量的变化。每周测定 1 次。

（3）氮平衡　可每天测算，并计算某段连续时间内的累积氮平衡量。在禁食状态下粪氮量可忽略不计。

（4）肌酐 / 身高指数　肌酐是肌肉磷酸肌酸代谢产物，在尿中排出量大致与瘦体组织量成正比。收集患者 24 小时尿液，测定肌酐排出量，除以理想肌酐值，求出肌酐 / 身长指数。如小于 0.8 提示有营养不良，可每两周测定 1 次。

（5）血清氨基酸谱分析　可每周测定 1 次，以指导调整肠外营养配方。

（6）血清微量元素和维生素浓度　怀疑患者有微量元素和维生素缺乏时可测定。

（7）尿 3- 甲基组氨酸含量　尿中 3- 甲基组氨酸含量能反映肌肉蛋白质的分解程度，其排出量增加是蛋白分解代谢加重的可靠指标。动态观察患者尿中 3- 甲基组氨酸含量的变化，如含量逐渐减少，可提示应激程度减轻和营养支持有效。

第五节　食物过敏与食物不耐受

一、食物过敏

（一）定义

目前对于食物过敏尚无确切的定义，但一般来说，食物过敏是指机体在摄入某一种食物后，由于免疫机制调节不良所引发的不良反应，并且引起靶器官的功能改变。

（二）原因

食物是引起食物过敏的主要原因，激发过敏的因素是食物中所含有的抗原类物质。不同食物的致敏性不同，同组食物具有类似的变态反应，尤以植物性食物更为明显，如对花生过敏的人，常对其他豆科食物有不同程度的过敏。容易引起过敏的食物有以下几类。

（1）富含蛋白质的食物 如牛奶、鸡蛋，海产类如鱼、虾、蟹、海贝、海带等。

（2）有特殊气味或有刺激性的食物 如葱、蒜、洋葱、韭菜、香菜、羊肉、辣椒、胡椒、酒、芥末姜等。

（3）油料作物 如花生、大豆、芝麻、葵花籽。

（4）坚果类 如核桃、榛子、杏仁、开心果、腰果等，虽然发生率低，一旦发生，症状严重。如曾有报道，有人吃了一粒腰果发生过敏引起喉头水肿、窒息而死亡。

（5）水果 如桃、苹果、梨、橘子（尤其是金橘）、香蕉、荔枝、草莓、西瓜、哈密瓜、香瓜等均有过敏报道。

（6）蔬菜 主要有扁豆、黄瓜、黄豆芽菜、番茄、芹菜、胡萝卜等过敏的报道。

（7）谷类 如燕麦、荞麦、小麦。

（8）食品添加剂 如食用色素、防腐剂、保鲜剂、调味剂等，柠檬黄引起哮喘最常见。

（9）发酵食品 如啤酒中的啤酒花、面包用的酵母等。

（三）分类及临床表现

1.分类

食物过敏有各种分类方法。可按过敏器官不同而分类，也可根据发病距进食时间长短而分为速发型和缓发型两类。速发型变态反应一般在进食后半小时内即发病。缓发型则于进食后数小时至数天才发病，引起的症状常不典型，如腹泻、食欲减退、慢性头痛、皮疹、紫癜、关节痛等。

2.临床表现

（1）食物过敏 所发生的症状以消化系统症状最常见，其次是皮肤和呼吸道系统的症状。其中最危险的变态反应是系统性变态反应，其症状可以表现为腹痛、恶心、发绀、血压降低、血管性水肿、荨麻疹、腹泻，甚至可以引起死亡。

（2）运动诱导性变态反应 食入某种食物之后，紧接着进行剧烈运动，于2小时之内发生。

（3）口腔过敏综合征的现象 是指所有症状都出现在口腔及咽部，往往发生在各种新鲜水果与蔬菜的变态反应之中。

（四）营养防治措施

食物过敏可以使用抗组胺药物、色甘酸钠、激素、中药，以及其他一些对症药物治疗，膳食防治方法可分为以下几类。

1. 避免疗法

从患者膳食中完全免去致敏食物是最为有效的方法。当明确找出过敏原之后，即完全停止食用该种食物。如牛奶过敏者，则不再食牛奶、奶油蛋糕等奶制品。在避免一段时间后，如 3～4 年，可以进行试食，不少患者可能不再出现过敏症状，这时可继续食用该种食品。因此，避免疗法也可认为是一种脱敏疗法。如对麦胶蛋白过敏的患者，需要用无麦胶蛋白的膳食治疗。

2. 食物加工处理

一些瓜果引起的过敏，如生食桃、李子、番茄等，可以将瓜果煮熟，试用熟食。生食品中的过敏原经过煮沸，有的遭到了破坏，常可以防止过敏的发生。对牛奶、乳糖或肉类过敏者，可先用相应的酶如糜蛋白酶、凝乳酶、乳糖酶、胰蛋白酶、胃蛋白酶等对食物进行处理，处理后再食用。

3. 代用食物疗法

如对牛奶过敏者，可使用羊乳或马乳代替，也有少数用炼乳或奶粉代替则不过敏者。

4. 食物口服脱敏疗法

对于营养价值较高而又需常食用的食品，可采用口服脱敏疗法，即从非常低的量用起，逐渐加量。

5. 预防措施

早期喂养在食物过敏和过敏性疾病发病中所起的作用，至今仍处于争论当中。对于一些高危婴儿，母乳喂养可以延缓过敏性疾病的发生。在婴儿期减少对致敏性食物的暴露，可以降低 1 岁之内食物过敏的发生率。建议在 6 个月内采用完全母乳喂养，必要时添加一些蛋白质水解配方产品，在出生后 2～3 岁内避免食用一些高度致敏性食物，如牛奶、鸡蛋、花生以及鱼肉等。

对于成人，要注意以往的食物过敏史，避免食入致过敏食物，或者每次少量食用，逐渐起到脱敏的效果。

对食物的敏感可能起始于胎儿时期。因此，有学者建议有家族过敏史的孕妇，在孕期及哺乳期应注意限制膳食，少食容易引起过敏的食物。强调母乳喂养，对减少婴儿的过敏症很重要。

二、乳糖不耐受

当小肠黏膜乳糖酶缺乏时，食入奶或奶制品中的乳糖便不能被分解和吸收，而产生腹痛、腹胀、腹泻、产气增多等症状，称为乳糖不耐受。

（一）病因及分类

1. 先天性乳糖酶缺乏

先天性乳糖酶缺乏，为常染色体隐性遗传性疾病，较为罕见。出生后即有明显的腹泻、呕吐等症状，给予无乳糖膳食则症状消失。

2. 原发性乳糖酶缺乏

原发性乳糖酶缺乏，指断乳之后，在一定年龄，小肠乳糖酶活性逐渐降低或消失。

3. 继发性乳糖酶缺乏

并非由遗传原因引起的，系继发于许多累及小肠黏膜的疾病与某些全身性疾病，因小肠黏膜病变不仅有乳糖酶缺乏，还常伴有蔗糖酶、麦芽糖酶等双糖酶不同程度的缺乏。

（二）饮食治疗

应遵循4个基本原则：减少和禁止乳糖食品；选择不降低营养的替代食品；正规补钙；应用适宜的乳糖酶替代品。

1. 一般措施

尽管禁用乳类食品对缓解和消除乳糖不耐受症状非常有效，是治疗乳糖不耐受的主要措施，但因为乳类制品是人类钙的最好来源，也是优质蛋白质、维生素以及磷、镁等矿物质元素的来源，所以，不论是原发性或继发性的乳糖不耐受，禁食乳类制品并非是理想的治疗手段，可采用的措施有以下几种。

（1）对于轻度患者，不必完全停用乳类食品，可以少量食用牛奶及其制品，不同个体均可耐受一定量的乳制品而不会出现症状；将大剂量牛奶分为小剂量分食，可以避免或减轻不耐受症状。

（2）将牛奶和其他固体食物，如淀粉、豆粉、巧克力等一起食用，可以提高乳糖的耐受性，同时尽量避免空腹饮。

（3）对于重度不耐受患者，因为其对乳糖非常敏感，因此，还需实行无乳糖的膳食。

2. 酸奶的应用

与牛奶相比，乳糖不耐受者能更好地耐受酸奶，主要是因为酸奶中含有的活菌和酸奶本身的物体特性。酸奶中含有的活菌如乳酸杆菌、嗜热链球菌等含有β半乳糖苷酶活性，可以分解乳中的乳糖。

3. 乳糖酶的应用

这一类酶制剂是利用乳酸杆菌或酵母菌所含有的乳糖酶而制成，使乳糖在食用前就被消化，可以显著地减轻不耐受症状。

4. 先天性乳糖酶缺乏

新生儿、婴幼儿的乳糖不耐受，治疗最为困难，此时必须严格限制乳糖摄入。可食用乳糖含量极低的发酵奶制品酸奶，其中约有75%的乳糖已经被转化，此外，就是选用代乳品。

5. 继发性乳糖酶缺乏

由此引起的乳糖不耐受，首先要治疗原发病。

三、其他食物不耐受

（一）常见原因

食物不耐受是特定食物或食物成分对人体的副作用，这些副作用包括免疫机制的过敏反应和酶缺乏、药理作用，以及其他一些未定义的作用。引起食物不耐受的常见原因为喜食食物。引起乳糖不耐受的除牛奶外，还包括牛肉、鸡肉、鳕鱼、玉米、螃蟹、鸡蛋、蘑菇、猪肉、大米、虾、大豆、西红柿和小麦等。

（二）饮食治疗

很多慢性疾病与食物不耐受关系密切，营养治疗是食物不耐受治疗的关键。通过针对食物不耐受检测结果，采取积极的饮食干预措施，及时阻断不耐受食物对机体的免疫损伤，能够达到消除病因、治疗疾病的目的。

1. 根据患者对食物耐受状况进行食物分类

（1）忌食　此类食物需要从食谱中剔除。

（2）轮替　此类食物不可随意进食，应间隔一段时间。

（3）安全　此类食物可按正常习惯进食。

2. 根据营养状态评估，从轮替和安全食品中选择不降低营养的替代食品，保证患者平衡膳食、营养全面。

第六节　骨科疾病的营养支持

一、痛风的营养支持

（一）痛风的概念、病因

痛风是长期嘌呤代谢障碍、血尿酸增高引起组织损伤的一组异质性疾病。临床特点是高尿酸血症、特征性急性关节炎反复发作，在关节滑液的白细胞内可找到尿酸钠结晶，痛风石形成，严重者可导致关节活动障碍和畸形，肾尿酸结石（或）痛风性肾实质病变。高尿酸血症是痛风的重要特征，尿酸是人类嘌呤及核酸分解代谢的产物。内源性尿酸主要是谷氨酸在肝内合成，也有体内核蛋白分解；外源性尿酸主要是摄入含嘌呤高的食物。

（二）发病机制和嘌呤的代谢

核蛋白是由碱性蛋白质和一种酸性物质组成，这种酸性物质就是核酸。核酸水解产生核苷酸，核苷酸再分解生成嘌呤碱、嘧啶碱、磷酸和核糖。尿酸是嘌呤代谢的最终产物，主要由细胞分解的核酸和其他嘌呤类化合物以及食物中的嘌呤经酶的作用分解而来。痛风的发病与嘌呤分解代谢与尿酸的生成及排泄有关。

1. 尿酸的生成

尿酸的生成主要来自细胞的分解代谢，核酸为细胞的重要成分，它主要包括 DNA 与 RNA。食物中的嘌呤成分也是尿酸的来源之一。

2. 尿酸生成增多的原因

尿酸生成增多的原因主要有：①尿酸生成过程中酶的异常，即促进尿酸合成酶的活性增高，原发性痛风及高尿酸血症中 20%～25% 的患者是由尿酸生成增多所致。②细胞分解代谢增加，主要见于继发性痛风，尤其是血液病。③摄入高嘌呤膳食，这是引起高尿酸血症的外界因素。

3. 尿酸的排泄

尿酸排泄的主要器官是肾脏。健康成人每天体内分解代谢产生的尿酸量为 600～700mg，而痛风患者每天尿酸生成量可高达 2000～3000mg。尿酸生成不增加而有肾脏排泄障碍时，同样可引起高尿酸血症。当血尿酸超过 0.42mmol/L（7mg/L）时已达超饱和状态，极易在组织器官中沉积，尤其是关节及其周围皮下组织、耳郭等部位，导致痛风性关节炎发作和痛风结节肿。尿酸沉积于肾脏则可引发尿酸性肾结石和肾间质炎症，即尿酸性肾病。

高尿酸血症和痛风可分为原发性和继发性两种，临床营养治疗侧重于原发性。

原发性高尿酸血症和痛风主要由先天性嘌呤代谢紊乱引起，部分由遗传缺陷引起。发病有关因素有：①肾尿酸排泄减少，可因肾小球滤过率、肾小管重吸收障碍和肾小管分泌减少引起，尿酸生成可能正常，常见多基因遗传缺陷。②尿酸生成增多，常见于酶缺乏的患者。

继发性高尿酸血症和痛风的发病因素有：①继发于其他先天性代谢紊乱疾病，如糖原累积病Ⅰ型，可同时有嘌呤合成增多，尿酸生成增多及排泄减少。②继发于其他疾病或药物，如肿瘤以及放化疗治疗后，一些药物如利尿药、小剂量阿司匹林等可抑制尿酸排泄。肾移植患者也可以出现高尿酸血症。

（三）痛风的诱发因素和主要临床表现

痛风的发病原因是长期持续的高尿酸血症。高嘌呤饮食虽然不是痛风的原发病因，但高嘌呤饮食使肠道吸收嘌呤增加，可使细胞外液尿酸浓度迅速发生变化，诱发痛风性关节炎急性发作。不少无症状高尿酸血症的患者是在一次暴饮暴食之后，引发痛风第一次发作。从欧美国家的统计资料证实，随着生活水平的提高，人们饮食结构转向高热量、高蛋白、高脂肪（当然也是高嘌呤）时，痛风的发病率也同步升高，这不是巧合，中国部分城市的调查资料也证实了这个结论。

根据疾病的不同程度和不同时期，可有如下临床表现。

1. 无症状期：仅有尿酸的持续性或波动性增高，但无关节炎、痛风石、肾结石等临床表现，大多数患者可终生不出现症状，也有在高尿酸血症后 20～40 年才有第一次痛风。随着年龄的增长，患者出现痛风的比率增高，其症状轻重和发作频率与高尿酸血症的水平和持续时间有直接关系。

2. 急性关节炎期：高尿酸血症长期维持饱和浓度以上，体内 pH 下降后，可使尿酸盐结晶沉积在关节组织内，刺激白细胞向关节腔聚集，炎症性质增多，从而引发急性痛风性关节炎发作。表现为夜间突然发痛，因痛而不能眠。初发病 90% 先侵犯单一关节，以趾及第一跖趾关节多见，后期发展为多关节。典型发作起病急骤，多数始于凌晨 1～2 点钟，关节活动受限，发作部位触之剧痛，极度敏感，局部红、肿、热、痛，患者发热、血沉（红细胞沉降率）增快、白细胞增多等。常常是劳累、饮酒、受凉和进食高蛋白、高嘌呤、高脂肪食物后，或者感染、创伤手术及高度兴奋时诱发痛风第一次发作。

3. 间歇期和慢性关节炎期：间歇期指两次发作之间的一段静止期。大多数患者一生会发作多次，间隔时间可为 6 个月至 1 年，甚至 5～10 年不等。未进行治疗，发作次数会越来越频繁。慢性期主要临床表现为痛风石、慢性关节炎、尿路结石和肾炎等。痛风石与血尿酸浓度密切有关，出现的部位按出现的频率依次为耳轮、手、足、肘、膝、眼睑、鼻唇沟等。发生于关节附近的痛风结节，表面磨损易破溃和形成瘘管，排出豆腐渣样的尿酸盐结晶。慢性关节炎痛风经过 10～20 年的病变，会累及全身很多关节，软骨、滑膜、肌腱和关节周围软组织。痛风石不断沉积和增大增多，纤维增值，骨质破坏，导致关节强直、畸形，活动受限，功能丧失。

4. 肾结石：可出现肾绞痛、血尿，B 超可见肾脏组织有尿酸盐结晶沉积影像，是痛风的并发症。

5. 痛风性肾：病早期可出现间歇性蛋白尿、高血压，严重时血尿素氮升高。晚期出现肾功能衰竭，是痛风的并发症。

痛风性关节炎应和劳损性关节炎、风湿性关节炎、类风湿关节炎、骨质疏松症等鉴别，中老年人特别是肥胖、高血压、高脂血症、糖尿病等患者，应监测血尿酸。有研究显示，肥胖与高尿酸血症存在必然联系，高尿酸血症与 2 型糖尿病等相关，肥胖、糖尿病等常是痛风的并发症，超重是痛风、高血压、糖尿病、高血脂的共同问题，控制体重是必不可少的。

（四）痛风的营养防治

控制外源性嘌呤的摄入，减少尿酸的来源；促进尿酸从体内排出。通过膳食控制和药物治疗，控制痛风急性发作，阻止病情加重和发展，防止并发症。

1. 限制嘌呤，正常人每天嘌呤摄取量为 600～1000mg，痛风患者应长期控制嘌呤摄入量。急性发作时用低嘌呤膳食，每天摄入量在 150mg 之内，选含嘌呤低的食物，禁用含嘌呤高的食物，如动物的内脏、沙丁鱼、凤尾鱼、鲭鱼、小虾、扁豆、黄豆、浓肉汤及菌藻类等。

2. 限制能量，痛风与肥胖、糖尿病、高血压及高脂血症等关系密切。痛风患者中糖耐量减退者占 7%～74%，高甘油三酯血症者达 75%～84%。降低体重，限制能量供给，减轻体重最好能低于理想体重的 10%～15%。能量视情况而供给，一般在

6276 ～ 7531kJ（1500 ～ 1800kcal）。切忌减肥过快，应循序渐进，因减肥过快，脂肪分解，易诱发痛风急性发作。

3. 蛋白质，标准体重时蛋白质可按 0.8 ～ 1.0g/kg 供给，全天在 40 ～ 65g。动物蛋白可选用牛奶、鸡蛋；因牛奶、鸡蛋不含核蛋白，在蛋白质供给量允许范围内选用。尽可能不用肉类禽类、鱼类等，如要用，应将瘦肉、禽肉等少量煮沸后弃汤食用。

4. 脂肪，脂肪可减少尿酸正常排泄，应适当限制，每天控制在 50g 左右。

5. 维生素，应供给充足的 B 族维生素和维生素 C。

6. 蔬菜和水果，应多供给蔬菜、水果等碱性食物。每天可食蔬菜 1kg，水果 4 ～ 5 次。因痛风患者易患高血压，因此，膳食中应适当限制钠盐，一般每天 2 ～ 5g。

7. 水分，每天要多喝水，多食用含水分多的水果和食品，每天液体量在 2000mL 以上，最好能达到 3000mL，以保证每天有一定的尿量，使尿液以稀释，促进尿酸的排出。肾衰竭时水分宜适量。

8. 调味料，禁用强烈的香料及调味品如酒和辛辣调味品。过去曾建议禁用咖啡、茶叶和可可，因其分别含有咖啡因、茶叶碱和可可碱。但实验证明，咖啡因、茶叶碱和可可碱在人体代谢中并不产生尿酸盐，也不在痛风石中沉积，因此，可适量选用。

五、常用食物的嘌呤含量和食物选择

痛风患者尽量选择嘌呤含量很少或不含嘌呤食品，各类食物的嘌呤含量如下（表8-8）。

表 8-8 食品中嘌呤含量分类

	嘌呤含量很少或不含嘌呤食品
谷类	精白米、富强粉、玉米、精白面包、馒头、面条、通心粉、苏打饼干、甜馅饼[1]
蔬菜类	卷心菜、胡萝卜、芹菜、球茎甘蓝、黄瓜、茄子、莴苣菜、莴笋、月豆、西葫芦、厚皮菜、甘蓝菜、南瓜、芜菁甘蓝、番茄、萝卜、卷心菜、山芋、土豆、泡菜、咸菜、龙眼肉
蛋类	
乳类	各种鲜奶、酸奶、奶酪、炼乳、麦乳精
各种水果	
干果类[1]	
糖及糖果	
各种饮料	汽水、茶、咖啡、巧克力、可可
各类油脂[1]	
其他	花生酱[1]、洋菜冻、果酱

续表

嘌呤含量较少，每100g食品中嘌呤含量不超过75mg	
谷类	麦片、麦麸面包
蔬菜类	四季豆、芦笋、菜花、青豆、豌豆、菜豆、菠菜、蘑菇
肉鱼虾类	羊肉、牛肉、牛肉汤、火腿、鸡、青鱼、鲱鱼、鲫鱼、鲑鱼、金枪鱼、白鱼、龙虾、蟹、牡蛎
嘌呤含量较高，每100g食品中嘌呤含量为75～150mg	
蔬菜类	扁豆
肉鱼虾类	猪肉、熏火腿、牛肉、牛舌、小牛肉、羊肉、鹿肉、肉汤、肝肠、火鸡、鸡汤、野鸡、鸽子、鹌鹑、鸭、鹅、兔、鲤鱼、鳕鱼、大比目鱼、鲈鱼、梭鱼、鲟鱼、贝壳类水产、鳗及鳝
嘌呤含量极高，每100g食品中嘌呤含量为150～1000mg	
肉鱼类	牛肝233mg、牛腰200mg、胰脏825mg、脑子195mg、肉汁160～400mg、肉卤（不同程度）、凤尾鱼363mg、沙丁鱼295mg
豆类	大豆

注：（1）脂肪含量高的食品应控制食用。

二、原发性骨质疏松症的营养支持

（一）概述及临床表现

原发性骨质疏松症是以骨量减少、骨的微结构退化为特征，致使骨的脆性增加以及易于发生骨折的一种全身性骨骼疾病。可分为两种类型：Ⅰ型为绝经后骨质疏松症；Ⅱ型为老年性骨质疏松症，一般发生在65岁以上的老年人。

原发性骨质疏松症的临床表现和体征，主要是疼痛（腰背、四肢等），其次为身长缩短、驼背、骨折及呼吸系统障碍。部分患者出现肌肉疼痛。

原发性骨质疏松症的发生与年龄、性别、内分泌、遗传、营养状况、运动、生活习惯以及免疫因素等有关，其中营养因素在骨质疏松症的发生发展中起着重要作用。

（二）营养与骨质疏松症的关系

是否发生骨质疏松症，与年轻时的骨峰值（peak bone mass）的高低以及年老时骨量减少的速度有关。各种营养因素在骨质疏松症的发病中起着重要作用，钙、维生素D、蛋白、磷、微量元素的摄入水平与骨质疏松症的发生存在着密切关系。

1. 矿物质

（1）钙　钙是人体内重要的、含量最多的矿物元素，其中99%存在于骨骼和牙齿之中，用于维持人体骨骼的物理强度，而且与循环中可溶性钙保持动态平衡。随着尿钙和消化液中钙的丢失，人体需要不断补充足量的钙，以减少骨骼中钙的动员，否则骨中钙丢失的增加会引起骨量减少，引起骨折。动物实验中很清楚地观察到喂饲低钙饲料的动物，其骨长度、骨重量与骨密度均显著低于喂饲一般常备饲料者，且其骨骼很容易骨折。

绝经期妇女骨质疏松症与雌激素水平降低有关。事实上，除雌激素外，适宜的钙摄入，在预防绝经后妇女骨质疏松症上仍有着不可替代的作用，至少有4个方面的依据可以说明钙营养的重要性：①用血浆中 ^{45}Ca 衰减曲线药代动力学方法评价补钙效果，发现给绝经期妇女补充 $CaCO_3$ 形式的钙可以降低骨吸收。②补钙以使反映骨吸收的重要指标尿羟脯氨酸排出量降低。③接受雌激素的绝经期妇女摄入 1000mg/d 钙，可以获得钙平衡，而未用激素者在摄入 1500mg/d 钙时，也同样可以获得钙平衡。④以往钙摄入低于 400mg/d 的妇女，在补充柠檬酸苹果酸钙（CCM）后，能够显著地延缓脊柱、股骨颈和桡骨骨密度的降低。

（2）磷　磷是骨质中仅次于钙的第二大无机盐，与钙以一个适宜的比值构成羟基磷灰石，以维持骨骼健康。增加膳食磷摄入可降低钙在肠内吸收，目前认为与血清磷在肾合成 $1,25-(OH)_2-D_3$ 调节上的重要作用有关。当每天膳食磷从 < 500mg 增加到 3000mg 时，$1,25-(OH)_2-D_3$ 合成速度降低，使其血清浓度从高于正常80%降至正常范围。因增加磷摄入，同时减少肾钙排泄，故对健康成人钙平衡可能无影响。然而，对于肾功能下降，或需要更大正钙平衡者，则可能产生不良影响。特别是高磷低钙膳食，对处于骨质增长期儿童青少年，可能会妨碍骨质正常生长发育，而对于钙吸收和转运功能低下的老年人，则可能导致继发性甲状旁腺功能亢进，从而加速与年龄相关的骨丢失。也有研究表明，每增加 100mg 的磷摄入量，将会增加 9% 的骨折风险。Kemi 等发现钙磷比值低的饮食可能会干扰骨代谢和增加骨吸收，这也间接证明了高磷饮食对骨的不利影响。因此，膳食中的磷摄入量应适量，钙磷比值不超过 2:1。

（3）镁　镁是人体细胞内的主要阳离子，浓集于线粒体中，是体内多种细胞基本生化反应的必需物质，其中60% ～ 65%存在于骨、齿，27%分布于软组织。镁是促进骨生长、维护骨细胞结构与功能的重要矿物质。镁与其他一些电解质、维生素 D 以及甲状旁腺激素之间存在相互关联。血镁高低可直接或间接影响钙平衡和骨代谢。试验证实，当机体缺镁时，尽管摄入和吸收了足够的钙，仍可出现低钙血症与低血磷，从而造成骨质疏松症。

（4）钠、钾　钠在肾脏内能增加尿钙的排泄，尿钠浓度（可反映钠的摄入量）和尿钙的排泄成正比。长期摄入低钙高盐的膳食，会造成骨的高溶解，导致骨密度较低。但若同时摄入充足的钙和钾，可以减少钠对骨健康构成的威胁。

钾对骨骼健康的影响主要是影响钙平衡，它能调骨节尿钙的存留和排泄。研究证实膳食中增加钾的摄入，可促进钙的吸收，缓解较高的骨溶解，使骨丢失量减少，达到骨密度增高的目的。而长期进食低钾膳食，会促使尿中的钠增加，而促使尿钙的排出，可能会影响骨密度达到峰值，并加快骨矿物含量的下降。我国北方地区饮食习惯口味偏咸，易于导致尿钙丢失增加。

（5）微量元素　微量元素中的锌、铜、氟等与骨代谢关系密切。

锌是增加成骨细胞的数量和骨形成的必需微量元素。锌是骨中最丰富的微量元素，质量浓度每克骨可高达 300μg，是骨代谢中的一个重要因素。锌缺乏伴随着骨重塑的不平衡。锌离子作为主要转录因子的促进者，能刺激成骨细胞增殖和分化，锌还能抑制破骨细胞的分化，影响骨形成。缺锌能降低骨量，延缓骨代谢，妨碍骨骼的生长、发育及骨骼的健康。

含铜的赖氨酰氧化酶能促进骨骼、皮肤和血管中弹性蛋白与胶原蛋白的交联。成人体内如果铜缺乏，会影响骨胶原的合成与稳定性，使其强度减弱，骨骼的矿化作用不良，成骨细胞活动减少停滞。人发中铜低可能是原发性骨质疏松症的骨外表现，可作为疾病早期的特征而用于诊断。

氟过多摄入可以通过对成骨细胞作用促进骨形成，但同时可造成皮质骨骨矿化不全。流行病学调查显示，水氟含量 ≥ 4mg/L 的高氟区居民较氟含量为 1mg/L 的正常地区居民骨折发生率明显增高。但是，水氟含量在 0.7 ~ 1.2mg/L，氟含量与骨质疏松症及其骨折发生率之间无相关性。

锰参与软骨和骨骼形成所需的糖蛋白的合成，缺锰时会导致硫酸软骨素合成障碍，进而妨碍软骨生长，造成软骨结构和成分改变。缺锰也可能通过动员骨盐，引起骨化异常，骨发育不良。

大量的研究表明，锶元素对体内骨骼中代谢有显著影响，锶既可抑制骨吸收，又有促进骨形成的作用。

2. 维生素

（1）维生素 D　维生素 D 缺乏对钙代谢、成骨细胞的活性、基质骨化、骨重塑都有不利影响，从而影响骨密度。维生素缺乏还会引起继发性甲状旁腺功能亢进，促进甲状旁腺激素分泌，增强骨吸收，从而导致皮质骨丢失、骨质疏松症和骨折。由于老年人户外活动少及肾脏功能降低，血清维生素 D，特别是 $1,25-(OH)_2-D_3$ 的浓度常常低于年轻人。适当补充维生素 D，能够延缓骨质丢失和骨折发生率。

（2）维生素 K　维生素 K 是骨钙素（BGP）中谷氨酸羧化的重要辅酶。低维生素 K 摄入可导致谷氨酸蛋白羧化不全，引起骨组织代谢紊乱，增加骨质疏松症的危险。研究表明维生素 K 能有效增加骨密度，减少骨折发生率。对各种原因引起的骨质疏松症有治疗作用，同时，当前采用的剂量水平并无可观察到的副作用。

（3）维生素 A　维生素 A 在体内具有多种生理功能，它是上皮组织生长和分化所必需，也为骨的生长生殖和胚胎发育所需要。维生素 A 参与骨有机质胶原和黏多糖的合成，对骨骼钙化有利。近年来发现过量维生素 A 可能是引起骨质疏松症的因素之一。因此，过高摄入维生素 A 也是不可取的。

（4）维生素 C　维生素 C 能促进成骨细胞生长，增加机体对钙的吸收。骨基质中含有超过 90% 的蛋白质，如胶原蛋白等，维生素 C 是胶原蛋白、羟脯氨酸、羟赖氨酸合成必不可少的辅助因子。因此，维生素 C 可能有助于加强骨质量和预防骨折。

3. 蛋白质

蛋白质对骨健康的影响具有双向性。一方面，骨基质主要是由胶原蛋白构成，蛋白质作为合成骨基质的原料显得非常重要。当饮食中的蛋白质数量从缺乏增加到适宜水平时，钙的吸收、肌肉的强度和质量能随之增加。摄入蛋白质不足会引起不适当的蛋白质代谢，可导致骨微结构的不利变化，从而降低骨强度。另一方面，蛋白质吸收后释放的酸性氨基酸，如半胱氨酸和蛋氨酸，能刺激破骨细胞骨吸收，从而减少骨密度。较高的蛋白质饮食还会促进尿液中钙的排泄。高蛋白质膳食是否因增加钙的流失，从而对骨骼健康有不利作用，不同的实验结果不同。关于高蛋白摄入导致钙丢失的机制尚未完全清楚，尚无足够的证据提出为预防骨质疏松症的蛋白质适宜摄入水平。

4. 其他膳食因素

蔬菜中的草酸、谷类中的植酸、过高的膳食纤维等都能影响肠道对钙的吸收，使机体对钙需要量加大。饱和脂肪可能通过多种途径来威胁骨健康，它能通过降低细胞膜的流动性，减少细胞膜囊泡刷状缘对钙的摄取，从而影响钙的吸收和成骨细胞的形成等。大豆异黄酮是存在于大豆及制品中的一类植物雌激素，大量研究表明，异黄酮能对骨代谢产生明显影响，促进骨形成，抑制骨吸收，有效地预防骨质疏松症的发生。

（三）骨质疏松症的营养防治

骨质疏松症主要是骨基质和矿物质均不足，骨质含量减少，骨脆弱，其后果是容易造成骨痛、骨折、形体畸形等。骨量是随着年龄的增长而不断变化的，大约在 30 岁达到顶峰（骨峰值），以后逐年下降。骨峰值越高，人们今后发生骨质疏松症的可能性越小或时间越晚。因此，骨质疏松症的预防比治疗更为重要。自青少年时期起就应注意平衡膳食和积极户外运动，获取充足的钙和维生素 D，以获得最佳骨峰值，并在中老年时补充钙质，减缓骨量下降的速度，延缓并降低老年时期的骨量丢失率，从而有效预防老年后出现骨质疏松症。骨质疏松症营养防治的目标是在合理能量和蛋白质供给的基础上，通过膳食补充钙、维生素 D 等营养素，预防和治疗骨质疏松症。

1. 能量供应量与个人生理需要量适应

能量的摄入量应与个人年龄、生理状况、劳动强度等相适应，保持适宜体重，既要防止能量长期超量摄入，导致肥胖，又要避免盲目节食、减肥，导致营养不良。

2. 合理补钙

成人每天通过膳食钙的供给量为 800mg，更年期后的妇女和老年人应达到 1000 ～ 1200mg/d，妇女妊娠期和哺乳期钙的摄入量应增加到 1200mg/d。食物补钙最为安全，也容易被人体接受。奶和奶制品含钙丰富，吸收率高，是钙的理想来源。对乳酸不耐受者，可以选用硬奶酪、酸奶和一些特殊加工的低乳糖食品。豆和豆制品如豆腐和黄豆制品，除了含有丰富的钙质外，还含有大豆异黄酮，可以降低骨破坏，增加骨形成和骨密度。带壳食物往往富含钙。虾、蟹等动物肉本身也有一定钙含量，如能嚼壳一起吃，吃进去的钙就更多；花生、瓜子、杏仁等虽壳不能吃，但是这些坚果一样富含钙质。

膳食中钙摄入不足，补钙剂（500 ～ 100mg/d）。钙剂主要分为无机钙和有机钙。①无机钙：主要有氯化钙、碳酸钙、活性钙（其主要成分为氧化钙和氢氧化钙）、磷酸氢钙等。②有机钙：如乳酸钙、葡萄糖酸钙、枸橼酸钙、葡糖醛酸内酯钙。③注意钙磷比值：膳食中钙磷比值应在（1～1.5）：1之间较好。婴儿钙磷摄入量比值宜为2:1。随着年龄增长，钙吸入较磷下降更快，故比值应高于2:1。

3. 补充微量元素

摄入充足的锌（Zn）、铜（Cu）及氟（F）。

（1）锌、铜的补充　补钙同时补微量元素锌和铜比单纯补钙效果好。含锌高的食品有红肉类食品、动物内脏、海产品（海鱼、牡蛎等）、蛋类、大豆、面筋及一些坚果（核桃、花生、松子、瓜子仁）等。含铜高的食物有虾、蟹、贝类（包括牡蛎）、螺、肝脏、肾脏、脑、蘑菇、坚果、干黄豆、巧克力和可可粉等。

（2）氟的补充　氟在骨骼与牙齿的形成中有重要作用。我国规定饮用水含氟量标准为0.5～1mg/L。大部分食品含氟量都很低，只有海鱼（5～10ppm）、茶叶（中国茶叶约100ppm）等少数食物含氟量较高。饮水是氟的重要来源，水中含氟适宜量为1ppm，这样可使儿童每天得到0.5～1mg的氟，使成人得到1.5～2mg的氟。氟化物对本病的治疗范围是每天吸收10～20mg氟离子。氟化物治疗本病时应同时增加钙的摄入，以及适当地补充维生素D_3。

4. 补充维生素

维生素D调节钙、磷代谢，促进钙、磷吸收和骨胶原合成，推荐供给量为10μg/d。中老年人均应多进行户外活动，多晒太阳，以增加体内维生素D的合成，老年人可在医师的指导下适量补充维生素D，建议对不能得到充分日照的老年人，每日应补充维生素D 400～600U，相当于10～15μg。富含维生素D的食物，如鱼肉、奶油、蛋、肝、牛奶等，必要时可服用维生素D强化食品或在医师的指导下采用维生素D制剂。维生素C有利于钙的吸收和钙在骨骼中的沉积，故应多吃新鲜的水果和蔬菜，如柳橙、芒果、奇异果、番茄、芥蓝、菜心等。骨质疏松症尤其是骨折者，血清维生素K水平低，可适当补充维生素K。有证据表明，成骨细胞和破骨细胞中都含有视黄醛，因此，维生素A在骨重建中发挥着重要作用。维生素A水平过高或过低都对骨骼健康不利，因此，维生素A应适量摄入，动物类食品，红色、黄色、橙色蔬菜是维生素A的良好来源。

5. 适量蛋白质

蛋白质不足可能是导致营养不良儿童出现骨骼生长迟缓和骨质量减少的重要病理学因子。但在原发性骨质疏松症中，蛋白质摄入不足或过量都可能对钙平衡和骨组织钙含量起负性调节作用。因此，蛋白质的摄入应适量。健康成人每天摄入1.0～1.2g/kg体重的蛋白质比较合适，处于生长期、妊娠期、哺乳期则应酌量增加。一些富含胶原蛋白和弹性蛋白的食物（如牛奶、蛋类、核桃、动物软骨、碎骨糊、肉皮、猪蹄胶冻、鸡爪等）可适当选用。

6. 多摄入植物化学物质含量丰富的食物

人类摄取食物，获得必需营养素，同时也获得非营养素成分的化学物质，这些物质泛称为植物化学物质。植物化学物质主要包括：①萜类化合物。②有机硫化合物（广泛存在于十字花科蔬菜中）。③苯酚和多酚类、类黄酮（异黄酮）、木酚素、香豆素和单宁。

7. 科学的膳食调配和加工烹调

烹调加工应尽量消除和避免干扰钙吸收的膳食因素。谷类中的植酸及某些蔬菜，如菠菜、空心菜、苋菜等中的草酸会影响钙的吸收和利用。含草酸盐过多的菠菜空心菜、苋菜等可以先在沸水中烫一下，除去部分草酸。烹调加醋，有利于钙在酸性环境中溶解和被吸收。谷类如面粉、玉米粉、豆粉用发酵的方法，可减少植酸含量。对含钠多的食物，如酱油、盐渍或腌制肉、酱菜、咸菜、咸鱼、火腿、香肠等宜少吃或不吃。

此外，加强自我保健意识，建立健康的生活方式，改变不良嗜好和饮食习惯，不饮酒或适量饮酒，避免高脂食物、抽烟，以及喝咖啡、可乐等碳酸饮料，浓茶等刺激性饮料。

三、骨关节炎的营养支持

（一）概述及临床表现

骨关节炎是一种随着年龄增长而发病率明显增加的退行性关节疾病，其以关节软骨的退化磨损为特征。由于软骨在关节中所起的承重、缓冲、抗摩擦等重要作用，它的破坏将导致关节功能减退或丧失。患者可以出现关节疼痛、肿胀、活动受限、行走能力下降，有时关节内会发出响声，产生骨刺及手的掌指关节或指间关节处出现肿大结节，严重时关节会产生变形。骨关节炎可以涉及全身所有的关节，常见的有膝关节、髋关节、脊柱（如颈椎和腰椎）等承重关节。骨关节炎分原发和继发两种：原发性关节炎无明确病因，可能是多种因素综合作用的结果，如遗传、老年、肥胖、关节创伤或过度使用。继发性骨关节炎是由于外伤、炎症、类风湿关节炎等。

国内外的初步调查显示，骨关节炎的总发病率约为 15%，40 岁人群的患病率为 10%～17%，60 岁以上则达 50%。而在 75 岁以上人群中，80% 患有骨关节炎。骨关节炎女性发病率高于男性，尤其是绝经后妇女更多见。

（二）营养与骨关节炎的关系

1. 肥胖

流行病学研究发现，肥胖对膝关节骨性关节炎的发生有一定影响。除肥胖而引起的机械性因素外，还与肥胖的全身代谢因素有关。膝关节承受的应力及方向取决于肢体的力线、体形、肌肉力量及其相互作用。肥胖女性膝关节骨性关节炎的发病率是正常体质量女性的 4 倍。此外，肥胖时脂肪的分布与骨性关节炎的发生有相关性，即腰部脂肪多的患者易患髋、膝关节骨性关节炎，而髋部、大腿的脂肪却很少引起骨关节炎。

2. 维生素

（1）维生素 D 维生素 D 是一种脂溶性甾体激素前体，具有参与钙磷代谢、改善成骨细胞的活性、促进骨基质的骨化、增加骨密度，以及关节软骨的转化等功能，并影响肌肉力量。机体维生素 D 水平不仅对骨骼健康十分重要，还对免疫调节和炎症细胞增殖、分化、凋亡等方面起着重要的作用。有研究证明，严重的维生素 D 缺乏会导致关节疾病，可以加重骨关节炎的疼痛症状，并且影响人工关节置换术后患者康复。

（2）维生素C、维生素E、维生素K、β-胡萝卜素　维生素C、维生素E、β-胡萝卜素能清除过多的自由基，保护关节软骨大分子物质和软骨细胞免受氧化应激的损伤。维生素C还能刺激胶原蛋白合成和适度刺激关节软骨中蛋白聚糖合成。骨和软骨中存在维生素K依赖的谷氨酸蛋白，故维生素K对骨和软骨正常功能发挥作用。

3. 胶原蛋白

关节软骨基质是软骨细胞汲取营养及传递信号的载体和发挥生理作用的场所。胶原蛋白是关节软骨基质的重要组成部分（约占59%），主要为Ⅱ型胶原蛋白。Ⅱ型胶原蛋白和蛋白聚糖质和量的改变是关节软骨丧失其正常生物力学特性的直接原因。胶原蛋白组成有力和灵活性的结缔组织胶原纤维，具有纤维方向的抗张能力。胶原纤维能根据承受的压力程度或者突然受到的暴力，增加或减少其体积，使关节具有弹性。故补充胶原蛋白能有助于关节健康，并能减少高危人群关节损害的风险。

4. n-3 多不饱和脂肪酸（n-3PUFA）

n-3PUFA 能抑制促炎症反应和刺激抗炎内泌素（PGE_3 和 LTB_5）合成，还能产生强大抗炎活性的脂质环氧化物。摄入 n-3PUFA 不足可导致类花生酸失衡，促进慢性炎症，加重关节功能障碍和加速关节退行性变。

（三）骨关节炎的营养防治

营养均衡的饮食有助于预防骨关节炎的发生，还可防止关节的进一步损伤，故正确的饮食指导十分重要。

1. 控制总能量

能量摄入过多而消耗较少是肥胖形成的根本原因，因此，对骨关节炎伴肥胖患者的治疗关键是控制总能量的摄入。但是对于能量的控制应逐步降低，适可而止，不可为了求快而骤然将能量降低至安全水平以下，以免引起机体代谢失衡，导致疾病发生。可采用低能量膳食，每日将总能量摄入控制在 800 ～ 1500kcal，并适当调整膳食中蛋白质、碳水化合物和脂肪比例。临床试验表明，坚持食用低能量膳食 3 ～ 12 个月，可使体重平均下降 8%，同时腰围明显减少。所减体重中，75% 为脂肪，25% 为瘦组织。

2. 限制脂肪

限制脂肪摄入有利于降低食物总能量，减轻体重，防治骨关节炎。由于摄入脂肪易产生饱腻感，降低食欲，所以为使患者耐饿性较强，亦不可过于严格限制脂肪摄入，而且脂肪供应量过低，也难以满足机体对脂溶性维生素和必须脂肪酸的需要。在限制膳食脂肪时，应特别注意控制动物性脂肪及反式脂肪酸的摄入。避免食用猪油、牛油等动物油及肥肉、动物内脏、人造奶油、甜点，建议选用富含单（多）不饱和脂肪酸的植物油，如橄榄油、茶油、葵花籽油、花生油、芝麻油、豆油等。n-3 多不饱和脂肪酸在控制骨关节炎的发生发展中有益，因此，可选用富含 n-3 多不饱和脂肪酸的食物，如海鱼等。

3. 摄入优质蛋白

保证膳食中有正常量优质蛋白的供给，宜选用富含优质蛋白的食物，如牛奶、鸡蛋、鸡蛋清、瘦肉、鱼、豆制品等。一些富含胶原蛋白和弹性蛋白的食物（如牛奶、蛋类、核桃、动物软骨、碎骨糊、肉皮、猪蹄胶冻、鸡爪等）可适当选用。

4. 摄入充足维生素和矿物质

合理选择食物和搭配。新鲜水果、蔬菜中富含维生素和矿物质，如维生素 C、维生素 B、维生素 E、胡萝卜素、K、Mg 等，还含有丰富的膳食纤维，宜多食用。牛奶、鱼肉、奶酪、蛋中富含维生素 D，也应保证供应。同时，应积极户外活动、多晒太阳，以增加体内维生素 D 的合成，老年人可在医师的指导下适量补充维生素 D，建议对不能得到充分日照的老年人，每日应补充维生素 400 ～ 600U，相当于 10 ～ 15μg。

5. 限制食盐和嘌呤

每日食盐应控制在 3 ～ 6g，富含嘌呤的食物如动物内脏、海鲜、啤酒，应限制摄入。

第七节　创伤和手术患者的营养支持

一、创伤患者的营养治疗

（一）创伤的定义和分类

创伤是指机体受到外界有害致伤因子作用，导致组织结构连续性的破坏，从而引起机体的生理和病理变化，甚至死亡。创伤所致机体损害的严重性取决于创伤的严重程度，小的创伤仅引起局部组织损害，而大的创伤除引起局部组织损害外，还可引起全身反应，如休克，水、电解质紊乱和酸碱平衡失调，严重感染，器官功能障碍，营养障碍等。

创伤因致伤因子的不同，可概括为物理性创伤、生物性创伤和化学性创伤三类。物理性创伤由机械、电流、高温、低温等引起；生物性创伤由虫、蛇、犬及其他可能伤及人类的生物蜇咬所致，犬类咬伤时还可引起狂犬病；化学性创伤是因酸、碱、氨、苯、酚、磷等各种化学物的腐蚀作用对人体组织造成的伤害。有些化学物在造成组织损伤的同时还有毒性作用；酸、碱常引起化学灼伤，氨、苯、酚、磷等化学物引起化学灼伤较少见，但其毒性可引起心、肝、肾等脏器功能的严重损害，甚至危及生命。

（二）创伤代谢特点

20 世纪初，就有研究发现创伤可引起伤者发热，尿氮、钾大量排出，消瘦等一系列全身反应，并把这种创伤后的反应称为创伤后高代谢。此后的大量研究使人们逐渐认识到，创伤后高代谢严重影响机体的代谢，同时也看到高代谢反应对保护机体内环境和维持生命有着重要意义。

创伤后，机体为维持内环境稳定、修复损伤组织，会出现全身性应激反应，表现为水、电解质紊乱，酸碱平衡失调，碳水化合物、蛋白质、脂肪等营养素的代谢异常，分解代谢大于合成代谢等。适度的应激反应对缓解创伤后休克，增加重要器官，如心、脑等的血流量，维持脑、骨髓、红细胞、肾上腺髓质等必需葡萄糖供能组织的能量供应有重要意义；应激反应过度或应激状态持续存在，将会导致严重的继发性损害，如代谢严重紊乱、机体能量耗竭、创伤愈合不良、增加感染机会、多脏器功能衰竭等。应激反应除与神经内分泌系统的变化有关外，细胞因子等炎性介质也参与其中。

1. 创伤后代谢反应和临床表现

创伤后的反应程度和创伤的严重性相关，较严重的创伤后反应分为两个阶段，早期为低潮期，后期为高潮期。两期的代谢改变见表 8-9。

表 8-9 创伤后的代谢改变

临床表现	低潮期	高潮期
代谢状态	↓	↑
心排血量	正常低限	↑
胰岛素水平	↓	正常或↑
胰高血糖素	↑	↑
儿茶酚胺	↑	正常或↑
糖皮质激素	↑	正常或↑
血糖水平	↑	正常或↑
葡萄糖生成	正常	↑
体温	↓或不升	高热
组织灌注	减少	正常
四肢温度	湿冷	温暖
蛋白质分解	低	高
能力消耗	低	高

（1）低潮期　发生在创伤初期，持续时间较短暂，常为 12～24 小时，一般不超过 3 天，特点为心排血量和组织灌注均下降。在低潮期，体内物质代谢减少，器官和组织细胞功能处于抑制状态，患者表现为血压不稳或休克，面色苍白，四肢湿冷，心律失常，体温、氧耗均下降，血乳酸水平升高。此期主要通过交感 - 肾上腺髓质系统维持压力 - 流量间的关系，以保证心血管系统功能。

（2）高潮期　随着抗休克成功和血容量恢复，机体由抑制状态转向较积极的反应，进入高潮期，特点为心排血量、能量消耗及氮排出量均增高。在此期可见逆向调节激素水平上升，多种激素发挥广泛的代谢作用，如胰高血糖素作用于肝脏，使大量肝糖原分解；肾上腺皮质激素作用于骨骼肌，使骨骼肌蛋白质分解成氨基酸，提供糖异生前体；儿茶酚胺促使脂肪分解、肝糖原分解、糖异生及增加周围组织（骨骼肌）乳酸生成。

在高潮期，机体呈高代谢状态，分解代谢和合成代谢均增强。在高潮期早期，分解代谢超过合成代谢，其结果是瘦组织（骨骼肌和内脏蛋白）和脂肪组织丢失，机体组分改变。由于体内蛋白质量的减少，细胞外液增加。严重的分解代谢可致营养不良。创伤对营养状况的影响取决于创伤的程度、代谢反应的程度和创伤前的营养状况。重度营养不良者对创伤的反应差，往往伴有较高的并发症发生率和死亡率。在高潮期后期，机体将逐步进入合成代谢超过分解代谢的恢复期，表现为营养状况逐步改善，伤口愈合。高潮期可根据代谢的主导状态分为分解代谢期和合成代谢期，但无论哪期都是贯穿于创伤的一个连续的、动态的反应过程。

①分解代谢期：此期的特点以分解代谢激素分泌占主导，为创伤后 24 ～ 48 小时；在较严重创伤患者，此期可延长。在分解代谢激素和细胞因子的作用下，蛋白酶的活性增强，骨骼肌和内脏蛋白质分解加速，用于供能和合成新的蛋白质。对于严重创伤患者，骨骼肌蛋白质和氮的丢失可分别达 600g/d 和 20g/d，肝脏蛋白质代谢进入急性反应期，表现为肝脏蛋白质水平下降，急性期反应蛋白合成增加，如 C 反应蛋白、补体蛋白、a- 巨球蛋白等，最终可发生低蛋白血症。②合成代谢期：此期持续时间较长，以逐步趋向正氮平衡和体重增加为特征。合成代谢期又分为合成代谢早期和合成代谢后期。合成代谢早期的特征为食欲逐渐改善，蛋白质合成增加，瘦组织和肌肉强度逐日恢复。成人平均每天获正氮平衡达 2 ～ 4g 时，可获得 60 ～ 120g 瘦体组织，但获得速度显然慢于当初的丢失速度。合成代谢后期的标志是获得的氮量相当于丢失的氮量，体脂积累，体重缓慢恢复。

2. 营养素代谢变化

创伤应激后的内环境变化会导致体内能量及营养素代谢改变，在早期，由于逆向调节激素的作用，机体的三大供能营养素在分解代谢处于分解增强而合成减少的状态。

（1）能量代谢 创伤患者的能量代谢增高，静息能量消耗（REE）增加是创伤后能量代谢的基本变化特征。一组严重多发性创伤的研究表明，患者的静息能量消耗增加可达基础能量消耗的 136% ～ 146%。部分因素可影响创伤患者的能量代谢变化，主要包括以下几个方面：①创伤前机体的生理状况。一般情况下，年轻体壮者创伤后的代谢率增高较年老体弱者要多。②患者精神状态和活动情况。躁动、兴奋等可使代谢率增加。③患者营养状况。处于饥饿状态或中度至重度营养不良的患者，代谢率低于正常。过多的能量及营养素供给可增加机体的代谢率。④环境温度。患者在 22 ～ 27℃环境中，呈现肌肉颤抖，产能增加，氮排出量增加，体重降低，患者处于高代谢状态；在 28 ～ 32℃温暖的环境中，肌肉不会因发冷而颤抖，产热减少，代谢率降低，但并不能恢复至正常水平。

（2）蛋白质代谢 严重创伤后，骨骼肌群和内脏蛋白呈进行性消耗，尿中 3- 甲基组氨酸和尿氮排出量增加，出现负氮平衡。实验证实，创伤后蛋白质分解代谢高于合成代谢，肌肉组织分解，糖异生作用加强，血糖升高。蛋白质分解代谢较正常机体增加 40% ～ 50%，骨骼肌群的分解可增加 70% ～ 110%。由于分解代谢明显高于合成代谢，机体每天可丢失氮 20 ～ 30g，氮的丢失量除与创伤的严重程度相关外，还与患者伤前的营养状况和年龄性别相关。

骨骼肌群和内脏蛋白大量被分解，释放出大量的氨基酸。损伤后骨骼肌对支链氨基酸（BCAA）的氧化加速，谷氨酰胺（Gln）和丙氨酸（Ala）的释放也增加。BCAA可直接被肌肉组织摄取经脱氨氧化生成相应的支链酮酸和谷氨酸，支链酮酸用于供能，谷氨酸用于合成谷氨酰胺，一些快速增殖细胞如肠细胞对谷氨酰胺有很高的利用率和代谢率，同时谷氨酸转化为丙氨酸作为肝脏糖原异生的来源。谷氨酰胺被肠细胞转化为丙氨酸和氨进入门静脉，氨被肝脏转换经尿排出，丙氨酸在肝脏作为糖原异生前体物。芳香族氨基酸和含硫氨基酸需经肝脏代谢，当这些氨基酸释放量过大，而肝脏来不及代谢时，血中浓度升高，但肝脏对芳香族氨基酸中的苯丙氨酸的代谢能力很强，创伤时血清苯丙氨酸浓度的升高表示肝功能受损。

严重创伤后，肝脏利用氨基酸的能力下降，大量由骨骼肌分解而来的氨基酸用于合成急性期反应蛋白，急性期反应蛋白在伤后24～48小时升高，用以维持机体酸碱平衡、支持免疫功能和促进损伤的修复。因此，从骨骼肌到内脏器官的氮变换中，谷氨酰胺和丙氨酸起了特别重要的作用。

创伤后代谢的变化对于维持血糖水平、合成急性期反应蛋白有益，是机体缓解病情的一种反应，但持续时间过长，会导致严重的代谢紊乱和脏器功能衰竭。

（3）脂肪代谢　严重创伤时机体出现高代谢，虽然有骨骼肌群和内脏蛋白的大量消耗、糖异生增加，但不足以维持创伤时的高代谢。脂肪是创伤患者重要的能量来源。创伤患者应激时，在神经内分泌和细胞因子的调控下，脂肪分解氧化速度明显增快，可达正常速度的200%，血浆中游离脂肪酸和三酰甘油的浓度明显增高。创伤应激时，患者氧化三酰甘油供能，三酰甘油分解成甘油和脂肪酸，甘油作为合成葡萄糖的原料，而脂肪酸作为重要能量来源被骨骼肌、肝脏和其他组织利用。创伤患者应激时，对脂肪的利用率有所下降，主要是由于肉碱水平的下降，导致需肉碱作为载体进入线粒体的长链脂肪酸进入线粒体的障碍，补充肉碱可提高机体对长链脂肪酸的利用。

（4）糖代谢　正常人的糖原储备量有限，约为500g。一些重要组织，如脑、骨髓、肾上腺髓质和红细胞等只能依靠葡萄糖供能，严重创伤后的高代谢使机体对葡萄糖的消耗增加，为维持这些组织的功能，儿茶酚胺、糖皮质激素、胰高血糖素释放增加，在多种激素的调节下，肝糖原分解增加，糖异生加速。氨基酸、乳酸、甘油、丙酮酸等都可作为糖异生的前体物，机体内的糖量可较正常增加150%～200%或糖的生成量可达2～5mg（kg·min），输注外源性葡萄糖不能阻止糖异生。由于创伤应激状态下，丙酮酸不能进入三羧酸循环，糖的无氧酵解增加，患者主要依靠葡萄糖无氧代谢供能，血中乳酸和丙酮酸浓度增高。

创伤后应激患者出现高血糖现象，其血糖升高程度与应激程度相平行。此时胰岛素分泌减少，而葡萄糖的生成仅轻度增加；在分解代谢期，虽然胰岛素浓度正常或升高，但高血糖继续存在，这种现象提示了胰岛素敏感性和葡萄糖处理之间的关系改变了，由于胰岛素抵抗，患者虽然血糖很高，但细胞内仍处于饥饿状态。

（5）维生素及矿物质代谢　对创伤后维生素代谢的研究多集中于维生素C。维生素C的缺乏可造成伤口愈合延迟和白细胞数量下降。有研究发现，创伤患者血浆中维生素 C 的浓度和尿中维生素 C 的排除量降低。其下降程度与创伤严重程度呈正相关。在创伤患者，水溶性维生素可能从创面丢失一部分；脂溶性维生素在体内有一定储存。其中，维生素 K 还可由肠道细菌继续生产并吸收，一般伤后短期内不至明显缺乏。创伤后随着尿氮的丢失，铁、钾、镁、锌、硫及磷等矿物质的排出也增加，排出的多少及持续时间的长短因创伤严重程度而异。

3. 食欲、摄入变化

由于创伤的影响及应激反应导致的全身性反应和治疗的限制，食欲或摄入受到限制，患者常处于饥饿或半饥饿状态。在缺乏外源性能量和蛋白质等摄入的完全饥饿情况下，人体会动用自身储备。葡萄糖是体内各器官组织普遍利用的能量物质，但其储备量少，仅能维持 12 ～ 24 小时的代谢需要。因此，饥饿状态下的主要内源性供能物质来自脂肪组织；蛋白质作为特定功能存在，并非能源储备，当长期饥饿蛋白质分解，导致机体蛋白质丧失达一定量时，将影响脏器功能，甚至威胁生命。

饥饿期间的血糖水平变化反映了人体为获得最低量的葡萄糖，以供给大脑、红细胞和肾脏能量而利用不同代谢途径的能力。为了生存，机体尽可能保存能量和维持生命的组织，改变代谢底物。人体对饥饿此种反应可分为 3 个阶段：早期阶段、代偿阶段和代偿后期。

（1）早期阶段 患者在短期饥饿后，血糖水平下降，肝糖原开始分解以提供葡萄糖；随着血糖水平下降，胰岛素 / 胰高血糖素比值下降，脂肪组织被动员、分解释放脂肪酸，致血浆游离脂肪酸含量增高，由此诱导肌肉和其他组织以脂肪作为主要能量来源，从而减少葡萄糖的用量；若继续处于饥饿状态，则开始分解蛋白质，并经糖异生途径提供葡萄糖。通常，肝糖原消耗完后即通过血胰岛素水平的变化作为信号启动糖异生过程，以维持大脑和一些生命器官代谢所需的葡萄糖；除了蛋白质分解产生的氨基酸作为糖异生原料外，脂肪组织分解产生的甘油也可作为糖异生的原料。产生 1g 葡萄糖需要消耗 1.75g 肌肉蛋白质；人体在分解蛋白质时，以维持生命所需的葡萄糖量为依据，精确计算消耗蛋白质的量。为维持大脑等器官、组织的代谢需要，每天约有 150g 蛋白质被分解，此可导致骨骼肌的快速消耗；为避免骨骼肌的快速、大量消耗，机体将通过神经内分泌应答产生一系列激素水平的变化进行代偿。

（2）代偿阶段 饥饿初期，骨骼肌分解，其标志是尿氮含量较非饥饿时增加。随着饥饿期的延长，机体出现代偿，尿氮含量呈现进行性下降，此过程持续于饥饿后 1 ～ 3 周。3 周后，对饥饿的代偿达到高峰而趋于稳定状态。在代偿期，机体开始动用脂肪组织。脂肪组织是体内最大的能源储备库。脂肪分解产生的甘油可转化为葡萄糖，脂肪酸则进入血液循环后与蛋白质结合，被转运到各组织器官用于供能。脂肪分解使血浆游离脂肪酸含量增加，而胰高血糖素可促使脂肪酸氧化产生酮体；后者能替代葡萄糖作为体内许多器官的能量来源。正常情况下，血浆内酮体含量仅为 0.2mmol/L，饥饿时可达到 7mmol/L。

（3）代偿后期 当饥饿持续达 3 周后，体内器官组织已完全适应饥饿并进入稳定状态。骨骼肌蛋白质丢失程度降至最低，尿氮排出量保持在低水平，而脂肪组织消耗增加，脂肪成为最主要的能量来源。此时若能恢复饮食，机体即可结束代偿性改变；但若仍继续处于饥饿状态，随着大量骨骼肌的消耗，呼吸肌也减少和萎缩，将发生呼吸衰竭；其他脏器，如心脏和胃肠道萎缩和生理功能也将减退，甚至衰竭。伴随大量骨骼肌群的消耗，内脏蛋白质也被消耗，最终可因全身性代谢障碍而致死。

（三）创伤营养治疗

给予创伤患者营养治疗的目的是当患者不能获得足够的营养素，存在营养风险时，通过肠内、肠外途径提供患者完全的营养素或补充体内缺乏的营养素，维持基本的代谢和生理功能，促进体内合成代谢。通过机体组织的再建，恢复和维持人体的正常生理功能。因此，创伤的营养支持首先是代谢支持，其次是提高机体对创伤的耐受力，促进组织修复和改善生命质量，而非单纯的供能和供氮。

创伤后机体处于高代谢状态，按要求给予的营养底物并不能完全达到营养治疗的目的，外源性营养物不能被很好地利用。基于此，近年在营养治疗中提出了代谢支持、代谢调理、免疫营养的概念。代谢支持主要是改变所供给营养物的质及量的合理比例，目的是为机体提供适量的营养物质以维持细胞代谢的需要，避免因营养物质过多或不足而影响细胞代谢和功能；代谢调理是指从降低代谢率和促进蛋白质合成方面着手，应用药物或生物制剂以调控机体的代谢反应，如环氧化酶抑制剂、生长激素等的临床应用。免疫营养在近十多年来越来越受到人们的关注，因为有一些特殊的营养物质，如精氨酸、谷氨酰胺、ω-3 不饱和脂肪酸等，由于其具有增强免疫功能的作用，已逐渐被临床所应用。

1. 营养治疗的指征

（1）治疗时机　合理的营养治疗时机对于创伤患者有着重要意义，一般认为在伤后 24～48 小时开始营养治疗较为适合，因此，时患者循环血容量已经基本恢复，内环境已经趋于稳定，营养治疗将较少给患者带来威胁。过早实施营养治疗，会加剧内环境的紊乱程度，加重重要脏器的负荷，不利于创伤的救治；过晚实施营养治疗，将使患者较长时间暴露于此前业已存在的营养风险中，营养治疗起始时的耐受性会下降，同样不利于创伤患者的康复。近年来许多学者提出早期肠道营养的概念，认为早期肠道营养能够明显降低创伤后的应激和高代谢；维护肠道黏膜结构和功能，减少肠道细菌移位，防止肠源性感染；增加内脏血容量，维护内脏功能。

（2）适应证　应以循证医学为基础，并结合临床予以判断。通常能满足下列条件之一时，即应积极地进行营养治疗。

①预计患者在创伤后连续 5～7 天以上不能正常进食。②伤前已经存在营养不良。③存在营养风险，6 个月内体重下降大于体重的 10%～15%；BMI ＜ 18.5；血清白蛋白 ＜ 30g/L。

（3）禁忌证　当患者存在休克、内环境紊乱、生命体征不稳定等威胁生命的情况时，不宜进行营养治疗，此时的首要任务是抢救生命。

2. 能量及营养素供给

人体在不同状态下对营养素的需求量有所不同。受伤后，由于发热、疼痛、恐惧和神经内分泌系统的变化等一系列因素影响，患者的摄食欲望和消化系统功能都受到程度不等的抑制，影响营养物质的获取。因此，对创伤患者应根据其生理需要量、病情变化、代谢特点等计算，并提供合适的营养物质。

（1）能量　创伤后，机体出现高代谢状态，能量需要量也相应增加，但由于应激状态下，外源性的营养物质不能被很好地利用，过多的营养物质特别是高碳水化合物将增加机体的代谢紊乱，增加肝脏和肺脏等脏器的负担。

1）能量计算　能量需要最经典的计算方法是先按 Harris-Benedict 多元回归公式计算基础能量消耗值（BEE），再参考活动强度、体温升高情况以及疾病应激状态加以矫正。计算所得的能量结果值为受伤患者的一日总能量（kcal/d）。

Harris-Benedict 公式计算 BEE：

BEE（男）＝ 66.47 ＋ 13.75×体重（kg）＋ 5×身高（m）－ 6.76×年龄（岁）

BEE（女）＝ 65.51 ＋ 9.56×体重（kg）＋ 1.85×身高（m）－ 4.68×年龄（岁）

由于 Harris-Benedict 多元回归公式计算的 BEE 是指人体处于安静状态，不受活动、环境温度、食物及精神等因素影响时的能量消耗，不完全代表患者处于疾病状态下的能量消耗，因此，用 Harris-Benedict 多元回归公式计算的 BEE 应使用上述各影响因素予以矫正，才能比较接近患者的实际能量消耗。

一日总能量需要＝基础能量消耗（BEE）×活动系数（AF）×体温系数（TF）×应激系数（IF）

对于一般的创伤患者，更为简易的计算供给总能量的方法是按 25 ～ 40kcal(kg·d)计算。能量计算时的各种因素矫正系数见表 8-10 至表 8-12。

表 8-10　活动系数（AF）

活动状态	AF
卧床	1.2
轻度活动	1.3
中度活动	1.5
恢复期	1.75

表 8-11　体温系数（TF）

体温℃	TF
38	1.1
39	1.2
40	1.3
41	1.4

表 8-12　应激系数（IF）

应激状态	IF
轻度饥饿	0.85
无并发症	1.0
中等以上手术后	1.1
肿瘤	1.1～1.45
骨折	1.2
严重感染	1.3
腹膜炎	1.4
多发性创伤修复	1.5
多发性创伤＋败血症	1.6
烧伤 30%～50%	1.7
烧伤 50%～70%	1.8
烧伤 70%～90%	2.0

对创伤患者的能量代谢可进行实际测定，方法包括直接法和间接测热法。直接法是在完全隔热的条件下，将人体在整个能量代谢过程中散发的所有能量（含辐射、传导和对流等散发的能量）收集测定，此方法较为昂贵且不实用。间接测热法是利用代谢监测系统（也称代谢车）通过测定机体在单位时间内所消耗的 O_2 量和产生的 CO_2 量，计算出能量消耗，分析出三大营养素分别占能量消耗的比例，可为合理的营养治疗提供参考依据。目前认为间接能量测定法是较好的能量测定方法，所测得的能量消耗更接近实际需要。

需要特别强调的是，对危重症患者的能量供给不是越多越好，在短期内予以"允许的低能量摄入"可能反而对病情有利。这是由于在系统性炎症反应的情况下，抗体通过释放儿茶酚胺、皮质激素、胰高血糖素、生长激素和细胞因子来增加糖异生，胰岛素抵抗使其抑制此反应过程的能力下降。同时，周围型胰岛素抵抗阻碍了胰岛素帮助摄取代谢能源的功能，这些能源包括葡萄糖、酮体、游离脂肪酸和氨基酸等。这样，由于肝脏葡萄糖产生量的增高和肌肉葡萄糖摄取量的降低，造成了血浆葡萄糖浓度的增高，在这种情况下，常用的能量供应量 30～35kcal（kg·d）常可引起显著的血糖增高。

2）能量分配　合理的能量分配，有利于机体合理有效地利用供能营养素，使各类供能营养素在体内充分发挥营养作用。

①碳水化合物：碳水化合物供能占总能量消耗的 55%～65%，占非蛋白质能量的 50%～70%。较易获取且最符合人体生理需求和代谢利用的是葡萄糖，成人对葡萄糖的氧化利用能力约为 6g/（kg·d），儿童为 8～15g/（kg·d）。过量提供葡萄糖可导致脂肪肝。胰岛素分泌不足、应激或糖尿病患者在应用葡萄糖作为能量来源时，需加用外源性胰岛素，使用比例为每 4～10g 葡萄糖加入 1U 胰岛素，并根据血糖、尿糖监

测结果调整比例。②脂肪：脂肪供能占总能量消耗的 20% ～ 30%，占非蛋白质能量的 30% ～ 50%。脂肪的特点是能量密度高，不仅提供能量和碳原子，还提供必需脂肪酸。成人每天能耐受 1 ～ 2g/kg 的脂肪，当提供量过多或脂肪代谢障碍时，可致高脂血症或脂肪超载综合征。婴幼儿的脂肪供给量每天可达 3 ～ 4g/kg。③蛋白质：蛋白质供能占总能量消耗的 10% ～ 20%，但蛋白质的主要作用并非供能，而是作为氮源供给组织细胞更新、修复和一系列生物活动所需。正常成人每天蛋白质的需要量为 1 ～ 1.5g/kg；在应激、创伤后，机体对蛋白质的需要量增加，可达 2g/kg，甚至更高。

尽管创伤患者在伤口和创面修复期需要较高的蛋白质量，但在伴有肝、肾功能严重受损时，人体对蛋白质的代谢和利用能力下降，蛋白质的供给量应适当减少，并有所选择。

欲使提供的蛋白质在体内得到最大程度利用，必须同时提供足够的非蛋白质能量，以构成合理的热氮比，才能达到预期的节约氮的效果。通常，较合适的热氮比为（100 ～ 150）kal：1g，可视病情适当调整。

（2）蛋白质　一般认为蛋白质供能应占全天所需能量的 10% ～ 20%。但基于目前对代谢支持这一概念的认识，主张提高氮的供给量为 0.25g/（kg·d），以减少体内蛋白质的分解，供给合成急性期反应蛋白的需要，而非蛋白质能量与氮之比降为 100：1。在补充蛋白质的同时，要充分考虑必需氨基酸以及创伤后条件氨基酸，如精氨酸、谷氨酰胺等的补充。

谷氨酰胺除了有供给机体合成蛋白质的功效外，还是肠道黏膜细胞代谢活动的主要能源，对维持肠黏膜结构和供能的完整性，减少肠源性细菌感染，降低机体的能量代谢起着重要作用，此外，还有改善机体免疫功能的作用。精氨酸是机体所有组织蛋白质合成时都需要的一种底物，还通过增加伤口内羟脯氨酸含量而促进创面愈合。试验和临床研究表明，精氨酸对于改善创伤后免疫功能有十分重要的作用。支链氨基酸是唯一能在肝外氧化供能的氨基酸，创伤后早期肌肉中的支链氨基酸（亮氨酸、异亮氨酸、缬氨酸等）大量氧化供能，血中支链氨基酸浓度下降，此时补充支链氨基酸能在周围组织供能，能起节约氮的作用，可减少肌肉蛋白的分解，促进脏器蛋白质的合成。

（3）碳水化合物和脂肪　二者主要供给人体能量，脂肪还提供必需脂肪酸。一般认为，创伤患者碳水化合物和脂肪的供给量宜分别占总能量的 55% ～ 65% 和 20% ～ 30%，占非蛋白质能量的 50% ～ 70% 和 30% ～ 50%。碳水化合物摄入过多，可能会出现不能控制的高血糖和高渗状态，以及导致肝功能损害，加之碳水化合物在代谢过程中消耗 O_2 量和产生 CO_2 量较脂肪多，会增加通气量和肺的负荷，因此，治疗中应提高脂肪和减少碳水化合物的供给比例。在非蛋白质能量需要中，碳水化合物与脂肪的供能比例应接近 1：1，将更有利于患者的恢复。特别是在已有肺部疾患或肺功能损害时，碳水化合物不宜供给过多，应减少碳水化合物的供能比例，增加脂肪供能比例。

（4）维生素　维生素在机体物质代谢、调节生理功能、创伤愈合等方面有着重要作用，虽然每天需要量很少，但因其不能在体内合成或合成量不能满足机体需要，一旦长期摄入过少，将导致维生素缺乏。各国对于维生素每天需要量的推荐标准虽不完全一致，但基本接近。我国患者，在无明显维生素缺乏的状态下，补充量一般不超过《中国居民膳食营养素参考摄入量》中推荐的剂量；处于创伤应激状态的患者，各种维生素的需要量都会增加，特别是维生素 C 的需要量大大增加，所以应增加维生素的摄入量，进行全胃肠外营养治疗的患者每天都应补充各种维生素。创伤后维生素每日需要量见表 8-13。

表 8-13 创伤后维生素每日需要量

维生素 A	一般不会出现缺乏
维生素 B	20～40mg
维生素 B_2	20～40mg
维生素 B_6	25～50mg
维生素 B_{12}	0.5μg
维生素 C	50～100mg
维生素 D	对骨折、骨病患者应适当补充
维生素 E	应用脂肪乳剂时应适当补充

水溶性维生素在体内无储备，长时间不能摄入的患者容易出现缺乏，应常规补充；脂溶性维生素在体内有一定的储备，短期不予提供时，一般不会导致缺乏，但若长期、过量的供给则可致蓄积性中毒。

（5）电解质和微量元素　创伤后，患者常由于诸多原因，如呕吐、禁食、消化液丢失等，电解质丢失增加，出现电解质紊乱。丢失量的多少及持续时间的长短随创伤的严重程度而异。治疗中，应结合血液生化检测结果，注意进行电解质的补充，以维持各种电解质平衡，特别是钠、钾、钙、镁、磷等的血液浓度。

正常饮食或肠内营养液中含有各种电解质，但可能还不足以补充机体的需要量，可在静脉输液中或肠内营养液中适当添加予以补充，并在血、尿电解质的监测下调整补充量以维持正常的血液浓度。

创伤后，由于创伤引起的微量元素丢失和代谢改变使一些微量元素缺乏，而微量元素对机体代谢、创面修复具有重要作用，特别是锌和硒。机体为了维持正常的生理功能，促进蛋白质合成，促进创面愈合，改善免疫功能，对微量元素的需要量上升。

创伤轻微时，对微量元素的需要量变化不大或仅有轻度上升，按照《中国居民膳食指南》和《中国居民膳食营养素参考摄入量》要求所提供的正常饮食或肠内营养液，即可满足机体对微量元素的需要。严重创伤和感染的患者，应适当补充微量元素，对于每天应该补充微量元素的品种和剂量，目前尚无统一的推荐意见，应视患者的情况和营养治疗的方式而定。大家比较关注的微量元素有锌、硒等，补充量一般不应低于《中国居民膳食营养素参考摄入量》所推荐的剂量。对严重创伤患者，在补充微量元素前，应充分考虑表 8-14 中的问题。

表 8-14　补充微量元素前须考虑的问题

目前有无微量元素缺乏症，以及何种微量元素缺乏及缺乏程度
伤前总体营养状况及微量元素状况如何
有无微量元素过度丢失的途径
排泄微量元素的途径有无障碍
有无导致微量元素血清水平降低但总量并未减少的原因，如伤后感染引起微量元素由血循环向肝、脾等脏器的重新分布等
患者合成及分解代谢状况如何
若行营养支持，应明确营养液中有无与微量元素相互反应的溶液或药物，以避免影响微量元素的生物效价及产生有害物质沉积于组织中
营养液中微量元素含量是否超过每日需要量
有无微量元素过量引起的毒副作用

（6）水　水是维持人体代谢所必需的物质，也是将营养素带入体内的载体。在不进饮食、无额外丢失的情况下，创伤患者水的每天供给量可按正常生理需要量提供，在某些临床状况下，需视病情和检测结果随时调整入水量（表 8-15）。

表 8-15　创伤患者的水补充

状态	正常需要量［mL（kg·d）］	增加水量（L/d）
无额外丢失	30～45	
体温每升高 1℃		0.1～0.3
中等出汗		0.5
显著出汗、高热		1.0～1.5
通气过度		0.5
干燥环境中通气过度		1.0～1.5
创面、体腔持续暴露 5 小时		0.5～3.0

（7）几种特殊营养素和生长激素在创伤患者治疗中的应用

1）谷氨酰胺　谷氨酰胺（Gln）是人体内最丰富的游离氨基酸，占血浆游离氨基酸总量的 20%。谷氨酰胺既可为氨基酸、蛋白质和核酸的合成提供氮源，又能氧化释放能量。肠道的主要能量来源是谷氨酰胺，而非葡萄糖。正常进食时，谷氨酰胺为肠道供能比例占总量的 70% 以上，而葡萄糖供能不足 20%，故肠道是谷氨酰胺最主要的消耗器官。谷氨酰胺还可作为其他迅速增生细胞（如免疫细胞）的燃料而被利用。研究表明，补充谷氨酰胺能保持肠黏膜完整，防止细菌移位和肠道毒素入血。同时，补充谷氨酰胺也可增强内源性抗氧化剂谷胱甘肽的组织水平，改善氮平衡，降低严重感染并发症。研究发现，创伤后 24 小时即可出现血浆谷氨酰胺水平降低，其丢失的程度与创伤的程度呈正相关。肠黏膜细胞本身既不能产生，亦无法储存谷氨酰胺，但创伤后肠道、肾、淋巴细胞和巨噬细胞对谷氨酰胺的摄入量大为上升，最高可达 2 倍以上，肌肉蛋白质为满足此应激反应，分解消耗量明显增加，产生大量谷氨酰胺。肠道摄入的谷氨酰胺一方面为黏膜细胞的氧化提供能量，另一方面通过释放丙氨酸，为糖异生提供原料。创伤应激造成肠黏膜的血液供应障碍，加之过氧化物和细胞介质的损害，使肠黏膜内谷氨酰胺酶的数量减少、活性降低，造成肠道对谷氨酰胺的利用能力降低，机体组织蛋白分解产生的内源性谷氨酰胺又被肝和淋巴组织大量利用，使得肠黏膜细胞的谷氨酰胺供应不足，肠黏膜细胞及肠道免疫细胞处于谷氨酰胺饥饿状态，如不及时由外界补充谷氨酰胺，则肠黏膜代谢底物不足，肠黏膜屏障遭到破坏，出现肠道细菌易位。因此，若不能经饮食补充足够的谷氨酰胺，将产生谷氨酰胺的相对缺乏。目前可通过肠内营养途径给予患者谷氨酰胺制剂和通过肠外营养途径给予谷氨酰胺双肽制剂。由于肾脏和（或）肝脏功能不全者对氨基酸的耐受性较差，当此类患者补充谷氨酰胺或谷氨酰胺双肽时，可能导致氮质血症。目前认为不用含谷氨酰胺的肠内、肠外营养的标准见表 8-16。

表 8-16　不用含谷氨酰胺的肠内、肠外营养的标准

血尿素氮 ≥ 25mmol/L（无透析时）
总胆红素 ≥ 175μmolL
中枢神经系统功能不全

2）生长激素　生长激素（GH）是垂体前叶分泌的一种具有促进生长、增强合成代谢和贮存作用的肽类激素，对蛋白质、脂肪和糖代谢均有影响。在创伤患者的肠内、肠外营养治疗中，给予生长激素被证明可以促使细胞生长，促进蛋白质合成，减少分解代谢期体蛋白和体细胞群的丢失量，改善氮平衡。目前通过重组 DNA 技术可制得人生长激素，即重组人生长激素（rhGH）。重组人生长激素和谷氨酰胺在作用上有相同之处，都具有促进蛋白质合成，促进细胞尤其是快速增生的细胞（如肠黏膜细胞和免疫细胞）增生的作用。研究表明，当把重组人生长激素和谷氨酰胺一起使用时，可以得到一种协同的作用。

3）精氨酸　研究表明，在创伤后，精氨酸成为必需氨基酸。其作用包括：是部分激素的促分泌素，如刺激脑垂体分泌生长激素和泌乳素，刺激胰腺分泌胰岛素和胰高血糖素，刺激肝脏和小肠释放胰岛素样生长因子和刺激肾上腺释放儿茶酚胺等；对增强免疫功能有正向作用，实验观察到精氨酸可刺激淋巴细胞的母细胞合成增强及增强 T 细胞对刺激物的反应，明显加 CD4$^+$T 细胞百分比；增加胶原合成和促进伤口愈合。

3. 营养治疗的实施

（1）治疗方式的选择　根据患者情况，选择适合的营养治疗方式，一般有肠内营养治疗和肠外营养治疗两种方式。

肠内营养（EN）是指营养物质经胃肠道途径给予患者，此途径符合生理习惯，且安全和经济。营养物质可以口服给予，也可以管饲给予。管饲包括鼻胃管、鼻肠管和胃肠造口管三种途径的管饲。营养物质可以是自然食物，也可以是工业制剂，工业化生产的营养制剂有多个品种和剂型，可根据患者的病情和胃肠功能情况加以选择性使用。当肠内营养治疗难以满足患者营养需求时（少于 60%），应联合使用肠外营养治疗或以肠

外营养治疗为主，并辅以肠内营养治疗。

肠外营养（PN）是指营养物质经静脉途径给予患者，营养物质可以经外周静脉给予，也可经中心静脉给予，外周静脉营养较中心静脉营养安全、方便，但不易完全满足患者的营养需要。通过经外周静脉置入中心静脉导管（PICC）进行肠外营养治疗，吸取了外周静脉营养和中心静脉营养两者的优点，临床应用具有优势。肠外营养治疗的营养物质是机体可以直接利用的各种中小分子的营养素制剂。肠外营养治疗没有统一的营养配方，但必须含有人体所需的全部营养素。

选择肠内营养、肠外营养或者两者联合应用，很大程度上取决于患者的疾病性质、胃肠道功能和对营养供给方式的耐受程度，原则上应选择治疗有效，且危险性最小和操作最方便的营养供给方式。如果患者胃肠道有功能或有部分功能，且能安全使用时，则应首选肠内营养治疗，具体见表8-17。

表 8-17 选择肠内、肠外营养的一般性原则

肠外营养治疗与肠内营养治疗均可选用时，应优先选用肠内营养治疗
在肠外营养治疗中，周围静脉营养治疗与中心静脉营养治疗均可选用时，应优先选择周围静脉营养治疗；只有当营养需要量较大或期望短期内改善营养状况时，才可考虑选用中心静脉营养治疗
单独使用肠内营养治疗不能满足患者营养需要时，可联合使用肠外营养治疗予以补充
预计为较长时间的营养治疗时，应尽可能选择肠内营养治疗

（2）治疗方式的过渡 长期使用肠外营养治疗，可导致胃肠功能衰退，而肠内营养治疗具有维持和改善胃肠功能的作用，所以，肠外营养治疗应适时过渡到肠内营养治疗。这一过渡应该是有计划的逐步过渡，不应突然过渡，否则将会加重胃肠道负担而不利于康复，具体见表8-18。

表 8-18 肠外营养向肠内营养过渡

程序	实施	要点
第一阶段	肠外营养与管饲肠内营养结合	肠外营养逐渐减量，管饲营养逐渐加量
第二阶段	单纯管饲肠内营养	逐渐加量至日需要量，并维持到胃肠功能适合经口摄食
第三阶段	管饲肠内营养与经口摄食结合	管饲营养逐渐减量，经口摄入医院基本膳食
第四阶段	从医院基本膳食过渡到正常膳食	遵循食物选择原则

（3）经口摄食的食物选择原则

1）宜用食物 ①高能量、高蛋白质、易消化、无刺激性食物，如瘦肉、蛋类、乳类、大豆及其制品。②富含维生素和矿物质的新鲜蔬菜、水果，如番茄、苹果等。③创伤早期可选用均衡型营养制剂。

2）忌用或少用食物 不易消化、刺激性强的食物。

二、围术期患者的营养治疗

（一）概述

围术期是指从确定手术治疗时起，直到与这次手术相关的治疗基本结束为止，包含术前、术中及术后的一段时间，一般为术前 5 ～ 7 天至术后 7 ～ 12 天。手术治疗是一种创伤性治疗手段，其创伤可以引起机体一系列内分泌和代谢变化，导致体内营养物质消耗增加、营养状况水平下降及免疫功能受损。营养不良是外科住院患者中常见现象，可导致患者的手术耐受力下降，容易发生术后感染、切口愈合延迟等并发症。据研究，外科死亡病例中，由营养不良直接或间接引起的可达 30% 之多。

手术治疗的患者，术后康复是否顺利，机体营养储备状况是重要因素之一。通过合理补充营养物质，改善围术期患者的营养状况，对于提高患者手术耐受力，减少并发症，促进术后恢复有着十分重要的意义。

（二）营养代谢特点

围术期患者机体会出现防卫性的应激反应过程。适度的应激反应可以缓解手术创伤对机体造成的伤害，过度的应激反应则加重对机体的伤害，导致器官功能紊乱，甚至死亡。围术期的应激反应主要表现为由神经内分泌引起的综合性病理生理变化。

1. 营养物质代谢变化

手术创伤初期，机体处于应激状态，表现为交感 – 肾上腺髓质系统兴奋，肾上腺素、去甲肾上腺素、糖皮质激素、生长激素和胰高糖素分泌增加，可引起：①肝糖原和肌糖原大量分解为葡萄糖进入血液，抑制脂肪组织、结缔组织、骨骼肌、皮肤等组织器官摄取和利用葡萄糖，出现高血糖、尿糖。②以骨骼肌蛋白质为主的肝外蛋白质大量分解产生的氨基酸随血液循环进入肝脏，经糖异生生成肝糖原。③脂肪动员加强，血液中脂肪酸和甘油水平升高，分别用于氧化供能和成为糖异生原料。

（1）蛋白质代谢　糖皮质激素促进肝外蛋白质分解为氨基酸，氨基酸在肝脏中经糖异生作用生成肝糖原，以保证血糖供应。肌蛋白分解加强，尿氮排出量增加，机体呈负氮平衡状态。总氮丢失量与手术创伤的严重程度正相关。蛋白质缺乏的患者血容量减少，术后易出现低血容量性休克，网状内皮细胞也因蛋白质缺乏出现萎缩现象，导致抗体生成障碍，机体免疫功能受损。低蛋白血症时，组织间隙易出现水潴留，导致内脏水肿。伤口水肿时愈合延迟，易合并感染。

（2）脂肪代谢　机体的碳水化合物储备所提供的能量是有限的。65kg 体重的成年男性，体内碳水化合物储备（主要是肝糖原）为 200g 左右，提供的能量只能满足6 ～ 12 小时的需要。为保证能量供应，在肾上腺素、去甲肾上腺素、糖皮质激素、胰高糖素的协同作用下，机体脂肪组织分解代谢增强，脂肪动员使血液中的脂肪酸与甘油水平升高，甘油作为糖异生的原料，脂肪酸氧化供能。较大手术后 1 ～ 2 天，每天消耗脂肪可达 200g。脂肪过度分解可引起必需脂肪酸缺乏，引起细胞膜通透性发生病理性改变，导致细胞再生和组织修复能力降低。

（3）碳水化合物代谢 手术创伤引起患者血液中儿茶酚胺和胰高血糖素增高，导致胰岛素抵抗，使胰岛素作用降低，进而出现术后早期的血糖升高；肾上腺素与去甲肾上腺素通过与肝细胞膜及肌肉细胞膜受体结合，使肝糖原与肌糖原（体内约75%的糖原储存于骨骼肌，25%的糖原储存于肝脏）分解为葡萄糖进入血液，抑制脂肪组织、皮肤、结缔组织、淋巴组织、骨骼肌摄取和利用葡萄糖，使血糖浓度保持高水平。这种高水平血糖浓度既可保证脑组织的能量供应，又可满足外周神经、红细胞、白细胞、吞噬细胞及肾髓质等组织细胞的应激需要，是对机体的保护性反应。

（4）水、电解质代谢 术后体内抗利尿激素和盐皮质激素释放增加，对水、电解质代谢产生较大影响。表现为：①水潴留，即使肾功能正常，患者尿量也会较少，一般不超过1000mL/d。②钾排出量增加，尿钾排出量增加常发生在术后早期，第1天可达70～90mmol，以后逐渐减少，在正氮平衡出现前即可恢复。③钠排出量减少，与尿氮和尿钾的变化相反，术后血钠排出量显著减少，呈一时性正平衡，然后经负平衡再恢复为正平衡。④尿氮增加时，尿中磷、硫、锌、镁排出量也增加，氯的变化与钠平行但程度较轻。

2. 心血管功能变化

生理性应激可使心血管出现防御性反应，表现为心率加快，心肌收缩力加强，心排血量增加，血压升高。手术创伤性应激引发交感神经兴奋，导致心律失常，儿茶酚胺分泌增加，血浆和心肌内的浓度升高，在适当范围内引起心血管防御性反应，但超过一定限度时，则使心肌耗氧量增加，脂质过氧化物生成增多，加之冠状动脉收缩使心肌缺氧，结果可导致心肌细胞损害，甚至出现心肌坏死。

3. 消化道功能变化

手术创伤应激时交感神经兴奋，内脏血管收缩，尤其是肾脏和胃肠道血管收缩明显，胃血流量减少，胃蠕动亢进，胃酸分泌增加，胃黏膜屏障功能降低，胃黏膜出现充血、水肿、出血、浅表糜烂和溃疡等病理改变。

4. 免疫功能降低

围术期患者的神经内分泌系统出现功能紊乱，糖皮质激素、内啡肽、脑啡肽等大量分泌，致使淋巴细胞增殖、转化及功能发挥受到抑制，出现免疫抑制作用。

（三）营养治疗原则

1. 术前的营养治疗

（1）术前营养治疗 一般应遵循如下原则：尽量改善患者的血红蛋白、血清总蛋白及其他各项营养指标，最大限度地提高其手术耐受力；改善患者营养状况的方式依病情而定，通常情况下尽量采用肠内营养，要素营养可以减轻胃肠道负担，严重营养不良且伴有消化吸收功能障碍者可肠内营养联合肠外营养，或单独选用肠外营养；对于没有足够时间纠正营养不良的限期手术患者，多采用肠外营养，必要时可选用新鲜全血或血浆，以迅速改善其营养状态；对于急诊手术患者，应采用中心静脉营养，以便术中、术后进行营养支持和生命体征监测。

（2）营养供给　①能量及来源：一般住院患者，如果仅在病床周边活动，供给能量只需增加基础代谢的10%左右即可；对于能进行室内外活动的患者，则要增加基础代谢的20%～25%；对发热患者可按体温每升高1℃增加基础代谢的13%计算；明显消瘦的患者，若病情允许，宜在体重正常或接近正常后再考虑手术治疗。术前患者能量供给量可在2000～2500kal/d，碳水化合物应作为主要能量来源，供给量应占总能量的65%；脂肪供给量一般应略低于正常人，可占全天总能量的15%～20%；蛋白质供应必须充足，应占每日总能量的15%～20%，或按1.5～2.0g（kg/d）计算，其中优质蛋白质应占50%以上。②维生素：一般应从术前7～10天开始补充。每天供给维生素C 100mg、胡萝卜素3mg、维生素B_1 5mg、维生素PP 50mg、维生素B_6 6mg，有出血倾向或凝血机制障碍时应补充维生素K 15mg。

（3）治疗合并疾病　在制订营养治疗计划时，应考虑合并疾病的处理。

①患者有贫血、低蛋白血症及腹水时，除输注全血、血浆和白蛋白外，还应通过膳食补充足够蛋白质和能量。②对高血压患者，需在药物治疗高血压的同时，给予低盐、低胆固醇膳食，待血压稳定在安全范围时再行手术治疗，以减少手术过程中出血。③对糖尿病患者，必须按糖尿病治疗要求供给膳食，使血糖接近正常水平，尿糖转为阴性，以预防术后伤口感染及其他并发症。④对肝功能不全的患者，要给予高能量、高蛋白、低脂肪膳食，并充分补充各种维生素，以促进肝细胞再生，恢复肝脏功能，严重肝病患者，可选用支链氨基酸含量较高的肠内营养制剂或静脉营养制剂，应限制芳香族氨基酸的摄入或输入，以免诱发肝性脑病。⑤对肾功能不全的患者，需依照病情给予高能量、低蛋白、低盐膳食。

2. 术后的营养治疗

术后营养治疗的目的在于尽快改善患者的营养状态，促进机体恢复，最大限度地减少并发症的发生。原则上以肠内营养为主，膳食多从流质饮食开始，经半流质饮食、软质饮食逐渐过渡到普通饮食。通常采用少食多餐的供给方式，必要时可联合应用肠外营养，以补充部分营养素。

术后患者对能量和各种营养素的需求量增大，导致营养素大量消耗的原因主要是：手术创伤引起的应激反应，使机体能量消耗和物质分解代谢增强；手术时出血和患者呕吐、出汗、胃肠减压引流、创面渗出等丢失了大量含氮体液；损伤组织吸收以及感染会引起体温升高，增加能量消耗。术后患者的营养补充要依病情而定，原则上应通过各种途径供给高能量、高蛋白、高维生素膳食。

（1）能量　手术造成机体能量大量消耗，必须供给充足的能量以减少机体组织消耗，促进创伤修复。卧床休息的男性患者能量供给2000kcal/d，女性为1800kcal/d。能经常下床活动后，应增加至2600～3000kl/d，也可按Harris-Benedict多元回归公式计算供给。

（2）碳水化合物　体内某些组织，如周围神经红细胞、吞噬细胞等，以及创伤愈合所必需的成纤维细胞，以葡萄糖作为主要能量来源，给予充足的碳水化合物，可发挥节约蛋白质作用，加速机体转向正氮平衡，防止酮症酸中毒，能增加肝糖原储存量，具有保护肝脏作用。每天供给量以 300～400g 为宜，超量供应会引发高血糖和尿糖。

（3）脂肪 脂肪是能量最丰富的营养素，患者膳食中应含有一定量的脂肪，可占总能量的 20%～30%。对胃肠道功能低下患者，应限制脂肪摄入量。若患者长时间依靠肠外营养支持，应保证必需脂肪酸的供给。对伴有肝病患者最好给予中链三酰甘油，中链三酰甘油比长链三酰甘油更容易消化吸收，且可直接经门静脉入肝脏，易于氧化分解代谢。

（4）蛋白质 蛋白质是维持组织生长、更新和修复必需的原料。手术患者多伴有不同程度的蛋白质缺乏，常呈负氮平衡状态，不利于创伤愈合恢复。术后患者应供给高蛋白质膳食，以纠正负氮平衡，每日供给量应达到 100～140g。

（5）维生素 一般术前存在维生素缺乏者，应立即补充。营养状况良好的患者，术后不用供给太多的脂溶性维生素，但应给予足量的水溶性维生素。维生素 C 为合成胶原蛋白、促进创伤愈合所必需，应每天给 500～1000mg。B 族维生素与能量代谢有密切关系，影响伤口愈合与机体对失血的耐受力，每天供给量应增加至正常供给量的 2～3 倍为宜。

（6）矿物质 术后患者因失血和渗出液体等原因而大量丢失钾、钠、镁、锌、铁等矿物质，应根据实验室检查结果及时补充。

（四）膳食选择

（1）对于胃肠道手术患者，术后肠道功能恢复前，采用肠外营养支持，肠道功能恢复的早期可选用要素营养制剂，逐渐增加菜汁、果汁、牛乳、稀粥、烂面条等，由流质饮食过渡到普通饮食，肠道功能初步恢复后，宜选用高蛋白、少渣食物，如蛋类、鱼肉、乳类及其制品等，烹调方式宜采用蒸、煮、炖、煨等，以使食物易于消化。

（2）对于肝、胆、脾等非胃肠道手术患者，胃肠道功能恢复后，宜选用富含优质蛋白的食物，如瘦肉、蛋类、乳类及其制品、豆类及其制品等，以及富含维生素和矿物质的新鲜蔬菜、水果等食物。

（3）围术期患者不宜过多食用生冷、油腻及辛辣刺激性食物，有并发症的患者更应考虑禁忌相应的食物。

（4）胃肠道术后或其他手术后，胃肠道旷置 1 周以上的患者，在开始进行肠内营养支持时，应避免使用富含膳食纤维的肠内营养制剂或天然食物，以免刺激胃肠道引起腹泻，特别是处于高度应激状态的外科术后，如颅脑外伤术后的患者，经肠内营养初期给予过多的膳食纤维，可能会诱发消化道出血。

第九章　中医营养学基础及常见骨科疾病膳食举例 ▷▷▷▷

第一节　中医营养学理论基础

　　了解和掌握中医营养学的理论基础，建立中医营养学的思维方法，利于更好地运用中医营养学进行学习与实践。本节着重阐述整体观念、阴阳平衡理论及药食同源理论，这些理论是中医营养学理论中较为重要和基础的理论。

一、整体观念

（一）人体是一个有机整体

　　人体是由若干脏腑、组织和器官所组成。每个脏腑、组织和器官各有其独特的生理功能，人体各个组成部分在结构上是不可分割的，在生理上是相互联系、相互支持而又相互制约的，在病理上也是相互影响的。人体以五脏为中心，通过经络系统，把六腑、五体、五官、九窍、四肢百骸等全身组织器官联系成有机的整体，并通过精、气、血、津液的作用，完成机体统一的功能活动。心主血脉，主神志，主汗液，开窍于舌，其华在面，心与小肠相表里；肺主气，司呼吸，主宣发肃降，主通调水道，开窍于鼻，其华在毛，肺与大肠相表里；脾主运化，主升，主统血，主肌肉、四肢，开窍于口，其华在唇，脾与胃相表里；肝藏血，主疏泄，主筋，开窍于目，其华在爪，肝与胆相表里；肾藏精，主纳气，主水，主骨生髓，开窍于二阴，其华在发，肾与膀胱相表里。

　　由于人体是一个有机的整体，在治疗局部病变时，也强调从整体出发，在临诊过程中，根据五官、形体、色脉等外在的变化，判定脏腑的虚实、正邪的消长及气血的盛衰，从而确定相应的饮食原则。如有患者出现心慌、心悸、面色苍白、失眠等，心主血脉，主神志，上述临床症状考虑为心血不足所致，可给予当归、大枣、龙眼肉、百合、莲子等以益气养血，安神助眠。

（二）人与自然环境的统一性

　　人类生活在自然界之中，自然界存在着人类赖以生存的必要条件，自然界的运动变化又可以直接或间接地影响着人体，机体则相应地发生生理和病理上的变化。自然界为人类的生存提供了必要条件，故《素问·六节藏象论》曰："天食人以五气，地食人以五味。"人的生理活动随着自然界运动和自然条件的变化而发生相应变化。一旦气候环境的变化超过了人体的适应能力，或者由于人体的调节功能失衡，不能对外界环境变化做出适当反应时，人体就会产生疾病。

人体为顺应自然环境变化而需进行饮食内容调整。如春生，春季阳气生发，万物复苏，为顺应这一变化，宜食用一些辛散生发之品，如葱、姜、蒜、香菜等，以振发体内的阳气；夏长，日照强烈，天气炎热，宜食用清热寒凉之品，如苦瓜、绿豆等；夏季三伏天暑湿较重，宜食化湿健脾之品，如冬瓜、薏苡仁、白扁豆等；秋收，秋季气候干燥，宜食甘润之品，如枇杷、梨、蜂蜜等；冬藏，冬季寒冷，为身体休养生机之时，宜用补益之品，如羊肉、乌鸡等。

我国疆域广阔，一方水土养一方人，地域不同，机体的疾病表现形式不同，人体对环境的顺应性及方式亦有不同。正如《素问·异法方宜论》中说："东方之城……鱼盐之地，海滨傍水，其民食鱼而嗜咸……其病皆为痈疡……西方者，金石之城，沙石之处……其民华食而脂肥，故邪不能伤其形体，其病生于内……北方者，天地所闭藏之域也……其民乐野处而乳食，脏寒生满病……南方者，天地所长养，阳之所盛处也……其病挛弊……中央者，其地平以湿，天地所以生万物也众，其民杂食而不劳，故其病多痿厥寒热。"可见，地域特性在很大程度上影响了疾病的特性和表现形式，同时，机体的顺应方式也有很大不同。四川、湖南等地气候潮湿阴冷，可食辣椒、花椒等辛辣之品，以燥湿除湿；北方气候相对干燥，如果多食辣椒、花椒等辛温之品，易出现上火症状。

（三）人与社会的统一性

人的本质，在现实上是一切社会关系的总和。人从婴儿到成人的成长过程就是由生物人变为社会人的过程。人生活在社会环境之中，社会生态变迁与人的身心健康和疾病的发生有着密切关系。社会角色、地位的不同，以及社会环境的变动，不仅会影响人们的身心功能，而且疾病谱的构成也不尽相同。明代李中梓云："大抵富贵之人多劳心，贫贱之人多劳力，富贵者膏粱自奉，贫贱者藜藿苟充；富贵者曲房广厦，贫贱者陋巷茅茨；劳心则中虚而筋柔骨脆，劳力则中实而骨劲筋强；膏粱自奉者脏腑恒娇，藜藿苟充者脏腑恒固；曲房广厦者玄府疏而六淫易客，茅茨陋巷者腠理密而外邪难干。"《医宗必读·富贵贫贱治病有别论》云："故富贵之疾，宜于补正，贫贱之疾，易于攻邪。"

社会是多元化的，不同地域、不同种族的人群风俗礼仪、饮食习惯各不相同。在进行药食指导或治疗时，应遵循当地的风俗习性、饮食习惯，注重人自身的机体平衡、人与自然的平衡及人与社会的平衡，以实现和谐统一。

二、阴阳平衡

（一）阴阳学说

阴阳学说认为，自然界任何事物或现象都包含着既相互对立，又互根互用的阴阳两个方面，任何事物均可用阴阳来划分，凡是运动着的、上升的、温热的、明亮的都属于阳；相对静止的、下降的、寒冷的、晦暗的都属于阴，阴阳是相互关联的一种事物或是一个事物的两个方面。

人体头为阳，足为阴；体表为阳，体内为阴；上部为阳，下部为阴；外侧为阳，内侧为阴；五脏属阴，六腑为阳；气为阳，血为阴。对于人体具有推进、温煦、兴奋等作用的物质和功能统归于阳，对于人体具有凝聚、滋润、抑制等作用的物质和功能归于阴。

人体的正常生命活动是阴阳两方面保持相对平衡的结果。阴阳平衡就是阴阳双方的消长转化保持协调，既不过分也不偏衰，呈现脏腑平衡、寒热平衡及气血平衡。其总原则是阴阳协调，实质是阳气与阴精（精、血、津、液）的平衡，也就是人体各种功能与物质的协调。

阴阳偏盛、偏衰是疾病变化的基本规律，尽管疾病的病理变化错综复杂，但其基本性质可以用阴和阳两大类来概括，辨别阴阳在临床上具有重要的诊疗意义。

（二）食物的阴阳属性

食物本身也是具有阴阳属性的，判断食物的阴阳属性，可以依据以下几个方面。

1. 根据食物的味道判断阴阳属性，应注意食物的苦味、辛味、咸味。如有苦、辛味的生姜、紫苏、辣椒、韭菜、大蒜、葱类、芫荽、胡椒、茴香、猪肝等属阳；咸味的淡水鱼类、蛤类、海藻类等偏属阴性。日常生活中患风寒感冒，胃中寒凉作痛，口味不佳等，食葱白粥、姜糖饮作散寒剂，可以改善症状。四川盆地气候潮湿、多雾、寒冷，当地居民饮食中多选择辣椒、胡椒等，利用辣椒、胡椒性燥味辛，可祛寒逐湿。对于大便干硬、耳鸣、甲状腺肿大等热证患者，可以适量食用海带、海参、紫菜等偏咸味的食物。

2. 根据食物的形状判断阴阳属性。根菜与叶菜、茎菜相比多属阳，叶菜与茎菜、根菜相比多属阴。如牛蒡子、洋葱、人参、藕、红薯、芋头、土豆等根菜属阳。与此相反，如白菜、菠菜、卷心菜等叶菜和含水分多的黄瓜、茄子、西红柿等果菜，皆属阴。

3. 根据食物的产地环境判断阴阳属性。生长于温暖的地区、陆地上及塑料大棚中的食物偏属阴，这些场所以外的地方生长的食物属阳。如土豆、大豆等生长在寒冷地方的食品，与香蕉、西瓜、甘蔗等生长在温暖地方的食物相比，偏属于阳性。江海湖泊的淡水鱼属于阴性，海产品属于阳性，但是海产品中的海带、贝类（如牡蛎）因含盐分较多，与其他海产品相比当属阴性。

4. 根据食物的盛产季节判断阴阳属性。盛产于夏季的苦瓜、丝瓜、西瓜、西红柿、茄子等食物属阳，而盛产于冬季的胡萝卜和藕、大枣相比较，当然应属于阴性。

食物的阴阳属性具有可变性，在不同的条件下可以发生变化。比如原来含水分多的食物及生鱼片、生菜等食物，以及具有清热功效属于阴性的食物，经过加热，熟了之后就变成了阳性。食物经过烹饪后属性为阳，是与生的食物相比较而言的，如果与烹饪后的其他食物相比，仍然有阴阳之分，也就不一定是阳性。同样，动物性食物与植物性食物相比属于阳性，但是在动物性食物中也有阴阳之分，应区别对待，合理使用。

在食物的搭配和膳食配备上，中医比较注重阴阳平衡，以保证膳食无偏寒、偏热之弊。膳食调理亦以调整阴阳为基本原则，依据机体实际，或清热，或祛寒，或滋阴，或助阳，以调整机体的阴阳，使之平衡，达到正常的生理状态。

三、药食同源

（一）药食同源

中医学自古以来就有"药食同源"理论，这一理论认为，许多食物既是食物也是药物，食物和药物一样，同样能够防治疾病。在原始社会，人们在寻找食物的过程中，发现了各种食物和药物的性味和功效，认识到许多食物可以药用，许多药物也可以食用，两者之间很难严格区分。这就是"药食同源"的理论雏形，也是食物疗法的基础。《黄帝内经》中对食疗有较为明确的论述："大毒治病，十去其六；常毒治病，十去其七；小毒治病，十去其八；无毒治病，十去其九；谷肉果菜，食养尽之，无使过之，伤其正也。"这可称为最早的食疗原则，也表达了药食同源的思想。

日常生活中，药食同源的品种比比皆是，如丁香、八角茴香、刀豆、小茴香、山药、山楂、马齿苋、乌梅、木瓜、火麻仁、玉竹、甘草、白芷、白果、白扁豆、白扁豆花、龙眼肉、决明子、百合、肉豆蔻、肉桂、佛手、杏仁（甜、苦）、牡蛎、芡实、花椒、赤小豆、阿胶、鸡内金、麦芽、昆布、枣（大枣、酸枣、黑枣）、罗汉果、姜（生姜、干姜）、枸杞子、栀子、桃仁、桑叶、桑椹、橘红、桔梗、荷叶、莲子、淡竹叶、淡豆豉、菊花、紫苏、葛根、黑芝麻、黑胡椒、槐米、槐花、蒲公英、蜂蜜、酸枣仁、鲜白茅根、鲜芦根、橘皮、薄荷、薏苡仁、薤白、覆盆子、藿香等。

（二）中药与食物的关系

中药多属天然药物，包括植物、动物和矿物，而可供人类饮食的食物，同样来源于自然界的动物、植物及部分矿物质，因此，中药和食物的来源是相同的。中药与食物皆可用于防治疾病，如橘子、粳米、赤小豆、龙眼肉、山楂、乌梅、核桃、杏仁、饴糖、花椒、小茴香、桂皮、砂仁、南瓜子、蜂蜜等，它们既属于中药，有一定的临床疗效，又是日常食用的食品。

中药与食物亦有不同点，中药的治疗功效较强，选用不当会出现一定的毒副作用，而食物的治疗效果不及中药那样突出和迅速，配食不当，不会立刻产生不良的结果。但不可忽视的是，日常饮食，除供应必需的营养物质外，还会因食物的性能作用对身体平衡和生理功能产生有利或不利影响，日积月累，从量变到质变，这种影响作用会有较明显的体现。因此，正确合理地调配饮食，会起到药物所不能达到的效果，正如古代医家所言："人若能知其食性，调而用之，则倍胜于药也……善治药者，不如善治食。"

第二节　食物的性能和作用

一、食物的性能

食物之所以有药用功能，是由它们自身具有一定的性能所决定的。食物的药性是前人在长期的生活与实践中对食物的保健和医疗作用的概括与总结。食物的性能理论与阴阳、脏腑、经络、病因、病机等中医基础理论密不可分。食物的性能和药物性能一致，也包括性、味、归经、升浮沉降、补、泻等内容。

（一）食之"性"

药有寒、热、温、凉四性，食之性与药性一致，亦可分为寒、热、温、凉"四性"或"四气"，其中，寒凉与温热分属两类不同的性质，温与热、寒与凉则分别具有共性，同时，温次于热，凉次于寒。另有大热、热、大温、温、微温、平、凉、微寒、大寒等食性分类，表明了食物性能方面所具有的差异程度，而无明显界限。

食物的性能属性，是前人在食物作用于人体所产生的反应归纳总结出来的，并在实际应用中，遵循"寒者热之，热者寒之"的原则与方法。如适用于热性体质、热性病证的食物，则属于寒凉之品。寒凉食物多有清热、解毒、泻火、滋阴、凉血之功用；温热食物多有散寒、温经、助阳、通络、活血之功用。除此以外，还有平性食物，大多具有滋养补益的功效。以下为常见类别的食物举例：①寒性食物，食盐、海带、海鱼、莲藕、苦瓜、苦菜、紫菜等。②凉性食物，绿豆、冬瓜、白菜、蜂蜜、竹笋、黄瓜、萝卜、绿茶等。③热性食物，辣椒、干姜、胡椒等。④温性食物，韭菜、荔枝、杏仁、红糖、当归等。

（二）食之"味"

食物的"味"，即食物的主要味道，常将其概括为"五味"，即酸（涩）、咸、苦、辛、甘（淡）。"味"既有具体味道之意，也有其作用于机体的不同反应而论。就感官而言，食物较之中药，更能反映真实的滋味。

各味食物的功用各不相同，如《素问》所述："五味所入，酸入肝、辛入肺、苦入心、咸入肾、甘入脾。"《灵枢·五味论》云："五味入于口，各有所走，各有所病。肝病禁辛，心病禁咸，脾病禁酸，肺病禁苦。"食之五味各有特点，正如《本草备要》所述："酸者能涩能收，苦者能泻能燥能坚，甘者能补能缓，辛者能散能润能横行，咸者能下能软坚，淡者能利窍能渗泄。"可见，食物的味道不同，其功用也不同。

酸味食物具有敛汗、涩精、止泻、缩小便之用，如葡萄、乌梅、石榴等，可用于泻痢、下血、脱肛等。苦味食物具有清热、泻降、燥湿之功效，较适于热性体质，如苦瓜、莴苣等，可用于热毒证、小便不利等。辛味食物有发散外邪、行气、行血之功用，如生姜、薄荷、韭菜、茴香等，多用于外感表证、发散外邪等。咸味食物具有软坚、散结、泻下作用，如海带、紫菜等，可用于痞积胀满、大便秘结。甘性食物具有滋补、缓急、润燥之功用，如大枣、红糖、糯米等，多用于滋养补虚。淡味食物有渗湿、利尿的功效，如茯苓、薏苡仁、冬瓜等，可用于水肿、小便不利等。涩味食物具有收敛、固涩的作用，如橄榄、乌梅等，多用于泄泻、痢疾、尿频等。

五味之外尚有"芳香"概念，系指食物的特殊气味，芳香性食物以水果、蔬菜居多，如柑、橘、佛手、香椿、茴香等食物，芳香性食物一般具有醒脾开胃、行气化湿、化浊辟秽、爽神开窍、走窜等作用。

每种食物都有"性"和"味"，各种食物所具有的味可以是一种，也可以兼有几种，表明食物作用具有多样性，在具体应用时，要把食物的"性"和"味"结合起来考虑。例如，白萝卜和苦瓜都具有寒凉之性，前者味甘、辛，可消食健胃、下气宽中；而苦瓜味苦，清热降火的功效较强，可用于清暑热、解热毒。又如，生姜和豆豉同是辛味食物，生姜辛而热，适于祛风散寒的风寒病证；而豆豉辛而寒，适于身热、怕风、口干咽痛等的风热病证。

（三）食之"归经"

归经是以脏腑、经络理论为基础，以所治具体病证为依据。经络能沟通人体内外表里，在病变时，体表的疾病可以影响到内脏，内脏的病变也可以反映到体表。在长期的诊疗实践中发现，某种药物对某些脏腑、经络病变起着主要的治疗作用。如桔梗、杏仁能治胸闷、喘咳，归肺经；全蝎能定抽搐，归肝经；朱砂能安神，归心经等。这些都说明，归经理论是具体指出药效的所在，是从疗效观察中总结出来的。

食之"归经"也是食物性能的一个主要方面，食物的归经可显示出某种食物对人体某些脏腑、经络、部位等的突出作用，它体现了食物对某些脏腑、经络、部位等有较强的选择性。这也是前人对食物作用选择性和作用规律的认识与概括。

①辛味食物归肺经，治疗表证、肺气不宣咳嗽等，如苹果、甘蔗、枇杷、白果、芦笋、紫菜等。②甘味食物归脾经，治疗贫血、体弱等，如香蕉、山药、粳米、黄豆、大枣等。③酸味食物归肝经，治疗肝胆脏腑等方面疾患，如葡萄、乌梅、甘蓝、猪肝、芹菜、油菜。④苦味食物归心经，治疗心火上炎或移热小肠证，如小麦、莲子、百合、酸枣、龙眼肉等。⑤咸味食物归肾经，治疗肝肾不足和消耗性疾患（如甲状腺功能亢进、糖尿病等），如海带、海蜇、海参、鲍鱼等。

（四）食之"升降浮沉"

食物的"升降沉浮"指的是食物作用于人体的四种趋向。其中，升是指上升、提升；降是指下降、降逆；沉是指内行泄利；浮是指外行发散。这些性能可以纠正机体功能失调，或是因势利导，助邪外出。

食物的升浮沉降性能与食物的气与味有着密切关系。一般来说，质地轻薄、食性温热、食味辛甘淡的食物，其属性为阳，多具有升浮的作用趋向，如姜、蒜、花椒等；另具有发散、宣通开窍等功效，如香菜、薄荷能解表而防治感冒，菊花、绿茶能清利头目而防治头痛。反之，质地沉实，食性寒凉，食味酸苦咸的食物，其属性为阴，多具有沉降的作用趋向，如杏仁、梅子、莲子、冬瓜等，具有清热、平喘、利尿、敛汗、止泻、补益等功效，如西瓜清热而治热病烦渴，冬瓜利尿而治小便不通，乌梅收敛而止泻痢等。

（五）食之"补"

食有"补"的性能，泛指食物的补虚的作用，补性食物一般分别具有补气、助阳、滋阴、养血、生津、填精等功效，故此，补益类食物可分为补气类、补血类、滋阴类及补阳类。

（六）食之"泻"

食有"泻"的性能，泛指食物泻实的作用，泻性食物一般分别具有解表、散热、开窍、辟秽（防疫）、清热、泻火、燥湿、利尿、祛痰、祛风湿、泻下、解毒、行气、散风、活血化瘀、凉血等功效。泻实性食物可用于实证，以祛除病邪。

二、食物的作用

食物的作用是由其自身性能，如"性""味""归经""升降浮沉"和"补""泻"等特性决定的。主要有以下几个方面。

（一）食物的滋养作用

《难经》中载："人赖饮食以生，五谷之味，熏肤（滋养肌肤），充身，泽毛。"表明我国在2000多年以前，已十分重视食物的滋养作用。食物的滋养是人体赖以生存的基础，食物中的营养素，中医称之"水谷精微"，几乎全部转化为人体的组织和能量，以满足生命运动的需要。

中医学认为，各种不同的食品可分别归入某脏某经，滋养脏腑、经脉、气血，乃至四肢、骨骼、皮毛等。饮食进入人体，通过胃的吸收，脾的运化，然后输布全身，成为水谷精微，而滋养人体。这种后天水谷精微和先天真气的结合，形成人体的正气，从而维护正常的生命活动，以抗御邪气。此外，还形成了维持机体生命的基本物质"精"。"精"藏于五脏，是脏腑功能活动和思维、意识活动，即"神"的基础。"精、气、神"为人体之三宝，生命之所系，它们都离不开饮食的滋养。所以，战国时期名医扁鹊说："安身之本必资于饮食，不知食宜者，不足以存生。"所以，食物的滋养作用对人体功能的正常运转、维系身体健康发挥着举足轻重的作用。

（二）食物的治未病作用

机体功能早衰和疾病发生的根本原因就在于机体自身的调节功能；人体正气旺盛，而又能避免或抵御邪气的侵袭，就会维持健康的状态，反之则发生疾病。凡有助于提升正气、抗御邪气的措施都能预防疾病；凡有损害正气、助长邪气的因素都可能引起疾病。

合理安排饮食可保证机体的营养，使五脏功能旺盛、气血充实，恰如《黄帝内经》所言："正气存内，邪不可干。"中医学认为，脾胃为后天之本，五脏之营养受之于饮食五谷，为气血生化之源；气血生化首先依赖于胃的受纳，膳食过量、过味、不足或结构失衡，均会导致胃的受纳障碍，脾的运化失职，进而五脏失衡，肝肾不足，气血虚损，进而出现机体功能失衡。所以，膳食平衡是机体维持阴阳平衡、保持身体健康的基础。

食物的治未病作用在日常生活中有较广泛的体现，如用葱白、生姜、豆豉、芫荽等预防感冒，用甜菜汁或樱桃汁预防麻疹，用鲜白萝卜、鲜橄榄煎服预防白喉，用大蒜预防癌症，用绿豆汤预防中暑，用荔枝预防口腔炎、胃炎引起的口臭症状，用红萝卜粥预防头晕等。有的食物，如大蒜能杀菌和抑制病毒，故可防治呼吸道感染和肠道传染病等。生山楂、红茶、燕麦能够降低血脂，故可预防动脉硬化。还有人主张用玉米粉粥预防心血管疾病、用薏苡粥预防癌症等。

（三）食物的治疗作用

食物与药物都有治疗疾病的作用。而食物每人每天都要吃，较药物与人体的关系更为密切，历代医家都非常重视"食疗"的作用。古代医者在治疗过程中，先以食疗，后以药疗；只有食疗不能取效时，才以药疗。古时人们称能用食物治病的医生为"上工"。如宋代《太平圣惠方》中有记载："夫食能排邪，而安脏腑，清神养志，以资血气，若能用食平疴，释情遣疾者，可谓上工矣。"

食物治疗作用主要有三个方面。

1. 补益作用

人体各种组织、器官和整体的功能低下，是导致疾病的重要原因。中医学把这种病理状态称为"正气虚"，其所引起的病证称为"虚证"。根据虚证所反映的症状和病机之不同，可分为肝虚、心虚、脾虚、肺虚、肾虚和气虚、血虚等。临床表现有心悸气短、全身乏力、食欲不振、食入不化、咳嗽虚喘、腰膝酸软等。常用的补益方法有平补法、清补法、温补法、峻补法四种。

（1）平补法　平补法有两种意义，一种是应用不热不寒、性质平和的食物，如多数粮食、水果、蔬菜，部分禽、蛋、肉、乳类食物等。一种是应用补气、补阴之品或补阳、补阴之品，如山药、蜂蜜既补脾肺之气，又补脾肺之阴；枸杞子既补肾阴，又补肾阳等，这些食物可用于普通人群保健之功。

（2）清补法　是应用补而不滋腻碍胃，性质平和或偏寒凉的食物，有时也以泻实性食物祛除实证，例如清胃热，通利二便，加强消化吸收，推陈致新，以泻中求补。常用的清补食物有萝卜、冬瓜、西瓜、小米、苹果、梨、黄花菜等,该类多以水果、蔬菜居多。

（3）温补法　是应用温热性食物进行补益,适用于阳虚或气阳亏损的人群,如肢冷、畏寒、乏力、疲倦、小便清长而频等症或水肿患者,也常作为普通人的冬令进补食物。如核桃仁、大枣、龙眼肉、猪肝、鸡肉、鳝鱼、海虾等。

（4）峻补法　是应用补益作用较强、显效较快的食物,以达到急需补益的效果与目的。此法的运用,应结合体质、季节、病情等条件,达到既补益,而又无偏差的功效。常用的峻补食物有羊肉、甲鱼、黄花鱼、熊掌、鳟鱼等。

此外,中医主张体质虚弱或慢性虚证患者,可用血肉有情之品来滋补。如鸡汤适用于虚劳,当归羊肉汤适用于产后血虚,牛乳可用于病愈后调理,胎盘粉用于补肾强身,猪骨髓用于补脑益智,动物脏器用于滋补相应的脏腑等。粳米可补脾,和胃,清肺;荔枝甘温能益血,益人颜色,身体虚弱、病后津伤都可用它来滋养调摄;花生能健脾和胃,滋养调气,营养不良、乳汁缺乏皆可用以补虚益气;黑芝麻有补血、生津、润肠、乌发的作用;银耳有益气生津等作用,可用于肺脾两虚、津亏阴虚体弱之人等。

2. 泻实作用

外部致病因素侵袭人体,或内部功能的紊乱和亢进,皆可使人发生疾病。如果病邪较盛,中医称为"邪气实",其证候则称为"实证"。同时,又有正气虚弱的表现,则是"虚实错杂",此时既要祛除病因,又要针对病情进行全面调理,以"祛邪安脏"。日常中,用于实证的食物,具有祛除病邪的作用,如人们用大蒜治痢疾,山楂消食积,薏苡仁祛湿,赤小豆治水肿,藕汁治咳血,蜂蜜润燥等。

3. 调和作用

人体生理功能只有在和谐、协调的情况下,才能得以维持,从而处于健康状态,免受病邪的侵袭。生活中,饮食得当,则食物对于维持机体阴阳调和具有重要作用。因阴阳失调所导致的疾病状态,利用食物的性味归经等也可进行调节。根据机体阴阳失调的不同情况,可有扶阳抑阴、育阴潜阳、阴阳双补等多种方法。如阳虚的人可选用温补法,如用牛肉、羊肉、干姜等甘温、辛热类食品补助阳气;而阴虚的人当用清补法,如用蜂蜜、百合、海参、银耳等甘凉、咸寒类食品养阴生津。在日常生活实践中,人们也会自觉运用食物的调和调理作用。如偏热的体质或热性疾病,适宜性偏寒的食品。如梨汁、藕汁、橘汁等,可清热止渴生津;西瓜、茶水等可清热利尿;萝卜、甘草可治外感喉痛;芫荽、荆芥能清热解毒;赤小豆、白扁豆可清热除湿等。偏寒的体质或寒性疾病,宜用性偏热的食物。如调味品中性热者偏多,如胡荽面、姜糖汤可温中发汗;辣椒、生姜等能通阳健胃;胡椒、茴香等可治胃寒疼痛;小茴香和石榴皮等煎服可用于治疗痢疾;葱白和生姜等煎服可用于治疗风寒外感;大茴香炒焦研末,红糖调和,黄酒冲服,可用于治疗疝气疼痛等。

（三）骨伤膳食禁忌要点

1. 忌盲目补钙

虽然对于骨伤患者补充钙质是重要环节，但盲目过量补钙对骨伤恢复并无太大好处，若补量过大，反而会引发血钙增高，所以，如果患者本身并不缺钙，不可过量超量补钙。

2. 忌过多食用骨头汤。

传统观念认为，食用骨头汤是补钙的有效措施。但现代研究显示，骨头汤中仅含有 30% 左右的钙质，其主要的营养成分是胶原、脂肪等，骨头汤中的白色部分是脂肪。过量食用可能会引起肥腻积滞，不利于脾胃消化，从而影响骨伤恢复。

3. 忌食不易消化食物

骨伤患者由于长期在家休养，多有肿痛，食欲多有不振。此时不宜进补过量富含营养、富含热量的食物，以及山芋、糯米等易胀气或不消化食物，以免加重便秘的发生。

4. 忌过量食用糖类

过量食用糖类会导致体内的钙质被大量损耗；过量食用白糖，还会使体内维生素 B_1 含量减少，导致维生素 B_1 含量不足，将大大降低神经和肌肉的活动能力，影响患肢功能和机体恢复。

第三节　中医膳食原则

一、全面膳食原则

所谓全面膳食，就是要求日常饮食尽可能做到多样化，关注饮食内容的合理搭配。全面膳食是现代营养学的基本观点，现代营养学认为人体所需要的各种营养素主要包括蛋白质、脂肪、糖类、维生素、矿物质、水和纤维素七大类，而这几类营养物质分别存在于不同种类的食物中，如果偏食，则不能满足机体新陈代谢的需要，进而导致身体产生一系列症状。

《黄帝内经》提出了关于全面膳食的要求，指出"五谷为养，五果为助，五畜为益，五菜为充，气味合而服之，以补精益气"，这种观点可能是世界上最早的膳食指南。五谷原指粳米、麻、大豆、麦、黍，谷物是人们日常膳食的主体，多作为主食。五果原指枣、李、杏、桃、栗，后泛指水果，其有生津、开胃、益肺等功效，在人体功能运化中起到辅助作用。五畜原指猪、牛、羊、鸡、狗，后泛指家禽、家畜等。五畜乃血肉情志之物，对人体有补益、滋养之用。五菜后泛指蔬菜，蔬菜多有疏利，五菜有补充五谷不足之用。

可以看到，古人已非常重视日常饮食的合理配搭，提出以谷物为养，肉类为补益，蔬菜、水果作为辅助补充，合而服之，才能有益于身体健康。

二、辨证施膳原则

辨证施治是中医学的基本原则，中医膳食养生也体现了辨证施膳的原则。辨证即是认证识证的过程。所谓辨证，就是根据四诊所收集的资料，通过分析、综合，辨清疾病的病因、性质、部位，以及邪正之间的关系，概括、判断为某种性质的证。辨证施膳是由辨证与施膳两个相互联系的部分所组成，辨证是前提，施膳是手段和方法。

中医学有多种辨证方法，如八纲辨证、气血津液辨证、脏腑辨证、六经辨证、卫气营血辨证、三焦辨证、经络辨证等，其中最基本的方法是八纲辨证。八纲是辨证的总纲，包括阴、阳、表、里、寒、热、虚、实。八纲辨证是运用八纲，通过四诊所掌握的各种临床资料进行分析综合，以辨别病变的部位、性质、邪正盛衰及病证类别等情况，从而归纳为表证、里证、寒证、热证、虚证、实证、阴证、阳证。

表和里用以概括病证表现部位的深浅和病势的轻重。表证病情较轻，多表现为皮肤等表浅的症状，比如鼻塞流涕，咳嗽咽痒，可酌情给予发散解表的膳食，如风寒感冒，可饮用生姜葱白汤，以促汗出邪去。里证病情较重，多表现为脏腑等严重的症状，腹胀疼痛，便秘或腹泻，宜给予调理脏腑的膳食，如给予芹菜等富含纤维素食物，以改善便秘等症状。

寒和热是指疾病的性质。寒证大多是人体的生理功能衰退，或对有害因素的适应性反应能力低下的表现，比如畏寒喜暖，痰涎清稀，宜给予温中散寒的膳食，如用生姜粥、羊肉汤等暖胃散寒。热证大多是对有害因素的适应性反应能力旺盛的表现，诸如发热、烦躁，痰涎黄稠，宜用清热生津之品，如用甘蔗汁、黄瓜等凉性之物，清热止渴生津。

虚和实是人体与致病因子相互斗争状态的反映。虚证表现为正气（指一般物理功能和防御功能）不足，是全身功能或某种重要脏器功能衰弱的表现；实证是邪气有余（病证多表现急剧、显著，为机体与有害动因剧烈斗争的反应）。如阳虚者形寒肢冷，宜用羊肉汤、龙眼肉等甘温之品以温补，助阳气旺盛。阴虚者身体消瘦，精不足者，宜用蛋羹、肉羹等补精益血，充足阴精。

气血津液辨证也是较常用的辨证方法。气血津液辨证可分为气病辨证、血病辨证和津液辨证。如夏季有自汗，神疲乏力，头晕目眩，这些症状在活动后加重，这就是典型的气虚证，夏季暑湿耗气，可以用西瓜汁、绿豆粥等解暑之品调理，也可用一些中药代茶饮，如鲜荷叶、竹叶等清暑、益气之品茶饮、煮膳。

辨证施膳讲求在辨证的基础上，合理施膳，但不可一味强调辨证膳食而忽视均衡膳食，在实际应用中，应注意将辨证施膳与全面膳食相结合。

三、饮食有节原则

随着社会进步与生活水平的提高，人们在注重食物营养的同时，较容易忽视饮食有节这一重要环节，饮食失节是导致疾病发生的重要因素。《素问·上古天真论》有述："上古之人，其知道者，法于阴阳，和于术数，食饮有节，起居有常，不妄作劳，故能形与神俱，而尽终其天年，度百岁乃去。"可见，饮食有节是古人较重视的方面，它主要包括饮食规律和饮食节制两个方面。

（一）饮食规律

饮食规律是指进食要有相对固定的时间，遵循一定的规律，即要定时、规律进食，可保证消化、吸收功能有节奏地运行，脾胃协调配合，饮食即可被机体有条不紊地进行消化、吸收，营养精微物质可有序输布全身。如果饮食无定时，将扰乱胃肠消化的正常运行，易导致肠胃功能失调，食欲减退，减弱消化能力，而损害健康。所谓"食能以时，身必无灾"。

（二）饮食节制

饮食节制强调适时、定量，避免过饥、过饱、暴饮暴食。进食定量，饥饱适中，则脾胃运转正常，人体能及时得到营养物质的供给，从而保证各种生理功能活动。《黄帝内经》认为："饮食自倍，肠胃乃伤。"长期饮食无度，会对胃肠道等消化系统造成一定的伤害。

尤其对于特殊群体，如老人、婴幼儿等，更应注意饮食的节制与规律。如小儿脾脏娇嫩，往往不能自己控制食量，容易发生食伤脾胃的病证。还有肥胖、高血压患者等，更应注意饮食节制，不可过量饮食，脂肪堆积，造成心脑血管疾病、糖尿病、恶性肿瘤等疾病的危险因素。

四、饮食禁忌原则

饮食禁忌是指食"非所宜"的诸般情况，中医较重视饮食禁忌，提出饮食禁忌对身体功能运行、疾病的防治与转归都有很重要的影响，正如张仲景在《金匮要略》中强调饮食应有所禁忌："所食之味，有与病相宜，有与身为害，若得宜则宜体，害则成疾，以此致危。"人们在日常生活中，已建立了一些饮食禁忌原则，如糖尿病患者忌糖，高脂血症患者忌油腻，冠心病患者应严格限制高胆固醇、高脂肪食物，痛风患者忌高嘌呤食物等，这些原则在人们的日常养生保健中也具有重要意义。

（一）疾病状态的饮食禁忌

中医典籍《灵枢·九针论》云："病在筋，无食酸；病在气，无食辛；病在骨，无食咸；病在血，无食苦；病在肉，无食甘。"指出气血筋骨发生病变时，饮食禁忌有所不同。筋病时，不宜多食酸性食物，以免造成钙质流失过多；气虚者宜少食辛味食品，避免散发过重，损伤正气；血虚患者忌食苦味食物，以免伤津液，燥损伤血；骨病患者忌食过咸食物，以免损伤肾功能，加重骨病。

对于疾病状态的患者，饮食禁忌标准可出现两类情况，一是对于患者不欲进食的某类食物，则宜禁之；二是对于愿意进食的食物也应适度，不能过度进食，以免加重机体运转负担，加重已有疾病，重则引起新的疾病。

（二）四季饮食禁忌

张仲景在《金匮要略》中对不同季节禁食动物内脏做了具体要求，谓"春不食肝，夏不食心，秋不食肺，冬不食肾，四季不食脾"。其所述是依据春季属肝，春季食肝则肝气旺；夏季属心，夏季食心则心气旺；秋季属肺，秋食肺则肺气旺；冬季属肾，冬食肾则肾气旺。如违者，可能造成内脏功能失衡而导致疾病发生。此外，有些肉类在特殊季节也应禁食，如夏季不宜食羊肉、狗肉等温热生火之品，油腻、肥甘之品也不宜在夏季食用。

（三）服药期饮食禁忌

中医典籍《调疾饮食辩》中有述："病人饮食，借以滋养胃气，宜行药力，故饮食得宜足为药饵之助，失宜则反与药饵为仇。"《本草纲目》中列出 31 条服药的饮食禁忌。一般而言，服用中药要禁食生冷、油腻之品，因其影响脾胃的运化，不利于药物吸收；服药期间还应禁食醇酒、厚味及辛辣之品。

（四）特殊生理期的饮食禁忌

女性在月经、妊娠、产后等特殊生理期，饮食应有所禁忌。如在经期均不宜过食生食冷食，以免造成寒邪入血海，血凝不通，而出现痛经，甚至闭经。妊娠期由于胎儿气盛而化火，孕妇的饮食应兼顾母婴，既要加强营养满足胎儿发育需要，又要注意避免过食肥甘厚味和辛辣之品，以免母体热毒波及胎儿。产后身体多虚弱，脾胃运化功能较弱，饮食应以温补之品为主，忌食寒凉、生冷之品，同时还应注意应少食多餐，不可暴饮暴食，尽量不食用坚硬难以消化之品。

五、饮食卫生原则

饮食卫生是中医营养学所提倡的基本原则，强调食物贵在精细烹饪，适时和新鲜、洁净，不食用肉败、色恶、臭恶之变质食物。

（一）饮食清洁

饮食不洁易致病，不洁的食物会将致病菌带入机体而致机体发病，所以不应食用。张仲景在《金匮要略》中有述："秽饭、馁肉、臭鱼，食之皆伤人。"总之，凡腐烂变质、不洁不净之物均不得食用。

（二）熟食为佳

常用食物需要经过烹饪加工后变为熟食，方可食用。这样做，一是食物在加热过程中，可以有效除去细菌、病毒等致病因素，从而预防胃肠疾病和传染病的发生。二是加热制熟的食物中精微物质更易被人体吸收、利用，从而更好发挥滋养机体的作用。

（三）配伍得当

在日常生活中，单用一种食物情况较少，常常是多种食物混合搭配使用，而食物各有性味，各有归经，配伍得当可相须、相使，在发挥各自功能的同时，也可增强功效，更有利于机体健康；若配伍不当，则会出现相畏、相杀或相恶、相反，这些情况的出现，会使食物的功能减弱，或是无法发挥原有功效，甚至具有相反作用，而不利于机体健康。因此，注重食物间的配伍，也是不容忽视的重要方面。

第四节 常见骨科疾病所需的营养及膳食举例

一、骨折

骨折是指骨的力学完整性与连续性的丧失，同时也包括局部软组织与血管的损伤。骨折愈合是指骨折断端间的组织修复反应，这种反应表现为骨折的愈合过程，最终结局是恢复骨的正常结构与功能。这一过程与软组织愈合的不同点在于，软组织主要通过纤维组织完成愈合过程，而骨折愈合还需使纤维组织继续转变成骨组织以完成骨折愈合过程。骨折的概念，古人很早就有所认识，甲骨文已有"疾骨""疾胫"等病名。《周礼·天官》记载了"折疡"，《灵枢·邪气脏腑病形》记载了"折脊"，汉代马王堆出土的医籍也记载了"折骨"，骨折这一病名，出自唐代王焘《外台秘要》。

（一）骨折患者的药膳原则

1.骨折患者的用药原则

中医学认为，骨折愈合就是"瘀去、新生、骨合"的过程，根据骨折损伤的病理发展过程，可分为早、中、后期。骨折早期：是指骨折后 1～2 周，相当于炎症期或称血肿机化的第一阶段。此时骨断筋伤，气血受损，血离经脉，壅塞于经道，气滞血瘀，故肿胀疼痛明显。《辨证录·接骨门》指出："内治之法，必须以活血祛瘀为先。血不能和而瘀不能去，瘀不去则骨不能接也。"因此，骨折早期以瘀血为主要病理表现，故当攻利之法为主。临床上治法虽多，但尤以行气消瘀法运用最为普遍。其次是攻下逐瘀法、发表消瘀法、开窍活血法三法在临床上也较常用。常用药物有红花、川芎、桃仁、当归、赤芍、丹参、姜黄等。

骨折中期：骨折后 3～6 周即原始骨痂形成期。经过初期治疗，肿胀瘀血渐趋消散，损伤的筋骨开始接续，组织开始修复，但瘀肿散而未尽，气血尚未调和，故治以调和气血、接骨续筋为主。常用治法有和营止痛法、接骨续筋法、舒筋活络法。常用中药有续断、骨碎补、桃仁、赤芍、伸筋草、乌梢蛇、蕲蛇、络石藤、豨莶草、老鹳草等。

骨折后期：骨折 7 周后，为骨痂改造塑形期。《正体类要》云："肢体损于外，则气血伤于内，营卫有所不贯，脏腑由之不和。"损伤后期，常因骨断筋伤，内伤出血或骨折后攻伐太过耗损气血，加之脏腑受扰，气血生化失常而使气血不足，脏腑功能低下，正虚卫气不固,易受外邪侵扰,治以扶正为主,兼以祛邪。常用中药有黄芪、党参、甘草、山药、当归、熟地黄、白芍、盐杜仲、续断、补骨脂、菟丝子等。

2. 骨折患者的膳食原则

对于长期卧床的骨折患者,从饮食上讲,适当地增加每日供给的热能和蛋白质,如动物蛋白和大豆蛋白。每人每天每千克体重 1.0 ～ 1.5g 最适宜。过高的蛋白质,在体内代谢中会产生大量的酸性物质,并从尿中排出,而这些酸性物质被排出时,可使尿钙的排出量增加,从而导致体内钙的丢失,给肾功能增加负担。

在患者制动期间,应以鱼、虾、乳、蛋、禽等易消化、易吸收的动物蛋白为主,饮食清淡、低盐(每日不超过 5g 盐)和低脂饮食,避免动物性脂肪和煎炸食品影响钙的吸收和利用,如红烧肉和过于油腻的骨头汤等。在制动期间,不应摄入过高的钙质,以防发生泌尿系统结石,摄入钙量过高时,应确保有充足的液体摄入,以促进钙的排出。正常情况下,成人每天摄入钙量为 1000 ～ 1500mg。

手术后的患者还需适当补充锌,以利于伤口愈合,同时补充多种维生素,如维生素 A、D、C 和 B 族维生素。保证每餐有新鲜的蔬菜和水果,防止便秘的发生,特别强调的是饮食要多样化,粗细搭配,少食多餐,甜食要少吃,少喝咖啡、浓茶及碳酸饮料等,忌烟酒。卧床患者应经常接受紫外线日光浴及一些功能性的运动辅助治疗,几种治疗方式结合起来才更有意义。

骨折以后的饮食调理是很重要的,但是骨折以后多喝骨头汤并没有什么益处。因为白色的骨头汤里含有大量脂肪而非钙,进入人体后会转化成脂肪酸,而脂肪酸不利骨折愈合。正确的方法,是应在骨折的不同时期增加不同的食品。

骨折之初,骨折部位有大量瘀血,患者常会出现低热、口渴、心烦等症,此时应食一些清淡易消化的食物,如瘦肉、鸡蛋、河鲜以清蒸或煲汤为好,同时多吃一些蔬菜、水果,忌酸、辣、油炸食物。骨折中期,局部瘀肿开始消退,疼痛减轻,骨头也进入生长期,此时可吃些河鳗、黄鳝、甲鱼、鸽子等,一般以清蒸为主,辅之一些黄芪、党参、枸杞子等中药,加工成药膳,具有补气养血的功效,能加快骨折部位的愈合,此时也应忌酸、辣。骨折后期,X 线复查骨痂已愈合,患者拆除固定后开始体育锻炼,此时不需忌口,饮食可以恢复正常,并适当增加各类食品的摄入量,以补充体育锻炼的消耗。

总之,骨折期间应:①适量多吃含钙的食物,如排骨、脆骨、蛋、虾皮、豆类及豆制品、奶类、鱼类。②应有足够的蛋白质,可选用牛奶、鸡蛋、鸡、瘦肉、鱼、豆制品等。③多吃新鲜的蔬菜水果,如苋菜、香菜、芹菜、小白菜、橘柑、核桃、梨、苹果等。④忌辛辣之物。

(二)药膳举例

1. 牛肉红枣汤

原料:牛肉 250g,红枣 10 枚,盐、味精少许。

制法:将牛肉切成小块,与红枣文火炖熟。

用法：佐餐食用。

功效和方解：牛肉含有蛋白质、脂肪、维生素 B_1、维生素 B_2、钙、磷、铁，补中益气，滋养脾胃，强健筋骨；红枣富含骨折患者需要的钙、铁，补虚益气，养血安神，健脾和胃。此药膳补中益气，助肌生长，可促进骨折伤口愈合。

2. 大枣粥

原料：大枣 10 ～ 15 枚，粳米 100g。

制法：取大枣、粳米同煮成粥。

用法：早晚餐服食，或当点心随意食用。

功效和方解：大枣补虚益气，养血安神，健脾和胃；粳米补脾胃，养五脏，培中气。此药膳补气血，健脾胃。适用于骨折、跌打伤损后期脾胃虚弱、气血不足患者，以及老年人胃虚食少、脾虚便溏、气血不足等。

3. 芝麻核桃肉散

原料：炒芝麻 500g，核桃肉 500g。

制法：炒芝麻、核桃肉研末。

用法：开水冲服，每次 3 ～ 6g，每日 2 次。

功效和方解：芝麻补肝肾，润五脏，填精益髓；核桃肉滋补肝肾，强健筋骨，合用有充养筋骨、固本培元的功效。此药膳补肝肾，强筋骨。适用于骨折后期，肝肾亏损，腰膝酸痛，肢软痿弱，大便秘结，骨折愈合迟缓等。

二、骨折迟缓愈合

骨折迟缓愈合，是指骨折经过治疗后，超过同类骨折正常愈后的最长期限。形成骨折迟缓愈合有多种原因，如过度牵引、粗暴整复、复位不良、固定不稳、软组织嵌夹、感染、体质虚弱等原因引起。如能除去妨碍愈合的因素，多能愈合。本病的主要临床表现为：骨折处仍有肿胀、压痛、轴叩痛、异常活动、功能障碍之类的局部症状。X 线上显示骨折端无骨痂或较少骨痂，骨折线不消失，骨折断端无硬化现象，而有轻度脱钙。

（一）骨折迟缓愈合药膳原则

1. 骨折迟缓愈合用药原则

中医骨伤科对延迟愈合积累了丰富经验。其中，药物治疗是较为重要的方法，对体健强壮者，采用行气活血、消肿化瘀、续筋接骨的中药促进骨痂生长，防治骨折延迟愈合；对易患感染者，采用凉血解毒、消炎续骨的中药控制感染，帮助骨折修复；对体质虚弱者，采用健脾补肾、培元固肾、益气养血、补益肝肾等中药，使延迟愈合的骨折得到痊愈。这些方法在临床应用中取得了比较突出的成绩。临床常用中药有木香、陈皮、香附、牛膝、鸡血藤、骨碎补、狗脊、白及、党参、黄芪、山药、熟地黄、桑寄生、枸杞子、白芍、补骨脂等。

2. 骨折迟缓愈合膳食原则

（1）骨折迟缓愈合者，若有食欲不振、纳食量少、排便次数增加且溏薄者，是由于脾胃运化不良，无法充分摄取食物中营养以充养筋骨，因此，首先要健脾悦胃，宜食用易消化、吸收的食物。常可选用健脾食品，如山药、白扁豆、红枣等。不宜以酸辣之品刺激食欲。

（2）有些骨折迟缓愈合者食欲尚佳，而素为肾虚之体，如男子遗泄、女子带下经事失调者，应补肾、调经、固涩为主，宜食用芡实、核桃、黑木耳、黑芝麻、黑米等。

（3）骨迟缓愈合者虽宜滋补，但忌大温大热、过分滋腻之品。

（4）骨迟缓愈合者易产生焦虑，所以不宜吸烟及饮用咖啡、浓茶、烈性酒等，需耐心而积极地与医生配合。

（二）药膳举例

1. 黄芪红枣汤

原料：黄芪 20g，大枣 5 枚。

制法：将上二味煮汤代茶，或取汁代水煮饭烧粥均可。

用法：酌情食用。

功效和方解：大枣补虚益气，养血安神，健脾和胃；黄芪补气固表，利尿托毒排脓，敛疮生肌。此药膳补虚益气，养血安神，健脾和胃，适用于体质素虚的骨折迟缓愈合者。

宜忌：若时易感冒者，可加防风 5g 煮汤代茶。

2. 板栗焖鸡

原料：板栗 300g，嫩母鸡 1 只，酱油、黄酒、白糖、精盐各适量。

制法：板栗去壳取肉，嫩母鸡剖杀洗净切块，加精盐、酱油、黄酒、白糖适量，焖至鸡酥栗糯。

用法：分数次佐餐食之。

功效和方解：板栗健脾养胃，止血消肿，强筋健骨。母鸡温中益气，补虚劳，健脾益胃。此膳食适用于骨折延迟愈合脾肾两虚者。

3. 黑米枸杞子粥

原料：黑米 100g，红枣 10 枚，枸杞子 15g，芡实 15g。

制法：以上几味共煮粥，食用时加入少量糖桂花和适量绵白糖。

用法：早、晚餐食用。

功效和方解：枸杞子益气固表，敛汗固脱，托疮生肌，利水消肿；红枣补虚益气，养血安神，健脾和胃；黑米开胃益中，健脾明目；芡实益肾固精，补脾止泻，除湿止带。此药膳适用于骨折延迟愈合之腰膝酸软者。

三、骨质疏松症

骨质疏松症是指骨在量上的减少，而在质上为正常，即单位体积内骨组织含量减少，骨皮质变薄，哈氏管扩大，骨小梁数目减少且变细，但骨的化学成分不变，骨的矿物盐沉积正常，即骨基质同矿物质在量上的比例正常。因骨在量上的减少，也就是骨矿成分、骨基质等比例的减少，使骨的结构改变和功能发生变化而造成的疾病，称为骨质疏松症。易引起骨折、腰背痛等症状的骨代谢疾病，是中老年人的常见病。骨质疏松症引起的并发症多，是一种全身性疾病。

传统中医不存在骨质疏松症的现代定义，中医学称骨质疏松症为骨痿、骨枯，属"虚劳"范畴。其病因病理一为脾胃功能衰弱，因年老退化，摄入减少或饮食不节，脾胃受损，影响水谷精微的化生、气血之生长，内不能调和脏腑，外不能洒陈于营卫经脉。二是肾阴不足，肾主藏精，其充在骨，肾阴虚不足以养骨。三是脏腑功能紊乱，阴阳失调。四是外伤制动，筋骨关节缺乏锻炼，血循环减少，骨营养受限，筋骨失健及风邪侵袭等。《素问·痿论》认为骨痿的病因有"远行劳倦""太热而渴"等，晋代王叔和的《脉经》则将骨枯的病因归于"是少阴气绝"。明代张景岳认为痿证的发病与脏腑热证关系密切。《医门法律·虚劳门》云："饮食少则血不生，血不生则阴不足以配阳，势必五脏齐损。"总之，骨痿的病因与年老体衰、外伤制动、营养不良、脏腑失调及风邪侵袭有关。

对于骨质疏松症的治疗，中药（包括药膳）是一大特色。

（一）骨质疏松症患者的药膳原则

1.骨质疏松症患者的用药原则

骨质疏松症可以采用补肾壮骨和益气健脾、活血调肝中药。根据"肾主骨"的中医学理论，肾虚是骨质疏松症的发病关键，故治疗宜补肾壮骨，若肾精充足，则筋骨坚硬有力。如杜仲、黄芪、大枣、千年健、川木瓜、春砂仁、菟丝子、覆盆子、骨碎补、肉苁蓉、狗脊、巴戟天等。而脾虚则肾精亏虚，骨骼失养，骨骼脆弱无力，以致发生骨质疏松症。故治疗宜补气活血健脾，如党参、茯苓、白术、当归、白芍等。

2.骨质疏松症患者的膳食原则

（1）原发性骨质疏松症属肾虚证，总的治疗原则是补肾强肾，但要辨证施膳。属肾阴虚者，施以滋补肾阴的膳食；属肾阳虚者，施以温补肾阳的膳食。

（2）原发性骨质疏松症患者，如兼有肝脾等其他脏腑的证候，则应在补肾的基础上，配以兼治肝脾等脏腑的膳食。

（3）继发性骨质疏松症的病情甚为复杂，必须在治疗原发病的基础上，配以兼治肝、脾、肾等脏腑的膳食。

（4）营养不良引起骨质疏松症的原因有三：一是营养成分缺乏或不足，二是脾胃失运或吸收不良，三是机体生理需要增加。所以，在配方用料时，必须重视营养成分的补充和保护，或改善脾胃的运化及吸收功能。

（5）从物质代谢角度看，骨质疏松症患者是本身骨质的丢失大于它的补充，钙盐和蛋白质是骨骼的主要成分，维生素D及维生素C在骨骼代谢上起着重要的调节作用。所以在配餐时，应重点补充这方面的膳食，如羊奶、牛奶、牛肉、羊肉、鸡蛋、虾皮、动物肝脏、骨粉及各种蔬菜和水果等。

（二）药膳举例

1. 芝麻核桃仁粉

原料：黑芝麻 250g，核桃仁 250g，白砂糖 50g。

制作：将黑芝麻拣去杂质，晒干，炒熟，与核桃仁同研为细末，加入白糖，拌匀后瓶装备用。

用法：每日 2 次，每次 25g，温开水调服。

功效和方解：黑芝麻滋补肝肾，为延年益寿佳品；核桃仁补肾强腰。此药膳滋阴补肾，抗骨质疏松症。适用于肾阴虚型老年骨质疏松症。本食疗方醇香可口，易于消化吸收，适合老年人经常服食。

2. 虾皮萝卜包子

原料：胡萝卜 600g，虾皮 80g，面粉 500g，精盐、味精、葱花、花生油各适量，发酵粉少许。

制法：①将胡萝卜去根、去顶，洗净，刨成细丝，挤去部分水分，放入盆中，加入虾皮、味精、精盐、葱花，花生油拌匀成包子馅。②面粉中拌入发酵粉，加清水和匀，面发好后，包成包子。上笼用大火蒸熟，即成虾皮萝卜包子。

用法：做主食用。

功效和方解：虾皮富含钙、磷成分；胡萝卜含有钙、磷，可增加钙质。此药膳补钙，适用于骨质疏松症。

3. 芝麻海带

原料：水发海带 600g，熟芝麻 30g，精盐、酱油、醋、味精、白糖、葱丝、姜丝、蒜末、辣椒油、香油、芝麻酱、花椒粉各适量。

制法：①将海带洗净，放入蒸锅内蒸 30 分钟左右，至脆嫩时取出，晾凉后切成细丝，放在盘内，撒上熟芝麻。②将精盐、味精、酱油、醋、白糖、香油、芝麻酱、辣椒油、花椒粉、葱丝、姜丝、蒜末放入碗内，调成味汁，浇在海带丝上拌匀即成。

用法：佐餐食用。

功效和方解：海带、芝麻均含有较多的钙、磷，芝麻和麻酱还含蛋白质、脂肪，也有助于补钙。此药膳可增强补钙功效，适用于预防骨质疏松症。

四、骨质增生

骨质增生又称"增生性关节炎""肥大性关节炎"等，是一种常见的慢性关节病。其主要病理改变为软骨退行性变和关节韧带附着处骨质增生形成骨赘，并由此引起关节疼痛、僵直畸形和功能障碍。本病的发生与营养、机械力、酶的改变、遗传因素等有关。异常应力可造成负重大和活动多的关节软骨细胞酶体膜破裂，软骨表面组织发生退行性改变，溶酶释放到周围基质中，导致黏多糖加速降解，从而导致软骨营养不良，修复速度低于破坏速度，关节软骨损害加重。同时，由于关节负重和运动产生的机械性刺激，可导致软骨膜过度增生，形成软骨性骨赘，进一步骨化，使关节面唇样，从而限制关节运动。中医学把此类骨关节病归为"痹证"范围，多系年老肝肾不足、外伤、劳损、风寒湿邪侵袭及气滞血瘀所致。中医多采用培补肝肾、强筋壮骨、祛风寒湿邪、行气活血祛瘀等治法，以延缓骨关节退变进程，消除致病因素，以期解除相关临床症状。

（一）骨质增生药膳原则

1. 骨质增生用药原则

中医学认为，因风寒、湿邪、外伤导致气血运行不畅，气滞血瘀，不通则痛，长久不治，伤及肾，导致肾虚精血不足、筋骨失养，从而导致骨质增生改变。而中老年人体弱多病，气血不足，腠理不密，卫外不固，闭阻经络，则可能发生痹痛。对本病的中药内治，多采用活血化瘀、祛风除湿、舒筋通络、强筋骨、通血脉、补肝肾、消肿散结止痛的药物。临床常用药物有黄芪、当归、杜仲、牛膝、续断、独活、乳香、延胡索、丹参、枸杞子、桂枝、白术、熟附片、茯苓、白芍、苍术、骨碎补、木瓜、威灵仙、补骨脂、桑寄生等。

2. 骨质增生膳食原则

（1）患者可多吃些含钙及维生素 D 高的食物，如鸡蛋、海带、燕麦、海菜、沙丁鱼、芝麻、黄豆、豆腐、小虾、多数绿叶蔬菜、栗子等，以补充机体对营养物质的需求，有利于患者康复。

（2）患者应多食富含抗氧化剂的食物，如木瓜、芒果、甜瓜、葡萄、凤梨、香蕉、草莓、番茄、马铃薯、包心菜等，这些食物所含的物质成分可防止自由基遭到破坏，以减缓炎症反应，进而加速疾病的康复进程。

（3）患者多系中老年人，故配膳进食时尤要注意保护脾胃，注意饮食规律，定时定量，食物应清淡、富有营养，食物品种应多样化，保证营养充足。患者可常用大枣、芡实、莲子、白扁豆、山药之类煮粥食用，以助脾胃。

（4）常食益肾之物，肉、禽、乳、蛋、干贝、虾、鳖、海参、芝麻、桑椹、核桃等均为益肾佳品，患者可以经常选用，可起到强筋壮骨的功效，进而可抑制骨质增生的发展。

3. 骨质增生患者不宜的食物

（1）骨质增生患者应少吃或不吃杏仁、芦笋、腰果、菠菜等，这些食物含有草酸，会抑制机体对钙的吸收，不利于疾病的康复。因机体内钙物质缺乏时，会使骨骼结构不稳定，继而诱发或加重骨质增生。

（2）患者不要吃柳橙类水果，同时不要饮用刺激性饮料，如橙子、橘子、糖果、咖啡、酒等，因为这些物质可扰乱体内矿物质平衡，进而不利于疾病康复。

（3）患者应禁食含磷类饮料及发酵食品，如可乐、奶茶、酸奶、面包、馒头等，以延缓疾病的痊愈。

（4）避免使用辛辣、肥腻、坚硬、生冷、黏滑等有伤脾胃或不易消化之物。

（二）药膳举例

1. 枸杞子粥

原料：枸杞子 30g，粳米 60g。

制法：将枸杞子、粳米洗净，置锅中，加水适量，煎煮成粥。

用法：早晚食用。

功效和方解：枸杞子补肾益经，养肝明目，润肺止咳；粳米健脾养胃，止渴除烦，固肠止泻。此药膳滋阴补肾，用于肾虚型骨质增生。

2. 韭菜炒鲜虾

原料：韭菜 150g，鲜虾 240g，菜油、味精、食盐各适量。

制法：韭菜洗净，切成寸段，鲜虾去壳备用。炒锅放菜油，烧热，放入韭菜、鲜虾，反复翻炒，放入食盐、味精即成。

用法：佐餐食用。

功效和方解：韭菜补肾，温中行气，散瘀解毒；鲜虾含有丰富的钾、碘及维生素 A、氨茶碱等成分，含蛋白质丰富。此药膳温肾补阳，用于骨质增生属肾阳虚型。

3. 枸杞子肉丝

原料：枸杞子 100g，瘦肉 500g，青笋 100g，猪油 100g，食盐、白糖、料酒、味精、香油、酱油、小豆粉各适量。

制法：猪肉洗净，去筋膜，切成两寸长肉丝，青笋洗净，切成同样长的笋丝，烧油锅，放肉丝和笋丝急炒，烹料酒和其他调料，拌匀，再放枸杞子，翻炒几下，淋入香油，炒熟即成。

用法：佐餐食用。

功效和方解：枸杞子补肾益经，养肝明目，润肺止咳；瘦肉补益肝肾，散瘀活血，消肿定痛；青笋的营养成分很多，包括蛋白质、脂肪、糖类、维生素 A、维生素 B_1、维生素 B_2、维生素 C、钙、磷、铁、钾、镁、硅等和食物纤维，可增进骨骼、毛发、皮肤的发育，有助于人体生长。此药膳滋补肝肾，适用于骨质增生属肝肾阴虚者。

五、跌打损伤

跌打损伤指外来暴力所引起的体表组织损伤，又称为创伤。自然灾害、生产事故、交通事故、高空坠落及战争时期的火器伤，都可以在短时间内出现大批的创伤患者，需要及时进行抢救。中医对创伤急救很早就有了记载，并积累了丰富的实践经验。早在西周、春秋时期，对创伤就有了病名分类。战国时代《脉法》《阴阳脉死候》等记载了创伤急救治疗。扁鹊"以刀刺骨"及华佗的"刮骨疗毒"术等都说明了这一时期中国医学骨外科技术的发展。创伤急救的原则是先抢后救，先重后轻，先急后缓，先近后远。急救的目的是抢救生命，防止患者再度受伤，防止疮口污染，减少痛苦，创造运送的条件。急救一般在现场进行，急救用品必须就地取材。

（一）跌打损伤的药膳原则

1. 跌打损伤的用药原则

人体一旦遭受损伤，则经络受损，气血凝滞，营卫离经，瘀滞于肌肤腠理。"不通则痛""通则不痛"，无论气滞还是血瘀，都能引起疼痛，因此，必须疏通内部气血。古代的一些论著，尤其是清代王清任的《医林改错》、唐容川的《血证论》、钱秀昌的《伤科补要》等，均以"损伤之证，专从血论"为辨证施治基础。根据损伤的发展过程，一般分为初、中、后三期。初期一般在伤后 1～2 周，由于气滞血瘀，需消瘀退肿。中期一般在伤后 3～6 周，虽损伤症状改善，肿胀瘀阻渐趋消退，疼痛逐步减轻，但瘀阻虽消而未尽，仍应以活血化瘀、和营生新、濡养筋骨为主。后期一般在伤后 7～8 周以后，瘀肿已消，但筋骨尚未坚实，功能尚未恢复，应以坚骨壮筋、补养气血为主。故三期分治的方法是以调和气血、疏通经络、强筋壮骨为主要目的。常用中药有当归、川芎、黄芪、赤芍、乳香、没药、桂枝、威灵仙、红花等。

2. 跌打损伤的膳食原则

从营养学的角度来讲，在饮食上注意调整，多以清淡饮食为主，禁食油腻辛辣等刺激性比较强的食物，多吃水果和绿色蔬菜，比如说包菜中含有丰富的膳食纤维、矿物质、有机酸、氨基酸和人体所需的多种微量元素等营养物质，对于身体健康和自身免疫能力的提高有很大帮助，对于症状的缓解也有很好的辅助作用。

饮食上宜采用以下方法。

（1）保证每日足够的水分摄入非常重要，每天的补水量应达到 2000～2400mL，可以早上起床先喝 700mL 水。

（2）多喝粥、豆浆，多吃些萝卜、莲藕、荸荠、梨、蜂蜜等润肺生津、养阴清燥的食物。梨有生津止渴、止咳化痰、清热降火、养血生肌、润肺祛燥等功能，很适宜有内热，出现肺热咳嗽、咽干喉痛、大便干结的人食用。其他宜多吃的滋阴清热生津食物，有丝瓜、芹菜、红梗菜、黄花菜、枸杞子、青菜、淡菜、甲鱼等。

（3）多食含组氨酸的食物，如稻米、小麦和黑麦，组氨酸有利于清除机体过剩的金属。多食用富含胡萝卜素、黄酮类、维生素 C 和维生素 E 的食物。

（4）保证每天都吃一些富含维生素的食物，如亚麻籽、稻米麸、燕麦麸等。

（5）忌各种酒类，包括白酒、啤酒、葡萄酒等。

（二）药膳举例

1. 八宝饭

原料：江米 1000g，核桃仁、白果仁、红枣、熟山药各 6～9g，白糖 100g，油 5g。

制法：白果去皮除核，切成 4 瓣；红枣去核，熟山药去皮，切成细条，放入抹过油的碗底，码上花样；江米淘洗干净，放入盆内，加水 1000mL，上笼蒸热。盛出凉却，加白糖 100g，油 5g 搅匀。分为 5 份，装在摆满配料的碗内蒸透，随后将饭连同碗底配料扣在另一只碗内。将清水和白糖（150g）下勺，烧开后加入水淀粉勾成稀芡，浇在江米饭上，再撒上青红丝即成。

用法：可早、晚餐随意食用。

功效和方解：核桃肉补气养血，润燥化痰，温肺润肠，散肿消毒；大枣补虚益气，养血安神，健脾和胃；山药健脾补肺，固肾益精；白果仁益肺气，治咳喘，护血管，增加血流量；白糖润肺生津止咳，和中益肺，舒缓肝气，滋阴调味；糯米补中益气，健脾养胃，止虚汗。此药膳益气生津，补血养血。适用于跌打损伤、关节脱位后期气血不足者。

2. 参归鸡

原料：雌乌鸡 1 只，人参 15g，当归 15g（也可选党参 60g 代替人参）。

制法：将乌鸡去毛及肠脏，洗净入砂锅，加水适量，煮熟去骨，入当归、人参再煮，即可食用，或入食盐调味。

用法：空腹随意食用。

功效和方解：雌乌鸡补中止痛，滋补肝肾，益气补血，滋阴清热，调经活血；人参补五脏，安精神，止惊悸，除邪气，明目开心益智，能够调和人体气血阴阳；当归补血和血，调经止痛，润燥滑肠。此药膳温中补虚，益气生血。适用于病后虚弱，关节脱位，各种损伤后期气血不足、神疲乏力者。

3. 大枣粥

原料：大枣 10 ～ 15 枚，粳米 100g。

制法：取大枣、粳米同煮成粥。

用法：早晚餐服食或当点心随意食用。

功效和方解：粳米健脾养胃，止渴除烦，固肠止泻；大枣补虚益气，养血安神，健脾和胃。此药膳补气血，健脾胃。适用于跌打伤损后期、骨折脾胃虚弱、气血不足患者，以及老年人胃虚食少、脾虚便溏、气血不足等。

六、风湿性关节炎

风湿性关节炎是风湿热的表现之一。风湿热是全身性结缔组织疾病，可累及心脏、关节、皮肤、浆膜及神经系统等处，多发生于小儿和青年人，是一种变态或过敏反应，可能与 A 型溶血性链球菌感染有关，但风湿性关节炎局部炎症的程度与风湿性心脏病间并无明显关系。西医治疗多以水杨酸制剂（阿司匹林）为首选，但胃肠道副作用多，且有消化性溃疡及出血体质的患者禁用。关节病变有疼痛外尚伴有肿胀和活动障碍，呈发作与缓解交替的慢性病程。由于患者的血液循环不通畅，导致肌肉或者组织所需要的营养无法通过血液循环来输送，致使患者肌肉缺少营养而加速老化，变得僵硬，严重的会导致患者肌肉和血管萎缩，部分患者且可出现关节致残和内脏功能衰竭。

中医学认为，风湿性关节炎是人体因感受风寒湿邪而发生的一种慢性而又反复急性发作的关节炎疾病，主要表现为关节肿大、疼痛、屈伸不利等症状。本病属中医学"历节风"范畴，本病的中医发病机制为"汗出入水中，热为湿郁，血虚风扰，风血相搏"，张仲景提出以寒湿为主的"病历节不可屈伸，疼痛，乌头汤主之"，以风湿为主的"头眩，短气，温温欲吐，桂枝芍药汤主之"等诊治方法。隋代巢元方在《诸病源候论·历节风候》中说："风历关节，与血气相搏交攻，故疼痛。血气虚，则汗也。风冷搏于筋，则不可屈伸，为历节风也。"宋代陈言《三因极一病证方论》则认为本病"皆因风寒湿相得而成。其痛如掣者，为寒多；肿满如脱者，为湿多；历节黄汗出者，为风多"。到了明代，张景岳提出历节风即引痹之病，其临床特点是痛无定所。

(一) 风湿性关节炎的药膳原则

1. 风湿性关节炎的用药原则

风湿性关节炎是自身免疫性疾病，属中医学"痹证""历节"范畴。中医学认为，痹证的发生主要是由于正气不足，肝肾亏虚，风寒湿邪乘虚侵袭人体，注于经络，留于关节使气血痹阻而为痹证，所谓六气皆会于关节。肝肾亏虚是本病的发病基础，风寒湿邪侵袭为发病诱因。治宜标本兼治，调补肝肾，祛风除湿散寒，祛除病因，行气活血通络以除痹，使用麻黄、苍术、细辛、薏苡仁、香附、青皮、桃仁、红花、人参、黄芪、熟地黄、秦艽、独活、雷公藤、姜黄等药物，以使正气充盈，邪不可干，抵御外邪，使风、寒、湿、邪外达内消，痹证自除，达到治疗效果。

2. 风湿性关节炎的膳食原则

风湿性关节炎宜食用以下食物：①具有消炎、镇痛作用的食物，治疗风湿性关节炎关节肿痛很有效果。如薏苡仁，可以促进血液循环和水分的代谢，即利湿功能，对慢性风湿性关节炎的患者也很有疗效。此外，砂仁、绿豆等也是不错的选择。②有些食物则益于缓解关节炎症状，如蔬菜、水果可以满足人体对维生素、微量元素和纤维素的需求，同时具有改善新陈代谢的功能，可起到清热解毒、消肿止痛作用，从而有助于缓解关节炎症状。譬如山药、扁豆、豆腐、芹菜、苦瓜、丝瓜和香菇、黑木耳等食物，均有助于缓解局部的红肿热痛等症状。③清淡、清热类食品宜吃，如芹菜、荠菜、枸杞子、草头、马兰头、海蜇皮。④注意增加营养，补充蛋白质和维生素。

风湿性关节炎不宜吃的食物：①尽量不要食用寒凉的食物，如冰冻食物，因为外界环境越热，人体内就越寒，寒凉的食物可能会加重病情，像冰冻果汁、绿豆汤等，最好温热了再喝。②只是在急性期或急性发作，关节红肿灼热时，不宜进食辛辣刺激的食物。③久病脾胃虚寒者，少食生冷瓜果及虾、蟹、竹笋之类。④牛奶、豆浆、麦乳精、巧克力虽是营养佳品，但体内有湿热或舌苔黏腻者，多食反而腹胀不适，不思饮食；人参、白木耳、阿胶虽能补气养血，但脾胃不和或湿热内蕴者服之反而壅气助湿，非但病不能去，反添病痛。

(二) 药膳举例

1. 薏苡桃仁粥

原料：薏苡仁20g，桃仁6g，粳米60g。

制法：将薏苡仁、桃仁为末煮粥。

用法：每日随量食之。

功效和方解：薏苡仁利水消肿，健脾祛湿，清热排脓；桃仁活血祛瘀，润肠通便，止咳平喘；粳米健脾养胃，止渴除烦，固肠止泻。此药膳利水渗湿，祛湿除痹，清热排脓。适用于患风湿痹痛、筋脉挛急，以及骨折、跌打损伤后期关节屈伸不利者，效果甚佳。

2. 羊肉烧胡萝卜

原料：羊肉 500g，胡萝卜 250g，生姜 3 片，黄酒 2 匙，橘皮 1 块，植物油适量，精盐、酱油少许。

制法：胡萝卜洗净切片备用。将羊肉洗净切片，同生姜共入热油锅中翻炒 5 分钟，加入黄酒、酱油、细盐和少量冷水，焖烧 15 分钟，盛入砂锅内，再加橘皮和冷水 3 大碗，旺火烧开后改小火慢炖 2 小时，至肉酥烂离火。

用法：佐餐食用。

功效和方解：羊肉补体虚，祛寒冷，温补气血；益肾气，补形衰，开胃健力，补益产妇，通乳治带，助元阳，益精血；胡萝卜健脾消食，补肝明目，清热解毒透疹，降气止咳；黄酒补血养颜，舒筋活血，强身健体；生姜活血，祛寒除湿发汗。此药膳暖胃补虚，祛风除寒，补中益气，壮阳补血。适用于风湿性关节炎、虚寒型肠胃溃疡。

3. 葡萄粥

原料：葡萄干 30g，糯米 60g，白糖 30g，清水 500g。

制作：将糯米淘洗干净，入锅，加清水、葡萄干，上火烧开后转微火熬煮成粥，调入白糖即可。

用法：佐餐食用。

功效和方解：糯米补中益气，健脾养胃，止虚汗；葡萄干补血强智利筋骨，健胃生津除烦渴，益气逐水利小便，滋肾益肝。此药膳益气血，强筋骨，利小便，除烦渴。适用于气血虚弱，风湿痹痛，小便淋沥。

七、类风湿关节炎

类风湿关节炎是以慢性、对称性、多滑膜关节炎和关节外病变为主要临床表现，病因未完全明了，尚无特异性诊断指标的自身免疫炎性疾病。其突出临床表现为反复发作的对称性的多发性小关节炎，以手、腕、足等关节最常受累，早期呈现红、肿、热、痛和功能障碍，晚期关节出现不同程度的强直和畸形，并有骨和骨骼肌萎缩，是一种致残率较高的疾病。

本病属中医学"痹证"范畴，又称"历节病""鹤膝风""骨痹""尪痹"等。《素问·痹证》云："风寒湿三气杂至合而为痹也。其风气胜者为行痹，寒气胜者为痛痹，湿气胜者为着痹也。"说明痹证的致病原因为风、寒、湿，并对出现五脏、五体的症状和病变者，又进一步分为五脏痹、五体痹等，为后世医家论痹奠定了理论基础。本病病机为内禀不足，肝肾亏损，气血不足，病后虚损，正气不能抗邪外出，加之痰浊、瘀血内阻，凝聚不散，引起关节畸形。

（一）类风湿关节炎药膳原则

1. 类风湿关节炎用药原则

张仲景在《金匮要略》中首先提出"风湿"与"历节"的病名，进一步明确了痹证的风湿性概念，并提出了"散风除湿，微发其汗；温经解表，散寒除湿；温经散寒，除湿止痛"等治疗大法和诸多治疗方药，如麻黄杏仁薏仁甘草汤、防己黄芪汤、桂枝附子汤及乌头汤。《神农本草经》中记载了365味药物，其中治疗风寒湿痹证者有防风、牛膝等59味，为治疗类风湿关节炎奠定了基础。

黎氏分三期论治本病：认为早期多数"热痹""湿热痹"范畴，治疗当清热解毒，祛湿通络，活血止痛。药用白花蛇舌草、银花藤、赤芍、地黄、桑枝、青风藤、防己、牛膝、茯苓、木瓜等；中期多属"寒痹""肾痹""瘀血痹"范畴，用药附子、青风藤、杜仲、牛膝、当归尾、赤芍、红花、石楠藤、续断、威灵仙等；晚期多属"虚痹""顽痹"范畴，用药蜈蚣、全蝎、地龙、黄芪、当归、首乌藤、枸杞子、丹参、牡丹皮、红花等。

王广元以毒瘀立论分三型论治：①寒湿毒瘀证用甲子风湿丸（白芥子、麻黄、川乌、石斛、全蝎、当归等）。②湿热毒瘀证用花蛇消痹饮（白花蛇舌草、忍冬藤、当归、土茯苓、苦参、黄柏等）。③正虚毒瘀证用牛鹿消痹饮（牛膝、鹿角胶、熟地黄、仙茅、黄芪、沙苑子、松节等）。

汪红对中晚期患者以阴阳论治：①阳虚寒凝痰瘀互结证用除痹温经汤（淫羊藿、制川乌、续断、威灵仙、土鳖虫、蜈蚣、熟地黄、鸡血藤等）。②阴虚热瘀痰瘀互结证用除痹青络汤（地黄、制首乌、石楠藤、鬼箭羽、胆南星、露蜂房、地龙等）。

2. 类风湿关节炎膳食原则

（1）患者应进富含蛋白质和维生素的饮食。如有贫血和骨质疏松症，还要补充铁剂、维生素D和钙剂，或吃富含此类营养成分的食物，如牛奶、豆浆、精肉、鳝鱼等。

（2）多吃开胃的食物，如大枣、薏苡仁等，尤其薏苡仁具有祛湿祛风的作用，煮成薏苡仁粥或和绿豆一起煮，都是很好的选择。

（3）尽可能地减少脂肪的摄取，热量来源要以糖类和蛋白质为主，若是体重超过标准，要逐渐减轻体重。

（4）除急性发作以外，食物均以偏热性为宜。盛夏要注意少食冷饮之类。

（5）适当补充维生素A、C、D、E或含钙、铁、铜、锌、硒等矿物质食物，以增强免疫力及预防组织氧化或贫血。

（6）关节炎急性发作期，或素体阳热内盛，或阴虚内热之人，饮食仍宜偏凉。

（7）要根据各人具体情况及疾病发展的不同阶段决定饮食，一般疾病初、中期仍以清淡、平补为宜，晚期消瘦贫血严重者，可用温补填精的食物，如鳝鱼、鳗鱼、紫河车等，但也不宜过食肥腻甘甜之物。

（8）禁忌香烟和烈性白酒，可以少量有规律地饮用黄酒。

（二）药膳举例

1. 薏仁绿豆汤

原料：薏苡仁 20g，绿豆 250g，白糖适量。

制法：将上述前两味，加水适量，用文火煨煮至酥烂，稍加白糖即可。

用法：分餐食用。

功效和方解：薏苡仁利水消肿，健脾祛湿，清热排脓；绿豆清热解毒，消暑利水；白糖补脾益气，缓急止痛，润肺止咳，清热解毒。适用于湿热型类风湿关节炎。

2. 拌粉丝黄瓜

原料：细粉丝 250g，黄瓜 500g，酱油、醋、味精、胡椒粉、葱花、精盐适量。

制法：先将细粉丝用开水泡软后煮一下取出，盛于大碗内，然后将黄瓜切成丝，放适量盐腌一下，沥去水，倒入装有细粉丝的大碗内，再加入上述调料拌匀。

用法：佐餐食用。

功效和方解：黄瓜清热解渴，利水消肿。适用于急性关节炎期关节肿痛微热者。

3. 大枣扁豆粥

原料：白扁豆 50g，大枣 10 枚，粳米 100g。

制法：先将白扁豆洗净，用温热水泡胀，粳米淘净，放入砂锅，先用旺火烧开，再改用小火煮至将熟，然后将大枣用热水浸泡去核后加入，一起用小火熬至粥稠厚即可。

用法：分早晚 2 次吃完。

功效和方解：白扁豆健脾和中，消暑化湿；大枣补虚益气，养血安神，健脾和胃；粳米健脾养胃，止渴除烦，固肠止泻。此药膳健脾和中，消暑化湿。适用于类风湿关节炎缓解期，以关节肿胀钝痛、手足困重、肌肤麻木、纳呆便溏为明显者。

八、骨性关节炎

骨性关节炎是一种常见的慢性关节疾病，通常称之为退行性骨关节疾病，是中老年人常见、多发的关节病。以关节软骨生化代谢异常，进行性变性和消失，关节边缘和软骨下骨质产生反应性变化，使得软骨组织产生变化，关节囊纤维增生，并最终导致关节疼痛、僵直、畸形，甚至关节功能丧失为其病理特点。

骨性关节炎又称肥大性骨关节炎、退行性关节炎、老年性关节炎、增生性骨关节炎或骨关节病。该病是一种常见的关节病变，其患病率随着年龄的增加而增加，有原发性骨性关节炎和继发性骨性关节炎，原发性骨性关节炎多数发生于 50 岁以后，女性略多于男性，常有多个关节受累；继发性骨性关节炎的发病年龄较小，平均约在 40 岁，常只有少数关节受累。

中医学认为，本病属"痹证"范畴，其发病原因为劳力失度，加至 40 岁以后，气血渐亏，筋骨失养，发生劳损或夹外邪而发病。

原发性骨关节炎好发于 45 岁以上的中老年人，受累关节常为多数。在脊柱多见于颈椎和腰椎，在上肢多见于腕、肘、指间关节；在下肢多见于膝、踝、髋、跖间关节。

继发性关节炎的发病年龄一般较小，受累关节常为少数，以膝、腰椎、肘、髋、踝关节等最为常见。

（一）骨性关节炎药膳原则

1. 骨性关节炎用药原则

本病属中医学"痹证"范畴。治疗兼活血化瘀，通痹止痛，舒筋通络，祛风除湿等。由此常用中药为骨碎补、威灵仙、桑寄生、牛膝、杜仲、丹参、鸡血藤、川芎、红花、当归、秦艽、细辛、乌头、橘络、茯苓、泽泻、石菖蒲、薏苡仁等。

平乐正骨流派药物治疗原则：针对发病初期，治疗宜活血舒筋止痛，内服养血止痛丸，外贴活血止痛膏或外搽展筋酊；中后期治疗宜益气活血，通经利节。内服：当归、柴胡、川芎、姜黄、莪术、郁金、土鳖虫、刘寄奴、威灵仙、延胡索、牡丹皮、黄芪等。上肢加川羌，下肢加牛膝，关节积液加川草薢、薏苡仁，或内服养血止痛丸合加味益气丸。

2. 骨性关节炎膳食原则

（1）关节炎患者多吃抗氧化剂食物，身体有过多的自由基，会侵袭或摧毁关节组织。关节炎本身也可能引发，加速新的自由基形成，使用抗氧化剂，能够对抗自由基，减轻关节炎症状。可以多吃富含抗氧化剂的食物，比如维生素 A、维生素 C、胡萝卜素和维生素 E 等。相关食物：杏桃、芒果、木瓜、南瓜、菠菜、番薯、橙子、奇异果、葡萄、香瓜、番茄、青椒、麦芽、葵瓜子、杏仁、核桃、腰果、花生、绿叶蔬菜、大蒜、洋葱、海产类等。

（2）多吃含类黄酮的食物，生物类黄酮可以加强关节内胶质的能力，减缓发炎的反应，加速关节伤害的复原。相关食物：可以多吃柑橘、水果、草莓、樱桃、李子、绿茶等具有颜色的新鲜蔬果类。

（3）多吃富含 ω（omega）-3 脂肪酸的食物，关节炎是一种发炎反应，而前列腺素是造成发炎反应的罪魁祸首，部分来自动物油的脂肪酸，是前列腺素的先驱物，会加重发炎反应，所以烹饪食物时，应避免使用动物油。ω-3 脂肪酸可阻止前列腺素产生，进而减轻关节发炎。主要来源于鱼类和亚麻籽、亚麻籽油，以及奇异子、花菜、紫苏子油、大麻籽等。

（4）宜食富含钙的食物。平时饮用牛奶（少量多次），多晒太阳，必要时补充钙剂。

（5）多食含组氨酸的食物，如稻米、小麦和黑麦。组氨酸有利于清除机体过剩的金属。

（6）骨性关节炎应忌食以下食物：①忌海产品。现代科学研究证明，骨性关节炎患者忌海产品。因海参、海鱼、海带、海菜等海产品中含有一定量的血尿酸，被身体吸收以后，能在关节中形成尿酸结晶，会使骨性关节炎的症状加重。②忌高甜食物。据有关专家的观察，骨性关节炎患者常吃甜食可加重病情。实验研究结果表明，在同样药物治疗的条件下，连续 1 个月，每天吃 6 块奶糖的人症状没有任何改善，有的病情反而有加重趋势，而未吃奶糖的患者症状明显得以缓解。由此可见，骨性关节炎患者还是以少吃或不吃甜食品（如糖果、甜饼、巧克力等）为好。③忌肥腻食物。现代科学研究分析，肥腻食物在体内氧化过程中能产生一种酮体，过量的酮体会引起物质代谢失调，会强烈地刺激关节。因此，骨性关节炎患者应忌吃肥腻食物。在日常烹调菜肴过程中，宜用植物油，尽量不吃肥肉、奶油及油炸食品。

（二）药膳举例

1. 枸杞子炖腰子

原料：枸杞子 15g，腰子 1 个，生姜 10g。

制法：将腰子洗净，切成腰花，加生姜片及水适量入砂锅，沸后加入洗净的枸杞子，再炖半小时后调味即成。

用法：吃腰花、枸杞子，喝汤。经常食用有效。

功效和方解：枸杞子补肾益经，养肝明目，润肺止咳；腰花补肾强腰益气；生姜活血祛寒，除湿发汗。此药膳补肾益精，适用于退行性关节炎。

2. 冬瓜炖排骨

原料：冬瓜 250g，排骨 250g，精盐、味精各适量。

制法：将冬瓜去皮、瓤，洗净后切成小块备用。排骨洗净剁开。加水适量小火炖烂，再加入冬瓜，煮熟后加精盐，味精调味后即成。

用法：经常佐餐食用。

功效和方解：冬瓜消热，利水消肿；排骨除含蛋白质、脂肪、维生素外，还含有大量磷酸钙、骨胶原、骨黏蛋白等，可为幼儿和老人提供钙质。此药膳利水消肿，适用于老年性关节炎患者。

3. 烧嫩茄子

原料：茄子 500g，淀粉适量。

制法：茄子洗净后切成片。起油锅，花生油烧至七成热，下茄子，勤用手勺翻动，炸至两面皮色金黄时捞出，沥尽油。将锅内油倒出，留少许底油，再回火烧热，放入茄片煎黄，出香味时，倒入芡汁和茄片同烧，搅匀后，待芡汁浓稠即成。

用法：佐餐经常食用有效。

功效和方解：茄子活血化瘀，清热消肿宽肠。此药膳清热宽肠，适用于老年性关节炎患者。

九、痛风性关节炎

痛风是一种嘌呤代谢紊乱、尿酸排泄障碍所致血尿酸增高的疾病。尿酸盐结晶沉积在关节滑膜、滑囊、软骨及其他组织，引起反复发作。痛风是由于单钠尿酸盐结晶或尿酸在细胞外液形成超饱和状态，使其晶体在组织中沉积而造成的一组异源性疾病。临床上以反复发作的急性关节炎、合并痛风结石、血尿酸浓度增高、关节畸形及肾病变为特征。血浆中的尿酸达到饱和，导致尿酸单钠结晶沉积在远端关节周围相对缺乏血管的组织中。这种结晶的出现可导致单关节或多关节急性炎性滑膜炎。痛风在男性中较为多见，踇趾是最常见的受累区域，50%～70%初次发病发生于此。90%的痛风患者在其一生中的某个时期，会发生第一跖趾关节受累，其他可能受累的足部区域有足背部、足跟及踝部。除了累及关节之外，尿酸结晶还可以沉积在皮下，称为痛风结节。

痛风的发病有明显的异质性，除高尿酸血症外，可表现为急性关节炎、痛风石、慢性关节炎、关节畸形、慢性间质性肾炎和尿酸性尿路结石。临床上可分为原发性和继发性两大类。原发性痛风多由先天性嘌呤代谢异常引起，常与肥胖症、糖类脂类代谢紊乱、高血压、动脉硬化和冠心病等聚集发生，继发性痛风则由某些系统性疾病或者药物引起。

（一）痛风性关节炎药膳原则

1. 痛风性关节炎用药原则

当今社会随着生活水平的提高，有些人多食肥甘厚腻，嗜酒无度，好逸恶劳，蕴湿生热，内耗气血，损伤肝肾，日久及阳，再加起居失常，风寒湿热乘虚而入，湿热相引，气血不畅，闭阻不通而夜痛骤发，郁而化热则局部红肿。因此，痛风性关节炎治疗宜标本兼治。治则清热解毒，凉血化瘀。中药可用酒大黄、鬼箭羽、鬼针草、土茯苓、土牛膝、黄柏、萆薢、虎杖、忍冬藤、赤芍、牡丹皮、海桐皮等。

2. 痛风性关节炎膳食原则

（1）要节制含嘌呤多的食品，以减轻体内的嘌呤代谢。如猪肉、羊肉、牛肉、动物的肝、肾等内脏，鸭、鹅、火鸡、鲤鱼、比目鱼、沙丁鱼、鹧鸪、鸽肉、贝类、蛤、蟹等，各种肉汤、鸡汤、菠菜、龙须菜、豌豆、扁豆及其他豆类、冬菇等食物，均含有较丰富的嘌呤，都应忌食。同时，含酰胺、甘氨酸、天门冬氨酸多的食品，也应尽量少食。

（2）应该摄取充足的碱性食品。因为尿酸在碱性液体中易于溶解并排出体外，在酸性液中易发生沉淀而加重病情。人体实验表明，吃了酸性食品后，尿的 pH 值在 0.5 左右；而多吃碱性食品后，尿的 pH 值在 6.5 左右，使酸度高的尿接近中性。食物在体内代谢后的产物如果是碱性的，就称为碱性食物，如白菜、芹菜、黄瓜、南瓜、茄子、萝卜、胡萝卜、西红柿、土豆、竹笋、莴苣、洋葱、桃、梨、杏、栗、柑橘、香蕉、苹果、樱桃、葡萄、咸梅、酿造醋、海藻等均可食用。菠菜、蘑菇、黄豆等虽然说属于碱性食物，但其含嘌呤较多，亦不宜痛风患者食用。动物性食物在体内代谢后的产物是酸性的，所以不宜食用。

（3）要增加饮水量。每天 2000mL 以上，以增加排尿量，促进尿液排出，防止形成尿酸结石。为了避免引起浮肿，一定要少吃盐。也可摄取蔬菜汁、水果汁、矿泉水、牛奶等。

（4）采用低热量饮食，防止体重增加过多，甚至肥胖。糖果、蜜饯、淀粉类食品应适当控制。避免吃含脂肪过多的肉类、蛋黄、油煎性食物等。

（5）禁酒。酗酒经常可以引起痛风急性发作，出现关节红肿和剧烈疼痛。同时，也不宜饮浓茶、浓咖啡及强烈的调味品、辛辣食品，因这些食品均可兴奋神经系统而诱发痛风急性发作。

（6）病情严重时，特别是肥胖患者，应建立周期性植物饮食日，如苹果日、黄瓜日、凉菜日等。方法是禁止一天膳食，取用 1.5kg 苹果分 5 ～ 6 次进食；或取用 1.5kg 黄瓜和 1 ～ 2 个鸡蛋分 5 ～ 6 次进食；或取用含嘌呤少的蔬菜 1.5kg，加入少量植物油，不加盐或少加盐，做成凉拌菜，分 5 ～ 6 次进食。每周可安排一天，有节奏地进行，对控制病情效果较好。

此种饮食特点可限制嘌呤和蛋白质，减轻机体代谢负担。这些食物富含维生素 B_1 和维生素 C，并且钾多钠少，有利尿作用。又因都是碱性食物，所以可促进尿酸盐的溶解和排泄。含糖量低，可限制神经系统的兴奋，因而可降低机体的敏感性。

（二）药膳举例

1. 清炒竹笋

原料：竹笋 250g，葱、姜、盐、酱油、味精、植物油适量。

制法：①竹笋剥去皮，除去老的部分，切成薄片或丝，备用。②烧热锅，放植物油，烧至油九成热时，放葱入锅炒香，然后将竹笋、姜、盐放入锅，翻炒至笋熟时加味精，再翻炒几下，起锅装盘。

用法：佐餐使用。

功效和方解：竹笋促进消化，增强食欲，清热化痰，益气和胃。此药膳清热解毒，化痰利尿。适用于痛风性关节炎红肿热痛者。

2. 橙子煎

原料：橙子 1 个，蜜糖 30g。

制法：先将橙子用水浸泡去酸味，然后带皮切开与蜜糖水一起煎煮成汁。

用法：不拘时饮服。

功效和方解：橙子解油腻，消积食，止渴醒酒。此药膳破坏体内尿酸结晶，适用于痛风患者。

3. 胡萝卜羹

原料：胡萝卜片、黄瓜片、苹果片各 125g，蜂蜜 50g。

制法：将上述用料切碎加适量水煮沸，放入蜂蜜调成羹状即成。

用法：适温食用。

功效和方解：胡萝卜健脾消食，补肝明目，清热解毒，透疹，降气止咳；黄瓜片除热，利水利尿，清热解毒；苹果生津止渴，润肺除烦，健脾益胃，养心益气，润肠止泻，解暑醒酒；蜂蜜滋阴润燥，补虚润肺，解毒，调和诸药。此药膳润燥生津，利水消肿，适用于痛风患者。

十、化脓性关节炎

西医学认为，化脓性关节炎是化脓菌引起的关节感染性疾患，多见于 10 岁以下儿童，婴幼儿最常见。髋关节、膝关节最易受到侵犯，其次为肘关节、肩关节及踝关节，多单关节发病。中医学认为，化脓性关节炎属"关节流注""余毒流注"范畴，《外科理例·流注》记载："大抵流注之症，多因郁结，或暴怒，或脾虚湿气逆于肉理，或腠理不密，寒邪客于经络，或闪仆，或产后，瘀血流注关节，或伤寒余邪未尽为患，皆因真气不足，邪得乘之。"合理的饮食，对化脓性关节炎的康复具有积极意义。

（一）化脓性关节炎的药膳原则

1. 化脓性关节炎的用药原则

（1）早期 全身发热，局部红肿热痛，治宜清消为主，以清热解毒凉血为总则，辨证施治。因暑湿所致者治宜清热解毒，消暑化湿，宜用金银花、野菊花、蒲公英、紫花地丁、紫背天葵、茯苓、薏苡仁、赤芍、泽泻；因余毒流注所致者治宜清热解毒凉血，宜用黄连、茯苓、车前子、金银花、牛膝、紫花地丁、赤芍；瘀血化热者治宜清热解毒，和营逐瘀，宜用白芷、赤芍、当归尾、防风、甘草节、皂角刺、天花粉、金银花、陈皮。高热烦渴者加生石膏、天花粉、知母。

（2）中期 脓已形成治宜托里透脓，利湿解毒。宜用药人参、黄芪、当归、川芎、芍药、白术、陈皮、茯苓、金银花、连翘、白芷、甘草、黄柏。疼痛甚者，加乳香、没药；高热不退，加柴胡、牡丹皮、生石膏、知母。

（3）后期 脓肿已溃破，治宜益气养血，扶正解毒。对脓液清稀久不敛口者应重补气血。宜用人参、黄芪、当归、川芎、芍药、白术、陈皮、茯苓、金银花、连翘、白芷、甘草、黄柏。疼痛甚者，加乳香、没药；高热不退，加柴胡、牡丹皮、生石膏、知母、苍术、黄柏。

2. 化脓性关节炎的膳食原则

（1）膳食营养要丰富充足。丰富的膳食营养是维持身体健康的保障，同时也有利于促进疾病的康复。对于化脓性关节炎患者而言，除正常进食米、麦、肉、蛋、禽类及动植物油脂外，还应注意补充蔬菜、水果、薯类和海藻（紫菜、海带和海菜等），它们富含钾、钠、钙、镁等微量元素，有利于维持机体的营养平衡。

（2）膳食结构要合理。化脓性关节炎患者日常饮食要注意清、淡、素、全。主食以米饭和面食为主，量约为每餐总量的1/3，蔬菜和水果各占1/3。宜饮食清凉、清淡，如用菊花脑、马兰头、枸杞子、绿豆芽等佐膳。可适当根据患者的口味选择食物，但不可偏食或过食。

（3）"三低"更健康。化脓性关节炎患者日常饮食要注意到"三低"，即低脂肪、低糖、低盐。

（4）补钙不可少。化脓性关节炎患者因活动不便，限制了户外活动，很容易缺钙，因此，需要及时补充钙质。可以多食用一些牛奶、豆制品等，即可补充钙质，同时还可以补充铁、磷、镁、铜等微量元素。如果缺钙状态长期得不到纠正，就会影响到血钙自稳系统，机体通过各种机制的作用产生以患部为主的"钙搬家"现象，表现为失用性脱钙或骨质疏松症。

（5）具有清热解毒作用的食物亦可常用，如食用苦瓜、绿豆衣或金银花泡汤代茶。

（6）应补充足够的蛋白质，每日每千克体重宜 1.0～1.2g。

（7）忌食温热、辛辣之品，如辣椒、胡椒粉之类。

（二）药膳举例

1. 绿豆粥

原料：绿豆 10g，粳米 100g。

制法：绿豆先以温水浸泡 2 小时，粳米加水后同绿豆同煮，豆烂米花汤稠时即可。

用法：日服 2～3 次。

功效和方解：绿豆清热解毒，消暑利水；粳米健脾养胃，止渴除烦，固肠止泻。此药膳消热解毒，消肿止痛，解暑止渴，适用于化脓性关节炎，对患高血压、动脉硬化、高脂血症、冠心病患者，宜经常食用。

2. 北杏炖雪梨

原料：北杏 10g，雪梨 1 个，白砂糖 30～50g。

制法：将北杏、雪梨、白砂糖置于盅内，加清水半碗，隔水炖 1 小时。

用法：食雪梨饮汤。

功效和方解：北杏润肺止渴，化痰止咳；雪梨润肺，凉心消痰，降火解毒；白糖润肺生津止咳，和中益肺，舒缓肝气，滋阴调味，除口臭，疗疮去酒毒，解盐卤毒。此药膳清热化痰利水，适用于化脓性关节炎之身热，汗出，舌红苔薄，脉数。

3. 参芪益气鸡

原料：仔鸡 1 只，党参 30g，黄芪 60g，生地黄 15g，当归 30g。

制法：将鸡宰杀后，去毛和内脏，与药物同置气锅内蒸，熟后调料即可。

用法：佐餐温服。

功效和方解：鸡肉温中补脾，益气养血，补肾；党参补中益气，健脾益肺；黄芪补气固表，利尿托毒排脓，敛疮生肌；生地黄清热凉血，养阴生津；当归补血和血，调经止痛，润燥滑肠。此药膳益气补血通络，适用于化脓性关节炎恢复期患者食用。

十一、颈椎病

颈椎病亦称颈椎综合征，是由于颈椎的退行性变而刺激或压迫周围的血管、神经等，引起肩臂痛或眩晕、瘫痪等多种症状，但以肩臂痛占大多数，故又称颈肩综合征。《黄帝内经》中就有对本病的论述，认为颈椎病是"骨痹""风痹""湿痹"等。除了中医称其为"痹证"之外，西医学还有"颈椎脊椎炎""颈椎关节强硬症""颈椎肥大性脊柱炎""颈椎退行性骨关节炎""颈肩综合征""颈肩痛""颈肩肘腕综合征"等称谓。

本病为临床常见病、多发病，其发病率在成人中占 10%～50%。常在中年以后发病，好发于 40 岁以上长期低头工作的人群，近来发病年龄有降低的趋势。临床上根据受压或刺激部位不同，可分为神经根型、脊髓型、椎动脉型、交感神经型。①神经根型：主要症状是颈肩疼痛，向一或两侧上肢放射。②脊髓型：以慢性进行性四肢瘫痪为特征。③椎动脉型：主要症状为眩晕，颈后伸或侧弯时眩晕加重，甚至猝倒后颈部位置改变而立即清醒。④交感神经型：以交感神经兴奋的症状为主，如头痛或偏头痛，有时伴有恶心、呕吐。其中以神经根型颈椎病最为常见，一般通过 X 线或 CT 检查即可确诊。

（一）颈椎病药膳原则

1. 颈椎病用药原则

颈椎病属于中医学"项痹""眩晕""颈肩痛"等范畴，中医学认为，肝肾亏虚或气血虚弱，经气不利，风寒湿痰瘀痹阻经络为其基本病机。临床上可分为风寒湿痹阻、气滞血瘀、肝肾不足、气血亏虚、痰湿阻络等多种证型，因此，选择药膳多以祛风散寒、通络除痹、活血祛瘀、行气通络、补益肝肾、强壮筋骨、益气补血、舒筋活络、化痰祛湿通络等为原则。

（1）落枕型　落枕型治宜活血通经止痛，内服葛根汤加丹参、白芷。

（2）痹证型　①以痛为主，畏寒恶风，舌淡苔薄白，脉弦紧。治宜益气活血，温经通络，内服温经通络汤。②以酸困重者为主，舌淡苔白，脉滑。治宜祛风除湿，温经散寒，内服羌活胜湿汤加减。③以肢体麻木为主，四肢不温，畏寒喜暖，舌胖大，苔薄白，脉弦细。治宜益气养血，温经通络，内服黄芪桂枝五物汤加减。

（3）眩晕型　①气血不足：头目眩晕，心悸气短，四肢无力，脉细舌淡。治宜益气养血，舒筋通络。②肾水亏损，肝阳上亢：眩晕，耳鸣，失眠多梦，舌红少津，脉弦细。治宜滋阴潜阳平肝，内服杞菊地黄汤加柴胡、白芍、天麻。③痰湿中阻：头重，眩晕，恶心，舌苔厚腻，脉滑细。治宜健脾化痰，疏肝解郁，内服温胆汤加柴胡、白芍、天麻、菊花。

（4）痿证型　痿证型治宜益气活血，通经安神。

2. 颈椎病膳食原则

（1）颈椎病患者以中老年为多见，饮食宜清淡，易消化，忌膏粱厚味之品。

（2）颈椎患者肝肾不足，宜常服枸杞子、菊花平肝明目，芝麻、龙眼肉、哈士蟆、桑椹滋阴补肾。忌辛辣有刺激性的食物，如辣椒、烟、酒等。

（3）症见视力模糊、流泪者，宜多食含钙、硒、锌类的食物，如豆制品、动物的肝脏、蛋、鱼、贝类、蘑菇、芦笋、荠菜、胡萝卜等。忌服香燥、热性食物，如炒货、羊肉、韭菜等。

（4）症见排便困难者，宜多食含纤维素较多的食物，如芹菜、笋等蔬菜，每日早晚各食一根香蕉，保持大便通畅。

（5）对伴有高血压患者，应多吃新鲜蔬菜和水果及含维生素 B、维生素 C 较丰富的食物，如豆芽、瓜类、海带、紫菜、木耳等。大蒜、芹菜、马兰头、茭白、地瓜、绿豆、胡萝卜等具有降压作用，可适量选用。

（6）应忌烟、酒，不喝浓茶，同时宜低盐及限制动物脂肪的摄入。

（二）药膳举例

1. 参枣粥

原料：人参 3g，大枣 15g，粳米 50g，白糖适量。

制法：将人参研成细粉。将粳米、大枣洗净后入锅，加水适量，武火煮沸，转用文火熬成粥，再调入人参粉及白糖适量即成。

用法：每日 1～2 次。

功效和方解：人参大补元气，复脉固脱，补脾益肺，生津安神；大枣补虚益气，养血安神，健脾和胃；粳米健脾养胃，止渴除烦，固肠止泻；白糖润肺生津，补中益气，清热燥湿，化痰止咳，解毒醒酒，降浊怡神。此药膳补益气血，适用于气血亏虚型颈椎病。

2. 薏米赤小豆汤

来源：薏苡仁、赤小豆各 50g，山药 15g，梨（去皮）200g，冰糖适量。

制法：将薏苡仁、赤小豆、山药、梨洗净，梨去皮。将以上原料加水适量，武火煮沸后文火煎，加冰糖适量即可。

用法：酌情食用。

功效和方解：薏苡仁利水消肿，健脾祛湿，清热排脓；赤小豆生津利小便，消肿；山药强壮祛痰；梨生津，润燥清热化痰；冰糖养阴生津，润肺止咳。此药膳化痰除湿，适用于痰湿阻络型颈椎病。

3. 姜葱羊肉汤

原料：羊肉 100g，大葱 30g，生姜 15g，大枣 5 枚，醋 30g。

制法：将以上用料同放入锅中，加水适量，做汤 1 碗，日食 1 次。

用法：每日 1～2 次。

功效和方解：羊肉补血温经，温补脾胃肝肾，补肝明目，保护胃黏膜；大葱发表通阳，可解毒调味，发汗抑菌，舒张血管；生姜含有姜油酮、姜酚，还含有蛋白质、多糖、维生素和多种微量元素，祛寒祛湿暖胃，加速血液循环；大枣补虚益气，养血安神，健脾和胃。此药膳益气，散寒通络，适用于经络痹阻型颈椎病患者。

十二、腰椎间盘突出症

腰椎间盘突出症系指腰椎间盘发生退行性改变后，由于载重和脊柱的运动，使腰椎间盘受到挤压、牵拉和扭转，引起腰椎间盘的纤维环破裂，髓核突出，压迫或刺激神经根、血管或脊髓等组织所引起的腰腿痛和一系列神经症状者，又称腰椎间盘纤维环破裂症，是临床上最常见的腰腿痛疾患之一，好发于 30～40 岁，其发病部位以腰 4～5 之间最多，腰 5 骶 1 之间次之，腰 3～4 较少见。中医对腰椎间盘突出症很早就有叙述，并将之归为"腰痛"范畴，认为本病的发生除与外伤有关外，与肝肾功能的失调亦有密切关系，肝肾亏损，筋脉失养，即可产生腰痛。此外，风寒湿邪的侵袭也是本病发生的主要原因。巢元方在《诸病源候论》中就论述腰痛有腰寒、风寒、劳损、外伤和湿邪腰痛。

（一）腰椎间盘突出症药膳原则

1. 腰椎间盘突出症用药原则

针对本病的病因病机，临床治疗腰椎间盘突出症常用的中药有：①通络活血、止痛类药物，如当归、丹参、三七、川芎、益母草等。②健骨强筋、补肝肾类药物，如续断、杜仲、狗脊、五加皮、威灵仙等。③行气散结、活络舒筋类药物，如牛膝、枳壳、香附、木瓜、陈皮、伸筋草等。④对于血瘀患者，还可用桃仁、红花、丹参等。⑤对于肾阳虚者，还可用桑寄生、熟地黄、肉苁蓉、冬虫夏草等。⑥对于肾阴虚者，还可用枸杞子、女贞子、黄精、山药等。

2. 腰椎间盘突出症膳食原则

（1）中医学认为，感受风寒湿邪是诱发腰椎间盘突出症的一个因素，所以腰椎间盘突出症患者应忌食寒凉之物，注意腰部保暖。

（2）宜清淡饮食。中医学认为，过咸的食品能伤及肾脏，而肾虚是导致腰腿疼痛的一个重要因素。

（3）要慎食煎炸之品。因这类饮食易导致便秘，使腹压增高，加重腰腿疼痛症状。

（4）可选用一些祛风寒、活血通络、补益肝肾之药膳进行饮食调护。

（5）以下食品可供腰椎间盘突出症患者平时选用。①蛋白质含量多的食品：猪肉、鸡肉、牛肉、肝脏、鱼类、贝类、干酪、鸡蛋、大豆、大豆制品。②钙含量多的食品：鱼、牛奶、干酪、酸奶、芝麻、深绿蔬菜、海藻类。③维生素 D 含量多的食品：粗米、粳米、大豆、花生米、芝麻、深绿蔬菜。④维生素 C 含量多的食品：红薯、马铃薯、油菜花、青椒、青白萝卜叶、油菜、菜花、卷心菜、芹菜、草莓、甜柿子、柠檬、橘子。⑤维生素 E 含量多的食品：鳝鱼、大豆、花生米、芝麻、杏仁、粗米、植物油。

（二）药膳举例

1. 桑枝炖母鸡

原料：老桑枝 60g，老母鸡 1 只，精盐少许。

制法：将母鸡去毛及内脏，洗净；桑枝刷洗干净，切成小段，加水适量与鸡共煮，待鸡烂汤浓时，加入精盐调味。

用法：食鸡肉饮汤。

功效和方解：桑枝生津利水，祛湿通络，祛风养血；母鸡温中益气，补虚劳，健脾益胃。此药膳祛湿通络，祛风养血，适用于腰椎间盘突出症患者。

2. 当归生姜羊肉汤

原料：当归 20g，生姜 30g，羊肉 30g，调料适量。

制法：将当归、生姜洗净切片。羊肉剔去筋膜，置沸水锅内去血水，捞出晾凉，横切成条块。将羊肉条块与生姜、当归放入砂锅内，加水用武火烧沸，去浮沫，改用文火炖至羊肉烂熟即可。

用法：吃肉喝汤。

功效和方解：羊肉补体虚，祛寒冷，温补气血，益肾气，补形衰，开胃健力，助元阳，益精血；当归补血和血，调经止痛，润燥滑肠；生姜活血祛寒，除湿发汗。此药膳补气温中，祛寒止痛，适用于腰椎间盘突出症患者。

3. 枸杞桂圆膏

原料：枸杞子2000g，龙眼肉2000g。

制法：以水煎煮枸杞子与龙眼肉，浓缩成膏。

用法：经常服用。

功效和方解：枸杞子补肾益经，养肝明目，润肺止咳；龙眼肉补益心脾，养血宁神，健脾止泻，利尿消肿。此药膳补肾益经，养肝明目，养血宁神，适用于腰椎间盘突出症患者。

十三、腰椎管狭窄症

腰椎管狭窄症是由于黄韧带肥厚增生、小关节增生内聚、椎间盘膨隆突出、骨性退变导致的腰椎中央管、神经根管或侧隐窝狭窄引起其中内容物——马尾神经根受压而出现相应的神经功能障碍。该病是引起腰痛或腰腿痛最常见的疾病之一。临床统计表明，腰椎管狭窄发生最多的是腰4、5节段，其次是腰5、骶1节段。腰4、5和腰5、骶1节段位于脊柱最下面，承受的压力最大，是全身应力最集中的部位。而且由于骶骨固定，不参与产生活动时的协调缓冲作用，因此，上位各节段的活动最终集中作用于这两个部位。同时，腰椎各方向活动频繁，骨性和纤维性结构更容易出现增生、肥厚，从而导致获得性的椎管狭窄。中医学认为，本病属于"痹证"和"腰腿痛"范畴。《诸病源候论》云："肾气不足，受风邪之所为也。劳伤则肾虚，虚则受于风冷，风冷与正气相争，故腰脚痛。"《证治准绳》曰："有风、有湿、有寒、有热、有挫闪、有瘀血、有滞气、有痰积，皆标也，肾虚其本也。"

（一）腰椎管狭窄症药膳原则

1. 腰椎管狭窄症用药原则

中医学理论认为，退行性腰椎管狭窄症病机在于肝肾亏虚、痰瘀互结之痹证，因肝肾亏虚致脾运化失调，津液运化不利，故痰湿生，后者停行经脉致气滞血瘀，气血瘀滞加重脾运失衡，痰湿甚重，二者互为因果，共同影响气血运行。经脉不通则痛，本证表现比较明显。临床常用中药：以黄芪、当归、杜仲、枸杞子等为代表的补益药，以桃仁、红花、当归、川芎、牛膝等为代表的活血化瘀药，以茯苓、泽泻等为代表的利水消肿药，以独活、威灵仙、秦艽、桑寄生等为代表的祛风湿药，以柴胡、葛根、荆芥、防风为代表的解表药。

2. 腰椎管狭窄症膳食原则

（1）血瘀气滞，宜食行气活血类食物。如橙子、佛手、刀豆、桃仁、油菜、黑大豆等。少量饮用黄酒或药酒，有利于活血行气，但不宜过多。

（2）湿热痹痛，宜食清热利湿类食物，如冬瓜、薏苡仁等，忌食辛辣、肥甘厚味及鱼腥发物等。

（3）风寒湿困，宜食散寒利湿类食物，如牛、羊肉、生姜、茴香、薏苡仁、山药等，忌食生冷食品。

（4）肝肾亏虚，宜食温肾壮阳、补肾滋阴类食物，如枸杞子、山药、蘑菇、胡桃、龙眼肉、芝麻、黑豆等。

（5）忌辛辣食物，戒烟限酒。

（二）药膳举例

1. 山药黄酒煎

原料：山药 125g，黄酒 750mL，蜂蜜适量。

制法：将山药去皮，洗净。入黄酒 250mL 于锅内，用文火煮沸后，放入山药，并边煮边加入黄酒，直至黄酒添尽，山药熟后取出，再加蜂蜜拌匀即可。

用法：每日早、晚各服 1 次，每次 30g。

功效和方解：山药补津益气，补脾肺肾，消津止渴，增强人体免疫力；黄酒补血养颜，舒筋活血，强身健体，促进新陈代谢。此药膳补津益气，补脾肺肾，舒筋活血。适用于腰椎管狭窄症伴脚膝顽痛、无力者。

2. 黄芪乌鸡

原料：黄芪 30g，乌骨鸡 1 只。

制法：将黄芪洗净切片，乌骨鸡去毛及肠脏后加入黄芪，加适量水，隔水炖熟，食用时加入适量盐和味精。

用法：佐餐酌量食用。

功效和方解：黄芪补气固表，利尿托毒排脓，敛疮生肌；乌骨鸡补中止痛，滋补肝肾，益气补血，滋阴清热，调经活血，固崩止带。此药膳滋补肝肾，益气补血，适用于妇女、年迈体弱的腰椎管狭窄患者。

3. 葡汁蜂蜜膏

原料：鲜葡萄 500g，蜂蜜适量。

制法：鲜葡萄挤汁，以陶器熬稠，加蜂蜜收膏即成。

用法：每次 1 汤匙，每日 2 次。

功效和方解：鲜葡萄汁和中健胃，增进食欲；蜂蜜滋阴润燥，补虚润肺，解毒。此药膳滋阴润燥，补虚润肺，和中健胃，适用于腰椎管狭窄病后体虚、食欲不振、心烦口渴、咽干津少者。

十四、尾痛症

尾痛症指骶尾部因外伤或久坐所致的疼痛。临床上多见于跌倒后臀部着地所致的损伤，严重者可导致尾骨骨折或脱位，轻者尾骨周围软组织挫伤，除此之外，长期久坐或产后体虚也可产生缠绵不愈的尾痛症。中医对痛症的记载始于公元前 3 世纪，金元时期，李东垣首次提出了"痛则不通"的痛症病理学说，确立了"痛随利减，当通其经络，则疼痛去矣"以通止痛的治疗法则。

（一）尾痛症药膳原则

1. 尾痛症用药原则

基于本病的病因病机，中医药治疗在本病的诊治中发挥着重要作用。临床常用中药有白芷、荆芥、防风、川芎、紫苏、淡附片、干姜、佩兰、独活、羌活、防己、葛根、柴胡、郁金、枳壳、陈皮、醋香附、木香、黄芪、当归、红花、桃仁、三七、瓜蒌、甘草等。

2. 尾痛症膳食原则

（1）急性外伤性尾部瘀肿青紫疼痛者，宜食化瘀消肿止痛类食物，如豆腐、豇豆、田螺、赤小豆等。

（2）扭伤后期尾痛，筋僵瘀结，络脉不通者，宜食舒筋活血类食物，如蘑菇、茄子、薏苡仁、鸡鸭血、丝瓜等。劳损正气不足，肝肾失调者，宜食补益肝肾、滋养筋骨、益气活血食物，如蚕豆、刀豆、板栗、花生、白木耳、南瓜等。

（二）药膳举例

1. 橘皮散

原料：橘皮、白酒各适量。

制法：橘皮用酒浸后再煮至软，焙干为末。

用法：每次 10g，热酒调服。

功效和方解：橘皮，即陈皮理气化痰，健胃除湿，降低血压；白酒能舒筋活血，通脉解毒，温中散寒，兴奋提神，宣导药势。此药膳理气化痰，健胃除湿，舒筋活血，适用于骶尾部疼痛伴大便秘结者。

2. 桂圆莲子粥

原料：龙眼肉 15g，莲子 15g，大米 50g。

制法：以上三味同入锅加水，如常法煮粥即可。

用法：早晚食用。

功效和方解：龙眼肉壮阳益气，补益心脾，养血安神，润肤美容；莲子补脾止泻止带，益肾涩精，养心安神；粳米补中益气，平和五脏，止烦渴，止泄，壮筋骨，通血脉，益精强志。此药膳补益心脾，养血安神，适用于骶尾疼痛伴心气不足、心悸不宁、夜寐不佳者。

3. 芹菜拌海蜇

原料：芹菜 500g，海蜇皮 150g。

制法：先将芹菜去叶除粗筋后，切成 3cm 长的段，在开水锅中烫一下，沥干，海蜇皮泡好洗净，切成细丝。将芹菜与海蜇丝一起拌匀，同时加醋少许，再加盐、味精少许即可。

用法：佐餐食用。

功效和方解：芹菜平肝清热，祛风利湿，除烦消肿，凉血止血，解毒宣肺，健胃利血，清肠利便，润肺止咳，降低血压，健脑镇静；海蜇清热解毒，化痰软坚，降压消肿。此药膳平肝清热，祛风利湿，除烦消肿，凉血止血，适用于骶尾部疼痛伴高血压、冠心病患者。

十五、跟痛症

跟痛症主要是指患者在行走或站立时足跟底部疼痛。多由慢性损伤引起，常伴有跟骨结节部的前缘骨刺，其为临床常见多发症，多见于中、老年人和体型肥胖者，包括跟下脂肪垫炎、跖腱膜炎、跟下骨膜炎等疾患。本病起病缓慢，多为一侧发病，主要症状是足跟底部行走或站立时疼痛，晨起踏地时疼痛重，稍活动后则疼痛减轻，但休息后再走或行走过久疼痛又加重。检查时在跟骨跖面内侧结节处有局限压痛。如骨刺较大时，可触及骨性隆起。本病属中医学"痹证"范畴，多为肝肾阴虚、精髓不足所为。朱丹溪在《丹溪心法》中称之为"足跟痛"。跟痛症不是单独一种疾病，它是指足跟部疾病所引起的一种症状，由跟骨本身及其周围软组织发生病理性改变而引起。该病病因病机复杂，多属肝肾阴虚、痰湿、血热等因所致。老年人因肾精不足，气血运行不畅，经脉阻滞，肌肉筋骨失养，不用则痛或不荣则痛；或外伤、慢性劳损等，肾气亏损，复感风寒湿之邪，经络痹阻，气血不畅，故见疼痛、肿胀等症。

（一）跟痛症药膳原则

1. 跟痛症用药原则

基于本病的病因病机，本病的临床治疗以益肾活血、舒筋通络为原则。临床常用中药有当归、桃仁、红花、赤芍、丹参、牡丹皮、醋莪术、苏木、姜黄、桂枝、木瓜、珍珠、透骨草、秦艽、细辛、虎杖、威灵仙、续断、狗脊、补骨脂等。

2. 跟痛症膳食原则

针对该病的食疗，当以养阴益肾、填精益髓、通络活血、化瘀止痛为原则。

（1）宜多食补肝益肾之食物。

（2）宜多食温经通痹之食物，因水湿之气是形成本病的一个重要因素。

（3）宜少食肥甘厚腻之食物，以免助湿困脾，壅阻经络。

（二）药膳举例

1. 鸡丁核桃仁

原料：鸡脯肉300g，核桃仁100g，水发香菇15g，玉兰片10g，火腿10g，鸡蛋清1个，植物油100g，料酒、盐、味精、湿淀粉各适量。

制法：鸡肉脯切丁，用鸡蛋清和湿淀粉浆好。香菇、玉兰片、火腿切成菱形小块。核桃仁用热油炸至黄色。将鸡丁用热油滑至七成熟，去油，再放入香菇、玉兰片、火腿及料酒、盐、味精，用湿淀粉勾芡，淋上鸡油，再放入核桃仁稍翻炒即成。

用法：食宜适量，不可过食，连服 7 ～ 10 天。

功效和方解：鸡肉温中补脾，益气养血补肾；核桃肉补气养血，润燥化痰，温肺润肠，散肿消毒；水发香菇益气血，益智安神，美容养颜，延缓衰老，防癌抗癌，降血脂，降胆固醇；玉兰片味甘，性平，可定喘消痰；火腿健脾开胃，生津益血，滋肾填精，益寿延年。此药膳补肾壮阳，补血益气，适用于跟痛、腰腿痛等。

2. 核桃黑芝麻散

原料：核桃肉 250g，黑芝麻 250g，白糖 250g。

制法：上两味炒熟，研末混合，加入白糖混匀。

用法：每日早晚各服 1 匙。

功效和方解：核桃肉补气养血，润燥化痰，温肺润肠散肿；黑芝麻富含蛋白质、脂肪、多种维生素、卵磷脂等人体所需的营养物质，又为食药兼备之品；白糖润肺生津止咳，和中益肺，舒缓肝气滋阴。此药膳补气养血散肿，适用于跟痛症。

3. 山楂荷叶茶

原料：山楂 15g，荷叶 10g。

制法：沸水冲泡，代茶饮服。

功效和方解：山楂开胃消食，化滞消积，活血散瘀；荷叶清香升散，具有消暑利湿、健脾升阳、散瘀止血的功效。此药膳化滞消积，活血散瘀，适用于跟痛症有高血压、高脂血症患者。

十六、腰腿疼痛

腰腿疼痛指腰部及腿部一侧或两侧疼痛，是一种常见的临床疾病，可由多种疾病引起，包括肾脏病、女性生殖系统疾病、脊髓和脊椎疾病、神经系统疾病、脊椎和腰肌的外伤劳损等。中医辨证主要分为风寒痹阻型、肝肾亏虚型、气虚血瘀型。风寒痹阻型症见腰腿酸胀重着，时轻时重，偶有抽搐不舒，遇冷加重，遇热减轻，苔白腻，舌质淡，脉沉紧。肝肾亏虚型症见腰膝酸软疼痛，劳累后加重，卧床休息后减轻，形体消瘦，精神不振，气短，苔薄白，舌质淡，脉沉细。气虚血瘀型症见腰痛不能久坐，疼痛缠绵，下肢麻木，面色少华，精神萎靡无力，苔薄，舌瘀紫，脉弦紧。

（一）腰腿疼痛药膳原则

1. 腰腿疼痛用药原则

治疗宜采用腰部推拿按摩手法，在手法治疗后，宜以腰围固定腰部，静卧硬板床休息，适当进行功能锻炼。亦可配合热敷、理疗、针灸、局部封闭及内服活血化瘀、祛风通络类药物，如当归、益母草、赤芍、牡丹皮、丹参、红花、川芎、地龙、全蝎等。若病情严重，保守治疗无效者，可采取手术治疗。

2. 腰腿疼痛膳食原则

（1）宜食富含纤维素类的食物，素食中的长纤维还可以防止结肠癌的发生。

（2）宜食富含维生素类的食物。适当补充维生素 C、维生素 B_6、维生素 B_1、维生素 B$_{12}$、维生素 D、叶酸等，如米糠、麦皮、胡萝卜、鱼肝油、醇母、新鲜水果和蔬菜。

（3）宜食富含无机盐类的食物。老年人每天补充钙不能少于 1g，黄豆含钙量较高，推荐中老人多吃豆制品，500g 豆腐可维持每日钙的摄入量。另外，老年人摄锌的能力降低，每日服 10% 硫酸锌数毫升即可，不宜长期过量服用。

（4）控制总热量。肥胖是腰腿疼痛的发病原因之一。人体内的蛋白质、脂肪和糖，三者可以相互转化。如果对饮食不加限制，即使脂肪点滴不进，发胖仍然是不可避免的，会加重病情。

（二）药膳举例

1. 桑椹糖膏
原料：黑桑椹 1000g，蜂蜜 100g，白糖 100g。

制法：将桑椹熬取浓汁。把白糖、蜂蜜加水适量，熬稠，加入桑椹汁，续至锅铲挑起糖丝时即成。

用法：每次 25 ～ 50g，每日 2 次。

功效和方解：黑桑椹补血滋阴生津润燥；蜂蜜清热润燥，止痛解毒，美容养颜，补中健脾；白糖润肺生津止咳，和中益肺，舒缓肝气，滋阴调味。此药膳补脾肾，滋阴血，适用于腰腿、关节酸软而痛，久久不愈，下肢较重，伴口干咽燥，烦热失眠，纳少神疲，大便失调者。

2. 枸杞蒸蛋
原料：枸杞子 10g，鸡蛋两个，精盐、鸡精、淀粉、麻油、酱油各适量。

制法：鸡蛋打入碗中搅散，加精盐、鸡精、淀粉，用清水调成糊状。将鸡蛋用大火隔水蒸约 10 分钟，撒上枸杞子再蒸 5 分钟，麻油与酱油淋在蛋上即成。

用法：佐餐食用。

功效和方解：枸杞子益气固表，敛汗固脱，托疮生肌，利水消肿；鸡蛋含有人体必需的营养物质，如蛋白质、脂肪、卵黄素、卵磷脂、维生素和铁、钙、钾，被人们称作"理想的营养库"。此药膳填阴补虚，强身健体，适用于老年腰腿酸软无力者。

3. 怀杞炖猪腰
原料：怀山药、枸杞子各 12g，猪腰 1 只，调料适量。

制法：将猪腰洗净，去筋膜，与怀山药、枸杞子共入炖盅内，加清水适量，隔水炖熟，调味即可。

用法：佐餐食用。

功效和方解：怀山药补脾养胃，生津益肺，补肾涩精，清热解毒；枸杞子益气固表，敛汗固脱，托疮生肌，利水消肿；猪腰补肾，强腰益气。此药膳滋阴补肾，益气养血，适用于老年性肾虚腰痛。

十七、筋伤类（扭挫伤）

《中国骨伤科学》中对此病有如此解释："筋、骨缝损伤是骨伤科最常见的疾患，统称为伤筋，西医学称为软组织损伤。"中医所谓的筋，是筋络、筋膜、筋腱、软骨的总称，概括了骨以外的皮、肉、筋、脉等组织。人体的皮肤、皮下组织、肌肉、肌腱、韧带、关节囊、滑膜囊、神经、血管、软骨等，在受到一次性外力作用后所发生的功能或结构异常，而未见骨的相对位置改变者，称为软组织损伤。该病是伤科常见的疾患，其病因除直接暴力、间接暴力和慢性劳损外，体质的虚弱也是重要因素。清代已把伤筋病变分为："筋强、筋柔、筋歪、筋正、筋断、筋走、筋粗、筋翻、筋松、筋热。"可见分类已相当精细。目前常用的分类方式主要有 3 种：①根据不同形式的暴力，可将伤筋分为扭伤、挫伤两类。②根据伤筋的病理变化，可将伤筋分为瘀血凝滞、筋位异常、筋断裂等类型。③从病程而言，伤筋又可分为急性伤筋及慢性伤筋。

（一）筋伤的药膳原则

1. 筋伤的用药原则

针对该病的病因病机，可根据患者体质状况，酌情选用内服中药。如瘀积未化，疼痛较重，治宜选用活血化瘀、消肿止痛为主的药物；急性伤筋的后期和慢性伤筋，因筋络不和，疼痛乏力，治宜选用养血和络、温经止痛为主的药物，同时须结合患者具体情况辨证用药。常用内服中药有桃仁、红花、当归、黄芪、姜黄、赤芍、透骨皮、牡丹皮、丹参、茯苓、白术、川芎等。

2. 筋伤的膳食原则

（1）宜食富含蛋白质的食物，如瘦肉、牛肉、鱼等，能够促进损伤组织的修复。

（2）宜食补肾强筋食物，如核桃、栗子、里脊肉、虾、韭菜、枸杞子、猪腰、羊肉、牛肉等。

（3）宜食有活血理气通络作用的食物，如山楂、油菜、丝瓜、硬果类、西瓜子、葵花籽、芝麻、金橘饼等。

（4）对于慢性伤筋，食品宜偏温燥，不宜生冷多湿。

（5）可饮少量低度酒，如黄酒。

（6）忌烟。

（二）药膳举例

1. 山楂枸杞子茶

原料：花茶叶 10g，山楂 50g，枸杞子 15g。

制法：先将山楂、枸杞子加水适量，煎取汁 250mL，冲泡花茶。

用法：加盖浸 10 分钟，随时酌量饮之。每日 2 ～ 3 次，连服 10 ～ 15 天。

功效和方解：本品中花茶叶苦、甘，性凉，能清利头目，除热解毒；山楂酸、甘，性平，活血化瘀；枸杞子补益肝肾，滋阴生精。此药膳滋补肝肾，活血散瘀，适用于慢性软组织损伤。

2. 童子鸡醋方

原料：童子雄鸡 1 只，醋 500mL。

制法：先将鸡宰杀洗净，切块后放入热油锅中煸炒片刻，倒入醋，用文火煨至醋干时，加调料调味即成。

用法：佐餐食用。

功效和方解：童子鸡温中益气，补虚填精，健脾胃，活血脉，强筋骨；米醋散瘀解毒，下气消食，收敛气血。中药经醋炮制后，可增加其疏肝入肝、活血散结的作用。此药膳散瘀解毒，适用于软组织损伤。

3. 茄子末

原料：茄子1个，黄酒适量。

制法：将茄子焙干，研成细末，用黄酒送服。

用法：每日2次，每次10g。

功效和方解：茄子清热止血，消肿止痛；黄酒补血养颜，舒筋活血，强身健体。此药膳止血消肿，适用于急性腰扭伤及跌打损伤。

十八、腰肌劳损

腰部肌肉、筋膜、韧带的附着处由于劳损而发生部分撕裂、炎性反应或退行性变，出现慢性、持续或间歇性腰部酸痛，称为腰部或腰肌劳损。本病是引起慢性腰痛的常见疾患之一，有人称之为"功能性腰痛"或"腰背肌筋膜炎"等，可由急性腰扭伤未获适当治疗或治疗不彻底，长期不良姿势导致的腰部软组织劳损，使腰肌容易疲劳且易出血疼痛所致，主要病变在腰背肌纤维、筋膜等软组织。本病属于中医学"腰痛"范畴。《黄帝内经》已有详细的记载，以腰痛作为症状或病名，并将腰痛的病因分为外感寒湿热邪、外伤和劳损、肾气不足和经络阴阳失调等。巢元方在《诸病源候论》中，认为腰部为肾所主，除外伤外，肾气虚是发生腰痛的先决条件，劳伤又是导致肾气衰的最主要原因。

（一）腰肌劳损药膳原则

1. 腰肌劳损用药原则

药物治疗在该病的治疗和调理中发挥着重要作用。如寒湿腰痛型腰肌劳损，治宜散寒除湿，舒筋止痛；湿热腰痛型腰肌劳损，治宜清热利湿，舒筋活络；肾虚腰痛型腰肌劳损，治宜补益肝肾，强筋壮骨；劳伤瘀血型腰肌劳损，治宜活血化瘀，活络舒筋。临床常用中药有独活、桑寄生、杜仲、牛膝、秦艽、茯苓、肉桂、防风、川芎、当归、黄芪、桃仁、红花、白芍、熟地黄、续断、大枣等。

2. 腰肌劳损膳食原则

寒湿型腰肌劳损患者应该少吃寒性食物及肥腻食物；湿热型腰肌劳损患者尤其要注意不要大量进食滋腻厚味的食物和酸、热、甘性食物，特别是甘性食物一定要少吃；劳伤瘀血型腰肌劳损患者注意忌吃苦、寒、酸性味食物及肥腻食物，忌过量食用热、辛、甘、温性味食物及高蛋白、高热量食物；肾虚型腰肌劳损患者注意忌食酸、苦、寒凉的食物。

腰肌劳损患者宜食的食物有：

（1）宜食具有壮腰补肾、活血通络的食物，如核桃、栗子、里脊肉、虾、动物肾、韭菜、山楂、丝瓜、枸杞子等。

（2）宜食富含组氨酸、精氨酸、核酸和胶原的食物，如动物血、蛋、鱼、虾、豆类制品、土豆、牛肉、鸡肉及牛"腱子"肉等。

（3）宜以素食为主，饭后可适当食用苹果、葡萄等水果类及不含任何添加剂的天然饮料，不宜饮用汽水等易引起胃酸的饮料。

（4）可适量选食富含维生素 E、维生素 C、维生素 A、维生素 B 的蔬菜和水果，如萝卜、豆芽、紫菜、洋葱、海带、木耳、干果（栗子、核桃、杏仁、葵花籽）及草莓、乌梅、香蕉，以及含水杨酸的西红柿、橘柑、黄瓜等。

腰肌劳损患者在饮食方面并没有太多禁忌，在平时生活中需注意健康饮食，摄取营养，不暴饮暴食，并要注意以下几个方面。

（1）同很多病症一样，腰肌劳损患者应该少饮酒、咖啡、茶，少抽烟，不抽烟的腰肌劳损患者应该注意避免被动吸烟。

（2）少食甜食，也是腰肌劳损患者的一个饮食注意事项，因其糖类易致过敏，可加重关节滑膜炎的发展，易引起关节肿胀和疼痛加重。

（3）少食肥肉，高动物脂肪和高胆固醇食物，因其产生的酮体、酸类、花生四烯酸代谢产物和炎症介质等可抑制 T 淋巴细胞功能，易引起和加重关节疼痛肿胀、骨质脱钙疏松和关节破坏。

（4）少食牛奶、羊奶等奶类和花生、巧克力、小米、干酪、奶糖等含酪氨酸、苯丙氨酸和色氨酸的食物，因其能产生致关节炎的介质前列腺素、白三烯、酪氨酸激酶自身抗体及抗牛奶 IgE 抗体等，易致过敏而引起关节炎加重、复发或恶化。

（5）忌吃酸辣等对身体有刺激的食物。

（二）药膳举例

1. 桃仁姜枣汤

原料：桃仁 25g，生姜 10g，大枣 10 枚。

制法：桃仁洗净置锅中，加清水 200mL，加生姜、大枣，武火煮开 3 分钟，再文火煮 20 分钟。

用法：分次食用。

功效和方解：桃仁活血祛瘀；大枣富含钙、铁，补中益气，养血安神。此药膳活血止痛，适用于腰肌劳损患者。

2. 薏苡仁生姜羊肉汤

原料：薏苡仁 50g，生姜 20g，羊肉 250g。

制法：以上三味加水适量煲汤，调味即可。

用法：佐膳，分次食用。

功效和方解：薏苡仁强筋骨，健脾胃，消水肿，祛风湿；羊肉补肾壮阳，暖中祛寒，温补气血，开胃健脾。此药膳强筋骨，祛风湿，适用于腰肌劳损寒湿型患者。

3. 韭黄炒猪腰

原料：猪腰 1 个，韭黄 100g。

制法：先将韭黄洗净切段，猪腰剖开洗净切片，加食油、盐同炒熟。

用法：佐膳，每日 2 次。

功效和方解：猪腰补肾气，通膀胱，消积滞，止消渴；韭黄健胃提神，止汗固涩，补肾助阳固精。此药膳补肾强腰，适用于慢性腰肌劳损之腰痛属肾阳虚者，亦用于肾虚之腰痛、遗精、盗汗及老人肾虚耳聋。

十九、肩关节周围炎

肩关节周围炎简称肩周炎，又名"冻结肩""漏肩风""五十肩"等，它是一种肩关节周围软组织的无菌性炎症，多发于 50 岁左右，是老年人的常见病、多发病，女性发病率稍高于男性，临床上左侧发病较右侧多见，部分患者可见双肩患病。广义的肩周炎包括肩袖损伤、肱二头肌肌腱炎、冈上肌肌腱炎、肩部撞击综合征、肩关节不稳定、肩关节骨性关节炎、钙化性肌腱炎、肩锁关节炎和胸锁关节炎。冻结肩即指狭义的肩周炎而言。本教材中的肩周炎如无特指，一般均指狭义的肩周炎，即冻结肩。肩关节周围炎属于中医学"冻结肩""肩凝症""漏肩风""痹证"等范畴。中医学认为，肩周炎的常见病因为劳损外伤、正虚寒凝、湿邪等，基本病机是气血亏虚，筋脉失濡，风寒湿邪侵犯肩部，寒凝筋膜，湿邪阻络，经脉拘急，致臂作痛，属本虚标实之证。

（一）肩周炎药膳原则

1. 肩周炎用药原则

本病在临床上常见肝肾亏虚、风寒外袭、寒邪凝滞、湿邪滞留、气滞血瘀等多种证型，因此，选择中药及药膳治疗多以滋补肝肾，舒筋活络；或祛风散寒，活血止痛；或温经散寒；或健脾利湿，通络活络；或清热利湿，通络止痛；或行气活血等合而为用。肩周炎急性期，肩部损伤，或感受风寒湿邪，络脉受阻，气血凝滞，不通则痛，当以疏通为主，治以祛风散寒、祛湿通络之法。宜用秦艽、威灵仙、防风、姜黄、桂枝、路路通、松节、木香、川芎、羌活、红花等，以奏祛风除湿、散寒通络、畅达气血之效。慢性阶段，日久不愈，气血衰少，正虚邪恋，筋脉失养，关节肌肉粘连变性，筋僵筋结，形成虚实错杂之证，治宜扶正固本、化瘀散结、舒筋通络为法，宜用黄芪、当归、鸡血藤、土鳖虫、姜黄、醋莪术、全蝎、蜈蚣、桂枝、白芍、地龙、木香等，以奏补气养血、扶正固本、活血祛瘀、祛风通络之效。

2. 肩周炎膳食原则

肩周炎患者宜食的食物有：①多吃具有理气、活血、通络作用和强壮筋骨作用的食物。如主食：玉米、粳米；副食：山楂、丝瓜、油菜、西瓜子、芝麻、羊肉、猪腰、韭菜、虾、核桃、黑芝麻、木瓜、当归等。②食品宜温，不宜生冷。③可饮少量低度酒或黄酒。

肩周炎患者不宜食的食物有：①忌吃肥腻食品。如肥肉、奶油、油炸食品等均属肥腻食品。肩关节周围炎属中医学"痹证"范畴。中医学认为，痹证主要是由于体内气血痹阻不畅所致，而高脂厚味的食物容易影响脾的运化。湿属阴邪，易加重气血痹阻。医学专家发现，患有肩关节周围炎的患者，如果每天吃大量的高脂肪类食物，将出现关节强直、疼痛肿胀和功能障碍，关节炎的症状会明显加重。②忌吃海味。因为海参、海带、海菜、海鱼等含有一定的尿酸，这些尿酸被身体吸收后，能在关节中形成尿酸盐结晶，使关节炎病情加重。因此，患了肩关节周围炎的患者不宜吃海产品。③忌饮酒及大量饮咖啡、浓茶。

（二）药膳举例

1. 桂麻粥

原料：龙眼肉 50g，黑芝麻 30g，粳米 100g，白糖 60g。

制法：黑芝麻炒后研细末，将龙眼肉、粳米共煮成粥，粥熟加芝麻。

用法：分次服食。

功效和方解：龙眼肉开胃益脾，补虚长智；黑芝麻补肝肾，润五脏，益气力，长肌肉，填脑髓；粳米健脾养胃，止渴除烦，固肠止泻。此药膳补益肝肾，适用于肩关节周围炎属肝肾亏虚者。

2. 桑枝鸡汤

原料：老桑枝 60g，老母鸡 1 只，盐少许。

制法：将桑枝切成小段，与鸡共煮至烂熟汤浓即成，加盐调味。

用法：饮汤吃肉。

功效和方解：老桑枝补血滋阴，生津润燥；老母鸡温中补脾，益气养血，补肾益精。此药膳祛风湿，通经络，补气血，适用于肩周炎慢性期而体虚风湿阻络者。

3. 当归胡椒瘦肉汤

用料：当归 20g，胡椒 3g，肉桂 6g，猪瘦肉 60g，调料适量。

制法：用当归、胡椒、肉桂、猪瘦肉 60g，加水煮至肉熟即成。

用法：吃肉，每日 1 次。

功效和方解：当归补血和血，调经止痛，润燥滑肠；胡椒温中下气，消痰解毒；肉桂补元阳，暖脾胃，除积冷，通血脉；猪瘦肉补益肝肾，散瘀活血，消肿定痛。此药膳除寒止痛，适用于肩周炎急性期。

二十、骨髓炎

骨髓炎是由化脓性细菌感染骨组织（包括骨、骨髓和骨膜）所致的一种骨科疾患。本病以发病急骤、高热、寒战、昏迷，发病部位的干骺端发生剧痛，并产生明显压痛点，肢体活动受限等为主要特征。根据其发病原因，主要分为以下 3 种：①急性血源性骨髓炎。多见于儿童，可有外伤史或疖、痈、上呼吸道感染等其他部位感染史。本病起病急，高热，局部持续剧痛。干骺端明显压痛，白细胞总数及中性粒细胞增多，血沉快，血培养阳性。同位素扫描有助于早期诊断。X 线早期无明显异常。早期局部分层穿刺抽到脓液、混浊液或血性液，涂片检查有脓细胞或细菌即可确诊。②外伤性骨髓炎：有开放性骨折，急性期表现同血源性骨髓炎，慢性期类似于慢性骨髓炎。③慢性骨髓炎。根据病史和临床表现，尤其有死骨排出史；或有死骨暴露于伤口内，或用探针从窦道内能探到骨粗糙面，即可诊断。X 线可见死骨、死腔及骨包壳。中医学对骨髓炎早有认识，古代文献将之称为"痈"或"骨疽"。到了 4 世纪，又出现了"附骨疽"和"多骨疽"两种病名，此后，在历代许多医籍中，对本病的病因、病理、症状、治疗都有了进一步的论述。中医称本病为"附骨痈""附骨疽""附骨流注"。其病因可由体盛热而当风取凉，风冷入于肌肉，与热气相搏，伏结近骨成痈。痈疽与骨髓炎发病关系密切。

（一）骨髓炎药膳原则

1. 骨髓炎用药原则

辨证施治是中医药治疗该病的主要特色。针对患者不同临床表现及机体特征，未溃以清热解毒、通络散结、活血行滞之剂治之；若患者素来体质虚弱，毒甚正虚，不宜寒凉克伐，宜托里透脓；已溃则宜在用清热解毒之剂的同时，根据患者邪正强弱，内服补养气血、健壮筋骨之剂。临床常用中药有当归、黄芪、桃仁、红花、白芷、羌活、独活、赤芍、石菖蒲、紫荆皮、白及、白芥子、姜半夏、新疆紫草、血竭、姜黄、芙蓉叶、芫花、地黄、蒲公英、紫花地丁、桔梗、金银花、川芎、党参、杜仲、狗脊、肉苁蓉、菟丝子等。

2. 骨髓炎膳食原则

（1）宜补充足够的蛋白质，每日每千克体重 1.0 ~ 1.2g。

（2）宜食含钙量较高的食物，如牛奶、绿叶蔬菜、虾皮、芝麻酱等。

（3）宜多食蔬菜水果。骨髓炎患者的骨与软组织的修复离不开维生素、微量元素与宏量元素、植物荷尔蒙等，而它们又都主要来源于新鲜蔬菜、谷类和水果。不仅如此，蔬菜水果中所含的营养元素还能为在病理状态下患部组织的修复提供一个偏碱性的生理环境。

（4）本病初期宜食清热解毒、凉血活血的食物。

（5）本病后期，多为气血两虚，宜食具有补益作用的食物。

（6）不宜食油炸、高脂、辛辣、香燥等食物。

（二）药膳举例

1. 赤小豆三糖粥

原料：赤小豆 60g，糙糯米 60g，红糖 60g，桂花糖 6g，玫瑰糖 6g，清水 1500g。

制法：将赤小豆与糙糯米分别浸泡过夜，淘洗干净，放入锅内，加清水，上火烧开后转用小火慢慢熬煮直至极烂，再加入红糖、桂花糖、玫瑰糖，调匀即成。

用法：佐餐食用。

功效和方解：赤小豆健脾利湿，散血解毒；糙糯米清热利湿排脓；红糖益气缓中，健脾暖胃，止痛行血，活血散寒；桂花糖缓急止痛，散血消瘀；玫瑰糖活血化瘀，调经止痛，疏肝解郁。此药膳健脾益胃，消肿解毒，和血排脓，利水，可用于急性骨髓炎后期。

2. 清蒸人参鸡

原料：人参 3～5g（或党参 15～20g），母鸡 1 只，火腿 10g，水发玉兰片 10g，水发香菇 15g。精盐、料酒、味精、葱、生姜、鸡汤各适量。

制法：①将母鸡宰后，去净毛和内脏，放入开水锅里烫一下，用凉水洗净；火腿、玉兰片、香菇、葱、生姜均切成片。人参用开水泡开，入笼蒸 30 分钟，取出。将洗净的母鸡置于盆内，放入人参、火腿、玉兰片、香菇、葱、生姜、精盐、料酒、味精，添入鸡汤（淹没过鸡），上笼，在武火上蒸烂熟。②将蒸烂熟的鸡置于大碗内，把人参（切碎）、火腿、玉兰片、香菇摆在鸡肉上（葱、生姜除去不用），再将蒸鸡的汤倒在勺中，置火烧开，撇去浮沫，调好口味，浇在鸡肉上即成。

用法：佐餐食用。

功效；人参补五脏，安精神，止惊悸，除邪气，明目，开心益智（党参补中益气，健脾益肺）；母鸡温中益气，补虚劳，健脾益胃；玉兰片定喘消痰；香菇健胃开脾，化痰理气。此药膳益气补阳，托里排脓，甘温除热，适用于慢性化脓性骨髓炎。

3. 冬瓜烧香菇

原料：冬瓜 500g，淡菜、香菇适量。

用法：烧菜佐餐。

功效和方解：冬瓜清热利尿，止渴除烦，消痰止咳；淡菜补五脏，益阳气，理腰脚，消宿食；香菇健胃开脾，化痰理气。此药膳清热利尿，滋补脾肾，适用于慢性骨髓炎经常复发者。

二十一、强直性脊柱炎

强直性脊柱炎是以脊柱为主要病变部位的慢性病，累及骶髂关节，引起脊柱强直和纤维化，造成不同程度的眼、肺、肌肉、骨骼病变，是自身免疫性疾病，与 HLA–B27 呈强关联。某些微生物（如克雷伯菌）与易感者自身组织具有共同抗原，可引发异常免疫应答。该病是四肢大关节、椎间盘纤维环及其附近结缔组织纤维化和骨化，以及关节强直为病变特点的慢性炎性疾病。本病属中医学"痹证"范畴，是血清阴性脊柱关节病的一种。病因主要为风寒湿邪为患，重在寒湿，兼之先天不足。肾虚为本，寒湿、湿热、瘀血为标，是该病基本病机，祛邪是该病的基本治则。

（一）强直性脊柱炎药膳原则

1. 强直性脊柱炎用药原则

基于本病的主要病机，常用内服药物有制何首乌、独活、淫羊藿、牛膝、桑寄生、鸡血藤、丹参、当归、木瓜、威灵仙、白芍、甘草、金毛狗脊、熟地黄、鹿角胶、制附子、骨碎补、续断、桂枝、羌活、赤芍、防风、知母、麻黄、杜仲等。

2. 强直性脊柱炎膳食原则

（1）养成良好的饮食习惯。强直性脊柱炎患者饮食要有规律，注意卫生。暴饮暴食、饮食不洁会增加患肠道疾病的机会，增加强直性脊柱炎的发病概率或加重病情。

（2）饮食应以补气养血、祛风除湿、通络为原则，以富含营养、维生素、铁、钙的食物为主，注意合理搭配营养及饭菜的色、香、味，以增加患者的食欲，促进营养物质的吸收。

（3）宜多食豆类食物。豆类食物含有丰富的蛋白质和微量元素，有促进肌肉、骨骼、关节、肌腱的代谢，帮助修复病损的作用，如大豆、黑豆、黄豆等。可治疗以湿重为主的风湿骨痛，对身体沉重，关节不利，筋脉拘挛，或麻木不仁、关节肿痛而重着不适的风湿病，效果较好。

（4）宜多吃保护胃黏膜的食物。如牛奶、小米、稀粥、秋葵、南瓜等；避免食用刺激胃酸分泌的食物、辛辣食物和质硬食物等，如韭菜、地瓜、辣椒、油条等。因为强直性脊柱炎患者长期口服非甾体抗炎药、激素类药物等，对胃黏膜会产生刺激，易导致一定程度的胃部损害。

（5）宜适当补充富含钙和维生素D的食物，如海鱼、动物肝脏、蛋黄、瘦肉，并结合户外运动，晒晒太阳，可以防治骨质疏松症。因为随着病情进展，加上有些患者主动或被动长期服用激素，会出现继发性骨质疏松症。

（6）处于该病急性期（早期）的患者饮食宜清淡，易消化，水分要充分，有发热者更宜如此。一般主食有大米饭、小米粥、高粱米饭、馒头、蒸糕等，蔬菜可用青菜、黄花菜、西红柿、芹菜、菊花脑、冬瓜、丝瓜、黄瓜等做成菜肴。

（7）处于该病晚期的患者，久病体虚，迁延不愈时，宜适当增加滋补食品，如排骨汤、猪腰汤、瘦肉、蛋类、乳类等，以增强体质，控制病情发展，有利于康复。

（8）戒烟限酒。吸烟会阻碍药物吸收，加速药物代谢，增加药物毒性。此外，吸烟可以损害肺功能，而强直性脊柱炎患者因为脊柱受累，胸廓活动度下降，导致肺功能恶化。同时，饮酒对胃黏膜会产生刺激，对肝造成损害。

（二）药膳举例

1. 鸡蛋豆浆

原料：豆浆 200mL，鸡蛋 1 枚。

制法：先将豆浆烧开，然后打入鸡蛋，煮至蛋熟即可。

用法：一次吃完，宜早晨空腹吃，每周 2 次。

功效和方解：豆浆补虚润燥，清肺化痰；鸡蛋几乎含有人体必需的所有营养物质，如蛋白质、脂肪、卵黄素、卵磷脂、维生素和铁、钙、钾，被人们称作"理想的营养库"。此药膳适用于强直性脊柱炎之慢性期。

2. 当归煨羊肉

原料：羊肉 500g，当归 60g，干姜 30g，盐、黄酒适量。

制法：羊肉洗净切成小块，与当归、干姜一起放入砂锅内，煨至汤浓肉酥烂。然后去当归、干姜，加入盐、黄酒等调料，烧开即可食用。

用法：佐餐食用。

功效和方解：当归补血和血，调经止痛，润燥滑肠；羊肉补血温经，温补脾胃肝肾，补肝明目，保护胃黏膜。此药膳温补肝脾肾，适用于强直性脊柱炎缓解期畏寒肢冷面色㿠白者，尤适于冬天食服。

3. 山药绿豆大米粥

原料：山药 150g，绿豆 100g，粳米 200g。

制法：先将粳米和绿豆一起熬粥，将成时加入鲜山药块，一起熬至粥稠厚即可。

用法：分次服用。

功效和方解：山药益气养阴，补脾肺肾，增强人体免疫力；粳米补脾胃，养五脏，壮气力；绿豆清热解毒，消暑利水。此药膳益气养阴，补脾肺肾，清热解毒，适用于强直性脊柱炎急性期，关节肿痛明显伴轻度发热者。

二十二、骨与关节结核

骨与关节结核是由结核分枝杆菌经血循侵犯骨与关节，并在局部繁殖、破坏所形成的一种继发性感染性疾病。骨与关节结核中医称为"骨痨"或"流痰"，属虚证及寒证，在早期的中医文献中，本病大都混杂在"阴疽"（无头疽）、"流注"及"鹤膝风"等疾病中。在清代高秉钧所著的《疡科心得集·辨附骨疽·附骨痰·肾俞虚痰论》中，阐述了流痰者为纯阴无阳之证，并对本病的病因证治做了较详细的论述。其云："附骨痰者，亦生于大腿之侧骨上，为纯阴无阳之证……初起或三日一寒热，或五日一寒热，形容瘦损，腿足难以屈伸，有时疼痛，有时不痛，骨酸漫肿，朝轻暮重，久则渐渐微软，似乎有脓，及刺破后，脓水清稀，或有豆腐花块随之而出，肿仍不消，元气日衰，身体缩小，而显鸡胸鳖背之象……渐成童痨而毙。"《外证医案汇编》曰："痰凝于肌肉、筋骨、骨空之处，无形可征，有血肉可以成脓，即为流痰。"由此可见，中医学早就对该病有了较为全面的认识。多继发于或合并不同类型的肺与消化道结核。患者多为儿童，负重大、运动多的关节最易受累，脊柱结核最为常见，其次为髋、膝、肘、踝等关节结核。由于先天不足、久病、产后、劳累或损伤之后，正气亏损，腠理空疏，筋骨不健，外邪（结核杆菌）乘虚而入，循经入里，客于筋骨之间，使气血阴阳失调，津液不能正常输布，凝聚为痰而致病。

（一）骨与关节结核药膳原则

1. 骨与关节结核用药原则

何氏骨科针对骨和关节结核的治疗，内治：应辨证运用温化、扶托、补养、养潜四法治之。阴证未溃宜温补和阳，散寒通滞化痰；阳证未溃宜清热消炎解毒。有脓，已成熟或将成而未溃者，应扶正托里透脓。阴证已溃以补气养血为主，佐以开胃健脾；若阴虚火旺，骨蒸劳热，宜养阴清热，兼盗汗者，宜潜阳敛汗。阳证已溃宜清热解毒，同时补气血、养肝肾。外治：未溃以抗痨散外敷，阴证宜和阳通滞，散寒化痰；阳证宜清热消炎，解毒祛痰。已溃：在外敷药同时，对窦道要插药捻引流，既能起到引药入内杀毒的作用，又可防止窦道闭塞，脓痕无从而泄，反攻其内。

内治法分阴证和阳证：

（1）阴证未溃，宜以温经散寒、化痰补虚之剂治之，常用阳和汤、大防风汤等；已溃宜以补气养血，培补肝肾，常用十全大补汤，人参养荣汤并酌加开胃健脾之剂。阴虚火旺者，治宜养阴清热，常用大补阴丸、增液汤合清骨散；若兼盗汗不止者，宜潜阳敛汗，可加黄芪、北沙参、川贝母、牡丹皮、麦冬、浮小麦等。

（2）阳证未溃，以消炎解毒之剂治之，常用仙方活命饮、托里散内服，已溃则宜在用消炎解毒之剂的同时，根据患者的邪正强弱，内服补气血、养肝肾之剂，常用内补黄芪汤加减。

2. 骨与关节结核患者的膳食原则

骨与关节结合患者的饮食原则：

（1）控制热量。每千克体重供给热量 40 ～ 50Kcal，全日 2500 ～ 3000Kcal，稍高于正常人。结核病肥胖患者及老年人伴有心血管疾病时，热量不宜过高，宜在 2000Kcal 左右。

（2）高蛋白质饮食。每千克体重每日供给蛋白质 1.5 ～ 2.0g，结核病患者的蛋白质一般均见减低，可能由于蛋白质吸收和代谢障碍使得血浆蛋白过低。肝脏中蛋白质储备的消耗，可出现负氮平衡，结核病患者多消瘦，抵抗力差，结核病灶的修复也有赖于蛋白质作为原料，故宜给高蛋白质饮食，应以乳类、蛋类、动物内脏和豆制品作为蛋白的主要来源。牛奶中含有丰富酪蛋白和钙质，可充分供给。

（3）适量摄入脂肪。每日 80g 左右。

（4）无机盐的摄入。氯化钠每日应少于 6g，钾 1 ～ 2g，钙 2 ～ 3g，须结合病情而定。若为进行性骨结核极度衰弱，慢性肠炎及多汗等，常可出现氯化钠、钙、磷的明显减少，宜适当提高。如伴有渗出性胸膜炎、腹膜炎时，氯化钠应低于 2g。钙质是骨结核钙化所不可缺少的物质。应多吃含铁、钙质丰富的食物，如绿叶蔬菜、各种粗细粮食物、豆类及豆制品、奶类、蛋类、瘦肉类及动物内脏等。

（5）维生素要充足。维生素 A 在人体内的主要作用是协助、促进细胞新生和提高对各种疾病的抵抗能力，每日可供给 5000 国际单位。每日供维生素 B_1 3 ～ 5mg，维生素 B_2 1.5 ～ 2.0mg、维生素 D 500 国际单位、维生素 C 200 ～ 300mg。因结核病患者体内 B 族维生素和维生素 C 剂量往往降低，故应大量补充。宜进食新鲜蔬菜和水果、豆类，如青菜、西红柿、胡萝卜、豆制品等。

（6）碳水化食物要充足供应。主食是碳水化合物的主要来源，也是热量最经济的来源。若伴有糖尿病时，碳水化合物的供给量可限制在 200 ～ 300g。

（7）应注意饮食中碳水化合物、脂肪、蛋白质比例的平衡。热量和蛋白质过量，对身体都是有害的。因过量会加重消化系统的负担，反而会影响消化吸收。

（8）应注意饭菜的色、香、味、型，饮食应多样化，提高烹调质量，增进患者食欲。

（9）禁忌饮酒及用强烈刺激性的食物。

（二）药膳举例

1. 牛奶滋补粥

原料：牛奶 500g，大米 50g，大枣 10 枚。

制法：上三味共煮熟。

用法：早饭后温服。

功效和方解：牛奶中含有丰富的钙、维生素 D 等，包括人体生长发育所需的全部氨基酸，可以镇静安神，抑制肿瘤，全面补充营养；大米补中益气，健脾养胃，益精强志，和五脏，通血脉；大枣旺血濡筋，富含骨折患者需要的钙、铁，可加强续筋接骨之效。此药膳益气生津润燥，适用于骨结核之身体虚弱、气阴不足等。

2. 萝卜羊肉汤

原料：羊肉 1000g，白萝卜 500g，胡萝卜 60g，干橘皮 2 只，生姜片 3 片。

制法：白萝卜、胡萝卜、羊肉洗净切块，放植物油 3 匙，旺火烧热油后，先入生姜片，随即倒入羊肉，翻炒 5 分钟，加黄酒 3 匙，至炒出香味，加冷水半碗，再烧沸 10 分钟，盛起。将羊肉、胡萝卜、干橘皮倒入大砂锅内，加冷水浸没。用中火烧开后，加黄酒 1 匙，细盐 1 匙半，再改用小火慢炖半小时，倒入白萝卜。继续慢炖 1 小时，至羊肉、萝卜酥烂时离火即可。

用法：佐餐食用。

功效和方解：羊肉补体虚，祛寒冷，温补气血，益肾气，补形衰，开胃健脾，助元阳，益精血；白萝卜下气消食，除疾润肺，解毒生津，利尿通便；胡萝卜健脾消食，补肝明目，清热解毒，透疹，降气止咳；橘皮理气调中，燥湿化痰；生姜发表散寒，止呕开痰。此药膳滋阴养血补肾，适用于结核之气阴两虚者，本膳寒冬腊月食之最宜。

3. 菠菜淡菜鸡蛋汤

原料：鲜菠菜 50g，鸡蛋 1 枚，淡菜 25g。

制法：上三味共煮烧汤。

用法：佐餐，经常服食。

功效和方解：鲜菠菜养血止血，敛阴润燥；鸡蛋含有人体所必需的营养物质，如蛋白质、脂肪、卵黄素、卵磷脂、维生素和铁、钙、钾，被人们称作"理想的营养库"；淡菜补肝肾，益精血，消瘿瘤。此药膳补肝肾，养精血，敛阴润燥，适用于儿童骨结核患者伴贫血、消瘦、汗多者。

二十三、肱骨外上髁炎

肱骨外上髁炎，又名肘外侧疼痛综合征，是指手肘外侧的肌腱发炎疼痛。打网球者经常反手挥拍击球，若不得法常引发本病，因此，俗称"网球肘"。疼痛的产生是由于负责手腕及手指背向伸展的肌肉重复用力而引起的。研究显示，手腕伸展肌，特别是桡侧腕短伸肌，在进行手腕伸直及向桡侧用力时，张力十分大，容易出现肌肉筋骨连接处的部分纤维过度拉伸，形成轻微撕裂。网球肘是过劳性综合征的典型例子。本病属中医学"伤筋""筋痹"范畴，中医学认为，本病是由于气血虚弱，承袭风寒湿邪而致瘀阻经筋，流注关节所引起的。

（一）肱骨外上髁炎药膳原则

1.肱骨外上髁炎用药原则

肱骨外上髁炎属中医学"伤筋""肘痛"等范畴。系有肘部外伤或劳损，或外感风寒湿邪，致使局部气血凝滞，络脉遇阻而发为本病。治宜内服中药以消炎止痛、通络止痛、止血补损、养阴舒筋为主。常用中药有金银花、甘草、姜黄、桑枝、仙鹤草、大枣、白芍、秦艽、羌活、川芎、当归、桂枝、独活、党参、苍术、防己、白术、熟地黄等。

2.肱骨外上髁炎膳食原则

①宜多吃富含微量元素的食物。动物肝脏、海产品、黄豆、葵花籽、蘑菇中含锌较多，锌可以减少毒素吸收和组织损伤；动物肝脏、鸡蛋、豆类、绿叶蔬菜、面粉中含铁较多，可以提高人体免疫力；麦片、芥菜、蛋黄、乳酪中含锰较多，锰具有提高免疫功能及改善机体造血功能的作用。②宜多吃富含维生素的食物，如新鲜的蔬菜和水果。③不宜食油腻、煎炸食物。④戒烟、限酒，忌辛辣刺激性食物。⑤不宜饮茶。茶中鞣质含量高，能影响钙、铁及蛋白吸收。

（二）药膳举例

1.牛膝茎叶粥

原料：牛膝茎叶 20g，粳米 100g。

制法：牛膝茎叶晒干，每次取 20g 左右，加水 200mL，煎至 100mL，去渣留汁，入粳米 100g，再加 500～700mL 水，煮成稀粥。

用法：每日早晚，温热顿服。10 天为 1 个疗程。

功效和方解：牛膝茎叶祛寒湿，强筋骨，活血利尿；粳米补脾胃，养五脏，壮气力。此药膳利关节，祛风湿，止痹痛，强筋骨，适用于网球肘患者。

2.薏苡仁粥

原料：薏苡仁 150g，薄荷 15g，荆芥 15g，葱白 15g，豆豉 50g。

制法：①将薄荷、荆芥、葱白、豆豉择洗干净后，放入干净的锅内，注入清水约1500mL，烧开后用文火煎约 10 分钟，滤取原汁盛于碗内，倒去药渣，将锅洗净。②薏苡仁洗净后倒入锅内，注入药汁，置火上煮至薏苡仁开裂酥烂即可。③食用时可略加食盐调味。

用法：空腹时食。

功效和方解：薏苡仁利水消肿，健脾祛湿，清热排脓；薄荷发汗解热，疏肝理气，利咽止痛，止痒；荆芥发表祛风理血；葱白发汗解表，通阳利尿；豆豉解表除烦，宣郁解毒。此药膳除湿疗痹，适用于网球肘患者。

3. 三七鸡肉汤

原料：鸡肉 120g，三七 12g（宜用其粒，不宜用其粉末），黄芪 30g，枸杞子 15g。

制法：把全部用料洗净，一起放入瓦锅内，加清水适量，用文火煨煮 2 小时，调味即可。

用法：随量饮用。

功效和方解：鸡肉温中补脾，益气养血补肾；三七散瘀止血，消肿定痛；黄芪补气固表，托疮生肌利水；枸杞子补肾益经，养肝明目，润肺止咳。此药膳补气活血，化瘀定痛，适用于肱骨外上髁炎患者。

二十四、骨肿瘤

骨肿瘤是指发生于骨及骨附属组织（血管、神经、骨髓等）肿瘤的统称。凡骨内的各种组织，包括覆盖骨骼外的骨膜都能发生骨肿瘤，它具有肿瘤的一般特性，如新生的细胞有异常，并在整个生命过程中持续发展，但总达不到成熟阶段。此外，肿瘤细胞比正常细胞更快地分裂，形成一个进行性病损。有的属于真正的肿瘤，有的属于囊肿或错构瘤，系发育异常，并非真正的肿瘤。不过由于这些错构瘤在一定时期也会转化成真正的肿瘤，可复发或恶变，故在本章内一并叙述。

中医学对骨肿瘤早有记载，如殷墟甲骨文就有"瘤"之病名。在《灵枢·刺节真邪》中云："有所结，气归之，卫气留之，不得反，津液久留，合而为肠溜，久者数岁乃成，以手按之柔，已有所结，气归之，津液留之，邪气中之，凝结日以易甚，连以聚居，为昔瘤，以手按之坚，有所结，深中骨，气因于骨，骨与气并，日以益大，则为骨疽。"隋代巢元方《诸病源候论·石痈候》载："石痈者，亦是寒气客于肌肉，折于血气，结聚而成。其肿结确实，至牢有根，核皮相亲，不甚热，微痛，热时自歇。此寒多热少，便如石，故谓之石疽也。"该书载："此由寒气客于经络，与血气相搏，血涩结而成疽也。其毒偏多，则气结聚而皮厚，状如痤疖，硬如石，故谓之石疽也。"描述了骨肿瘤的发生、发展、性质和局部症状。唐代孙思邈《备急千金要方》中记述了七种肿瘤，骨肿瘤为其中之一。

中医学从整体观念出发，十分重视全身脏腑经络的气血活动和精神影响。认为骨肿瘤的发生与情志内伤、邪毒外犯、饮食失节、脾胃亏虚、肝肾不和，乃至经络等有关。将本病归纳为内因和外因两大类。内因指正气亏虚、七情失调、脏腑功能紊乱等，外因主要指大自然的一切致病因素，如外感六淫、饮食不节等，其病机为：阴阳失调，正虚邪入，以致气、血、痰、湿郁结，积聚所致。其病因为：一是人体脏腑功能失调，气血不足，阳虚寒盛，寒、痰、瘀血内生并伏留于体内，正气无力祛邪外出，遂流窜至骨，发为本病；二是脏腑功能失调，阳气虚弱，寒毒侵入，深中于骨，寒凝血滞，痰瘀互结，蚀骨伤髓，终致本病。正虚邪实是骨肿瘤发病的根本，主要病机为阳虚血亏，痰瘀毒邪胶结。其病机特点有两个：一是正虚，二是瘀阻。治宜标本同治，虚实兼顾，应以扶正祛邪、标本兼治为治疗原则。

(一) 骨肿瘤药膳原则

1. 骨肿瘤用药原则

治疗上应紧扣病机，配合个体化的辨证论治，以辨证为准则，将是良好疗效的重要保证。宜选择益肾、健脾益气、清热利湿、活血化瘀、行气散结类药物。常用药物有柴胡、当归、川芎、牡丹皮、海藻、桃仁、煅牡蛎、红梅消、麻黄、甘草、制川乌、蟾酥、全蝎、地龙、蜂房、鹰虫、白花蛇舌草、生姜、补骨脂、延胡索、乳香、甲珠、没药、蜈蚣、熟地黄、半枝莲、鹿角胶、白芥子、桂枝、骨碎补、威灵仙、细辛等。

2. 骨肿瘤膳食原则

骨肿瘤患者宜食的食物：①宜食新鲜蔬菜。如胡萝卜、萝卜、瓠果、茄子、甘蓝、黄瓜等，胡萝卜、萝卜、瓠果、茄子、甘蓝含有干扰素诱导物，能刺激细胞产生干扰素，可以增强患者对疾病和癌瘤的抵抗力。黄瓜具有明显的清热解毒、生津止渴功效，富含蛋白质、糖类、维生素 B_2、维生素 C、维生素 E、胡萝卜素、烟酸、钙、磷、铁等营养成分，同时黄瓜还含有丙醇二酸、葫芦素、柔软的细纤维等成分，是难得的排毒食品。②宜食海产品。海藻类可用作恶性肿瘤患者的治疗食品，其有效成分主要是多糖物质和海藻酸钠，海藻酸钠能与放射性锶结合后排出体外。常吃海带、紫菜等食品对身体有益。鲨鱼的软骨能抑制肿瘤生长，鱼翅有抑制肿瘤向周围浸润的能力。鱼类中含有丰富的硒、锌、钙、碘等无机盐类，对抗癌也是有益的。③宜食菌类食物。香菇中含有多糖物质和干扰素诱导剂，能抑制肿瘤。金针菇也具有同样的功效，对肿瘤有抑制作用。银耳对癌瘤有抑制作用。近年发现茯苓中90%的 B 茯苓聚糖可增强免疫功能，有抗癌瘤的作用。④宜食补肾壮骨类食物。如海参、鲍鱼、海马、芝麻、核桃、羊肉、乌骨鸡、乌龟、龙虾、干贝、荔枝、沙鳐、蛤蜊。⑤宜食化痰散结类食物。如丝瓜、橘饼、萝卜、小蒜、洋葱、芥菜、金针菜。⑥宜食壮骨止痛消肿类食物。如萝卜、薏苡仁、丝瓜、鳖血、鸭血、南瓜、樱桃、龟甲、鳖肉、核桃、小苋菜。⑦宜食抗肿瘤类食物。如羊脑、壁虎、海蜇、海带、紫菜、金果榄、山慈菇、苦菜、蟾蜍、蜂胶、赤小豆、大叶菜、野葡萄、油菜籽、无花果、鹅血。⑧宜食增强免疫功能的食物。如鲜牛奶、甲鱼、龟肉、香菇、银耳、灵芝、海参、鲍鱼、无花果、鲮鱼、百合、龙眼肉、冬虫夏草、胎盘、冬笋。⑨宜食防护化疗、放疗反应食物。如核桃、猕猴桃、银耳、香菇、大头蒜、天花粉、蜂乳。

骨肿瘤患者不宜食的食物：①避免食用含有致癌物的食物，如含亚硝酸盐类强烈致癌物的蔬菜和发霉食物，以及腌制、烟熏、火烤、油煎食物。②忌烟酒，忌辛辣刺激性食物，如葱、蒜、姜、花椒、辣椒、桂皮等。③忌肥腻食物。

(二) 药膳举例

1. 芝麻粥

原料：黑芝麻20g，粳米50g。

制法：黑芝麻淘净晒干，炒熟研细。先用粳米加水如常法煮粥，米开粥稠时，加入白糖适量，芝麻粉略煮后即可食用。

用法：每晨起空腹及晚餐温热服食。

功效和方解：黑芝麻富含蛋白质、脂肪、多种维生素、卵磷脂等人体所需的营养物质，又为食药兼备之品。粳米健脾养胃，止渴除烦，固肠止泻。此药膳补肝肾，益脾胃，润大肠，乌须发。适用于治疗骨肿瘤之肝肾精血不足，头晕目眩，头发早白，腰膝酸痛且软，阴液不足的肠燥便秘，皮肤干燥，血虚风痹。禁忌证：大便溏泻，精气不固，阳痿遗精，白带诸症。

2. 三七炖鸡

原料：嫩母鸡 1 只（约 1000g），三七 12g，大枣 10 个，枸杞子 10g，龙眼肉 10g。生姜、盐、酱油、料酒适量。

制法：取嫩母鸡 1 只，宰杀后去内脏、头、爪等，将三七 12g，枸杞子 10g，大枣 10 个，龙眼肉 10g，和适量生姜、盐、酱油、料酒拌匀后，填入鸡腹内。再把整只鸡放入搪瓷或陶瓷盆中。腹部朝上，加盖后置笼中或铁锅内蒸炖，2～3 小时后出笼，加适量味精即可食用。

用法：佐餐食用。

功效和方解：母鸡温中益气，补虚劳，健脾益胃；三七止血，活血化瘀，消肿定痛，滋补强壮；大枣补虚益气，养血安神，健脾和胃；枸杞子益气固表，敛汗固脱，托疮生肌，利水消肿；龙眼肉补益心脾，养血宁神，健脾止泻，利尿消肿。此药膳补血填精，适用于骨肿瘤放、化疗反应和癌性贫血体质。

3. 珍珠银耳汤

原料：银耳 50g，瘦猪肉 100g，鸡蛋清 30g，料酒、盐、生粉、胡椒粉。

制法：把肉放入碗内，加入鸡蛋清、料酒、盐、生粉拌和，放入热锅的蒸笼上蒸30 分钟。再将银耳置热锅水中煮 20 分钟，然后将蒸熟的猪肉投入，加上盐、胡椒粉，即成鲜脆可口的佳肴。

用法：佐餐食用。

功效和方解：银耳滋阴润肺，养胃生津；瘦猪肉补肾养血，滋阴润燥，补肾；鸡蛋清清热解毒。此药膳滋阴润肺，养胃生津，适用于骨肿瘤中晚期出现肾阴虚者。

二十五、骨软化症

骨软化症是以新近形成的骨基质矿化障碍为特点的一种骨骼疾病。其结果导致非矿化的骨样组织（类骨质）堆积，骨质软化，而产生骨痛、骨畸形、骨折等一系列临床症状和体征。该病的病因多种多样，主要分为四类：①维生素 D 营养性缺乏。②维生素 D 的代谢活性缺陷。③骨矿化部位的矿物质缺乏。④骨细胞、骨基质紊乱。骨质软化症的流行特点与生活环境、营养程度和生活习惯等有重要关系。长期缺乏户外活动、日照不足及周围环境污染严重的工业城市居民中本病较多见。中医学"肾主骨"理论认为，肾与骨有着密切的关系，即肾能接受五脏六腑所传之精封而藏之，充实于骨，濡养于骨，对骨的生长发育和维持骨的成分及结构正常具有重要作用，是人体骨代谢的内环境。中医骨伤科历来重视用药，早在《周礼》中记载："凡药以酸养骨，以辛养筋，以咸养脉，以苦养气，以甘养肉，以滑养窍。"中药治疗是改善骨软化症的一大特色，历代医家在临床实践中，运用强筋壮骨之方剂可有效防治和改善骨软化症。骨软化症相当于中医学"痹证""劳损""伤筋"等范畴。《素问·脉要精微论》云："膝者筋之府，屈伸不能，行则偻附，筋将惫矣。"本病的病因病机为肝肾亏损，筋骨衰退，各种原因引起的慢性劳损，或外伤引起的筋伤，气血瘀滞，风寒湿邪侵袭膝部筋骨而使其失于濡养，经络痹阻，从而产生疼痛。治则以补肝肾、活血通络、消肿止痛为宜。

（一）骨软化症的药膳原则

1. 骨软化症用药原则

寻找病因，针对病因进行治疗，以改善关节血液循环，增加氧供，促进代谢产物排泄，促进组织细胞恢复为目的。常用的内服药物有丹参、赤芍、当归、牛膝、木瓜、桑寄生、泽泻、土茯苓、防己、威灵仙、熟地黄、黄芪、杜仲、山茱萸、骨碎补、山药等。

2. 骨软化症膳食原则

骨软化症患者膳食宜用具有强筋壮骨功效之食材，宜注意以下几个方面：①保证供给充分的营养物质，如碳水化合物、脂类、无机盐、维生素和水。②宜多食含维生素 D 的食物，如鱼肝油等。由于维生素 D 是脂溶性维生素，故必须要有足量的胃酸和适当的肝、胰功能，当脂肪消化不良时，应同时给予胆盐和胰腺素含量高的食物。③宜多食含钙丰富的食物，如牛奶、豆制品、虾皮等。牛奶富含高蛋白营养物质和钙磷等微量元素，具有促进肠道营养物质吸收和保护胃肠黏膜的作用，增强人体免疫力，提高抗病能力。每天 350 ~ 500mL 为宜，不宜在空腹时饮用，热饮为佳。④宜多食富含维生素 C 的食物。维生素 C 可以促进钙、磷、铁等元素的吸收，每天 200 ~ 300g 为宜，清炒和炖汤都利于肠道的吸收。⑤注意调理脾胃功能，宜多食助消化食品。⑥中医学认为，本病属肝肾亏损所致，宜滋补肝肾，给予血肉有情之品以强筋荣脉，以助康复。同时，要给予充足的阳光。

骨软化症患者不宜食的食物：①少食刺激性的食物，如花椒，花椒容易刺激胃肠黏膜，影响肠道对钙、磷、蛋白质等营养物质的吸收，导致机体营养不足。②忌饮酒，酒精的刺激容易影响肠道对营养物质的吸收，影响肝脏细胞导致酒精肝，影响肝脏对营养物质的代谢，不利于身体的恢复。③忌烟，香烟中含有尼古丁等多种对人体有害的成分，会影响人体的营养吸收，抑制骨质生长，不利于患者的恢复。

（二）药膳举例

1. 长生粥

原料：花生米 10g，大枣 10g，龙眼肉 10g，粳米 50g，糖适量。

制法：花生米打碎，大枣劈开去核后与诸品放入锅中，加水适量煮粥，将熟时加糖适量稍煮即成。

用法：可作早晚餐服用。

功效和方解：花生米含有丰富的蛋白质、脂肪，各种人体必需的氨基酸、维生素 B_2、维生素 A、维生素 D、维生素 E、维生素 C，钙、铁等矿物质，有健脑、抗癌等功效。大枣补虚益气，养血安神，健脾和胃；龙眼肉补益心脾，养血宁神，健脾止泻，利尿消肿；粳米健脾养胃，止渴除烦，固肠止泻。此药膳益气养血，健脾补中，适用于骨软化症之气血亏虚者。

2. 栗子鸭

原料：老鸭 1 只（约重 2000g），栗子肉 500g，冬菇 10 枚。豆粉、砂糖、芫荽各少许，油、盐、姜、蒜、豆豉等适量。

制法：老鸭去毛和内脏，洗净，在光鸭身上搽遍油，然后在油锅上爆香豆豉、蒜茸，然后将光鸭加入，爆至香透为度，淋下 4 碗清水，再将栗子肉、浸软去蒂的冬菇及砂糖加入，用猛火烧滚，转用中火炖 1 个多小时，如果鸭汁水所剩无几，则再酌量加进一些滚水，继续烧，便可将鸭加撒一些芫荽，以增香色。

除以上做法外，亦可用煲汤的方式，食味也不错，但用煲汤方式时，光鸭不必搽上油，也不用蒜茸、豆豉、砂糖这些配料，只需以油、盐、姜茸炝锅，待散出香味时，将鸭放下爆过，便可待煲汤的水滚时与鲜栗肉一起加入。

用法：佐餐食用。

功效和方解：老鸭清热解毒，滋阴降火，滋阴补虚，止血痢，利尿消肿；栗子肉健脾补肝肾壮骨；冬菇补肝肾，健脾胃，益气血，益智安神，还可化痰理气，益胃和中，解毒；豆粉中的脂肪主要是植物脂肪，不饱和脂肪酸含量较高，并含有人体所必需脂肪酸亚油酸，胆固醇含量低，可以预防动脉硬化，含有多种矿物质和维生素，可以预防心血管疾病；芫荽发汗透疹，消食下气，醒脾和中。此药膳滋阴补肾壮骨，适用于骨软化症之腰膝酸痛，下肢无力，以及小儿脚弱无力、气管炎等。

3. 溜仔鸡

原料：仔鸡约 600g，鸡蛋 1 只，黄酒 15g，干淀粉、麻油、酱油、细盐、味精、姜末、葱花、料酒、醋等适量。

制法：仔鸡洗净后，取下鸡脯肉和脚肉。剁成小方块，放入碗内，用酱油、鸡蛋清、干淀粉等拌匀上浆。炒锅上旺火烧热，放油烧至六成熟，倒入鸡块，用铁勺拨散，变金黄色后倒入漏勺沥油。炒锅留少许油，上旺火，投入姜末、葱花炸出香味，加酱油、料酒、细盐等调料，再倒入鸡块、煸炒匀后，加醋、麻油，起锅装盘即成。

功效和方解：仔鸡益五脏，补亏虚，健脾胃，强筋骨，活血脉，调月经，止白带；鸡蛋滋阴润燥，补心宁神，养血安胎，解毒止痒；黄酒促进新陈代谢，并有补血养颜、舒筋活血、强身健体之功效。此药膳益气补精，填髓温中，活血益气，补虚强筋骨，适用于骨软骨病之劳损型，青少年发育阶段食之更宜。同时，适用于老年体弱、肾虚贫血、营养不良、结核病等。

二十六、骨缺血性坏死

成熟骨组织由各种原因导致局部血供减少或消失而造成骨的死亡，称为骨缺血性坏死，又称"无菌性坏死"，多与外伤、服用激素、糖尿病、放射及血红蛋白病等相关。常见于股骨头、肱骨头、股骨髁、胫骨远端、腕舟骨及足舟骨等处，临床一般为单处，亦可多部位受累。骨坏死多发生在关节软骨下方，其病理发展过程与局部血管解剖结构密切相关，由于年龄、病因及病变部位不同，临床表现也不相同。一般认为，骨坏死不是一种独立的疾病，而是与各种妨碍骨组织血管解剖结构密切相关，由于年龄、病因及病变部位不同，临床表现也不相同，是各种妨碍骨组织血液循环的疾病演变发展的共同结果。

缺血性骨坏死的特征性病理学改变是由于血液供应受阻而导致的骨细胞死亡。缺血性骨坏死的严重程度取决于循环系统的受损，股骨头（髋部）是最常见的受损部位，其次为股骨膝关节端和肱骨头（肩部），较少累及踝骨、腕舟骨和足舟骨。股骨头缺血性坏死是由于不同病因破坏了股骨头的血液供应，造成股骨头骨坏死，从而出现髋部疼痛、活动受限等一系列临床表现的疾病。本病可发生于各个年龄段群体，是临床常见的一种疾病。

本病属中医学"骨蚀"范畴，主要病机有肝肾不足，筋骨失养；大病久病以后肝肾亏虚；外伤后风寒湿邪乘虚入侵，深着筋骨，寒凝腠理，筋脉受阻，气血不通，筋骨失荣而坏死。纵观其发病，虚、瘀两大病机贯穿始终，气血瘀滞、肾气不足为其发病的基础；血瘀、痰湿之邪闭阻经脉，气血不通，为发病的条件。故扶正祛邪当为其治疗大法，以改善血液循环，促进死骨吸收和新骨形成。

（一）骨缺血性坏死的药膳原则

1. 骨缺血性坏死的用药原则

针对本病主要病机，用药宜采用补益肝肾以扶正、活气血以通瘀为原则，治宜内服中药以活血化瘀、通经活络、补益肝肾、强健筋骨、和营生新、接骨续伤为主。常用的内服药物有黄芪、当归、川芎、鸡血藤、茯苓、延胡索、熟地黄、木瓜、丹参、赤芍、白芍、牛膝、杜仲、续断、白术、枸杞子、山茱萸等。

2. 骨缺血性坏死的膳食原则

骨缺血性坏死患者在治疗期间，应该秉承"三多三少"原则，即"少吃甜食、少油脂、少喝酒，多喝水、多运动、多休息"。因为甜食会影响患者白细胞的形成及运动，以致降低身体的抵抗能力。食物太油腻，会造成患者摄入的脂肪过多，以致妨碍自身的免疫能力，使体内的免疫细胞"懒惰"，身体抵抗能力下降。另外，酒精会严重地减弱各种免疫细胞的正常功能，也会影响肝脏、胰脏等功能的发挥，所以一定要戒酒。患者除戒酒之外，还需戒烟、戒咖啡等，因为这些不但会降低患者自身的免疫力，还会对人体造成伤害。专家提示，缺血性骨坏死在治疗期间，饮食是非常重要的，患者在治疗之前一定要咨询相关专家，这样才能对治疗产生有利的作用。

骨缺血性坏死患者宜食的食物：①主食应以米、面、杂粮为主，做到品种多样，粗细搭配。②从股骨头坏死的 X 线上就可以看到有钙质的流失，所以需要补充钙，患者应多吃含钙多的食物，如牛奶、奶制品、羊肝、猪肝、虾皮、豆类、海藻类、蛋类等。此外，多晒太阳，防止负重，经常进行户外活动等，对股骨头坏死均有预防作用。③患者还应补充体内的微量元素，如钠、铁等。④疾病早期饮食中宜食具有活血通络作用的食物，如黄鳝、青豆、橘络、丝瓜等。⑤疾病晚期饮食中则宜食具有补肝肾强筋骨的食物，如羊肉、人参、蹄筋、海参等。⑥宜多吃一些蔬菜水果。

骨缺血性坏死患者不宜的食物有：①饮食上应做到不吃辣椒，不过量饮酒。②股骨头坏死患者应该减少甘厚味食物。防止肥甘厚味吃得过多，使体内血脂增高，导致血液在血管中流通不畅，患者治疗期间因活动量少，血流缓慢，反而不利于股骨头的修复。在饮食上，股骨头坏死患者在保证营养的前提下，尽量以清淡饮食为主。

（二）药膳举例

1. 木瓜薏苡仁粳米粥

原料：木瓜 10g，薏苡仁 30g，粳米 60g，白糖 2 匙。

制法：木瓜、薏苡仁洗净后，倒入小锅内，加粳米及冷水两大碗，先浸泡片刻，再用小火慢炖至薏苡仁酥烂，加白糖 2 匙，稍炖即可。

用法：每日食用，不拘量。

功效和方解：木瓜消食健胃，舒筋通络；薏苡仁利水消肿，健脾祛湿，清热排脓；粳米补脾胃，养五脏，壮气力；白糖润肺生津，止咳，和中益肺，舒缓肝气，滋阴调味，除口臭，疗疮，去酒毒，解盐卤毒。此药膳祛风利湿，舒筋止痛，适用于关节重着，活动不利，手足痉挛，不得屈伸之风湿痹证者，其性平和，可常食之。

2. 益母大红枣

原料：益母草 50g，红枣 500g，赤砂糖 50g。

制法：将益母草加水煎煮，去药渣留汁，加入红枣、砂糖，用文火煮熟即成。

用法：每日早中晚各食红枣 10 枚，稍饮汤。

功效和方解：益母草温经养血，祛瘀止痛；红枣补虚益气，养血安神，健脾和胃；赤砂糖含有一定的葡萄糖、果糖、糖蜜、微量元素、维生素等营养成分。此药膳补气养血，祛瘀止痛，适用于骨缺血性坏死症患者。

3. 茴香烧鳝鱼

原料：鳝鱼 250g，小茴香 15g，核桃粉 2g，麻油适量。

制法：鳝鱼洗净去内脏，与小茴香、精盐等调料一起小火烧酥，然后加入胡椒粉和麻油即成。

用法：佐餐食用。

功效和方解：鳝鱼补血补气，消炎消毒，除风湿；小茴香行气止痛，健胃散寒；核桃粉补气养血，润燥化痰，温肺润肠，散肿消毒；麻油降压，防治动脉硬化。此药膳补气养血，散寒止痛，适用于股骨头缺血性坏死早、中期髋痛畏寒者。

二十七、腱鞘囊肿

腱鞘囊肿是在关节或腱鞘附近发生的囊性肿物，可为单房性，有时也可能是多房性，囊内含有无色透明或微白色、淡黄色的浓稠胶冻状物体，或厚黏液素。腱鞘囊肿壁的外层由致密的纤维组织构成，内层由光滑的白色膜覆盖。其大部分由腱鞘起源，一部分由关节囊起源。腕背与掌则是较常见好发部位。古称"腕筋结""腕筋瘤""筋聚""筋结"等，本病属中医学"筋结""筋瘤"范畴。中医学认为，该病主要病机在于劳伤或伤后气血阻滞，血不荣筋，夹痰瘀凝结而成，故治疗应以通经舒脉、理气活血为原则。

（一）腱鞘囊肿药膳原则

1. 腱鞘囊肿用药原则

鉴于本病的主要病因病机，腱鞘囊肿中药治疗主要以祛风除湿、通利关节、活血通络、补益肝肾类药物为主。常用中药有虎杖、牛膝、威灵仙、当归、红花、丹参、独活、五加皮、秦艽、黄芪、续断、木瓜、苍术、牡丹皮、姜黄、桃仁、赤芍等。

2. 腱鞘囊肿膳食原则

（1）宜多食富含蛋白质及钙质食物，如瘦猪肉、鸡肉、鸡蛋、豆浆等。

（2）宜多食蔬菜水果，如油菜、青菜、芹菜、橘子、苹果、生梨、山楂等，以补充维生素和均衡营养。

（3）宜清淡饮食为主。腱鞘囊肿患者应以清淡饮食为主，注意适量饮水，避免出现夜尿潴留的情况。在饮食上应该多吃性质比较温和的食物，避免性质偏寒、偏热的食物；在烹饪方法的选择上，应该选择蒸煮炖的为好。

（4）忌食辛辣油腻刺激食品。腱鞘囊肿饮食上应该避免吃辛辣油腻刺激食品，辛辣油腻刺激食品不利于疾病症状的缓解，在一定程度上还会导致疾病症状的加重，因此，不宜吃带有辣椒、花椒的食物。

（二）药膳举例

1. 大蒜烧茄

原料：大蒜25g，茄子500g，清汤200g，葱白10g，生姜5g，食盐2g，白糖5g，酱油10g，味精1g，干淀粉10g，油50g。

制法：①将鲜茄子撕去蒂把，用清水洗净，剖成两瓣，在每瓣的表面上划成约1cm宽的十字花刀，然后切成约4cm长、2cm宽的长方块（深刀不断）；姜、葱洗后切成姜末、葱花；大蒜去净表皮，洗净切成两瓣待用。②炒锅置武火上烧热后，倒入油，炼至油泡散尽冒青烟时离开火口，待油温稍降后，将茄子逐个放入锅中翻炒，再入姜末、酱油、食盐、蒜瓣及清汤，烧沸后，用文火焖10分钟，翻匀，撒入葱花；再用白糖、淀粉加水调成芡，收汁合匀，加入味精起锅装盘即成。

用法：佐餐食用。

功效和方解：大蒜温中健胃，消食理气；茄子清热活血化瘀，利尿消肿，宽肠。此药膳凉血止血，消肿定痛，适用于腱鞘囊肿、化脓性感染、便血、高血压、动脉硬化、咯血、紫斑等。

2. 凉拌翡翠

原料：芹菜 250g，苦瓜 250g，白糖适量，麻油、味精少许。

制法：芹菜切段，苦瓜去瓤去籽切片。将芹菜、苦瓜用滚沸水焯过，待凉，加白糖、麻油、味精调味即成。

用法：菜食。

功效和方解：芹菜平肝清热，祛风利湿，除烦消肿，凉血止血，解毒宣肺，健胃利血，清肠利便，润肺止咳，降低血压，健脑镇静；苦瓜清暑清热明目解毒。此药膳清热解毒，利湿消肿，兼能凉血，适用于腱鞘囊肿、肾炎水肿、疮疡、咽喉肿痛者。脾胃虚寒者不宜食。

3. 南瓜根炖黄牛肉

原料：鲜南瓜根 60g（干品 20g），黄牛肉 500g。

制法：加水炖至牛肉熟烂。

用法：喝汤食肉。

功效和方解：南瓜根消肿除湿热，解毒；黄牛肉温补脾胃，消肿利水，强壮筋骨，益气养血。此药膳健脾清热利湿，适用于腱鞘囊肿偏湿热者。

二十八、坐骨神经痛

坐骨神经痛是以坐骨神经径路及分布区域疼痛为主的综合征。坐骨神经痛的绝大多数病例是继发于坐骨神经局部及周围结构病变对坐骨神经的刺激压迫与损害，称为继发坐骨神经痛。坐骨神经痛是沿坐骨神经通路及其分布区的疼痛，即表现为臀部、大腿后侧、小腿后外侧的疼痛。常见病因有坐骨神经炎、腰椎间盘突出症和增生性腰脊椎炎。此外，骨盆及附近关节、腰段脊髓膜、盆腔的炎症或肿瘤均可刺激或压迫坐骨神经根而发生坐骨神经痛。中医学认为，本病的主要病机在于：跌仆损伤，气滞血瘀；寒凝湿着，经络阻滞；内伤肾虚，肾精亏损，无以濡养筋脉而发腰腿痛。

（一）坐骨神经痛药膳原则

1. 坐骨神经痛用药原则

药物治疗在本病的诊疗中发挥着重要作用，结合本病的主要病机，临床用药主要以祛风除湿、散寒止痛、行血止痛为主，其常用的药物有独活、威灵仙、川芎、牛膝、苍术、防己、杜仲、续断、桃仁、红花、木瓜、鸡血藤、白芷、羌活、延胡索、制附子、桂枝、鸡血藤、赤芍、白芍、熟地黄等。

2. 坐骨神经痛膳食原则

（1）宜多食"两素"。两素指维生素和纤维素。维生素 C、维生素 D 和 B 族维生素是不可缺少的营养物质。多摄取这些营养素食物，可降低坐骨神经痛的发病率。

（2）宜多食钙含量高的食物。如牛奶、豆制品、新鲜蔬菜、虾皮、芝麻酱等有益。

（3）宜多摄入蛋白质。蛋白质中含各种单一氨基酸，是修补神经及维持神经功能所必需之物，且氨基酸能较快被身体吸收利用。

（4）禁烟禁酒，不宜食辛辣刺激的食物，以免导致坐骨神经痛的复发。

（二）药膳举例

1. 山药枸杞炖猪腰

原料：山药 15g，枸杞子 15g，猪腰 1 个，生姜、精盐、味精各适量。

制法：将猪腰洗净去筋膜，切成小块，同山药、枸杞子及生姜适量共入砂锅中，加水适量，煮熟后加精盐、味精调味即成。

用法：佐餐服食。

功效和方解：山药补津益气，消津止渴，增强人体免疫功能；枸杞子益气固表，敛汗固脱，托疮生肌，利水消肿；猪腰理肾气，通膀胱，消积滞，止消渴。此药膳补津益气补肝肾，适用于肝肾亏虚型患者。

2. 苹果菜汁

原料：马铃薯 300g，胡萝卜 300g，芹菜 200g，苹果 300g，蜂蜜适量。

制法：将以上用料洗净切细，榨汁，加入蜂蜜搅拌均匀即可。

用法：制成后速饮。

功效和方解：马铃薯健脾健胃，益气和中；胡萝卜健脾消食，补肝明目，清热解毒，透疹，降气止咳；芹菜清热除烦，平肝，利水消肿，凉血止血；苹果生津止渴，润肺除烦，健脾益胃，养心益气，润肠止泻。此药膳通络止痛，适用于坐骨神经痛患者。

3. 姜肉粥

原料：生姜 10g，粳米 60g，羊肉 50g。

用法：煮粥食之。

功效和方解：羊肉补血温经，温补脾胃肝肾，补肝明目，保护胃黏膜；粳米补脾胃，养五脏，壮气力；生姜活血祛寒，除湿发汗。此药膳补血温经，活血祛寒，适用于坐骨神经痛患者。

二十九、氟骨病

氟骨病是由于慢性氟中毒引起骨质异常致密、硬化，出现斑釉牙、四肢或脊柱疼痛与变形的一种慢性骨骼疾患。脊柱及骨盆最易累及，其次是胸廓及颅骨，四肢骨改变较晚，手足很少累及。氟中毒是一种在我国分布较为广泛的地方病。在淮河、秦岭、昆仑山一线以北地区，以及南方的云南、贵州、四川、湖南、湖北等地区都有不同程度的存在。氟中毒没有特效药治疗，最好的防治措施是改善水源，含氟量较高的水也可用化学药物（如硫酸铝、活性炭等）除氟。中医学认为，该病可按痹证进行辨证施治。内因主要是人体脏腑、经络气血虚弱，外因主要是受风寒湿邪侵袭，壅滞气血，闭阻经脉而致。

（一）氟骨病的药膳原则

1. 氟骨病用药原则

药物是治疗本病的重要方法，针对本病的病因病机，应以补气养血、滋补肾阴、温补肾阳为原则，多采用温经通络法、疏机解表法、祛风舒筋法。临床常用药物有人参、白术、茯苓、当归、川芎、白芍、熟地黄、甘草、山茱萸、泽泻、枸杞子、肉桂等。

2. 氟骨病膳食原则

（1）氟中毒流行区要绝对控制氟的摄入量，禁饮高氟水，禁食高氟粮食及蔬菜（包括用高氟煤炭烘烤的食品、蔬菜）。

（2）多食减轻氟中毒的膳食，如含硼、铁、钙、镁多的胡萝卜、菠菜、奶粉、虾皮等食物，能和氟离子结合形成难溶性盐，或络合物由粪便排出体外的蛇纹石等，能抗氟中毒的含维生素 C、维生素 B_1、维生素 B_2、维生素 D 多的食物及解毒利尿的膳食。慎食促氟吸收的食物，如高脂肪、苏打和含铜多的扁豆、萝卜缨等。

（3）肾主骨，齿为骨之余。氟斑牙患者常出现牙釉剥脱和缺损，故在使用排氟药的同时，要注意补肾。氟骨症患者常有关节疼痛、麻木，或骨质硬化引起的关节僵直，或骨质疏松症、软化引起的四肢变形、驼背、鸡胸，治疗中应着重补益肝、脾、肾，配合舒筋活络膳食。

（4）凡氟中毒的重病区，往往是生活条件差的贫困区，重症患者几乎都有营养不良现象，因此，更应注意扶正固本，多选营养丰富、气血双补的膳食。

（二）药膳举例

1. 补虚正气粥

原料：炙黄芪 30 ～ 60g，人参粉 3 ～ 5g（或党参粉 15g），粳米 100g，白糖少许。

制法：黄芪先煮取浓汁，再与粳米、人参粉煮粥。

用法：早晚餐空腹服用。

功效和方解：炙黄芪补气固表，利尿托毒排脓，敛疮生肌；人参粉大补元气，补脾益肺，生津止渴，安神增智，补五脏，安精神，止惊悸，除邪气，明目，开心益智，调整人体气血阴阳；粳米健脾养胃，止渴除烦，固肠止泻。此药膳补气养血，壮筋强骨。适用于劳倦内伤、五脏虚衰、久病羸瘦等气虚血虚之证。对氟骨症出现的短气懒言、面黄肌瘦等症相宜。

2. 芝麻核桃牛奶饮

原料：牛奶 200mL，黑芝麻 30g，核桃肉 30g。

制法：先将芝麻、核桃肉炒熟捣碎，加少量白糖拌匀；然后将牛奶烧沸，冲入其中。

用法：饮服，每周 1 剂。

功效和方解：黑芝麻富含蛋白质、脂肪、多种维生素、卵磷脂等人体所需的营养物质，又为食药兼备之品；核桃肉补气养血，润燥化痰，温肺润肠，散肿消毒；牛奶补虚损，益肺胃，生津润肠。此药膳补气养血，补虚损，益肺胃，适用于氟骨症见四肢乏力、腰脚酸痛者。

3. 乌鸡汤

原料：乌骨鸡 1 只，黑木耳 10g，黑芝麻 15g，葱、姜、花椒、料酒、精盐适量。

制法：将乌骨鸡、黑木耳洗净，同上述佐料共入砂锅中加水适量，煨汤。

用法：佐餐服食。

功效和方解：黑芝麻富含蛋白质、脂肪、多种维生素、卵磷脂等人体所需的营养物质，又为食药兼备之品；乌骨鸡可提高生理功能，延缓衰老，强筋健骨，对防治骨质疏松症、佝偻病、妇女缺铁性贫血症等有明显功效；黑木耳补气血，润肺益胃，润燥利肠，舒筋活络，轻身强志。此药膳补气血，强筋健骨，适用于氟骨病腰腿疼痛、畏寒乏力者。

三十、大骨节病

大骨节病是以软骨坏死为主的变形性骨关节病，是一种地方性软骨骨关节畸形病。多发生于儿童和少年，主要侵犯儿童和青少年的骨骼与关节系统，导致软骨内成骨障碍、管状骨变短和继发的变形性关节病，致管状长骨发育障碍，关节增粗、疼痛，肌肉松弛、萎缩和运动障碍。该病在我国又叫"矮人病""算盘珠病"等。大骨节病在国外主要分布于西伯利亚东部和朝鲜北部，在我国分布范围大，从东北到西南的广大地区均有发病，主要发生于黑、吉、辽、陕、晋等地，多分布于山区和半山区，平原少见。各个年龄组都可发病，以儿童和青少年多发，成人很少发病，性别无明显差异，该病的病因至今不明。本病属中医学"骨痹"范畴，其发病系由于肝肾亏虚、风寒湿邪入侵所致。"邪之所凑，其气必虚""风寒湿三气杂至合而为痹"。邪气侵入人体后，留于肌肉筋骨之中，使气血运行不畅，导致筋骨发病，肌肉挛缩，关节增粗和疼痛。

（一）大骨节病药膳原则

1. 大骨节病用药原则

依据中医学对本病病因病理的认识，施治宜益脾健肾，强肝补肾，荣营固卫，祛风除湿，行气活血，从而达到解痉止痛、强筋壮骨、灵活关节的作用。本病需长期坚持服药才能见效，常用具有祛风除湿、活血止痛、补肾、祛寒温经等功效的药物，如制附子、制川乌、白芍、麻黄、黄芪、肉桂、山药、秦艽、干姜、川芎、熟地黄、肉苁蓉、骨碎补、淫羊藿、鸡血藤、莱菔子、山茱萸、茯苓、泽泻、当归、陈皮等。

2. 大骨节病膳食原则

（1）本病多因风、寒、湿邪痹阻气血经络而致，故食疗多选用祛风散寒、化湿温通之品。

（2）正气内虚是本病的病因，故当服用补气血、益肝肾与祛风湿的食物，如鳝鱼、羊肉、牛肉等。

（3）本病多迁延难愈，反复发作，故药膳食疗宜长期坚持，不可求旦夕之功。所选药膳亦应性味平和，不伤正，不碍胃，以利长期服用。

（4）若在流行区，应改良水质。

（5）津液精血有赖脾胃纳运生化，故服食使脾胃健旺的药膳，对大骨节病的恢复是一项重要原则。

（二）药膳举例

1. 薏苡仁粥

原料：薏苡仁粉 30g，陈粳米 50g。

制法：薏苡仁粉、陈粳米同入砂锅内，加水 500mL 左右，煮成稀粥。

用法：每日早晚餐顿服，10 天为 1 个疗程。

功效和方解：薏苡仁利水消肿，健脾祛湿，清热排脓；陈粳米补脾胃，养五脏，壮气力。此药膳利水渗湿，除痹清热排脓，健脾止泻，适用于大骨节病之关节体重，头重身痛，昏不知人，大便泄泻，小便黄赤等症。

2. 老桑枝煲鸡

原料：老桑枝 60g，母鸡 1 只（约 500g），食盐少许。

制法：鸡去毛桩及内脏，洗净，加老桑枝 60g，加水适量煲汤，用食盐少许调味。

用法：饮汤食鸡肉。

功效和方解：老桑枝补肝肾，充血液，祛风湿，清虚火，祛风湿，利关节，行水气；母鸡温中益气，补虚劳，健脾益胃。此药膳补肝肾，祛风湿，利关节，行水气，适用于大骨节病、风湿性关节炎、慢性腰肌劳损等。

3. 蜜汁木瓜

主料：川木瓜，蜂蜜 300mL，生姜 2g。

制法：将川木瓜洗净，去皮切片，放入锅内，加水调蜜，放生姜煮开，微火煮约10 分钟即可。

用法：喝汤食木瓜，量自酌。

功效和方解：川木瓜健脾消食，补充营养，抗疫杀虫；蜂蜜滋阴润燥，补虚润肺，解毒；生姜活血祛寒，除湿发汗。此药膳祛风利湿，舒筋止痛，为风湿痹痛之良药，可供大骨节病之筋挛、手足关节疼痛者常服。

三十一、佝偻病

佝偻病即维生素 D 缺乏性佝偻病，是由于婴幼儿、儿童、青少年体内维生素 D 不足，引起钙、磷代谢紊乱，产生的一种以骨骼病变为特征的全身、慢性、营养性疾病。我国古代早在《诸病源候论》一书中，已提出了背偻、多汗、齿迟、发稀等与本病相似的证候，并提出了"数见风日"的预防措施。《小儿药证直诀》中已有本病胸骨与脊柱畸形的证候记载，称"龟胸""龟背"。《医宗金鉴·幼科杂病心法要诀》中则提出气血亏虚可导致"筋骨软弱步难移，牙齿不生，发疏薄，身坐不稳，语言迟"等症状。本病属中医"五迟""五软""龟胸""龟背"等范畴。本病病机多为脾肾亏虚，盖肾为先天之本，脾胃为后天之本。脾肾不足，可影响其他脏腑，故病变之初，不仅出现脾胃虚弱，还可出现心肝火旺、肺卫不固等证候。肾主骨髓，病之后期病情较重，常见肾虚髓亏，骨气不充，骨质疏松症，成骨迟缓，甚至骨骼畸形。由于佝偻病患儿体质虚弱，肺脾气虚，抗病能力低下，感受风邪后，常易蕴郁肺络，肺气闭塞，而引起肺炎喘嗽；或因乳食不节，脾失健运，导致泄泻。

（一）佝偻病药膳原则

1. 佝偻病用药原则

基于本病的病因病机，用药以健脾益气、平肝补肺、补肾填精为原则，常用内服药物方面，补益气血药有黄芪、白术、龙眼肉、白扁豆、大枣、甘草、当归、熟地黄、白芍、黑芝麻、苍术、煅牡蛎等，补阳壮骨类药物有杜仲、肉苁蓉、补骨脂、狗脊、醋龟甲、醋鳖甲、麦冬等。

2. 佝偻病膳食原则

（1）宜补充足量的含钙食品，如牛奶、河螃蟹、黄豆、黑豆、干豆腐、腐竹、牛奶、羊乳、豆浆、雪里蕻、油菜、芹菜、猪骨、贝类、鱼类。

（2）宜多进食富含维生素D的食品，如鱼肝油、生大西洋鲱鱼、大麻哈鱼、金枪鱼、沙丁鱼、炖鸡肝、牛奶、烤羊肝、煎牛肝、煎鸡蛋、煮鸡蛋。

（3）宜调理脾胃，促进消化道吸收。

（4）宜多晒太阳。除营养外，日光也是一个重要因素。

（二）药膳举例

1. 海带虾米烧排骨

原料：排骨500g，海带100g，虾米50g，葱、姜、盐、糖适量。

制法：排骨剁成小块，海带切丝，与虾米红烧即成。

用法：佐餐食用。

功效和方解：排骨除含蛋白质、脂肪、维生素外，还含有大量磷酸钙、骨胶原、骨黏蛋白等，可为幼儿和老人提供钙质；海带消痰软坚，利水消肿；虾米调理肠胃，补肾补气壮阳。此药膳健脾益气，补肾壮骨，辅助治疗肝肾不足之小儿佝偻病。

2. 桂圆芝麻糖

原料：龙眼肉150g，黑芝麻100g，饴糖300g。

制法：龙眼肉切丁，黑芝麻炒后打碎，饴糖加热熔化，将三种食物搅拌均匀，摊到涂过食油的瓷盘上，变软后用刀切成长条块。

用法：随时服用。

功效和方解：龙眼肉补益心脾，养血宁神，健脾止泻，利尿消肿；黑芝麻富含蛋白质、脂肪、多种维生素、卵磷脂等人体所需的营养物质，又为食药兼备之品。此药膳健脾养血，滋补心肾，适用于发迟、语迟症患儿。

3. 豆腐羹

原料：南豆腐 50g，瘦猪肉末 10g，虾米 10g，葱、姜、盐、味精、麻油适量。

制法：将猪肉末用麻油、盐、葱、姜煸过，与豆腐、虾米、味精同放碗中，加少量水，上锅蒸 20 分钟即成。

用法：佐餐食用。

功效和方解：南豆腐增进营养，帮助消化，促进食欲，还有防治骨质疏松症的作用；瘦猪肉末补肾养血，滋阴润燥；虾米调理肠胃，补肾补气壮阳。此药膳健脾益气，滋补肝肾，可作为预防小儿佝偻病的营养食品。

三十二、成骨不全

成骨不全为幼童的一种先天性骨关节发育障碍性疾病，累及骨、巩膜、内耳、皮肤、韧带、肌腱和筋膜。因骨长径发育正常而周径发育受阻，致骨干细长，骨皮质菲薄，骨质松脆容易骨折，所以又称为脆骨病、特发性骨脆症。本病病因尚不明确，但有明显的遗传性和家族史。骨脆容易骨折、眼巩膜呈蓝色、耳聋是该病的三大主要症状。根据发病年龄本病可分为三型。①胎儿型：较多见，病变严重，常因多发骨折而成死胎。②婴儿型：多在生后 1 年内发病而夭折，预后亦不良。③晚发型：一般出生后 7～8 岁时才发病，发生骨折的次数可随着年龄的增长而减少，因此，成年后多不再骨折，有的可活至高龄，预后相对较好。本病属于中医学"骨痿"范畴，《素问·痿论》指出骨痿的主要病因是"肾气热"，其病理变化是"骨枯而髓减"。王叔和《脉经》描述痿的临床表现为"坐不能起，目无所见，视见黑花"。

（一）成骨不全药膳原则

1. 成骨不全用药原则

本病尚无特殊疗法，应以预防与护理为主。药物治疗以益髓健骨、濡养筋脉为主要原则。临床常用药物有黄芪、当归、续断、牛膝、枸杞子、杜仲、肉苁蓉、熟地黄、山茱萸、黄精、山药、肉桂、芡实、白术、大枣、桑寄生、补骨脂等。

2. 成骨不全膳食原则

（1）此病因先天肾虚所致，故饮食以温补填精培本为要，宜常食用富含蛋白质、维生素的食物，如鸡蛋、牛奶、精肉、豆类等。

（2）本病多见于幼儿，脾胃较娇嫩，消化吸收能力较差，故宜食用易消化吸收的流质或半流质饮食，如牛奶、豆浆、肉糜、藕粉等。

（3）因该病易反复骨折，修复需大量钙、磷等矿物质和微量元素，故宜多吃豆、奶制品。

（二）药膳举例

1. 鹌鹑蛋奶

原料：牛奶 100mL，鹌鹑蛋 2 枚，蜂王浆 5mL。

制法：先将牛奶烧开；蛋调匀放入牛奶中烧滚，加入蜂王浆即成。

用法：每日 1 次。

功效和方解：牛奶补虚损，益肺胃，生津润肠；鹌鹑蛋含有丰富的蛋白质、脑磷脂、卵磷脂、赖氨酸、胱氨酸、维生素 A、维生素 B₂、维生素 B₁、铁、磷、钙等营养物质，可补益气血，强筋壮骨。鹌鹑蛋中氨基酸种类齐全，含量丰富，含有多种高质量的磷脂、激素等人体必需成分，铁、核黄素、维生素 A 的含量均比同量鸡蛋高出两倍左右；蜂王浆主要促进造血，增强免疫力。此药膳有补益气血、强身健脑、丰肌泽肤等功效，适用于 7 ～ 8 岁患者骨折后服食。

2. 肉糜青菜粥

原料：精肉糜 50g，青菜叶 50g，粳米 50g。

制法：青菜叶切碎，与精肉糜、粳米一起熬稠粥。

用法：分次喂食。

功效和方解：精肉补益肝肾，散瘀活血，消肿定痛；青菜是含维生素和矿物质最丰富的蔬菜之一，有助于保持血管弹性，润泽皮肤，延缓衰老，防癌抗癌。粳米健脾养胃，止渴除烦，固肠止泻，此药膳适用于已能自主进食的幼儿患者。

3. 黄芪猪骨汤

原料：黄芪 30g，补骨脂 10g，猪腿骨（连骨髓）500g。

制法：先将猪腿骨敲碎，与黄芪、补骨脂一起熬汤，将成时加入盐、酒等调料适量。

用法：每周 2 次。

功效和方解：黄芪补气固表，利尿托毒排脓，敛疮生肌；补骨脂补肾壮阳，固精缩尿，温脾止泻，纳气平喘；猪腿骨（连骨髓）的骨头中含有多种对人体有营养、滋补和保健功能的物质，具有填骨髓、增血液、减缓衰老、延年益寿的保健功效。此药膳补气固表，补肾壮阳，适用于成年患者此病骨折后调养。

三十三、脱位

凡关节遭受外力作用，使构成关节的骨端关节面脱离正常位置，引起肢体功能障碍者，称为脱位，亦称脱臼、出臼、脱骱、脱髎、骨错等。关节脱位时，往往不同程度伤及附近的韧带、肌腱与肌肉，并见脉络受损、气血凝滞等。此时，关节腔隙和新形成的软组织裂隙往往被损伤时的出血填充，形成局限性血肿，出现不同程度的疼痛和压痛、肢体肿胀、功能障碍。

汉墓马王堆出土的医籍《阴阳十一脉灸经》记载了"肩以脱"，即肩关节脱位。晋葛洪《肘后救卒方》记载了"失欠颌车"，即颞颌关节脱位，其中创制的口腔内复位法是世界首创，至今仍被采用。唐代蔺道人《仙授理伤续断秘方》首次描述了髋关节脱位，将其分为"从裆内出"（前脱位）和"从臀上出"（后脱位）两种类型，利用手牵足蹬法进行复位，并介绍了"肩胛骨出"（肩关节脱位）的椅背复位法。元代危亦林《世医得效方》对肩、肘、髋等关节的解剖结构特点已有相当认识，提出"凡脚手各有六出臼、四折骨"，说明历代医家对脱位的诊断与治疗积累了丰富的经验，对后世产生了很大影响。

（一）脱位的药膳原则

1. 脱位用药原则

《医宗金鉴·正骨心法要旨》中说："今之正骨科，即古跌打损伤之证也，专从血论。"清代陈士铎《洞天奥旨·跌打》指出："跌打损伤疮，皆瘀在内而不散也，血不活则瘀不能去，瘀不去则不能续，初伤之时必须内服活血止痛之药。"因此，脱位内服药宜先活血化瘀，而后和营生新，并根据伤筋或伤骨的主次，予以续筋或补骨。常用药物有红花、川芎、桃仁、当归、赤芍、丹参、牛膝、杜仲、黄芪、续断、骨碎补、伸筋草等。

2. 脱位膳食原则

饮食上，脱位患者应注意如下几个方面。

（1）饮食要定时、适量。选择高蛋白、中脂肪、富含维生素、低糖、低盐和少刺激性的食物。

（2）宜食具有清热解毒、健脾利湿等功效的食物。苦瓜、苦菜、马齿苋、丝瓜等具有清热解毒的功效，可以缓解关节局部发热、疼痛。薏苡仁、豆腐、芹菜、山药、白扁豆等健脾利湿，可缓解关节肿胀。

（3）宜食能提高人体免疫力的食物，如香菇、黑木耳等。

（4）宜食新鲜的蔬菜、水果，多饮水，保持大便通畅。如青菜、芹菜、香蕉等，若便秘可用开塞露等缓泻剂。

（5）早期宜用活血化瘀、行气止痛的药膳；后期宜用补益气血、滋养肝肾的药膳。

（6）老年或习惯性关节脱位患者，应多补充含钙质高的食物。

脱位患者不适宜的饮食方式如下：

（1）忌食刺激性食物，如辣椒、芥末等。

（2）戒烟限酒。

（二）药膳举例

1. 山楂红糖粥

原料：鲜山楂 50g，大米 100g，红糖适量。

制法：山楂去核切小丁，加糖渍半小时，然后拌于米中一起熬成粥，食前再调入红糖即可食用。

用法：随量食用。

功效和方解：鲜山楂开胃消食，化滞消积，活血散瘀，化痰行气，活血消瘀；大米健脾养胃，止渴除烦，固肠止泻；红糖益气缓中化食，健脾暖胃，止痛行血，活血散寒。此药膳活血散瘀散寒，适用于关节脱位初期瘀血阻滞、气滞血瘀者。

2. 参归鸡

原料：乌鸡 1 只，人参 15g，当归 15g（也可选党参 60g 代替）。

制法：将雌鸡去毛及肠脏，洗净入砂锅，加水适量，煮熟去骨，入当归、人参再煮即可，或入食盐调味。

用法：空腹随意食用。

功效和方解：当归补血和血，调经止痛，润燥滑肠；人参补五脏，安精神，止惊悸，除邪气，明目，开心益智；乌鸡补中止痛，滋补肝肾，益气补血，滋阴清热，调经活血，固崩止带。此药膳温中补虚，益气生血，适用于病后虚弱，关节脱位，各种损伤后期气血不足、神疲乏力者。

3. 黄豆炖猪蹄

原料：猪蹄 2 只，黄豆 100g，调味品适量。

制法：上两味文火煮汤至酥烂，调味即可。

用法：分次食用。

功效和方解：黄豆健脾利湿，益血补虚解毒；猪蹄补虚弱，填肾精，健腰膝。此药膳益血补虚，填肾精，健腰膝，适用于脱位复位关节血肿基本消失后，用以强筋骨。

三十四、青少年骨骼增高

人体在生长发育过程中，身体形态、功能和运动素质的发展速度是不均衡的，时而快时而慢，呈波浪式的增长，是一个既有阶段性变化，也有连续性递增的相互作用的过程，阶段之间彼此联系着，前一阶段为后一阶段的发育打下良好的基础。据研究观察：人体生长发育速度最快是在胚胎到婴儿期和青春发育期，这两个时期被称之为人体生长发育的两个高峰期，也是身高增长的两个突增期。

（一）婴幼儿骨骼发育

身长在出生时约为 50cm，在婴儿出生后的第 1 年内（称婴儿期），身长每月平均增长 2～3.5cm，其中在出生后的前 3 个月内，平均每月增长 3～3.5cm，到 4 个月时增长 10～12cm，1 岁时可达出生时的 1.5 倍左右，是人体身高增长进度最高期。如果婴儿在 1 年之内增长 23～25cm，几乎等于人体整个身长增加数的 1/5，1 周岁以后，人体身高增长速度显著减慢，但机体其他系统的发育仍在进行着，如神经系统、动作功能等，这一时期小儿智力、语言、动作的功能发育并未减慢。

婴儿期是小儿生长发育最快的时期，需要摄入适量的营养素，才能保证正常的生长发育，并预防营养不良、佝偻病、贫血等。但此时消化与吸收功能尚不够完善，与摄入需要很不适应，因此，易发生腹泻等消化系统疾病，并导致小儿生长发育障碍。这一时期提供母乳喂养与及时合理添加辅食非常重要。

婴儿期小儿能量代谢特点及各种营养素的需要可分为以下 5 个方面。

1. 基础代谢

婴儿期基础代谢比成人高，按每日每千克体重计算，1 岁以内约需 230.2kJ

（55Kcal），12 岁 184.2kJ（44Kcal），7 岁以后与成人相近 104.6～125.6kJ（25～30Kcal）。

2. 活动所需

新生儿只能啼哭、吮奶，这项需要较少，婴儿为 62.8～83.7kJ（15～20Kcal/kg·d），需要量随着年龄增长而增加，12 岁时约为 125.6kJ/kg·d（30Kcal/kg·d）。

3. 生长所需

生长所需热能消耗为小儿所特有，所需热量与生长速度成正比，若饮食所供给的热量不足，生长发育即会停顿或迟缓。婴儿此项热量占总热量的 25%～30%。初生数月的婴儿达 167.4～209.3kJ（40～50Kcal/kg·d），1 岁时为 62.8kJ（15Kcal）。每增加 1kg 体重，需要摄入 18410～23849kJ 的能量。

4. 食物特殊动力作用

婴儿饮食中虽然蛋白质所占比例较成人高，但小儿食物特殊运力作用低，平均为总热量的 6%，与成人相仿。

5. 排泄的消耗

每天摄入的食物不能完全吸收，一部分食物未经消化吸收即排泄于体外，此项热量损失不超过 10%，但腹泻时，此项热量丢失大增。综上所述，婴儿用于维持安静状态所需热量（包括基础代谢与食物特殊动力作用）约占总热量的 50%，用于生长发育所需热量约占 25%，用于活动所需约占 25%，按单位体表面积计算，能量需要量以婴儿为最高。

如总热量长期供给不足，可导致婴儿消瘦，发育迟缓，体重不增，抵抗力降低，易患疾病。而总热量长期供给过多时，又可发生肥胖。实际应用时，主要依据年龄、体重来估计总热量的需要。每千克体重每日所需热量：新生儿第 1 周约为 60Kcal，第 2～3 周为 100Kcal，第 2～6 个月需 110～120Kcal。简单计算法：< 1 岁 110Kcal/kg·d，以后每 3 岁减去 10Kcal，至 15 岁时为 60Kcal 左右，成人为 30Kcal 左右。因为胎儿期从母亲体内获得的抗体一直保留到 1 岁时才慢慢消失，加之母乳喂养的婴儿可以从乳汁中获取各种抗体，因此，婴儿时期如果得到合理的护理和喂养，是不容易患病的，并且能使身体生长发育处于旺盛时期，为以后的体格发育创造较高的起点。

1～6 个月，采取母乳＋维生素 D 的喂养方法。出生约两周后，开始补充维生素 D，1 岁内每天 400IU，直至 2～3 岁，有利于骨骼生长，预防佝偻病。在正规药店买适龄的就可以。把胶囊的小头去掉，把滴剂挤入宝宝口中，或者滴在乳头上，在宝宝哺乳的时候一起吃进去，更有利于吸收。

6 个月～1 岁，奶＋辅食＋维生素 D。以奶为主，其他食物为辅，维生素 D 还是每天 400IU。第一次只吃一小勺尖、一两口，经过 1 周左右，慢慢加量，达到适合宝宝的食量。每天先喂 1 次辅食，0.5～1 个月加至每天两次，再经过 3～4 个月，根据宝宝情况逐渐加到三餐辅食。由稀到稠，由细到粗，由一种到多种。辅食一定要干净，做熟了再给宝宝吃。

添加辅食的方法：①添加辅食顺序：谷物→蔬果→肉蛋→油→肝脏→海鲜。②谷物类：首选含铁量高的米粉。如果宝宝贫血，会影响智力和身体发育，且儿时的贫血很难改善过来，所以，一定要注意，在宝宝辅食中引入含铁量高的食物。③水果：适量吃一些维生素 C 丰富的水果，促进铁的吸收。④根茎类：土豆、地瓜、南瓜、胡萝卜、山药、莲藕、芋头等，蒸熟。⑤叶菜类：各种时令新鲜蔬菜。由菜叶到加茎干，煮熟，切碎。⑥瓜类：丝瓜、冬瓜等。去皮去瓤，蒸或煮熟。⑦肉类：禽畜肉、鱼肉。去皮去骨，去筋膜，煮熟。⑧鸡蛋：先蛋黄，后鸡蛋清均可，逐渐吃整个鸡蛋。鸡蛋羹、炒鸡蛋和鸡蛋汤也可以在做粥、做面条时直接打进去。⑨动物肝脏：吃少量的猪肝、鸡肝等。⑩豆类：豌豆、豆腐、豆芽等，补充植物蛋白。⑪藻类：海带、紫菜等补碘。⑫海鲜：虾、螃蟹等一定要熟透。⑬坚果：花生、核桃、杏仁等一定要弄碎后食用。⑭植物油：香油、核桃油、橄榄油等可以换着吃。在辅食中滴几滴拌匀即可。⑮白开水：添加辅食以后，可以给宝宝适量喝水了，除了正餐后喝两口水清洁口腔外，两餐之间可以根据宝宝的活动量喝些水。

（二）青春期骨骼发育

正常人体骨骼发育需要的条件有：①充足的睡眠。生长激素主要是在夜间慢波睡眠期间分泌的（占每日分泌总量的 50% ～ 70%）。青少年每晚 22 点前要按时上床休息。②均衡且适合的饮食，为人体提供各种营养素。③充足的日晒。人体皮下储存有从胆固醇生成的 7- 脱氢胆固醇，受紫外线的照射后，可转变为维生素 D_3，维生素 D_3 能促进人体对钙元素的吸收，进而促进骨骼发育。最佳时间：上午 7 ～ 10 点，下午 4 ～ 7 点，夏天防晒伤。同时要注意保护眼睛。④适当的体育锻炼。如羽毛球、篮球、负重牵引、跳绳、排球等，可以促进骨骼增长的体育锻炼有拉伸运动和弹跳运动。不适合的体育锻炼有实心球、举重等运动。

我国 2018 年最新身高统计参照表如下（表 9-1）：

表 9-1　我国 2018 年最新身高统计参照表

年龄	1 ～ 18 岁男孩身高（cm）			1 ～ 18 岁女孩身高（cm）		
	标准	偏矮	矮小	标准	偏矮	矮小
1 岁	79.3	75.1	71.2	77.7	74.8	71.9
2 岁	92.3	88.6	84.1	90.7	86.8	83.3
3 岁	98.1	94.3	90.6	96.9	93.1	89.5
4 岁	105.4	101.5	97.6	104.4	100.5	96.7
5 岁	113.6	109.3	105.1	112.5	108.3	104.1
6 岁	120	115.4	110.9	118.9	114.3	109.9
7 岁	126.3	121.3	116.3	124.8	119.9	115
8 岁	132.3	126.9	121.6	130.8	125.4	120.2
9 岁	137.7	131.9	126.2	136.4	130.6	124.4
10 岁	142.5	136.3	130.2	142.4	136.1	129.9
11 岁	147.6	141	134.4	148.9	142.3	135.7

续表

年龄	1～18岁男孩身高（cm）			1～18岁女孩身高（cm）		
	标准	偏矮	矮小	标准	偏矮	矮小
12岁	154.2	146.9	139.7	154.7	148.2	141.8
13岁	161.8	153.1	145.3	158.6	152.6	146.5
14岁	168.2	161	153.8	160.9	155.2	149.5
15岁	172.14	165.6	159	162.1	156.6	151.1
16岁	173.2	167	160.7	162.9	157.3	151.6
17岁	173.8	167.8	161.6	163.8	157.6	152.2
18岁	174.1	168	161.9	164.2	157.8	152.3

营养在青少年身高增长中起着很大的作用。青少年除了要均衡饮食外，以下维生素和矿物质适合青少年增高。

①维生素C：促进胶原合成（蔬菜、水果）。②维生素D：促进钙的吸收和利用，直接或间接参与骨内进行的所有过程。骨细胞增生、分化，骨基质的形成、成熟和钙化，骨质的重吸收等（晒太阳、鱼肝油、肝脏、海鱼）。③维生素A：维持骨骼正常生长发育（肝脏、深色蔬菜、橙黄色水果）。④维生素K：与骨中两种蛋白质有关，骨钙素和γ-羧基谷氨酸蛋白质（蔬菜、肝脏）。⑤碘：促进代谢和身体的生长发育（海带）。⑥铁：提高免疫力（全血、内脏、红肉）。⑦磷：85%存在于骨骼牙齿（所有食物中都有）。⑧镁：维护骨骼生长，缺乏则会引起骨质疏松症（蔬菜）。⑨钙：占体重的1%，99%在骨骼牙齿中（奶、蔬菜、虾皮、芝麻酱）。

（三）药膳举例

1. 枣仁金菇汤

原料：小米14g，酸枣仁12g，金针菇28g，豆腐干14g，青椒32g，食盐0.3g，鸡精0.5g，水550g。

制法：小米用清水淘洗两遍，金针菇、青椒洗净，青椒切成丁状，备用。将豆腐干切成丁状，备用。酸枣仁放在砧板上，用刀压碎，备用。将锅中加入水，用旺火烧开，放入小米和酸枣仁，然后用文火沸腾20分钟。锅中加入金针菇和豆腐干丁，文火沸腾2分钟。然后将洗净、切好的青椒丁加入锅中，文火沸腾1分钟，加入精盐和鸡精，调好味，关火即完成制作。

用法：在每晚睡前30分钟食用。

功效和方解：酸枣仁养肝，宁心安神敛汗；小米清热解渴，健脾和胃，补益虚损，和胃安眠；金针菇补肝肾，益肠胃；豆腐补益清热。此药膳健脾和胃，补益安神清热，适用于青少年骨骼的增长和发育时期。

2. 柴胡皂苷汤

原料：柴胡皂苷3g，虾皮2g，豆腐100g，鸡肝70g，干海带5g，青菜70g，干银耳 9g，水 550g，食盐、鸡精、小磨油适量。

制法：称取柴胡皂苷 3g，虾皮 2g，豆腐 100g，鸡肝 70g，干海带 5g，青菜 70g，干银耳 9g。将海带洗净泡发，银耳泡发，豆腐、鸡肝切成块状。将青菜去根，洗净，备用。锅中加水，烧开，入柴胡皂苷、豆腐、鸡肝、泡发的海带、银耳、虾皮，中火沸腾 10 分钟。将洗净的青菜加入锅中，中火沸腾 2 分钟，加入精盐、鸡精、香油，调好味。关火即完成制作。

用法：每晚睡前服用。

功效和方解：柴胡皂苷清热解毒，疏肝解郁，升阳举陷；虾皮补肾壮阳，理气开胃；豆腐清热解毒，生津润燥，和中益气；鸡肝补肝肾明目，消疳杀虫；海带化痰散结，利水消肿；银耳滋阴润肺，养胃生津。此药膳清热解毒，滋阴润燥，补益肝肾，适用于青少年骨骼生长及发育时期。

3. 海带花生猪排汤

原料：白藜芦醇 150mg，海带 200g，花生仁 100g，猪（牛）排骨 300g，盐适量，醋、味精少许，水 2000～3000mL。

制法：称取白藜芦醇 150mg，将海带、花生、排骨分别洗净，排骨剁成块，海带稍加醋水浸泡片刻，并切成片或丝。花生仁用热水泡开去皮。然后置锅加水，并先放入排骨、花生仁，旺火煮沸后去除水上浮沫，加入海带，并改用中火，继续煮半小时至 1 小时，直至肉熟易脱骨时加入盐、味精，调味后即可食用。

用法：佐餐食用。

功效和方解：白藜芦醇具有抗氧化、抗炎、免疫调节的作用，实验发现白藜芦醇可以抑制生长板软骨细胞凋亡，延迟骨骺闭合，促进身高增长；排骨除含有蛋白质、脂肪、维生素外，还含有大量磷酸钙、骨胶原、骨黏蛋白等，可为幼儿和老人提供钙质；海带消痰软坚，利水消肿；花生中除含有丰富的优质蛋白质、不饱和脂肪酸外，还富含钙质、磷质、铁质、碘质及维生素 E 等非常有益于促进生长发育的物质。此药膳强身健体，补脑益智，延迟骨骺闭合的同时促进青少年骨骼增长，适合青春突增后期青少年食用。

附录

附录表 1 中国居民膳食常量和微量元素的推荐摄入量（RNI）或适宜摄入量（AI）

人群	钙 Ca (mg/d) RNI	磷 P (mg/d) RNI	钾 K (mg/d) AI	钠 Na (mg/d) AI	镁 Mg (mg/d) RNI	氯 CL (mg/d) AI	铁 Fe (mg/d) RNI 男	铁 Fe (mg/d) RNI 女	碘 I (μg/d) RNI	锌 Zn (mg/d) RNI 男	锌 Zn (mg/d) RNI 女	硒 Se (μg/d) RNI	铜 Cu (mg/d) RNI	氟 F (mg/d) AI	铬 Cr (g) AI	锰 Mn (μg/d) AI	钼 Mo (μg/d) RNI
0岁~	200（AI）	100（AI）	350	170	20(AI)	260	0.3（AI）		85（AI）	2.0（AI）		15（AI）	0.3（AI）	0.01	0.2	0.01	2（AI）
0.5岁~	250（AI）	180（AI）	550	350	65(AI)	550	10		115（AI）	3.5		20（AI）	0.3（AI）	0.23	4.0	0.7	15（AI）
1岁~	600	300	900	700	140	1100	9		90	4.0		25	0.3	0.6	15	1.5	40
4岁~	800	350	1200	900	160	1400	10		90	5.5		30	0.4	0.7	20	2.0	50
7岁~	800	470	1500	1200	220	1900	13		90	7.0		40	0.5	1.0	25	3.0	65
11岁~	1000	640	1900	1400	300	2200	15	18	110	10	9.0	55	0.7	1.3	30	4.0	90
14岁~	1000	710	2200	1600	320	2500	16	18	120	11.5	8.5	60	0.8	1.5	35	4.5	100
18岁~	800	720	2000	1500	330	2300	12	20	120	12.5	7.5	60	0.8	1.5	30	4.5	100
50岁~	1000	720	2000	1400	330	2200	12	12	120	12.5	7.5	60	0.8	1.5	30	4.5	100
65岁~	1000	700	2000	1400	320	2200	12	12	120	12.5	7.5	60	0.8	1.5	30	4.5	100
80岁~	1000	670	2000	1300	310	2000	12	12	120	12.5	7.5	60	0.8	1.5	30	4.5	100
孕妇（早）	800	720	2000	1500	370	2300	—	20	230	—	9.5	65	0.9	1.5	31	4.9	110
孕妇（中）	1000	720	2000	1500	370	2300	—	24	230	—	9.5	65	0.9	1.5	34	4.9	110
孕妇（晚）	1000	720	2000	1500	370	2300	—	29	230	—	9.5	65	0.9	1.5	36	4.9	110
乳母	1000	720	2400	1500	330	2300	—	24	230	—	12	78	1.4	1.5	37	4.8	113

注：表中 "—" 表示未制订该参考值。

附录表 2　中国居民膳食脂溶性和水溶性维生素的推荐摄入量（RNI）或适宜摄入量（AI）

人群	维生素 A（μgRE/d）RNI 男	女	维生素 D（μg/d）RNI	维生素 E（mgα-TE/d）AI	维生素 K（μg/d）AI	维生素 B₁（mg/d）RNI 男	女	维生素 B₂（mg/d）RNI 男	女	维生素 B₆（mg/d）RNI	维生素 B₁₂（μg/d）RNI	泛酸（mg/d）AI	叶酸（μg DFE/d）RNI	烟酸（mg NE/d）RNI 男	女	胆碱（mg/d）AI 男	女	生物素（μg/d）AI	维生素 C（mg/d）RNI
0 岁~	300（AI）		10（AI）	3	2	0.1（AI）		0.4（AI）		0.2（AI）	0.3（AI）	1.7	65（AI）	2（AI）		120		5	40（AI）
0.5 岁~	350（AI）		10（AI）	4	10	0.3（AI）		0.5（AI）		0.4（AI）	0.6（AI）	1.9	100（AI）	3（AI）		150		9	40（AI）
1 岁~	310		10	6	30	0.6		0.6		0.6	1.0	2.1	160	6		200		17	40
4 岁~	360		10	7	40	0.8		0.7		0.7	1.2	2.5	190	8		250		20	50
7 岁~	500		10	9	50	1.0		1.0		1.0	1.6	3.5	250	11	10	300		25	65
11 岁~	670	630	10	13	70	1.3	1.1	1.3	1.1	1.3	2.1	4.5	350	14	12	400		35	90
14 岁~	820	630	10	14	75	1.6	1.3	1.5	1.2	1.4	2.4	5.0	400	16	13	500	400	40	100
18 岁~	800	700	10	14	80	1.4	1.2	1.4	1.2	1.4	2.4	5.0	400	15	12	500	400	40	100
50 岁~	800	700	10	14	80	1.4	1.2	1.4	1.2	1.6	2.4	5.0	400	14	12	500	400	40	100
65 岁~	800	700	15	14	80	1.4	1.2	1.4	1.2	1.6	2.4	5.0	400	14	11	500	400	40	100
80 岁~	800	700	15	14	80	1.4	1.2	1.4	1.2	1.6	2.4	5.0	400	13	10	500	400	40	100
孕妇（早）	—	700	10	14	80	—	1.2	—	1.2	2.2	2.9	6.0	600	—	12	—	420	40	100
孕妇（中）	—	770	10	14	80	—	1.4	—	1.4	2.2	2.9	6.0	600	—	12	—	420	40	115
孕妇（晚）	—	770	10	14	80	—	1.5	—	1.5	2.2	2.9	6.0	600	—	12	—	420	40	115
乳母	—	1300	10	17	80	—	1.5	—	1.5	1.7	3.2	7.0	550	—	15	—	520	50	150

注：①未制订参考值者用"—"表示。②RE 为视黄醇当量。③α-TE 为 α-生育酚当量。④DFE 为膳食叶酸当量。⑤NE 为烟酸当量。

主要参考书目 ▷▷▷▷

［1］陈炳卿，孙长灏.营养与健康.北京：化学工业出版社，2004.

［2］郭红卫.医学营养学.上海：复旦大学出版社，2009.

［3］何志谦.人类营养学.4 版.北京：人民卫生出版社，2008.

［4］吴国豪.实用临床营养学.上海：复旦大学出版社，2006.

［5］周才琼，周玉林.食品营养学.北京：中国计量出版社，2006.

［6］中国营养学会编著.中国居民膳食指南 2016.北京：人民卫生出版社，2016.

［7］吴亚飞，孙晓洁.临床营养学.郑州：郑州大学出版社，2017.

［8］史琳娜.临床营养学.北京：人民卫生出版社，2013.

［9］葛可佑.中国营养科学全书.北京：人民卫生出版社，2004.

［10］陈锦治，姜新锋，富淑芳.营养与膳食.北京：中国医药科技出版社，2013.

［11］蔡威.现代营养学.上海：复旦大学出版社，2010.

［12］龚花兰.食品营养卫生与健康.上海：复旦大学出版社，2018.

［13］常学荣.膳食营养与疾病防治.兰州：甘肃科学技术出版社，2016.

［14］程双奇，陈兆平.营养学.广州：华南理工大学出版社，1999.

［15］黄承钰.医学营养学.北京：人民卫生出版社，2003.

［16］施奠邦.中医食疗营养学.北京：人民卫生出版社，1998.

［17］陈炳卿.营养与食品卫生学.4 版.北京：人民卫生出版社，2000.

［18］彭景.烹饪营养学.北京：中国轻工业出版社，2000.